"十三五"国家重点图书出版规划项目

上海高校服务国家重大战略出版工程
毕业后医学教育出版工程

Otorhinolaryngology

CASE STUDY

名誉总主编　王振义　汤钊猷
总 主 编　黄　红　李宏为
执行总主编　张　勘

 住院医师规范化培训示范案例丛书

住院医师规范化培训
耳鼻咽喉科 示范案例

本册主编：迟放鲁

　副主编：殷善开　李华伟　王　璟

组织编写：上海市卫生与计划生育委员会
　　　　　上海市医药卫生发展基金会
　　　　　上海市住院医师规范化培训事务中心

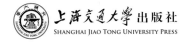 上海交通大学出版社
SHANGHAI JIAO TONG UNIVERSITY PRESS

内容提要

  本书以耳鼻咽喉科专业住院医师规范化培训要求为纲,以耳鼻咽喉科学临床实践过程中遇到的实际病例为切入点,详细介绍了本专业常见病和多发病的标准诊疗过程和处理规范。本书旨在通过典型病例讨论,培养读者缜密的临床思维能力和举一反三的临床诊治技能。

  本书的读者对象主要是耳鼻咽喉科学专业住院医师规范化培训学员,也可供本科生、本专业研究生、从事耳鼻喉科临床工作的医师和技术人员及其他专业的医师使用。

图书在版编目(CIP)数据

住院医师规范化培训耳鼻咽喉科示范案例/迟放鲁主编.
—上海:上海交通大学出版社,2016
(住院医师规范化培训示范案例丛书)
ISBN 978-7-313-14996-1

Ⅰ.①住⋯　Ⅱ.①迟⋯　Ⅲ.①耳鼻咽喉科学-岗位
培训-自学参考资料　Ⅳ.①R76

中国版本图书馆 CIP 数据核字(2016)第 110438 号

住院医师规范化培训耳鼻咽喉科示范案例

主　　编:迟放鲁
出版发行:上海交通大学出版社　　　　　　　　　　地　　址:上海市番禺路 951 号
邮政编码:200030　　　　　　　　　　　　　　　　　电　　话:021-64071208
出 版 人:韩建民
印　　制:苏州市越洋印刷有限公司　　　　　　　　经　　销:全国新华书店
开　　本:889mm×1194mm　1/16　　　　　　　　　印　　张:24.25
字　　数:706 千字
版　　次:2016 年 5 月第 1 版　　　　　　　　　　　印　　次:2016 年 5 月第 1 次印刷
书　　号:ISBN 978-7-313-14996-1/R
定　　价:108.00 元

"住院医师规范化培训示范案例"
丛书编委会名单

本书编委会名单

序

Forword

住院医师规范化培训是毕业后医学教育的第一阶段，是医生成长的必由之路，是提高医疗技术和服务水平的需要，也是提升基层医疗机构服务能力，为基层培养好医生，有效缓解"看病难"的重要措施之一，是深化医药卫生体制改革的重要基础性工作。

自2010年以来，在市政府和国家卫计委的大力支持和指导下，上海根据国家新一轮医改精神，坚持顶层设计，探索创新，率先实施与国际接轨的住院医师规范化培训制度，并把住院医师规范化培训合格证书作为全市各级公立医院临床岗位聘任和晋升临床专业技术职称的必备条件之一。经过6年多的探索实践，上海市已构建了比较完善的组织管理、政策法规、质控考核、支撑保障等四大体系，在培养同质化、高水平医师队伍方面积累了一定的经验，也取得了初步成效。

因一直立足于临床一线，对医生的培养特别是住院医师规范化培训工作有切身体验，我曾希望编写一套关于"住院医师规范化培训"的教材。如今，由上海市卫生计生委牵头组织编写的这套"住院医师规范化培训示范案例"丛书书稿已出炉，不觉欣然。丛书以住培期间临床真实案例为载体，按照诊疗流程展开，强调临床思维能力的培养，病种全、诊疗方案科学严谨、图文并茂，是不可多得的临床诊疗参考读物，相信会对住院医师临床思维能力和技能培训有很大帮助。这套图书是上海医疗界相关专家带教经验的传承，也是上海6年来住院医师培养成果的集中展示。我想这是上海住院医师规范化培训工作向国家交出的一份阶段性答卷，也是我们与其他兄弟省市交流的载体；它是对我们过去医学教育工作的一种记录和总结，更是对未来工作的启迪和激励。

借此机会，谨向所有为住院医师规范化培训工作做出卓越贡献的工作人员和单位，表示衷心的感谢，同时也真诚希望这套丛书能够得到学界的认可和读者的喜爱。我期待并相信，随着时间的流逝，住院医师规范化培训的成果将以更加丰富多彩的形式呈现给社会各界，也将愈发彰显出医学教育功在当代、利在千秋的重大意义。

是为序。

王振义
2016年3月

前言

Preface

2013 年 7 月 5 日,国务院 7 部委发布《关于建立住院医师规范化培训制度的指导意见》,要求全国各省市规范培训实施与管理工作,加快培养合格临床医师。到 2020 年,在全国范围内基本建立住院医师规范化培训制度,形成较为完善的政策体系和培训体系,所有新进医疗岗位的本科及以上学历临床医师均接受住院医师规范化培训,使全国各地新一代医师的临床诊疗水平和综合能力得到切实提高与保障,造福亿万人民群众。

上海自 2010 年起在全市层面统一开展住院医师规范化培训工作,在全国先试先行,政府牵头、行业主导、高校联动,进行了积极的探索,积累了大量的经验,夯实了上海市医药卫生体制改革的基础,并积极探索上海住院医师规范化培训为全国服务的途径,推动了全国住院医师规范化培训工作的开展。同时,上海还探索住院医师规范化培训与临床医学硕士专业学位研究生教育相衔接,推动了国家医药卫生体制和医学教育体制的联动改革。上海的住院医师规范化培训制度在 2010 年高票入选年度中国十大最具影响力医改新举措,引起社会广泛关注。

医疗水平是关系国人身家性命的大事,而住院医师规范化培训是医学生成长为合格医生的必由阶段,这一阶段培训水平的高低直接决定了医生今后行医执业的水平,因此其重要性不言而喻,它肩负着为我国卫生医疗事业培养大批临床一线、具有良好职业素养的医务人员的历史重任。要完成这一历史重任,除了构建合理的培养体系外,还需要与之相配套的文本载体——教材,才能保证目标的实现。目前国内关于住院医师规范化培训方面的图书尚不多见,成系统的、以临床能力培养为导向的图书基本没有。为此,我们在充分调研的基础上,及时总结上海住院医师规范化培训的经验,编写一套有别于传统理论为主的教材,以适应住院医师规范化培训工作的需要。

本套图书主要围绕国家和上海市出台的《住院医师规范化培训细则》规定的培训目标和核心能力要求,结合培训考核标准,以《细则》规定的相关病种为载体,强调住院医师临床思维能力的构建。

本套图书具有以下特点:

(1) 体系科学完整。本套图书合计 23 册,不仅包括内、外、妇、儿等 19 个学科(影像分为超声、放射、核医学 3 本),还包括《住院医师法律职业道德》和《住院医师科研能力培养》这两本素质教育读本,体现了临床、科研与医德培养紧密结合的顶层设计思路。

（2）编写阵容强大。本套图书的编者队伍集聚了全上海的优势临床医学资源和医学教育资源，包括瑞金医院、中山医院等国家卫生计生委认定的"住院医师规范化培训示范基地"，复旦大学"内科学"等15个国家临床重点学科，以及以一批从医30年以上的医学专家为首的、包含1000多名临床医学专家的编写队伍，可以说是上海各大医院临床教学科研成果的集中体现。

（3）质量保障严密。本套图书编写由上海市医师协会提供专家支持，上海市住院医师规范化培训专家委员会负责审核把关，构成了严密的质量保障体系。

（4）内容严谨生动，可读性强。每本图书都以病例讨论形式呈现，涵盖病例资料、诊治经过、病例分析、处理方案和基本原则、要点与讨论、思考题以及推荐阅读文献，采取发散性、启发式的思维方式，以《住院医师规范化培训细则》规定的典型临床病例为切入点，详细介绍了临床实践中常见病和多发病的标准诊疗过程和处理规范，致力于培养住院医师"密切联系临床，举一反三"的临床思维推理和演练能力；图书彩色印刷，图文并茂，颇具阅读性。

本套图书的所有案例都来自参编各单位日常所积累的真实病例，相关诊疗方案都经过专家的反复推敲，丛书的出版将为广大住院医师提供实践学习的范本，以临床实例为核心，临床诊疗规范为基础，临床思维训练为导向，培养年轻医生分析问题、解决问题的能力，培养良好的临床思维方法，养成人文关怀情操，必将促进上海乃至国内住院医师临床综合能力的提升，从而为我国医疗水平的整体提升打下坚实的基础。

本套图书的编写得到了国家卫生与计划生育委员会刘谦副主任、上海市浦东新区党委书记沈晓明教授的大力支持，也得到了原上海第二医科大学校长王一飞教授，王振义院士，汤钊猷院士，戴尅戎院士的悉心指导，上海市医药卫生发展基金会彭靖理事长和李宣海书记为丛书的出版给予了大力支持，此外，上海市卫生与计划生育委员会科教处、上海市住院医师规范化培训事务中心以及各住院医师规范化培训基地的同事都为本套图书的出版做出了卓越贡献，在此一并表示感谢！

本套图书是上海医疗卫生界全体同仁共同努力的成果，是集体智慧的结晶，也是上海多年住院医师规范化培训成效的体现。在住院医师规范化培训已全国开展并日渐广为接受的今天，相信这套图书的出版会在培养优秀的临床应用型人才中发挥应有的作用，为我国卫生事业发展做出积极的贡献。

"住院医师规范化培训示范案例"编委会

编写说明

Instructions

耳、鼻、咽喉作为人体的重要器官,发挥着听觉、平衡、嗅觉、发声、呼吸、吞咽等人体必需的生理功能。在我们日常生活中,耳鼻咽喉疾病很常见并且经常困扰着广大患者。近年来,耳鼻咽喉科各种新理念、新技术的出现使该学科的基础科学研究及诊断、治疗手段有了突飞猛进的发展。医学各科相互渗透和促进,拓展了耳鼻咽喉科的范畴,扩展了耳鼻咽喉科的专业领域,丰富了耳鼻咽喉科的内容,提高了耳鼻咽喉疾病的治愈率。

住院医师规范化培训是以提高临床能力为主要目的的系统、规范化的培训,是医学生毕业后教育的重要组成部分,是提高临床医师队伍,特别是基层临床医师队伍的实际诊疗水平,确保临床医疗质量的一项重要措施。住院医师规范化培训需建立统一、规范化的培训标准、要求和考核制度。因此,编制一套规范的耳鼻咽喉科培训教材,普及耳鼻喉科规范的诊疗方法并及时对新技术、新思维和新理念进行推广应用,有着非常迫切的需要。

本书作为耳鼻咽喉科学住院医师规范化培训配套教材,具有以下特点:①编委以上海地区本专业住院医师培训基地主任为主,编者均具有丰富的临床工作经验和教学经验。②全书以病例讨论形式呈现,选用临床典型病例,涵盖耳鼻咽喉科常见病和多发病,临床思维成熟,诊疗思路清晰,处理规范。③编写方式与现有的教学工具书不同。本书采用发散性、启发式的思维方式,以典型临床病例为切入点,详细介绍了耳鼻咽喉科临床实践中常见病和多发病的标准诊疗过程和处理规范。病例讨论包括病例资料、诊疗经过、病例分析、处理方案和依据、要点和讨论、思考题和推荐阅读文献共七个部分。④本书采用单一病例讨论独立成章节的编写方法,相关疾病相对集中,致力于培养读者缜密的临床思维能力和举一反三的临床诊治技能。

上海市耳鼻咽喉科学专业住院医师规范化培训的大纲要求培训学员能掌握耳鼻咽喉科学常见病和多发病的临床诊疗思维和技能操作。考核采用客观结构式临床考核的方式,分为临床思维考核和临床操作技能考核两部分,包括综合知识、基本辅助检查、病史采集、体格检查、病例分析、临床操作六个考站。对临床基础知识和临床思维的考核贯穿各站考试中。本书的编写初衷是希望培养读者掌握正确的耳鼻咽喉科学临床诊疗思维方法及相关技能,以顺利完成住院医师规范化培训。读者阅读时应从临床推理和演练的视角去思考,而不能用习惯性的定式思维方式来阅读。

　　本书的读者对象比较广,不仅供耳鼻喉科专业规范化培训学员使用,还可供医学本科生、本专业研究生及临床医务人员和相关临床专业的医师使用。希望本书的出版能够为耳鼻咽喉科学专业住院医师规范化培训工作及人才培养尽一份力,从而造福于千千万万的患者。

　　由于时间仓促,错漏和不当之处难免,如能由此引起学术争鸣,让更多的热心人士来参与本专业的临床教学工作,此乃本书出版之幸事! 敬请读者不吝指教!

　　本书的出版得到了上海市住院医师规范化培训工作联席会议办公室和上海交通大学出版社的资助,特此致谢!

迟放鲁　教授,主任医师,博士生导师

复旦大学附属眼耳鼻喉科医院

目 录

Contents

一、病历资料

1. 现病史

患者,女性,32岁,因"鼻塞、流清涕2天"就诊。患者今起觉食欲缺乏、乏力,畏寒,有低热,T 37.5℃。无鼻塞、流涕、喷嚏等症状反复发作史,无涕中带血,无嗅觉减退等症状。鼻内镜检查双下鼻甲肿大,与鼻中隔紧贴,总鼻道黏性分泌物。发病以来,患者神志清,精神可,胃纳可,夜眠一般,大小便自解,体重无明显变化。

2. 既往史

既往无手术外伤史,无传染病和慢性疾病史,否认有药物过敏史。

3. 体格检查

T 37.5℃,P 96次/min,R 24次/min,BP 110 mmHg/75 mmHg。神志清楚,对答切题,发音清晰,检查合作,自由体位。皮肤巩膜未见黄染。两肺呼吸音清,未闻及干湿啰音。HR 96次/min,律齐,各瓣膜区未闻及杂音。腹部平软,未见皮肤瘀斑,未见肠型及蠕动波。肝脾肋下未触及,双下肢无水肿。双侧下鼻甲肿大,总鼻道内见少量黏性分泌物。双侧外耳道通畅,双耳鼓膜正常。双侧扁桃体Ⅰ度肿大,无充血。

4. 实验室及影像学检查

(1)鼻内镜检查双下鼻甲肿大,与鼻中隔紧贴,总鼻道可见黏性分泌物(见图1-1)。

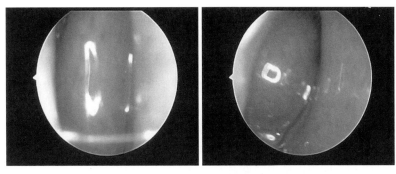

图1-1 鼻内镜检查双下鼻甲肿大,与鼻中隔紧贴,总鼻道可见黏性分泌物

(2)血常规检查:WBC 8.52×10⁹/L,RBC 4.11×10¹²/L,Hb 123 g/L,PLT 292×10⁹/L,N 61.9%,LY 29.2%,MO 6.7%,E 1.9%,B 0.3%。

（3）皮肤过敏原检测 16 种过敏原检测均为阴性。

二、诊治经过

1. 初步诊断

急性鼻炎。

2. 诊治经过

患者鼻塞、流清涕 2 天,今起觉食欲缺乏,乏力,畏寒,有低热,体温 37.5℃。患者发病以来,少有喷嚏、无涕中带血,无嗅觉减退,患者无鼻塞、流涕、喷嚏等症状反复发作史。鼻内镜检查双下鼻甲肿大,与鼻中隔紧贴,总鼻道见黏性分泌物。嘱患者多喝水、注意休息,局部用激素类喷鼻剂,并口服清开灵胶囊,3 天后症状明显好转。

三、病例分析

1. 病史特点

（1）患者,女性,32 岁,鼻塞、流清涕 2 天。

（2）今起觉食欲缺乏、乏力、畏寒,有低热,体温 37.5℃。

（3）体格检查(体检)发现双侧下鼻甲充血肿胀,与鼻中隔紧贴,总鼻道内见黏液性分泌物,中鼻甲及中鼻道未窥见。

（4）辅助检查:①鼻内镜检查双下鼻甲肿大,与鼻中隔紧贴,总鼻道见黏性分泌物。②血常规检查:WBC 8.52×10⁹/L, RBC 4.11×10¹²/L, Hb 123 g/L, PLT 292×10⁹/L, N 61.9%, LY 29.2%, MO 6.7%, E 1.9%, B 0.3%。③皮肤过敏原检测 16 种过敏原均为阴性。

2. 诊断与诊断依据

（1）诊断:急性鼻炎。

（2）诊断依据:①患者,女性,32 岁,鼻塞、流清涕 2 天。今起觉食欲缺乏、乏力、畏寒,有低热,体温 37.5℃。②双侧下鼻甲充血肿胀,与鼻中隔紧贴,总鼻道内见黏性分泌物。③血常规检查:数值见上文。④皮肤过敏原检测 16 种过敏原均为阴性。

3. 鉴别诊断

（1）流感:①全身症状重,伴有高热、寒战、头痛,全身关节肌肉酸痛。②体检示体温多高于 38.5℃,精神萎靡,鼻腔检查可基本正常。③病程较长,恢复较慢。

（2）变应性鼻炎:①鼻塞、鼻痒、打喷嚏、流清涕经常发作,但每次发作持续时间不长,可自行缓解。②发作与环境因素有关。患者发病时体温正常。③体检发现鼻腔黏膜水肿,黏膜为白色、红色或淡蓝色,鼻道中有水样或黏液样分泌物。④患者为过敏体质,皮肤点刺或血清学特异性免疫球蛋白 E 检测阳性。⑤血常规检查嗜酸性粒细胞计数及百分比增高。

（3）血管运动性鼻炎:①以鼻塞、鼻分泌物过多为主要临床特征,也可有喷嚏发作。症状可为常年性、持续性或间歇性,无畏寒发热。②有明确诱发因素,物理、化学(温度、气压、刺激气味等环境因素)或精神心理因素可以诱导症状发作。干冷空气被认为是血管运动性鼻炎的典型触发因素。③体检可见鼻黏膜充血肿胀,下鼻甲肿大,可以伴有清水样或白色黏性分泌物。

（4）药物性鼻炎:①与长期使用鼻用减充血剂、口服某些药物或接触防腐剂有关。②临床表现有鼻塞、流涕及嗅觉减退、头痛、头晕等,无畏寒发热。③使用鼻用减充血剂后,疗效明显。④前鼻镜检查:鼻黏膜充血,下鼻甲增大,表面光滑,鼻腔内有黏液或黏脓性分泌物。

（5）急性鼻窦炎:①鼻塞、流涕、头痛,尤其是鼻窦所在相应部位疼痛明显,疼痛有一定时间规律。

②前鼻镜检查可见鼻甲肿大,中鼻道有脓性分泌物。③鼻内镜检查可见鼻甲充血肿胀,中鼻道或后鼻孔、嗅裂处可见脓性分泌物。④鼻窦 CT 检查可见相应鼻窦内有积液或软组织影。

(6) 急性传染病:①许多传染病初始症状与急性鼻炎相似。②治疗急性鼻炎 7～10 天,病情无缓解甚至加重时,应考虑急性传染病可能,如麻疹、猩红热、百日咳等。③全身检查可发现皮疹等体征。

四、处理方案和基本依据

1. 治疗原则
支持治疗及对症治疗,积极预防并发症。

2. 具体处理措施
(1) 全身治疗:①嘱患者多喝水,以清淡饮食为主,注意休息。②喝姜茶发汗,以减轻症状。③服用中成药清开灵胶囊,清热解毒。④服用日夜百灵宁,早晚各一次。

(2) 局部治疗:①鼻用减充血剂呋喃西林麻黄素滴鼻,每日三次。②鼻用激素布地奈德喷鼻,每日二次。③生理盐水洗鼻,每日三次。

五、要点和讨论

1. 急性鼻炎的诊断依据
根据病史和临床表现,结合鼻内镜检查结果及血常规检查可确诊。

(1) 病史和临床表现:急性鼻炎潜伏期为 1～3 天,整个病程分为前驱期、卡他期及恢复期,病程约为 7～10 天。前驱期的症状主要为鼻内干燥感、灼热感或异物感;患者畏寒,全身不适;鼻黏膜充血、干燥。卡他期患者鼻塞逐渐加重,打喷嚏,流清水样鼻涕伴嗅觉减退;全身症状有发热、倦怠、食欲缺乏及头痛等;鼻黏膜弥漫性充血,肿胀,总鼻道或鼻腔底充满水样或黏液性分泌物。恢复期清鼻涕减少,合并细菌感染时,鼻涕为脓性,全身症状逐渐减轻。如无并发症,7～10 天后可痊愈。

(2) 查体:可见中下鼻甲充血肿胀,鼻道内有黏液性或黏脓性分泌物。

(3) 鼻内镜检查可见中下鼻甲充血肿胀,表面黏膜光滑,鼻道内有黏液性或黏脓性分泌物。

(4) 早期血常规检查白细胞及中性粒细胞数目不高,百分比正常。

2. 治疗措施
(1) 全身治疗:①大量饮水,饮食清淡,疏通大便,注意休息。②早期可发汗治疗,以减轻症状。③服用中成药如速效感冒胶囊等。④服用抗感冒药物如日夜百服宁等。⑤合并细菌感染时,可加用抗生素治疗。

(2) 局部治疗:①鼻用减充血剂如呋麻、羟甲唑啉等滴鼻。②鼻用激素如布地奈德、糠酸莫米松、盐酸氟替卡松等喷鼻。③生理盐水洗鼻。

六、思考题

1. 急性鼻炎的诊断和治疗规范有哪些?
2. 急性鼻炎要和哪些疾病相鉴别?
3. 急性鼻炎病程分几期,各有何症状?

七、推荐阅读文献

1. 田勇泉,韩东一,迟放鲁,等. 耳鼻咽喉头颈外科学[M]. 北京:人民卫生出版社,2013:54 - 55.

2. 黄选兆,汪吉宝. 实用耳鼻咽喉科学[M]. 北京:人民卫生出版社,1998.

3. FokkensWJ，Lund VJ，Mullol J，et al. European Position Paper on Rhinosinusitis and Nasal Polyps 2012[J]. Rhinology，2012,50(Suppl 23):1 - 298.

（李厚勇）

慢性肥厚性鼻炎

一、病历资料

1. 现病史

患者,男性,18岁,因"反复鼻塞、流涕3年余"就诊。患者3年前因"感冒"出现双侧持续性鼻塞、流涕,鼻涕量不多,为黏液性或黏脓性,不易擤出。无打喷嚏、鼻痒等症状。口服消炎药物治疗,1周后流涕症状消失,但是鼻塞一直存在,未进一步处理。后每遇感冒或天气变化,上述症状均进一步加重,伴有头痛、耳鸣、溢泪、咽喉疼痛。为求彻底治疗,遂来我院就诊。发病以来,患者神志清,精神可,胃纳可,夜眠一般,大小便自解,体重无明显变化。

2. 既往史

既往无手术外伤史,无传染病和慢性疾病史,否认有药物过敏史。

3. 体格检查

T 36.7℃,P 85次/min,R 24次/min,BP 110 mmHg/80 mmHg。

神志清楚、对答切题、发音清晰,检查合作,自由体位。皮肤巩膜未见黄染。两肺呼吸音清,未闻及干湿啰音。HR 85次/min,律齐,各瓣膜区未闻及杂音。腹部平软,未见皮肤瘀斑,未见肠型及蠕动波。肝脾肋下未触及,双下肢无水肿。双侧扁桃体Ⅰ度肿大,咽部无明显充血,会厌无充血肿胀,双侧声带光滑闭合好。双侧外耳道通畅,双耳鼓膜完整,无充血。双侧下鼻甲肥厚,下鼻甲表面结节状不平。鼻中隔居中,双侧鼻道底有黏性分泌物。

4. 实验室及影像学检查

(1) 鼻内镜检查:双侧鼻黏膜增生肥厚,呈暗红色或淡紫红色,双侧下鼻甲肥大,下鼻甲表面不平,呈结节状或桑葚状(见图2-1)。

(2) 用麻黄碱滴鼻液收缩下鼻甲表面,黏膜不收缩。

二、诊治经过

1. 初步诊断

慢性肥厚性鼻炎。

2. 诊治经过

患者3年前因"感冒"出现双侧持续性鼻塞、流涕,鼻涕不多,为黏液性或黏脓性,不易擤出。无打喷嚏、鼻痒等症状。口服消炎药物治疗,1周后流涕症状消失,但是鼻塞一直存在,未进一步处理。后每遇

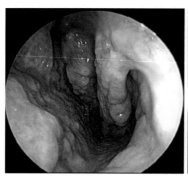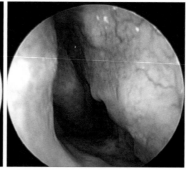

图 2-1 鼻内镜检查:双侧鼻腔下鼻甲及中鼻甲、鼻中隔黏膜增生肥厚,
呈结节样改变

感冒或天气变化,上述症状进一步加重,伴有头痛、耳鸣、溢泪、咽喉疼痛。为求彻底治疗,遂来我院就诊。

三、病例分析

1. 病史特点

(1) 青年患者,发病前有感冒史。病程 3 年。

(2) 感冒后出现双侧持续性鼻塞,鼻涕不多,为黏液性或黏脓性,不易擤出。

(3) 伴有头痛、耳鸣、溢泪、咽喉疼痛。

(4) 双侧下鼻甲肥厚,下鼻甲表面结节状不平。鼻中隔居中,双侧鼻道底有黏性分泌物。

(5) 鼻内镜检查:双侧鼻黏膜增生肥厚,呈暗红色或淡紫红色,双侧下鼻甲肥大,表面不平,呈结节状或桑葚状。

(6) 用麻黄碱滴鼻液收缩下鼻甲表面,黏膜不收缩或收缩甚微。

2. 诊断与诊断依据

(1) 诊断:慢性肥厚性鼻炎。

(2) 诊断依据:①感冒后出现双侧持续性鼻塞,鼻涕不多,为黏液性或黏脓性,不易擤出。②病程 3 年,可伴有头痛、耳鸣、溢泪、咽喉疼痛。③双侧下鼻甲肥厚,下鼻甲表面结节状不平。鼻中隔居中,双侧鼻道底有黏性分泌物。④鼻内镜检查:双侧鼻黏膜增生肥厚,呈暗红色或淡紫红色,双侧下鼻甲肥大,表面不平,呈结节状或桑葚状。⑤用麻黄碱滴鼻液收缩下鼻甲表面,黏膜不收缩或收缩甚微。

3. 鉴别诊断

(1) 慢性单纯性鼻炎:①感冒后出现鼻塞多为间歇性及交替性,多为半透明黏液性鼻涕,激发感染时可流脓涕。②鼻黏膜肿胀,表面光滑,以下鼻甲最为明显。鼻甲柔软,富有弹性。以探针轻压之,局部出现凹陷,探针移开后,立即恢复。③对血管收缩剂敏感,局部涂以麻黄素后,肿胀可在 3~5 min 内消退。

(2) 药物性鼻炎:①因鼻腔用药不当或全身用药引起的鼻炎。②表现为双侧鼻塞,与用药时间长短有关,随着用药时间延长,用量增加,药效日减,鼻塞可由用药前的间歇性变为持续性。③有流涕,嗅觉减退,头痛、头昏。检查见鼻黏膜充血,鼻腔内见黏脓性分泌物。双侧下鼻甲肥大,表面光滑。④喷用麻黄碱后收缩不明显。

(3) 萎缩性鼻炎:①这是一种发展缓慢的鼻腔慢性炎症性疾病,多发生于青壮年,青春期开始,女性较多见。②黏膜及鼻甲骨质萎缩,纤毛柱状上皮变为鳞状上皮,有脓痂,常伴有鼻臭杆菌感染而味奇臭,又称为臭鼻症。③由于鼻黏膜腺体萎缩,分泌物减少,引起鼻及鼻咽干燥感;鼻黏膜萎缩过度通气导致头晕、头痛；鼻黏膜萎缩变薄及脓痂堆积引起鼻塞、鼻出血、嗅觉障碍、恶臭。④检查见鼻腔宽敞，鼻甲缩小，从前鼻孔可直接看到鼻咽部。鼻黏膜色红或苍白，发干，渗血。鼻黏膜表面被覆痂皮，可闻及恶臭。去除痂皮后，其下见少许积脓。

（4）变态反应性鼻炎：①又称过敏性鼻炎，典型症状主要为阵发性喷嚏，清水样鼻涕，其次是鼻塞和鼻痒。部分患者有嗅觉减退，但多为暂时性。②鼻黏膜苍白、淡白、灰白或淡紫色，双侧下鼻甲水肿，总鼻道及鼻腔底可见清涕或黏涕。③如合并感染，则黏膜充血，双侧下鼻甲暗红，分泌物呈黏脓性或脓性。病史长，症状反复发作者，可见中鼻甲息肉样变或下鼻甲肥大。④发作期鼻分泌物和（或）结膜刮片嗜酸性粒细胞检查阳性。变应原皮肤试验呈阳性，至少1种为（＋＋）或（＋＋）以上。

四、处理方案和基本依据

1. 治疗原则

（1）慢性肥厚性鼻炎局部治疗的目的视各阶段的病变而异，在鼻黏膜肥厚，但无明显增生的阶段，力求恢复鼻黏膜的正常功能。

（2）如已有明显增生，则应以减轻鼻部症状和恢复肺功能为主。早期应用血管收缩剂、下鼻甲硬化剂注射、激光治疗、冷冻疗法、微波治疗、黏膜下电凝固术等方法使局部黏膜下产生瘢痕组织，缩小鼻甲。

（3）黏膜肥厚者应用下（或中）鼻甲部分切除术。切除的黏膜原则以不超过下鼻甲的1/3为宜。

（4）下鼻甲骨肥大者可行黏骨膜下下鼻甲骨切除术、下鼻甲骨折外移术。

（5）本例患者下鼻甲肥大，影响鼻呼吸功能，经保守治疗无效，考虑做下鼻甲部分切除术。

2. 具体处理措施

（1）术前准备：术前仔细检查鼻腔，鼻腔有炎症者，可用3％链霉素滴鼻，并确定需切除的下鼻甲部分，同时剪除鼻毛，清理鼻腔。手术前半小时口服苯巴比妥0.06 g，以加强镇静剂的作用和解除表面麻醉的中毒作用。将1％丁卡因肾上腺素混合液（6：1）浸湿的细长纱条填塞于中鼻道后端、鼻中隔表面、下鼻甲表面及下鼻道，15～20 min后取出，体位取半坐位。

（2）手术治疗：①下鼻甲前段肥大：以下鼻甲剪剪开前端肥厚的部分，然后自肥大部分下缘向上剪开与第一切口后端相会合，取下剪除部分。②下鼻甲后端肥大：用下鼻甲剪自下鼻甲后缘后部剪开一切口，然后用圈套器除之。③整个下鼻甲肥厚者：自下鼻甲游离下缘由前向后剪去一条，剪除时应注意下鼻甲前端及后端切除，不可切除过多，原则上不超过下鼻甲的1/3，但在术前表面麻醉过程中，因肾上腺素的作用，手术时下鼻甲已处于收缩状态，所以常难以正常估计切除的范围，遇此情况，术前可用15号刀片在下鼻甲黏膜上做一切口，术中按此标记切除，即可正确掌握切除范围。

（3）注意要点：下鼻甲血管丰富，切除后可发生严重出血，若切除过多可发生继发性萎缩性鼻炎，切除过少则效果差，施行下鼻甲切除术应谨慎。手术完毕后，鼻腔以凡士林纱条填塞止血，填塞纱条一般在24～48 h内取出。其后每日鼻腔换药，防止鼻腔粘连。

五、要点和讨论

1. 慢性肥厚性鼻炎的诊断依据

根据病史和临床表现，结合内镜检查结果可确诊。

（1）病史和临床表现：常有感冒病史，持续性鼻塞，鼻涕不多，多为黏液性或黏脓性，不易擤出。肥大的下鼻甲压迫咽鼓管咽口，出现耳鸣、听力减退。下鼻甲前端黏膜肥厚时，可堵塞鼻泪管开口，引起溢泪及继发性泪囊炎、结膜炎。由于经常张口呼吸及鼻腔分泌物的长期刺激，易引起慢性咽喉炎。肥大的中鼻甲压迫鼻中隔,刺激三叉神经第 1 支(眼神经)的分支筛前神经可引起三叉神经痛,这种疼痛在用 2%的丁卡因麻醉嗅裂处黏膜后,疼痛可缓解,称为筛前神经综合征,中鼻甲切除术可缓解。

(2)体征:鼻黏膜增生、肥厚,呈暗红色或淡紫红色。下鼻甲黏膜肥厚,鼻甲骨肥大,常堵塞整个鼻腔。下鼻甲表面不平,呈结节状或桑葚状,下鼻甲前段及游离缘尤为显著。

(3)以 1%~2%麻黄碱生理盐水涂抹下鼻甲表面,黏膜不收缩或收缩甚微。以探针轻压下鼻甲,有硬实感,不出现凹陷或有凹陷出现,但不易立即恢复。

(4)后鼻孔镜检查时或可见下鼻甲后端肥大,鼻中隔后端黏膜肥厚。

2. 治疗措施

(1)局部应用血管收缩剂后,下鼻甲尚能缩小者,可做如下治疗:①病因治疗:找出全身、局部和环境等方面的致病因,及时治疗并排除。锻炼身体,改善营养状况,治疗全身慢性疾病,戒除不良嗜好,提高机体抵抗力等是积极治疗的好方法。②局部治疗:慎用减充血剂滴鼻及局部使用糖皮质激素喷雾剂,注意药物的禁忌证和使用方法,不可滥用。③中成药物治疗:如霍胆丸、鼻炎片等口服。④下鼻甲硬化剂注射,常用的硬化剂有 80%甘油、5%苯酚(石碳酸)甘油、5%鱼肝油酸钠、50%葡萄糖等。⑤YGA 激光治疗:YGA 激光可插入下鼻甲黏膜下进行照射,其优点为保持黏膜的完整性,不影响鼻腔黏膜的生理功能。

(2)鼻甲黏膜肥厚,对血管收缩剂无明显反应或经上述治疗未能奏效者,宜行手术治疗。下鼻甲黏膜肥厚者,做下鼻甲部分切除术;下鼻甲骨性肥大者,做下鼻甲黏骨膜下切除术;中鼻甲肥大者,做中鼻甲部分切除术。

(3)CO_2 激光、射频汽化或消融肥大的下鼻甲黏膜或黏膜下组织,但注意切不可过多损伤黏膜,以免后遗萎缩性鼻炎。

六、思考题

1. 简述慢性肥厚性鼻炎诊断和治疗规范。
2. 简述慢性肥厚性鼻炎和单纯性鼻炎的区分。
3. 通过本案例的分析,你对慢性肥厚性鼻炎手术指征有何认识?

七、推荐阅读文献

1. 黄选兆,汪吉宝,孔维佳.实用耳鼻咽喉头颈外科学[M].2 版.北京:人民卫生出版社,2007:1164-1166.

2. 田勇泉,韩德民,孙爱华.耳鼻咽喉头颈外科学[M].7 版.北京:人民卫生出版社,2008:96-98.

案例 *3*
变应性鼻炎

一、病历资料

1. 现病史

患者,男性,18 岁,因"鼻痒伴流涕 5 周"入院。患者 5 周前因春游后出现鼻痒、喷嚏、流清涕,伴双侧鼻塞,有眼痒,咽痒,无咳嗽,无发热。在社区医院按照"感冒"给予对症治疗,鼻痒、喷嚏略好转,但是仍有流清涕及鼻塞感,为进一步诊治而到专科医院就诊。曾有类似情况发生。发病以来,患者神志清,精神可,胃纳可,夜眠一般,大小便自解,体重无明显变化。

2. 既往史

既往无手术外伤史,无传染病和慢性疾病史。否认有药物过敏史。

3. 体格检查

T 36.8℃, P 80 次/min, R 19 次/min, BP 120 mmHg/70 mmHg。

神志清楚,对答切题,发音清晰,检查合作,自由体位。皮肤巩膜未见黄染。两肺呼吸音清,未闻及干湿啰音。HR 80/min,律齐,各瓣膜区未闻及杂音。腹部平软,未见皮肤瘀斑,未见肠型及蠕动波。肝脾肋下未触及,双下肢无水肿。双侧外耳道通畅,双耳鼓膜标志清楚,无内陷。双侧下鼻甲肿大,黏膜苍白,中鼻道内大量水样清涕,后鼻孔未见明显异常。双侧扁桃体 I 度肿大,会厌表面光滑。双侧声带光滑活动好。

4. 实验室及影像学检查

(1) 视觉模拟量表(visual analogue scale,VAS):鼻痒 8 分,喷嚏 8 分,清涕 9 分,鼻塞 8 分。

(2) 皮肤点刺试验(skin prick teat,SPT):柳絮(＋＋＋＋),油菜花粉(＋＋＋＋),屋尘螨(＋＋＋＋),粉尘螨(＋＋＋＋)。

(3) 鼻内镜:鼻黏膜苍白、水肿,鼻腔水样分泌物(见图 3-1)。

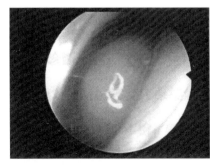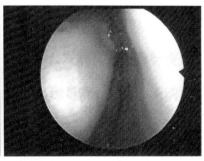

图 3-1　鼻内镜检查

二、诊治经过

1. 初步诊断

排除鼻窦疾病，初步诊断为变应性鼻炎。

2. 诊治经过

患者5周前因为春游后出现鼻痒、喷嚏、流清涕，伴双侧鼻塞，有眼痒、咽痒，无咳嗽，无发热。在社区医院按照"感冒"给予对症治疗，鼻痒、喷嚏略好转，但是仍有清涕及鼻塞感，为进一步诊治到专科医院就诊。

三、病例分析

1. 病史特点

(1) 青年男性，18岁。

(2) 病史5周。

(3) 春游后开始出现鼻痒、喷嚏、流清涕，伴有双侧鼻塞。

(4) 体检和实验室检查：①视觉模拟量表：鼻痒8分，喷嚏8分，清涕9分，鼻塞8分。②皮肤点刺试验：柳絮(＋＋＋＋)，油菜花粉(＋＋＋＋)，屋尘螨(＋＋＋＋)，粉尘螨(＋＋＋＋)。③鼻内镜：鼻黏膜苍白、水肿，鼻腔水样分泌物。

2. 诊断与诊断依据

(1) 诊断：变应性鼻炎。

(2) 诊断依据：①青年男性患者，春天发病，有花粉等变应原接触病史。②有花粉等变应原接触病史，暴露于变应原后出现鼻痒、喷嚏、流清涕伴有鼻塞感，病程5周。③体检：鼻黏膜苍白、水肿，鼻腔稀薄水样分泌物。④皮肤点刺试验：柳絮(＋＋＋＋)，油菜花(＋＋＋＋)，屋尘螨(＋＋＋＋)，粉尘螨(＋＋＋＋)。⑤鼻内镜检查：鼻黏膜苍白、水肿，鼻腔水样分泌物。

3. 鉴别诊断

(1) 急性鼻炎卡他期：①鼻塞、流涕、发热等症状，病程通常在7～10天。四季均可发病，冬季更为多见。②鼻黏膜弥漫性充血，肿胀，总鼻道或鼻腔底充满水样或黏液性分泌物。③多不需药物治疗即可自愈。

(2) 脑脊液鼻漏：①可有一侧或双侧鼻孔持续或间歇性流出清亮液体，向一侧倾斜、低头或压迫颈静脉时症状加重等。②外伤性脑脊液鼻漏可同时有血性液体自鼻孔流出，其痕迹的中心呈红色而周边清澈。③一般发病多在颅脑外伤、手术后，少数患者仅在有过轻微颅脑外伤史或喷嚏后发生鼻漏。多在伤后即出现，迟发者可在数天、数周甚至数年后出现。

(3) 血管运动性鼻炎：①可有鼻塞、流涕等病史。②鼻溢型水样鼻涕，伴发作性喷嚏。发病连续数天。鼻塞型以鼻塞为主，多为间歇性。③鼻黏膜色泽无恒定改变。可有因充血产生的暗红色，或由容量血管扩张产生的浅蓝色，或由黏膜水肿产生的苍白色。有的一侧鼻黏膜充血暗红，另一侧却苍白水肿。④鼻镜检查、皮肤点刺实验或血清学特异性IgE检测均为阴性。

(4) 急性鼻窦炎：①可有鼻塞、鼻流脓涕、头痛和嗅觉减退。②多继发于急性鼻炎、鼻窦黏膜急性炎症，严重者可累及骨质，并可引起周围组织和邻近器官的并发症。③中鼻甲肿胀，中鼻道、嗅裂后端或后鼻孔、蝶筛隐窝处积脓。④鼻窦CT扫描有助于排查。

四、处理方案和基本依据

1. 治疗原则

（1）避免接触变应原。

（2）抗过敏药物治疗。

（3）特异性免疫治疗。

2. 具体处理措施

（1）保持生活工作环境空气流通。

（2）鼻腔局部清洗，鼻用糖皮质激素鼻腔局部用药，口服抗组胺药、抗白三烯药，特异性免疫治疗。

五、要点和讨论

1. 变应性鼻炎的诊断依据

根据病史和临床表现，结合变应原检查和内镜检查结果；必要时做鼻窦 CT 扫描而确诊。

（1）病史和临床表现：接触变应原后出现鼻痒、喷嚏、清涕、鼻塞等鼻部症状；也可合并眼痒、咽痒、咳嗽、皮肤瘙痒等症状。

（2）体检：鼻腔黏膜苍白、水肿，鼻腔稀薄水样分泌物。

（3）皮肤点刺试验：可找到变应原。

（4）鼻内镜检查：鼻黏膜苍白、水肿，鼻腔水样分泌物。

2. 治疗措施

（1）避免接触变应原。

（2）药物治疗。①糖皮质激素：推荐鼻用糖皮质激素。可有效缓解鼻塞、流涕和喷嚏等症状。对中重度持续性患者疗程不少于 4 周。对其他药物治疗无反应或不能耐受鼻用药物的重症患者可采用口服糖皮质激素进行短期治疗。不推荐鼻内、肌肉及静脉注射。②抗白三烯药：对变应性鼻炎和哮喘有效。③色酮类药：对缓解鼻部症状有一定效果，滴眼液对缓解眼部症状有效。④鼻用减充血剂：对鼻充血引起的鼻塞症状有缓解作用，疗程应控制在 7 天以内。⑤鼻用抗胆碱能药物：可有效抑制流涕。⑥中药：部分中药对缓解症状有效。⑦儿童和老年人的治疗原则与成人相同，但应特别注意避免药物的不良反应。妊娠期患者应慎用各种药物。

（3）免疫治疗。变应原特异性免疫治疗常用皮下注射和舌下含服。

适应证：主要用于常规药物治疗无效的成人和儿童（5 岁以上）、由尘螨导致的变应性鼻炎。禁忌证：①合并持续性哮喘；②患者正使用 β 受体阻断剂；③合并其他免疫性疾病；④5 岁以下儿童；⑤妊娠期妇女；⑥患者无法理解治疗的风险性和局限性。不良反应可分为局部反应和全身反应。

（4）外科治疗适应证：①经药物或免疫治疗鼻塞症状无改善，有明显体征，影响生活质量；②鼻腔有明显的解剖学变异，伴有功能障碍；③合并慢性鼻-鼻窦炎、鼻息肉，药物治疗无效者。

六、思考题

1. 变应性鼻炎的诊断和治疗常规是什么？

2. 变应性鼻炎需要做哪些检查？

3. 通过本案例的分析，你对变应性鼻炎特异性免疫治疗时机的把握有何认识？

七、推荐阅读文献

1. 中华耳鼻咽喉头颈外科杂志编委会鼻科组,中华医学会耳鼻咽喉头颈外科学分会鼻科学组.变应性鼻炎诊断和治疗指南[J].中华耳鼻咽喉头颈外科杂志,2009,12(44):977-978.

2. 《中华耳鼻咽喉头颈外科杂志》编辑委员会鼻科组,中华医学会耳鼻咽喉头颈外科学分会鼻科学组,小儿学组,《中华儿科杂志》编辑委员会.儿童变应性鼻炎诊断和治疗的专家共识(2010年,重庆)[J].中华儿科杂志,2010,2(49):116-117.

案例 4
急性鼻窦炎

一、病例资料

1. 现病史

患者,女性,74岁,因"右侧鼻塞、流脓涕伴右侧头痛 9 天"入院。患者 9 天前劳累、受凉后出现右侧鼻塞、流脓涕伴右侧头痛,1 周前开始出现右侧眼睑肿胀,疼痛,伴发热,最高达 38.5℃,右侧眼球向内侧运动障碍,无视力下降。3 天前来医院就诊检查鼻窦 CT 平扫示:右侧全组鼻窦炎,左侧筛窦炎,右侧眶骨膜下脓肿。给予左氧氟沙星及激素静滴治疗 3 天,症状无明显缓解。以前未有类似情况发生。发病以来,患者神志清,精神可,胃纳可,夜眠一般,大小便自解,体重无明显变化。

2. 既往史

既往无手术外伤史,无传染病和慢性疾病史,否认有药物过敏史。

3. 体格检查

T 36.8℃, P 70 次/min, R 18 次/min, BP 130 mmHg/65 mmHg。

神志清楚,对答切题,发音清晰,检查合作,自由体位。皮肤巩膜未见黄染,右眼上睑红肿,触及皮下脓肿,压痛(＋),球结膜充血水肿,右侧眼球向内侧运动障碍,瞳孔等大等圆,对光反射灵敏。两肺呼吸音清,未闻及干湿啰音。HR 70 次/min,律齐,各瓣膜区未闻及杂音。腹部平软,未见皮肤瘀斑,未见肠型及蠕动波。肝脾肋下未触及,双下肢无水肿,双侧外耳道通畅,双鼓膜未见明显充血、内陷。双侧扁桃体Ⅰ度肿大,双侧鼻腔黏膜充血、肿胀,双侧中鼻道内见大量脓性分泌物。

4. 实验室及影像学检查

(1)前鼻镜检查:双侧鼻腔黏膜充血、肿胀,双侧中鼻道见大量黄脓涕。

(2)鼻窦 CT 平扫:右侧全组鼻窦炎,左侧筛窦炎,右侧眶骨膜下脓肿(见图 4-1)。

(3)细菌培养:表皮葡萄球菌生长。

(4)药敏试验:氨苄青霉素耐药,阿莫西林耐药,头孢曲松耐药,克林霉素耐药,环丙沙星敏感,达托霉素敏感,红霉素耐药,庆大霉素敏感,左氧氟沙星敏感。

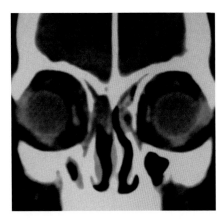

图 4-1 鼻窦 CT 平扫:双侧鼻窦炎,右侧眶骨膜下脓肿

二、诊治经过

1. 初步诊断

初步诊断为双侧急性鼻窦炎，右侧眶骨膜下脓肿。

2. 诊治经过

患者9天前劳累，受凉后出现右侧鼻塞、流脓涕伴右侧头痛，1周前开始出现右侧眼睑肿胀，疼痛，右侧眼球向内侧运动障碍，伴发热，最高达38.5℃。3天前来医院就诊，检查鼻窦CT平扫示：右侧全组鼻窦炎，左侧筛窦炎，右侧眶骨膜下脓肿。进行细菌培养及药敏分析结果提示：表皮葡萄球菌感染，左氧氟沙星敏感。遂给予左氧氟沙星静滴治疗3天，症状无明显缓解。考虑患者已有眼部并发症（眶骨膜下脓肿）且保守治疗效果不佳，遂行鼻内镜下眶骨膜下脓肿切开引流术，术后继续给予抗炎及对症支持治疗，治疗10天后患者症状、体征消失。

三、病例分析

1. 病史特点

（1）老年患者，发病前有劳累、受凉史。

（2）右侧鼻塞、流脓涕伴右侧头痛。

（3）病程9天，较短。

（4）体检和辅助检查：①右眼上睑红肿，触及皮下脓肿，压痛（＋），球结膜充血水肿，右侧眼球向内侧运动障碍，瞳孔等大等圆，对光反射灵敏。②前鼻镜检查：双侧鼻腔黏膜充血、肿胀，双侧中鼻道内见大量脓性分泌物。③细菌培养＋药敏试验：表皮葡萄球菌生长，氨苄青霉素耐药，阿莫西林耐药，头孢曲松耐药，克林霉素耐药，环丙沙星敏感，达托霉素敏感，红霉素耐药，庆大霉素敏感，左氧氟沙星敏感。

（5）鼻窦CT平扫：右侧全组鼻窦炎，左侧筛窦炎，右侧眶骨膜下脓肿。

2. 诊断与诊断依据

（1）诊断：双侧急性鼻窦炎、右侧眶骨膜下脓肿。

（2）诊断依据：①劳累、受凉病史，病程短，有右侧鼻塞、流脓涕伴右侧头痛，右侧眼睑肿痛，伴发热病史；②前鼻镜检查：双侧鼻腔黏膜充血、肿胀，双侧中鼻道内见大量脓性分泌物。右眼上睑红肿，触及皮下脓肿，压痛（＋），球结膜充血水肿，右侧眼球向内侧运动障碍。③鼻窦CT平扫提示：右侧全组鼻窦炎，左侧筛窦炎，右侧眶骨膜下脓肿。

3. 鉴别诊断

（1）急性上呼吸道感染：①多为病毒感染导致。②病程一般不超过7天，症状可与急性鼻窦炎相似。多不需药物治疗即可自愈。

（2）过敏性鼻炎：①多以鼻痒、鼻塞、打喷嚏、流清水样涕为主要症状，可间断或持续发作。②过敏原检测及抗过敏治疗有效可咨鉴别。

（3）口腔颌面部疾病：①以面部疼痛为主要症状。②不伴流涕、嗅觉下降等急性鼻窦炎相关症状。

（4）颅内脓毒症：眶周水肿、眼球运动障碍、复视、视力下降、严重的单侧或双侧头痛，以及神经系统症状。

（5）急性侵袭性真菌性鼻窦炎：①好发于免疫抑制和未经很好控制的糖尿病患者。②急性侵袭性真菌性鼻窦炎可引起与急性鼻窦炎相似的症状，但症状更重、进展更迅速。③病理学检查可资鉴别。

（6）脑脊液鼻漏：①单侧流水样涕，多于低头或用力时发生。②可伴或不伴外伤史。③脑脊液生化实验可提供诊断依据。

四、处理方案和基本依据

1. 治疗原则

以非手术疗法为主,并尽快消除病因,促进鼻窦的通气引流,控制感染以防止发生并发症或转为慢性鼻窦炎。

2. 具体处理措施

(1) 全身治疗:①一般疗法:注意休息,多饮水或进高营养流质饮食;对症处理头痛、鼻塞等症状。②抗感染治疗:因多为球菌、杆菌或厌氧菌感染,故宜首选并足量使用青霉素类抗生素,如患者对青霉素过敏或细菌对其耐药,可改用其他抗生素。在使用抗生素之前或使用时,应做细菌培养和药敏试验。正确选择并足量使用抗炎药物,对防止发生并发症或转为慢性鼻窦炎至为重要。

(2) 局部治疗:①鼻部用药:a. 减充血剂:于鼻塞明显时使用,使用时间不得超过 7 天。b. 鼻用激素:具有抗炎作用。②上颌窦穿刺:急性上颌窦炎无并发症者,在全身症状消退和局部炎症基本控制,化脓病变已趋局限化时,可行上颌窦穿刺冲洗法,有时一次冲洗即愈。也可于冲洗后向窦内注入抗生素或类固醇激素。

(3) 手术疗法:急性期多不宜手术,仅在鼻窦炎症向外扩散而导致毗邻器官发生严重并发症时,才不得已而施之,但须严格掌握手术适应证。

五、要点和讨论

1. 急性鼻窦炎的诊断依据

根据病史和临床表现,结合前鼻镜检查结果;必要时做鼻窦 CT 扫描而确诊。

(1) 病史和临床表现:常有劳累、受凉病史,起病急、病程短,可有鼻塞、流脓涕、额面部疼痛、嗅觉减退症状,若出现并发症可有相应临床表现。

(2) 体检:鼻腔黏膜充血、肿胀,双侧中鼻道内见大量脓性分泌物,如有眼部并发症和颅内并发症会出现相应症状。

(3) 影像学检查:鼻窦 CT 平扫提示鼻腔、鼻窦内可见低密度影,若累及周围器官可有相应影像学表现。

2. 治疗措施

多数急性鼻窦炎经保守治疗可以治愈。

(1) 病因治疗:如急性鼻窦炎继发于牙源性疾病,需同时治疗牙齿疾病才可治愈疾病,减少复发。

(2) 控制感染(抗生素),改善鼻道引流(鼻腔减充血剂、鼻用激素和黏液促排剂、中成药等)。抗生素治疗应尽量在细菌培养和药敏试验结果的指导下进行。

(3) 上颌窦穿刺:急性上颌窦炎无并发症者,在全身症状消退和局部炎症基本控制,化脓病变已趋局限化时,可行上颌窦穿刺冲洗法,有时一次冲洗即愈。也可于冲洗后向窦内注入抗生素或类固醇激素。

(4) 手术疗法:急性期多不宜手术,仅在鼻窦炎症向外扩散而导致毗邻器官发生严重并发症时,才不得已而施之,但须严格掌握手术适应证。

六、思考题

1. 急性鼻窦炎诊断和治疗规范有哪些?

2. 诊断急性鼻窦炎需要做哪些检查？

3. 急性鼻窦炎的并发症包括哪些，分别应予何种处理？

4. 通过本案例的分析你对急性鼻窦炎手术时机的把握有何认识？

七、推荐阅读文献

1. Fokkens W J，Lund V J，Mullol J，et al. European Position Paper on Rhinosinusitis and Nasal Polyps 2012. Rhinol Suppl. 2012 Mar；(23)：3 p preceding table of contents，1－298.

2. 黄选兆，汪吉宝. 实用耳鼻咽喉科学[M]. 北京：人民卫生出版社，1998：152－156.

案例 5
慢性鼻窦炎

一、病历资料

1. 现病史

患者,男性,48岁,因"反复流涕、鼻塞5年"就诊。患者5年前因"感冒"后开始出现右鼻流脓涕、鼻塞、嗅觉减退,伴有头痛。在社区医院按照上呼吸道感染给予对症治疗1周后,感冒症状基本消失。但右侧鼻塞一直存在,未进一步处理。后常有类似情况发作,右侧鼻塞逐渐加重,平时也经常头痛头昏不适,经滴鼻药物、抗生素和中成药物治疗后好转,但仍反复发作。无视物模糊、鼻涕带血、牙痛或听力下降病史,今来专科医院就诊。发病以来,患者饮食、睡眠、大小便基本正常,体重无明显变化。

2. 既往史

既往无手术外伤史,无传染病和慢性疾病史,否认药物过敏史。

3. 体格检查

T 36.7℃, P 70次/min, R 20次/min, BP 130 mmHg/75 mmHg。

神志清楚,对答切题,发音清晰,检查合作,自主体位。皮肤巩膜未见黄染。两肺呼吸音清,未闻及干湿啰音。HR 70次/min,律齐,各瓣膜区未闻及杂音。腹部平软,未见皮肤瘀斑,未见肠型及蠕动波。肝脾肋下未触及,双下肢无水肿,双侧外耳道通畅,双耳鼓膜完整,标志清晰。双侧扁桃体Ⅰ度肿大,右侧中鼻甲肿大,右中鼻道内脓性分泌物。

4. 实验室及影像学检查

(1) 鼻内镜检查:右侧中鼻甲肿大,右侧中鼻道内可见脓性分泌物,鼻中隔无明显偏曲(见图5-1)。

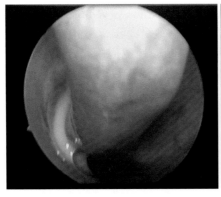 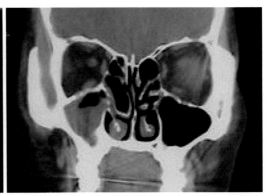

图5-1 鼻内镜照片:右侧中鼻甲肿大,　　图5-2 鼻窦CT扫描:右侧上颌窦内低密度影,
　　　　右侧中鼻道内可见脓性分泌物　　　　　　　鼻道窦口复合体低密度影阻塞

(2) 冠位和轴位鼻窦 CT:右侧上颌窦内存在低密度影,鼻道窦口复合体低密度影阻塞,骨质无明显破坏(见图 5 - 2)。

二、诊治经过

1. 初步诊断
排除鼻腔鼻窦肿瘤,初步诊断为右侧慢性鼻窦炎。

2. 诊治经过
患者 5 年前因感冒后开始出现右侧流脓涕、鼻塞、嗅觉减退,伴有头痛。在社区医院按照上呼吸道感染给予对症治疗,后常有类似情况发作,右侧鼻塞逐渐加重,平时也经常头痛头昏不适,经滴鼻药物、抗生素和中成药物治疗后好转,但仍反复发作,今来专科医院就诊。

三、病例分析

1. 病史特点
(1) 发病前有感冒史。
(2) 右侧流脓涕、鼻塞和头痛反复发作。
(3) 病程 5 年。
(4) 查体:右侧中鼻甲肿大,右侧中鼻道内脓性分泌物。
(5) 鼻内镜检查:右侧中鼻甲肿大,右侧中鼻道内可见脓性分泌物,鼻中隔无明显偏曲。
(6) 影像学检查。鼻窦 CT 扫描提示:右侧上颌窦内存在低密度影,鼻道窦口复合体低密度影阻塞,骨质无明显破坏。

2. 诊断与诊断依据
(1) 初步诊断:右侧慢性鼻窦炎。
(2) 诊断依据:①反复发作的流脓涕、鼻塞和头痛史。②右侧中鼻甲肿大,右侧中鼻道内脓性分泌物。③鼻内镜检查:右侧中鼻甲肿大,右侧中鼻道内可见脓性分泌物(见图 5 - 1)。④CT 扫描提示:右侧上颌窦内存在低密度影,鼻道窦口复合体低密度影阻塞(见图 5 - 2)。

3. 鉴别诊断
(1) 慢性鼻炎:①反复发作的鼻塞和流黏涕,无明显头痛史。②双侧下鼻甲肿大,中鼻道内无脓性分泌物。③鼻窦 CT 扫描示下鼻甲肿大,鼻窦内无明显异常。
(2) 变态反应性鼻炎:①阵发性喷嚏、清涕、鼻塞和鼻痒。②双侧下鼻甲苍白水肿,鼻道内清涕。③体内体外免疫学检查变应原可确诊。
(3) 鼻腔鼻窦良性肿瘤:①鼻涕带血和鼻塞为主要症状,有时头痛。②鼻腔内可见新生物。③鼻窦 CT 扫描提示鼻腔鼻窦内软组织影,骨质一般无破坏,有时可见骨组织吸收。
(4) 鼻腔鼻窦恶性肿瘤:①鼻涕带血、鼻塞和头痛为主要症状,侵犯周围组织器官时出现牙痛、面麻、流泪、复视和张口困难。②鼻腔内可见新生物。③鼻窦 CT 扫描提示鼻腔鼻窦内软组织影,常伴有骨组织虫蚀样破坏。

四、处理方案和基本依据

1. 治疗原则
综合治疗,包括药物治疗和手术治疗。

2. 具体处理措施

（1）药物治疗：采用抗生素类，中成药类，鼻腔局部用药如麻黄素和糖皮质激素。

（2）手术治疗：本例患者药物治疗无效，鼻窦 CT 扫描如图 5-2 所示，右侧上颌窦内低密度影。遂在全麻下行鼻内镜下右侧上颌窦开放术，图 5-3 显示右侧上颌窦口已经开放。

五、要点和讨论

1. 慢性鼻窦炎的诊断依据

根据病史和临床表现，结合鼻内镜检查结果；必要时做鼻窦 CT 扫描确诊。

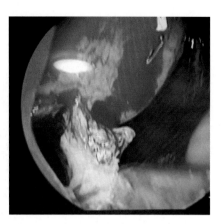

图 5-3　鼻内镜术中照片：可见右侧上颌窦口已开放

（1）病史和临床表现：常有反复发作流脓涕、鼻塞和头痛等症状。

（2）查体：重点检查中、下鼻甲有无肥大，鼻中隔有无偏曲，中鼻道内有无脓性分泌物。

（3）鼻内镜检查：充分暴露中鼻道、嗅裂等结构。

（4）影像学检查：鼻窦 CT 扫描可明确各组鼻窦内有无炎性病变。

2. 治疗措施

（1）一般治疗：消除病因，治疗阻塞性鼻部病变如鼻中隔偏曲；清除邻近感染性病灶如牙根感染和慢性扁桃体炎；增强体质，加强营养，注意休息，锻炼身体；戒除烟酒，改善生活及工作环境。

（2）药物治疗：抗生素类多用于慢性鼻窦炎急性发作；中成药类如鼻渊舒口服液、鼻窦炎口服液和鼻炎颗粒；鼻腔局部用药如麻黄素和糖皮质激素。

（3）上颌窦穿刺冲洗：现已较少应用。

（4）鼻内镜手术：药物治疗无效，选择在全麻下行鼻内镜手术，术中开放上颌窦口，切除并开放筛窦、额窦和蝶窦，在清除病变的同时，尽可能保留鼻腔和鼻窦的正常黏膜和结构，形成良好的通气和引流，促使鼻腔和鼻窦黏膜的形态和生理功能恢复，防止病变复发。

六、思考题

1. 慢性鼻窦炎的诊断和治疗规范有哪些？

2. 通过本案例的分析你对慢性鼻窦炎手术时机的把握有何认识？

七、推荐阅读文献

1. Daniel simmen, 韩德民. 内镜鼻窦手术及其扩展应用[M]. 北京：人民卫生出版社, 2008：38-46.

2. 汪吉宝. 实用耳鼻咽喉头颈外科学[M]. 2 版. 北京：人民卫生出版社, 2008：156-161.

（顾凤明）

案例 6

霉菌性鼻窦炎（真菌性鼻窦炎）

一、病历资料

1. 现病史

患者，女性，68岁，因"鼻塞、脓涕1年"就诊。患者1年前因游泳鼻腔呛水后开始出现左鼻塞伴脓涕，时有异味，偶有涕中带血及豆腐渣样分泌物。曾在社区医院按照"慢性鼻窦炎"给予对症治疗。2周后鼻塞症状好转，脓涕减少，但是仍偶有涕中带血及豆腐渣样分泌物，未做进一步处理。近1周感冒后上述症状加重，来我科就诊。以前未有类似情况发生。发病以来，患者神志清，精神可，胃纳可，夜眠一般，大小便自解，体重无明显变化。

2. 既往史

既往有糖尿病史10年，无手术外伤史，无传染病和其他慢性疾病史，否认药物过敏史。

3. 体格检查

T 36.9℃，P 86 次/min，R 20 次/min，BP 130 mmHg/72 mmHg。

神志清楚，对答切题，发音清晰，检查合作，自由体位。皮肤巩膜未见黄染。两肺呼吸音清，未闻及干湿啰音。HR 86 次/min，律齐，各瓣膜区未闻及杂音。腹部平软，未见皮肤瘀斑，未见肠型及蠕动波。肝脾肋下未触及，双下肢无水肿。双侧外耳道通畅，双耳鼓膜完整。双侧扁桃体不大。左侧下鼻甲肿大，中鼻道内少量脓性分泌物。

4. 实验室及影像学检查

（1）鼻内镜检查：鼻中隔居中。左侧下鼻甲肿大，左侧中鼻道脓涕，右侧下鼻甲不大，右中道通畅。鼻咽部光滑无明显分泌物及新生物（见图6-1）。

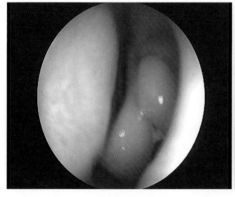
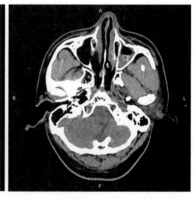

图6-1 左中道脓涕　　　　图6-2 鼻窦CT扫描示：左上颌窦高密度影

（2）鼻窦 CT 扫描：左侧上颌窦软组织密度影，伴高密度影。右侧上颌窦，两侧筛窦、额窦、蝶窦发育良好。骨窗提示诸鼻窦窦壁未见骨质破坏或吸收改变，鼻中隔居中（见图 6-2）。

二、诊治经过

1. 初步诊断

排除鼻腔疾病，初步诊断为霉菌性鼻窦炎。

2. 诊治经过

患者 1 年前因为游泳鼻腔呛水后开始出现左鼻塞伴脓涕，时有异味，偶有涕中带血及豆腐渣样分泌物，曾在社区医院按照慢性鼻窦炎给予对症治疗，2 周后鼻塞症状好转，脓涕减少，但是仍偶有涕中带血及豆腐渣样分泌物，未进一步处理。近 1 周感冒后上述症状加重，来我科就诊。

三、病例分析

1. 病史特点

（1）老年女性患者，68 岁，病程 1 年。
（2）游泳鼻腔呛水后开始出现左鼻塞伴脓涕，时有异味。
（3）偶有涕中带血及豆腐渣样分泌物。
（4）糖尿病史 10 年。
（5）鼻内镜检查：左侧下鼻甲肿大，左侧中鼻道脓涕。
（6）鼻窦 CT 检查：左侧上颌窦软组织密度影，伴高密度影，未见骨质破坏或吸收改变。

2. 诊断与诊断依据

（1）诊断：霉菌性上颌窦炎。
（2）诊断依据：①左鼻塞伴脓涕，时有异味，偶有涕中带血及豆腐渣样分泌物 1 年。②鼻内镜检查：左侧下鼻甲肿大，左侧中鼻道脓涕（见图 6-1）。③鼻窦 CT 扫描：左侧上颌窦软组织密度影，伴高密度影，未见骨质破坏或吸收改变（见图 6-2）。

3. 鉴别诊断

（1）慢性鼻窦炎：①多因对急性鼻窦炎治疗不当、迁延不愈转为慢性。②鼻涕多为脓性或黏脓性、鼻塞、嗅觉障碍、头痛等。③可见中鼻甲水肿或肥大，甚至息肉样变，中鼻道及下鼻甲表面有黏脓性分泌物，严重者鼻咽部可见脓性分泌物。④鼻窦 CT 扫描示：鼻窦内软组织密度影，多无高密度影。

（2）齿源性上颌窦炎：①主要表现为病侧间断性鼻塞，鼻腔有脓臭性分泌物，轻度头痛、午后头痛加重等上颌窦炎表现。②有上颌牙痛或伴有牙病治疗不完善病史，伴有面颊部轻度肿胀、麻木。③检查牙齿有叩击痛，龋齿或残冠、残根、龈瘘。④鼻窦 CT 扫描常见龋齿、牙根尖位于上颌窦内或与上颌窦相通，窦腔内有密度不均的软组织影，有时可见钙化灶、下骨壁破坏等。

（3）鼻内翻性乳头状瘤：①大多数为单侧病变，患者常表现为鼻塞，可伴有流涕，有时带血，也可有头面部疼痛及嗅觉异常等。②检查见肿瘤外观呈乳头样，表面颗粒状不光滑，色粉红，质较硬，触之易出血。③鼻窦 CT 扫描常表现为单侧鼻窦软组织密度影，鼻腔外侧壁可有骨质破坏，肿瘤起源处骨质增生。④MRI 扫描对于肿瘤的判断有一定优势，可以了解肿瘤分布范围和血液供应状况，另外根据增强扫描的强化状况也可以在一定程度上对肿瘤良恶性进行初步鉴别。⑤病理学检查是确诊鼻内翻性乳头状瘤的"金标准"。

（4）上颌窦癌：①好发于 50～60 岁人群，男性多于女性。②初期病变局限于窦腔时症状不明显，鼻塞及异常分泌物常为先驱症状，有流涕、鼻出血、嗅觉减退。③上颌窦腔密度增高、软组织肿块影及窦壁骨质破坏。④病理组织学检查确诊。

四、处理方案和基本依据

1. 治疗原则

(1) 早期手术,彻底清除病变组织,保留正常黏膜,恢复鼻窦的通畅引流。

(2) 药物治疗及对症支持治疗。

2. 具体处理措施

(1) 手术治疗:本例患者手术方式和范围可采用功能性鼻内镜术彻底清除病灶及病变组织,保留正常黏膜,创造鼻窦宽敞的通气和引流。如鼻内镜处理内下壁病变受到限制,可采用柯-陆手术(Caldwell-Luc Operation)。

(2) 药物治疗:本例患者黏膜及骨质未见侵袭,按病理分型属于非侵袭型,故无须使用抗真菌药物。

五、要点和讨论

霉菌性鼻窦炎又称真菌性鼻窦炎,是临床常见的一种特异性感染性疾病,近年来有学者提议改名为真菌性鼻-鼻窦炎(fungal rhino-sinusitis,FRS)。

1. 霉菌性鼻窦炎的诊断依据

霉菌性鼻窦炎的诊断依据:根据病史和临床表现,结合鼻内镜检查结果;必要时做鼻窦 CT 扫描,病理学检查可确诊。

(1) 病史和临床表现:真菌性鼻-鼻窦炎多在机体长期使用抗生素、糖皮质激素、免疫抑制剂或接受放射治疗等情况下发生,也可在一些慢性消耗性疾病如糖尿病、烧伤致机体抵抗力下降时发生。临床表现似慢性鼻窦炎,如单侧鼻塞、流脓涕,或有恶臭等;

(2) 查体:除对全身伴随疾病的检查外,主要是鼻内窥镜检查,可见窦口鼻道复合体的解剖变异或鼻腔外侧壁内移,鼻黏膜充血、水肿或颜色从白色、苍白色到黑色及坏死色的任何轻微变化,后者是侵袭性病变的特征。

(3) 影像学检查:除受累鼻窦内云雾状密度增高外,最具诊断价值的 CT 检查信息是鼻窦内局灶性点状或絮状高密度影,MRI 扫描有助于对颈内动脉或海绵窦栓塞、鼻窦病变向颅内侵犯等的早期诊断。

(4) 分泌物检查:微生物培养既可发现致病菌,又能判断真菌的种类,但培养的假阳性率和假阴性率都很高。

(5) 组织病理学检查:侵袭型者,在黏膜组织切片中可见真菌菌丝,偶见孢子;非侵袭型者,黏膜大致正常。

(6) 免疫学检查:是变应性真菌性鼻-鼻窦炎的诊断依据之一,几乎所有变应性真菌性鼻-鼻窦炎患者 IgE 水平高于正常。

2. 治疗措施

(1) 手术治疗:对非侵袭型和侵袭型真菌病,宜采用手术治疗。非侵袭型者,可经鼻内镜彻底清除病灶,保留正常黏膜;侵袭型者应彻底清除病灶及病变黏膜和骨壁,在此基础上可辅以伊曲康唑等悬液冲洗术腔。

(2) 全身治疗:对病情危重的急性侵袭型,患者不能耐受手术时,应首先全身治疗。①抗真菌药物:真菌球术后可不用全身抗真菌药,侵袭型术后需用抗真菌药物治疗。②变应性真菌性鼻-鼻窦炎手术后应用糖皮质激素是非常重要的辅助治疗。③增强抵抗力:重症病例可输血,输注血浆、白蛋白等。

3. 病理分型

从病理学角度分为两大类型:非侵袭型真菌性鼻-鼻窦炎(noninvasive fungal rhino-sinusitis,

NIFRS)和侵袭型真菌性鼻-鼻窦炎(invasive fungal rhino-sinusitis，IFRS)。非侵袭型者又依据其不同病理改变分为真菌球和变应性真菌性鼻-鼻窦炎。侵袭型者则分为急性侵袭性真菌性鼻-鼻窦炎和慢性侵袭性真菌性鼻-鼻窦炎。

(1) 非侵袭型真菌性鼻-鼻窦炎:病理学特征是真菌感染局限在鼻窦腔内,黏膜和骨壁内无真菌侵犯。

(2) 侵袭型真菌性鼻-鼻窦炎:病理学特征是真菌感染不仅位于鼻窦腔,同时侵犯鼻窦黏膜和骨壁,病情险恶,处理棘手,需与恶性肿瘤相鉴别。

六、思考题

1. 霉菌性鼻窦炎的诊断和治疗规范有哪些?
2. 霉菌性鼻窦炎的鉴别诊断及分型有哪些?
3. 通过本案例的分析你对霉菌性鼻窦炎手术时机的把握有何认识?

七、推荐阅读文献

1. 黄选兆,汪吉宝,孔维佳. 实用耳鼻咽喉头颈外科学[M]. 2 版. 北京:人民卫生出版社,2007:1164 -1166.

2. 田勇泉,韩德民,孙爱华. 耳鼻咽喉头颈外科学[M]. 7 版. 北京:人民卫生出版社,2008:96 - 98.

(赵　霞)

案例 7

鼻外伤

一、病历资料

1. 现病史

患者，男性，18岁，因"外伤致鼻出血，血自止后鼻部疼痛"就诊。患者1h前上体育课打篮球时鼻部被同学肘部击伤。受伤当时右鼻有少量鼻出血，数分钟后自止，目前鼻部疼痛，来院急诊。

2. 既往史

既往无鼻部手术及外伤史，也无其他鼻部疾患史。

3. 体格检查

T 37℃，P 85次/min，R 24次/min，BP 100 mmHg/65 mmHg。

神志清晰，对答切题，发音清晰，检查合作。外鼻无畸形。鼻背部轻微皮下淤血。双侧鼻背部轻压痛。前鼻镜鼻腔检查：鼻中隔居中，无明显偏曲及脱位，鼻中隔无血肿；鼻腔黏膜充血，右侧鼻腔少量血迹，清理后见鼻道清，通气可。

4. 实验室及影像学检查

X线鼻骨侧位片示鼻骨无骨折。

二、诊治经过

1. 初步诊断

外鼻挫伤。

2. 诊治经过

患者1h前上体育课打篮球时鼻部被同学肘部击伤。受伤当时右鼻有少量鼻出血，数分钟后自止，目前鼻部疼痛，来院急诊。

三、病例分析

1. 病史特点

（1）男性，18岁。急诊鼻外伤。

（2）1h前上体育课打篮球时鼻部被同学肘部击伤。右鼻少量鼻出血，自止，鼻部疼痛。

（3）专科检查：① 外鼻无畸形，鼻背部轻微皮下淤血。双侧鼻背部轻压痛。② 前鼻镜鼻腔检查：鼻中隔居中，无明显偏曲及脱位，无血肿；鼻腔黏膜充血，右侧鼻腔少量血迹，清理后见鼻道清，通气可。③ 影像学检查：鼻骨侧位片显示鼻骨无骨折。

2. 诊断与诊断依据

(1) 诊断：外鼻挫伤。

(2) 诊断依据：①鼻部肘击伤，右鼻少量鼻出血，鼻部疼痛；②鼻腔黏膜充血，右侧鼻腔少量血迹。

3. 鉴别诊断

(1) 鼻骨骨折：①受伤后可出现鼻梁下陷或歪斜等轻重不一的畸形。②局部触诊骨折处可有明显触痛，骨移位或骨摩擦感。③X线鼻骨侧位片或鼻部CT扫描提示有骨折及移位。

(2) 鼻中隔外伤：①鼻中隔脱位、弯曲骨折者可出现鼻塞，检查可见鼻中隔软骨下缘偏离中线，在近鼻前庭处突向一侧鼻腔，或出现明显偏曲。②鼻中隔血肿者可见鼻中隔一侧或两侧显示膨隆，可疑者可行穿刺抽吸确诊。

四、处理方案和基本依据

对于单纯的外鼻挫伤，为控制水肿和血肿的发展，24 h 内可用冰袋冷敷。受伤 24 h 后为促使肿胀和淤血的消退，可进行热敷。

五、要点和讨论

外鼻突出于面部中央，易受撞击、跌碰，发生鼻外伤。轻者可仅有挫伤发生，表现为外鼻软组织肿胀及皮下淤血等。诊断上不难，处理上以对症处理为主。要注意的是，外鼻挫伤常常伴有鼻骨骨折及鼻中隔外伤，临床上要加以识别以免漏诊，仔细的局部检查及必要的影像学检查有助于正确的诊断。

六、思考题

外鼻挫伤的诊断处理要点有哪些？

七、推荐阅读文献

黄选兆，汪吉宝，孔维佳. 实用耳鼻咽喉科[M]. 2 版. 北京：人民卫生出版社，2011：1142 - 1144.

(王士礼)

案例 8
鼻出血

一、病历资料

1. 现病史

患者,男性,56 岁,因"反复鼻出血 2 天"入院。患者 2 天前半夜出现右鼻大量出血,出血量约为 300 ml,并从口腔中吐出,当晚至耳鼻喉科急诊予右前鼻孔填塞,未再出血,嘱 48 h 后复诊。今凌晨再次右鼻出血,主要由口腔中吐出,量约 200 ml,再次至耳鼻喉科急诊,抽出鼻腔填塞物并改为右前后鼻孔填塞后急诊收入院。发病以来,患者饮食、睡眠正常,大便呈黑色,体重无明显变化。

2. 既往史

既往无手术外伤史,无传染病和慢性疾病史,否认既往高血压史。否认有药物过敏史。

3. 体格检查

T 36.7℃, P 103 次/min, R 24 次/min, BP 160 mmHg/95 mmHg。

神志清楚,对答切题,右鼻前后鼻孔填塞中,检查合作,自由体位。皮肤巩膜未见黄染。两肺呼吸音清,未闻及干湿啰音。HR 103 次/min,律齐,各瓣膜区未闻及杂音。腹部平软,未见皮肤瘀斑,未见肠型及蠕动波。肝脾肋下未触及,双下肢无水肿。双侧扁桃体Ⅰ度肿大。

4. 实验室及影像学检查

血常规检查:Hb 110 g/L。

二、诊治经过

1. 初步诊断

右鼻出血。

2. 诊治经过

患者不明原因右鼻出血后至耳鼻喉科急诊就诊,予右前鼻孔填塞 1 天后再次右鼻出血,主要由口腔中吐出,再次至耳鼻喉科急诊,抽出鼻腔填塞物改为右前后鼻孔填塞后急诊收入院。

三、病例分析

1. 病史特点

(1) 突发单侧鼻出血,量较多,可由前鼻孔流出或口中吐出。

（2）可在数天内反复出现。

（3）若出血量多，来不及吐出而吞咽，可在 1～2 天后出现黑便。

（4）否认既往高血压史，但往往于前后鼻孔填塞后测得血压偏高。

（5）出血量多时可出现心率快、面色苍白甚至休克表现，血常规检查示红细胞总数、血红蛋白和血细胞压积降低。

2. 诊断与诊断依据

（1）诊断：右鼻出血。

（2）诊断依据：①无明显诱因的突发性右鼻出血，量较多，可由前鼻孔流出或口中吐出；②近期反复发作病史；③前鼻孔填塞不能控制；④既往无手术外伤史，无传染病和慢性疾病史，否认既往高血压史。否认有药物过敏史，无血液病病史等。

3. 鉴别诊断

（1）鼻、颅底外伤或手术：①有外伤、鼻部手术或有创操作等病史。②外伤时即有鼻出血发生。

（2）鼻中隔偏曲：①可有鼻塞、头痛等症状。②出血量较少。③鼻腔检查可见鼻中隔偏曲或有棘突、嵴突，表明黏膜充血、扩张，或有糜烂。④鼻窦 CT 扫描可见鼻中隔软骨段或骨性段偏曲。

（3）鼻腔、鼻窦和鼻咽肿瘤：①多有鼻塞、脓涕病史。②检查可见鼻腔、鼻咽新生物。③鼻窦影像学检查可见占位性病变。

（4）鼻炎和鼻腔特殊性感染：①量通常不多。②鼻黏膜可有糜烂、溃疡、肉芽等改变，甚至鼻中隔可有穿孔。③局部行病理学检查可明确诊断。

（5）鼻腔异物：①多见于儿童。②出血多为单侧。③鼻腔检查可见单侧鼻腔异物，表明有脓性分泌物或脓痂，周围黏膜充血、肿胀。

（6）急性发热性传染病：①多伴有发热。②伴有传染病发作的其他全身症状、体征。③鼻黏膜充血、肿胀、干燥。

（7）心脏及循环系统疾病：①有相应病史。②鼻出血多在用力、情绪波动、气压改变时发作。③伴有心脏及循环系统疾病的症状和体征。

（8）血液系统疾病：①多有出血性疾病病史。②鼻出血反复发作。③实验室检查多有凝血机制障碍。

（9）肝、肾疾病和风湿热：①有相应病史。②可有凝血机制障碍。

（10）中毒：①有化学制剂接触史。②实验室检查显示有凝血机制障碍。

（11）内分泌失调：鼻出血发生于女性青春发育期的月经期、绝经期或妊娠期的后 3 个月。

（12）遗传性毛细血管扩张症：①鼻出血反复发作。②有家族性易出血病史。③鼻腔黏膜及口唇黏膜可见毛细血管扩张或多发性点状出血。

四、处理方案和基本依据

1. 治疗原则

（1）严重鼻出血可使大脑皮质供血不足，患者常出现烦躁不安，可注射镇静剂，使患者安静，配合治疗。一般可用巴比妥类药物，但对老年人则以用苯海拉明或异丙嗪（非那根）为宜。对心力衰竭及肺源性心脏病患者鼻出血时，忌用吗啡以免抑制呼吸。对高血压所致的严重鼻出血患者，不应用降压药物，因高龄高血压患者和有严重动脉粥样硬化的高血压患者，在心脏供血不足时，不应将血压降得过低，否则可能造成动脉血栓形成，发生脑、心及其他部位的栓塞。

（2）已出现休克症状者，应首先处理休克，注意保暖，使患者侧卧，及时吸氧，进行静脉输液，并准备输血。血压收缩压低于 11.3 kPa(85 mmHg),说明血容量已损失 1/4,应及时补充。

(3) 对外伤所致的鼻出血,应注意呼吸道情况,可分别根据轻重缓急适当处理。对有呼吸道阻塞者,应首先解除之。

(4) 止血药物对鼻出血治疗仅有辅助作用,不能单靠药物而忽视局部止血疗法。

(5) 对老年性鼻出血的危险性应提高警惕。Master 在检查 103 例鼻出血患者中,发现心电图检查呈现冠状动脉供血不足有 59 例。在 13 例尸检中,4 例发现心肌梗死。因此及早止血和输血为治疗的要务。但有些人则认为高血压的鼻出血是防止脑出血的自然安全调节,主张对此类患者应采取降压措施,不及时止血,如此对患者有害而无益,不宜附和,仍应积极止血。

2. 具体处理措施

常用的处理措施包括:①局部止血药物;②烧灼法;③冷冻止血法;④前鼻孔填塞;⑤后鼻孔填塞;⑥血管造影动脉内栓塞术;⑦手术治疗;⑧放射治疗,偶有报道,较少使用。

本例患者急症先行前鼻孔填塞,鼻出血仍有发作,故考虑出血部位深在,遂在局麻下行鼻内镜检查,找到出血点,烧灼处理(见图 8-1)。

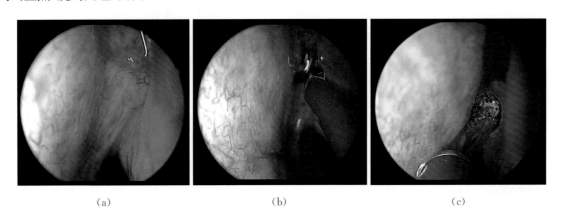

(a)   (b)   (c)

图 8-1　右下道后穹窿可见血管断端突起于黏膜面(a);使用带吸引器的双极电凝烧灼止血(b);烧灼后可见血管断端封闭(c)

五、要点和讨论

1. 鼻出血的诊断依据

根据病史和临床表现,排除全身系统性疾病,结合鼻内镜检查及影像学检查而确诊。主要是明确鼻出血的病因。

2. 治疗措施

根据不同的病因,选择采用相应的止血措施。多数鼻出血为鼻腔局部黏膜血管扩张或破裂所致,在鼻内镜下寻找出血位置,行局部烧灼即可。

六、思考题

1. 鼻出血的常见病因有哪些?
2. 鼻出血的常用治疗措施有哪些?

七、推荐阅读文献

1. McClurg SW，Carrau R. Endoscopic management of posterior epistaxis：a review. Acta Otorhinolaryngol Ital [J]. 2014,34(1):1-8.

2. Morgan DJ，Kellerman R. Epistaxis：evaluation and treatment. Prim Care [J]. 2014,41(1):63-73.

3. Villwock JA，Jones K. Recent trends in epistaxis management in the United States：2008-2010. JAMA Otolaryngol Head Neck Surg [J]. 2013,139(12):1279-1284.

4. Sacks R，Sacks PL，Chandra R. Chapter 3：Epistaxis. Am J Rhinol Allergy [J]. 2013,27 Suppl 1:S9-10.

5. Kasperek ZA，Pollock GF. Epistaxis：an overview. Emerg Med Clin North Am [J]. 2013,31 (2):443-454.

（顾瑜蓉）

案例 9

鼻腔异物

一、病史资料

1. 现病史

患儿，男性，3岁，因"左侧持续性鼻塞10余天"就诊。患儿父母诉其10多天来无明显诱因出现左侧持续性鼻塞，无明显加重，无缓解；伴左鼻脓性分泌物，有臭味，有时涕中带血丝，无明显鼻出血，无明显头痛及呼吸困难。右鼻无明显异常。追问病史，患儿既往无类似病史，发病前有可疑鼻腔异物放入史。患儿既往无手术及外伤史。患儿发病以来神志清，精神可，饮食和睡眠正常，体重无明显变化。

2. 既往史

既往无手术外伤史，无传染性疾病和其他慢性病史，否认药物、食物过敏史。

3. 体格检查

T 36.8℃，P 90次/min，R 20次/min，BP 100 mmHg/70 mmHg。

神志清，精神可，营养良好，检查欠合作，自主体位。皮肤巩膜未见黄染。浅表淋巴结未触及。两肺呼吸音清，未闻及干湿啰音。无明显三凹症。HR 90次/min，律齐，各瓣膜区未闻及杂音。腹部平软，未见皮肤瘀斑，未见肠型及蠕动波。肝脾肋下未触及，双下肢无水肿。双侧外耳道内少许耵聍，鼓膜完整。双侧扁桃体Ⅰ度肿大。左侧鼻腔总鼻道内脓性分泌物，右侧鼻腔黏膜红，无明显分泌物。

4. 实验室及影像学检查

（1）鼻内镜检查提示左鼻腔异物（见图9-1）。

（2）鼻腔鼻窦CT扫描提示左侧鼻腔异物。

（3）必要时结合胸透、胸部CT扫描和食管钡餐透视、食管CT检查是否合并有气道异物和食管异物。

二、诊治经过

1. 初步诊断

排除鼻腔鼻窦疾病，初步诊断为鼻腔异物。

2. 诊治经过

患儿因"左侧持续性鼻塞10余天"在社区医院就诊，给予相应保守治疗，具体用药不详，无明显缓解，转诊至我院专

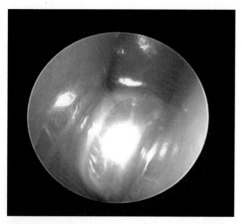

图9-1 鼻内镜可见左侧脓性分泌物和异物

科就诊。

三、病例分析

1. 病史特点

（1）患者，男性，3 岁。

（2）病史 10 余天。①左侧持续性鼻塞伴有臭味脓涕。②可疑异物放入鼻腔史。③无明显头痛及呼吸困难。

（3）查体与辅助检查：①左侧总鼻道内脓性分泌物；②鼻内镜检查提示左侧鼻腔异物。③鼻腔鼻窦 CT 扫描提示左侧鼻腔异物。

2. 诊断和诊断依据

（1）诊断：左侧鼻腔异物。

（2）诊断依据：①患儿有可疑异物放入鼻腔史；②患侧持续性鼻塞伴有脓性臭味鼻涕；③前鼻镜检查和鼻内镜检查发现左侧脓性分泌物和异物（见图 9-1）；④鼻窦 CT 扫描提示左侧鼻腔异物可能。

3. 鉴别诊断

（1）急性鼻炎：①儿童急性鼻炎可出现双侧渐进性鼻塞，初起伴有大量清水样鼻涕，后演变为脓性分泌物，儿童可伴有明显的全身症状，如全身不适、头痛、畏寒发热等。②嗅觉减退。③病程短，历时约 7～10 天。④部分患儿可伴有急性鼻窦炎、急性鼻咽炎、急性咽炎和急性扁桃体炎等。

（2）急性鼻窦炎：①双侧或患侧持续性鼻塞。②患侧脓性分泌物，鼻涕倒流引起咽部不适。③嗅觉障碍、头痛和局部疼痛。部分患者可有周期发作性疼痛。④鼻腔鼻窦 CT 扫描可见鼻窦黏膜水肿、窦腔积液，有时显液平面。

（3）鼻息肉：①病史较长，明显鼻塞，可伴有张口呼吸。②合并感染可出现脓性分泌物；合并变应性鼻炎可有清涕、喷嚏、鼻痒等症状。③专科检查可见中鼻道、总鼻道内淡红色或灰白色息肉样。④鼻窦 CT 扫描可见鼻道或鼻窦内软组织影。

（4）根据患者病史、体征及客观检查的特点可排除鼻腔鼻窦疾病。

（5）气道异物和食管异物等其他疾病：根据患者病史特点，进行分析提示鼻腔异物可能性最大，但也应同时鉴别是否同时合并存在以下疾病：① 气道异物：儿童气道异物多有明确的误吸史。出现剧烈呛咳，咳嗽。严重者可出现呼吸困难甚至窒息；合并有肺炎、肺不张、肺脓肿，可出现相应症状；肺部听诊可闻及呼吸音减弱和干湿性啰音；胸透可显示纵隔摆动、阻塞性肺不张和阻塞性肺气肿，气管异物在 X 线下可有颈段气道软组织影表现，气道 CT 扫描可发现异物。② 食管异物：鼻腔异物如果掉入咽部进入食管，可导致食管异物，当在鼻腔寻找不到异物时要考虑食管异物的可能；吞咽困难和吞咽疼痛；继发感染可出现全身不适、发热等全身症状；食管钡餐透视可发现食道异物；食管 CT 检查可发现相应异物及并发症的可能。③ 咽喉部异物：咽喉部异物多有异物误咽史，咽喉部疼痛不适，鼻腔异物滑入到鼻咽部可出现脓性鼻涕、中耳炎等表现；专科检查和内镜检查可发现相应异物；必要时进行 CT 检查。

（6）鼻窦异物：鼻窦正侧位 X 线片和鼻腔鼻窦 CT 扫描可定位和发现鼻窦异物。

四、处理方案和基本依据

1. 治疗原则

根据不同性质的鼻腔异物采用相应器械取出异物。

2. 具体处理措施

由于患儿较小,局麻下难以配合。急症在全麻下行鼻内镜下行鼻腔异物取出术,术中收敛左侧鼻腔黏膜,内镜下见左侧总鼻道深部一异物,用异物钳将其缓慢取出,尽量避免损伤鼻腔黏膜,取出物为一完整钮扣电池。仔细检查无残余异物,局部黏膜充血明显。

五、要点和讨论

1. 鼻腔异物的诊断依据

鼻腔异物的诊断依据:根据病史和临床表现,结合鼻内镜检查结果;必要时做鼻腔鼻窦 CT 扫描确诊。

(1)病史和临床表现:详细询问病史相当重要,多数患者异物放入鼻腔史明确。鼻腔异物的症状表现与异物大小、形状、类型相关。单侧持续性鼻塞,伴有脓性臭味鼻涕的患儿应考虑鼻腔异物的可能,详细询问患儿的监护人非常必要。长期鼻腔异物可伴有慢性鼻出血,由此引起面色苍白、易疲劳、乏力等贫血症状。

(2)查体:病程短者可直接看到异物,病程长者患侧总鼻道内脓性分泌物,吸净脓性分泌物后可看到异物。

(3)进一步鼻内镜检查可清晰地发现鼻腔内异物。

(4)必要时进行影像学检查:鼻腔鼻窦 CT 扫描可提示鼻腔异物的可能。

(5)在诊断性排除鼻腔鼻窦其他疾病的同时,也要鉴别是否合并有气道异物和食管异物,必要时要结合胸透、气道 CT 和钡餐透视、食管 CT 检查。

2. 治疗措施

(1)对于鼻腔前部扁形、长形等异物可用枪镊取出。圆形光滑异物不可用枪镊,以免将异物推入到鼻腔深部,甚至引起误吸导致喉异物或气道异物。利用弯钩从上绕过异物,然后由后向前取出。在取异物过程中要妥善固定患儿,防止其挣扎摆头,避免鼻部损伤和误吸入气道内。

(2)较大的异物或者门急诊难以取出的异物可试用鼻内镜下取出异物,难以配合操作的患儿可收住入院,在全身麻醉下进行异物取出。

(3)有生命的异物不可盲目夹取,须先用麻醉药将其麻痹失去活力后再行异物取出术。

(4)鼻腔异物在鼻腔内长期存在后可并发鼻窦炎、下鼻甲坏死、鼻窦炎和鼻中隔穿孔等,在取出鼻腔异物后应仔细检查鼻腔。

六、思考题

1. 鼻腔异物的诊断和治疗规范有哪些?
2. 鼻腔异物需要进行哪些检查?
3. 通过本案例的分析你对鼻腔异物有何认识?

七、推荐阅读文献

1. 王正敏,陆书昌.现代耳鼻咽喉科学[M].北京:人民军医出版社,2001:729-730.

2. 孔维佳,周梁,许庚,等.耳鼻咽喉头颈外科学[M].2 版.北京:人民卫生出版社,2010:307.

3. Flint PW, Haughey BH, Lund, VJ, et al. Cummings Otolaryngology: Head & Neck Surgery [M]. 5th. Philadelphia: Mosby Elsevier, 2010.

4. Parajuli R. Foreign bodies in the ear, nose and throat: an experience in a tertiary care hospital in central Nepal [J]. Int Arch Otorhinolaryngol. 2015,19(2):121-123.

5. Pecorari G, Tavormina P, Riva G, et al. Ear, nose and throat foreign bodies: the experience of the Pediatric Hospital of Turin [J]. J Paediatr Child Health. 2014,50(12):978-984.

6. Leopard DC, Williams RG. Nasal Foreign Bodies-A Sweet Experiment [J]. Clin Otolaryngol. 2015,40(5):420-421.

（刘　颖）

案例 10

鼻窦异物

一、病历资料

1. 现病史

患者,男性,51岁,因"外伤后鼻出血、鼻痛伴鼻塞5h"入院。患者5h前操作切割床时不慎使木刺高速戳入鼻腔、鼻窦,当时有鼻出血,鼻部明显疼痛,持续性鼻塞及前额胀满感,无恶心、呕吐,无头痛,无视力下降、视物模糊、复视,无呼吸困难,就到当地医院急诊,行鼻窦CT检查,结果示:鼻部斜形透亮线由外通向右上颌窦,外伤改变?鼻前庭及鼻道内充满斑片影,考虑渗出灶,鼻中隔骨折,右上颌窦炎。当地医院建议到上级医院就诊。转到上级医院急诊,行头颅CT扫描示脑实质密度未见异常改变,各脑室、脑池无扩大或受推移,中线结构居中,所见颅骨无殊,第五脑室形成,右侧眼眶内侧壁、鼻中隔及鼻骨骨折,右侧上颌窦及筛窦窦腔积液,右侧面部软组织肿胀积气,右侧眼眶内积气。为求进一步治疗,到专科医院就诊。专科医院行鼻部CT扫描示双侧鼻腔、右上颌窦、右眼眶长条低密度异物影,异物外端插入右眼眶外侧壁,下达上颌窦内侧,伴鼻中隔骨折穿孔,右眼眶内下壁、部分鼻窦骨折,右眶内散在小积气影;双侧鼻部、右鼻咽部等弥漫性软组织肿厚,右筛窦、上颌窦积液,右筛窦小骨瘤。发病以来,患者神志清,精神可,胃纳可,大小便自解,体重无明显变化。

2. 既往史

既往无手术外伤史,无传染病和慢性疾病史,否认有药物过敏史。

3. 体格检查

T 38℃,P 70次/min,R 20次/min,BP 135 mmHg/70 mmHg。

神志清楚、对答切题、发音清晰,检查合作,自由体位,痛苦面容。皮肤巩膜未见黄染。两肺呼吸音清,未闻及干湿啰音。HR 70次/min,律齐,各瓣膜区未闻及杂音。腹部平软,未见皮肤瘀斑,未见肠型及蠕动波。肝脾肋下未触及,双下肢无水肿,双眼球运动可,无复视,视力检查:右眼0.4,左眼0.5。双侧外耳道通畅,双耳鼓膜完整、标志清。双侧扁桃体Ⅰ度肿大,鼻背肿胀,左侧鼻翼裂伤,见木块嵌顿,少许残端可见,附血痂,鼻甲肿胀,鼻道见血块,鼻中隔穿通。

4. 实验室及影像学检查

(1)鼻窦横断面CT平扫及冠状面重建:①双侧鼻腔、右上颌窦、右眼眶长条低密度异物影,异物外端插入右眼眶外侧壁,下达上颌窦内侧,伴鼻中隔骨折穿孔,右眼眶内下壁、部分鼻窦骨折,右眶内散在小积气影;②双侧鼻部、右鼻咽部等弥漫性软组织肿厚,右筛窦上颌窦积液,右筛窦小骨瘤(见图10-1)。

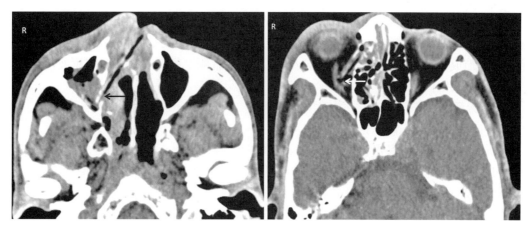

图 10-1　CT 扫描示右上颌窦、右眼眶长条低密度异物影，异物穿通鼻中隔插入右上颌窦(见左图黑色箭头)，异物插入右眼眶内下壁(见右图白色箭头)

（2）头颅 CT 扫描：脑实质密度未见异常改变，各脑室、脑池无扩大或受推移，中线结构居中，所见颅骨无殊，第五脑室形成，右侧眼眶内侧壁、鼻中隔及鼻骨骨折，右侧上颌窦及筛窦窦腔积液，右侧面部软组织肿胀积气，右侧眼眶内积气。

（3）鼻窦 CT 扫描(当地医院)：鼻部斜形透亮线由外通向右上颌窦，外伤改变？鼻前庭及鼻道内充满斑片影，考虑渗出灶，鼻中隔骨折，右上颌窦炎。

二、诊治经过

1. 初步诊断

鼻腔、右鼻窦、眼眶异物。

2. 诊治经过

5 h 前工作操作切割床时不慎使木刺高速戳入鼻腔、鼻窦，就到当地医院急诊，予行鼻窦 CT 检查后包扎伤口，止血处理，建议到上级医院就诊，予行颅脑 CT 检查排除颅脑病变后来院就诊。予全身情况及异物位置评估和判断后，收入院。请眼科会诊后急诊行全麻下伤口清创及鼻腔、右鼻窦、眼眶异物取出术。

三、病例分析

1. 病史特点

（1）患者为工人，外伤史。

（2）外伤后鼻出血、鼻部疼痛、前额胀满感、鼻塞。无恶心呕吐，无头痛，无视力下降、视物模糊、复视，无呼吸困难。

（3）病程 5 h。

（4）查体和辅助检查：①鼻背肿胀，左侧鼻翼裂伤，木块嵌顿，可见少许残端，附血痂，鼻甲肿胀，鼻道见血块，鼻中隔穿通(见图 10-2)；②视力检查：右眼 0.4，左眼 0.5。

（5）影像学检查：

鼻窦横断面 CT 平扫及冠状面重建：①双侧鼻腔、右上颌窦、右眼眶长条低密度异物影，异物外端插入右眼眶外

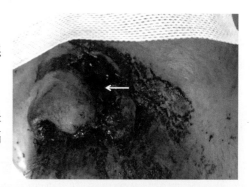

图 10-2　左侧鼻翼、鼻背穿通伤，附血痂，木块嵌顿，可见少许残端(见白色箭头)

侧壁,下达上颌窦内侧,伴鼻中隔骨折穿孔,右眼眶内下壁、部分鼻窦骨折,右眶内散在小积气影;②双侧鼻部、右鼻咽部等弥漫性软组织肿厚,右筛窦、上颌窦积液,右筛窦小骨瘤。如图10-1所示。

头颅CT扫描:脑实质密度未见异常改变,各脑室、脑池无扩大或受推移,中线结构居中,所见颅骨无殊,第五脑室形成,右侧眼眶内侧壁、鼻中隔及鼻骨骨折,右侧上颌窦及筛窦窦腔积液,右侧面部软组织肿胀积气,右侧眼眶内积气。

2. 诊断与诊断依据

(1) 诊断:鼻腔、右鼻窦、眼眶异物。

(2) 诊断依据:①外伤后鼻出血、鼻部疼痛、前额胀满感、鼻塞。②鼻背肿胀,左侧鼻翼、鼻背裂伤,木块嵌顿,可见少许残端,附血痂,鼻甲肿胀,鼻道见血块,鼻中隔穿通。③鼻窦横断面CT平扫及冠状面重建:双侧鼻腔、右上颌窦、右眼眶长条低密度异物影,异物外端插入右眼眶外侧壁,下达上颌窦内侧,伴鼻中隔骨折穿孔,右眼眶内下壁、部分鼻窦骨折,右眶内散在小积气影;双侧鼻部、右鼻咽部等弥漫性软组织肿厚,右筛窦、上颌窦积液,右筛窦小骨瘤。

3. 鉴别诊断

(1) 急性鼻窦炎:①多继发于上呼吸道感染或急性鼻炎。②鼻塞、多脓涕、头痛或局部疼痛。③鼻镜检查见鼻黏膜充血、肿胀,鼻腔内大量黏脓或脓性分泌物。④X线或CT检查显示鼻窦内炎症性改变。

(2) 慢性鼻窦炎:①多因急性鼻窦炎反复发作迁延而致。②鼻塞、多脓涕、嗅觉减退或消失,可有头痛。③鼻镜检查见鼻黏膜慢性充血、肿胀或肥厚,中鼻甲肥大或息肉样变。④鼻窦CT扫描显示鼻窦内炎症性改变。

(3) 鼻-鼻窦真菌病:①单侧鼻塞、流脓涕,有时鼻涕带血,或有头痛。②鼻窦CT扫描见絮状钙化斑。病理学检查可确诊。

(4) 鼻腔、鼻窦良性肿瘤:①鼻塞、可有流脓涕、血涕、鼻出血及嗅觉减退等。②检查可见新生物。③鼻窦CT扫描显示鼻-鼻窦良性肿瘤表现。④病理学检查可确诊。

(5) 鼻腔、鼻窦恶性肿瘤:①单侧鼻塞、流脓涕、血涕、鼻出血、嗅觉减退及肿瘤侵犯症状等。②检查可见新生物。③鼻窦CT扫描显示鼻-鼻窦恶性肿瘤表现。④病理学检查可确诊。

(6) 颅脑外伤:①可出现头痛、呕吐、神志不清等颅脑损伤相应症状。②检查可见视乳盘水肿及相应脑受损表现。③头颅CT扫描可资鉴别。

四、处理方案和基本依据

1. 治疗原则

因地制宜、注意全身情况,在充分评估伤情和必要准备后,经准确定位,选择合适的手术路径和方法,予手术取出异物。外伤性鼻窦异物需评估与神经、大血管的位置关系,做好充分准备取出异物,控制感染、支持治疗、注射破伤风抗毒素等。

2. 具体处理措施

(1) 病史较长或内生性、医源性异物等:在评估病情后予鼻内镜或鼻侧切开取出异物,同时予抗感染和支持治疗。

(2) 急性外伤性鼻窦异物:本例患者为急性外伤,在排除颅脑病变及考虑全身情况下,行鼻窦CT扫描定位及评估与周围神经、大血管的位置关系,眼科会诊建议行异物取出术,急诊行全麻下清创＋鼻腔、右鼻窦、眼眶异物取出术,术中取出一约9 cm长不规则木块异物,术后双侧填塞抗生素纱条和膨胀海绵(见图10-3)。注射破伤风抗毒素,予消炎预防感染,耳鼻喉科及眼科随诊复查,后期行鼻中隔修复术,必要时行鼻骨、鼻窦骨折复位术。

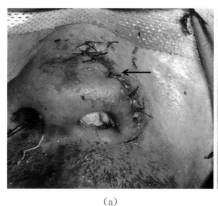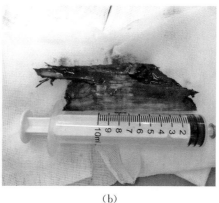

（a）　　　　　　　　　　　　　　（b）

图 10-3　取出异物及缝合伤口

（a）为取出异物及清创缝合术后（见黑色箭头）；（b）为取出的不规则木块异物，长约 9 cm

五、要点和讨论

1. 鼻窦异物的诊断依据

根据病史和临床表现，结合鼻窦 X 线摄片检查或 CT 扫描，可确诊。

（1）病史和临床表现：工厂爆破、机器失控飞出、枪弹误伤、高空坠落、车祸等使木块、石块、金属片、树枝、弹丸等经面部、鼻腔进入鼻窦、眼眶及翼腭窝等处。鼻腔、鼻窦、神经外科等手术时填塞的纱条、棉片或器械断端遗留鼻窦或骨蜡填塞术腔，可造成医源性异物。鼻石、鼻腔及鼻窦牙、死骨等也可致内生性异物。

（2）体检：可见面部、鼻腔伤口，如伴有大血管出血，则会引起大出血，甚至出现失血性休克表现。如有损伤到神经，则出现相应神经症状。内生性或医源性异物有鼻塞、脓性分泌物、鼻腔异味、头痛等表现。

（3）影像学检查：鼻窦、眼眶 CT 扫描多提示鼻窦等有异物影，可了解异物与大血管、神经的位置。

2. 治疗措施

（1）外伤性鼻窦异物应该首先排除颅脑损伤和注意全身情况。

（2）外伤性异物在充分评估伤情和必要准备后，经准确定位，选择合适的手术路径和方法取出异物。如异物较大，嵌顿在头面部大血管或已刺穿大血管，则应先行血管结扎或介入治疗后，再行取出异物，如贸然取出有发生致死性大出血的可能。

（3）内生性或医源性异物在做好充分术前准备后，选择相应合适的手术路径和方法取出异物。

（4）予抗生素抗感染以相应支持治疗，必要时注射破伤风抗毒素。注意有无脑脊液漏、颅脑损伤及眼部受损。

六、思考题

1. 鼻窦异物的诊断要点有哪些？
2. 如何把握鼻窦异物的治疗原则？

七、推荐阅读文献

1. 黄选兆，汪吉宝，孔维佳等.实用耳鼻咽喉头颈外科学［M］.2 版.北京：人民卫生出版社，2008.
2. 孔维佳，周梁，许庚，等.耳鼻咽喉头颈外科学［M］.2 版.北京：人民卫生出版社，2010.

（舒易来）

案例 11
鼻窦外伤

一、病历资料

1. 现病史

患者,男性,32岁,因"外伤致鼻面部出血1 h"就诊。患者骑摩托车上班途中与卡车相撞受伤致鼻面部出血,伴昏迷。当地医院予简单清创缝合,于伤后1 h急送至我院急诊室。患者意识丧失约15 min,来院时已清醒,对受伤当时情况及受伤经过不能回忆,鼻出血已自止,诉头痛头晕、伤口疼痛。

2. 既往史

无既往手术外伤史,无传染病和慢性疾病史,否认有药物过敏史。

3. 体格检查

T 36.5℃, P 85次/min, R 24次/min, BP 110 mmHg/75 mmHg。

神志清晰,痛苦面容,对答切题,检查合作。左侧颧面部肿胀,左侧颧突处皮肤裂伤约2 cm,已缝合。外鼻无畸形及外伤,面部两侧对称,外观无明显畸形。前鼻镜鼻腔检查:鼻中隔居中无血肿;鼻腔黏膜充血,左侧鼻腔少量血迹,清理后见鼻道清,通气可。双侧外耳道通畅,鼓膜无异常。左侧眼睑略肿胀,结膜下出血,眼球各方向活动好,无复视。瞳孔等大,光反射存在,神经系统检查无阳性体征。

4. 实验室及影像学检查

(1) 受伤当日头颅CT平扫检查示:左侧颧骨、上颌窦前壁、筛窦壁、眼眶外侧壁骨皮质连续性中断,可见透亮线影。左侧上颌窦、筛窦腔被填充,积血可能(见图11-1(a))。颧面部软组织肿胀。中线结构居中,脑室、脑池、脑沟无明显扩张。

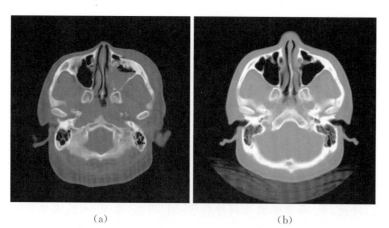

(a)　　　　　　　　　　(b)

图11-1 (a)左侧颧骨、上颌窦前壁骨折,左侧上颌窦窦腔被填充,积血可能;(b)左侧颧骨、上颌窦前壁陈旧骨折。左侧上颌窦窦腔内积血基本吸收

（2）受伤 1 月后头颅 CT 平扫检查示：左侧颧骨、上颌窦前壁、筛窦壁、眼眶外侧壁陈旧骨折。左侧上颌窦、筛窦腔内积血基本吸收（见图 11-1(b)）。中线结构居中，脑室、脑池、脑沟无明显扩张。

二、诊治经过

1. 初步诊断

脑震荡，鼻窦（上颌窦、筛窦）骨折，头面部裂伤。

2. 诊治经过

患者外伤后在当地医院予简单清创缝合，于伤后 1 h 送至我院急诊室。患者意识丧失约 15 min，来院时已清醒，对受伤当时情况及受伤经过不能回忆，鼻出血已自止，诉头痛头晕、伤口疼痛。

三、病例分析

1. 病史特点

（1）男性，32 岁。头面部车祸伤。

（2）骑摩托车上班途中与卡车相撞受伤致鼻面部出血，伴短暂昏迷。

（3）体检：左侧颧面部肿胀，左侧颧突处皮肤裂伤约 2 cm。

面部两侧对称，外观无明显畸形。前鼻镜鼻腔检查：鼻中隔居中无血肿；鼻腔黏膜充血，左侧鼻腔少量血迹，清理后见鼻道清。双侧外耳道通畅，鼓膜无异常。左侧眼睑略肿胀，结膜下出血，眼球各方向活动好，无复视。瞳孔等大，光反射存在，神经系统检查无阳性体征。

（4）影像学检查：头颅 CT 平扫示左侧颧骨、上颌窦前壁、筛窦壁、眼眶外侧壁骨皮质连续性中断，可见透亮线影。左侧上颌窦、筛窦腔被填充，积血可能。颧面部软组织肿胀。

2. 诊断与诊断依据

（1）诊断：脑震荡，鼻窦（上颌窦、筛窦）骨折，头面部裂伤。

（2）诊断依据：

① 鼻窦骨折诊断依据：头面部车祸伤；头颅 CT 平扫示左侧颧骨、上颌窦前壁、筛窦壁、眼眶外侧壁骨皮质连续性中断，可见透亮线影。左侧上颌窦、筛窦腔被填充，积血可能。

② 脑震荡诊断依据：头面部车祸伤；车祸后即刻意识丧失 15 min，清醒后对受伤当时情况及受伤经过不能回忆；生命体征平稳，神经系统检查无阳性体征，头颅 CT 扫描未见颅内血肿等。

③ 头面部裂伤诊断依据：头面部车祸伤；左侧颧突处皮肤裂伤约 2 cm。

3. 鉴别诊断

可与鼻窦气压性创伤鉴别。后者是由于外界大气压急剧变化时，鼻窦内的负压和外界气压不能及时取得平衡所引起的鼻窦黏膜损伤和炎症。好发于额窦和上颌窦。飞行员与潜水员易得此病。

四、处理方案和基本依据

1. 留院观察

因患者合并有脑震荡，需留院观察数天，期间密切观察患者的意识、瞳孔和生命体征的变化，以便及时发现可能并发的颅内血肿等。

2. 清创、抗感染

伤口需再次检查清洁，肌注破伤风抗毒素预防破伤风，静脉滴注抗生素预防感染。

3. 骨折整复

伤后 24 h 内可行早期骨折整复,如受伤超过 24 h,可待肿胀消失后整复。患者上颌窦前壁、颧骨、筛窦壁、眼眶外侧壁线状骨折无明显变形、鼻腔及眼眶内无损伤,故不需要整复。

五、要点和讨论

(1) 临床上鼻窦外伤以上颌窦多见,额窦次之,筛窦较少,蝶窦最少。病因多为直接暴力作用所致,常发生于交通事故及工伤事故。

(2) 鼻窦外伤时多合并有颅脑、眼眶损伤,常伴有脑脊液鼻漏,甚至大出血和休克。因此急诊接诊时常常需要耳鼻咽喉科、神经外科、眼科及口腔科等科室的协同处理,抢救患者生命,避免面部畸形及相关器官功能障碍的发生。遇重伤患者应首先抢救生命,如抗休克、心肺复苏及脑创伤处理等。

六、思考题

鼻窦外伤常合并有哪些伴发的损伤?

七、推荐参考文献

黄选兆,汪吉宝,孔维佳.实用耳鼻咽喉科[M].2 版.北京:人民卫生出版社,2011:1144 - 1148.

(王士礼)

鼻前庭囊肿

一、病历资料

1. 现病史

患者,女,40 岁,因"发现右鼻旁无痛性肿块 1 年"就诊。患者于 1 年前无明显诱因出现右侧鼻旁隆起,触之有肿物,质地韧,边界清,表面光滑,无压痛,无皮肤红肿,无皮肤溃破,大小 1 cm×1 cm。不伴鼻部胀痛,无发热,无鼻塞流涕,无鼻出血,无嗅觉减退,无头昏头痛,无耳鸣,未予重视。近来肿块逐渐增大,来我院就诊。发病来,患者神志清,精神佳,饮食睡眠好,大便常有便秘,常用药物治疗。小便正常,体重无明显改变。

2. 既往史

既往无传染病和慢性疾病史,否认有药物过敏史。2011 年曾行内外痔手术,无输血史。

3. 体格检查

T 36.9℃,P 85 次/min,R 22 次/min,BP 120 mmHg/85 mmHg。

神志清楚、对答切题、发音清晰,检查合作,自由体位。皮肤巩膜未见黄染。两肺呼吸音清,未闻及干湿啰音。HR 85 次/min,律齐,各瓣膜区未闻及杂音。腹部平软,未见皮肤瘀斑,未见肠型及蠕动波。肝脾肋下未触及,双下肢无水肿。右鼻唇沟处略肿胀,无皮肤红肿,无皮肤溃破。触诊扪及右鼻旁 1.5 cm×1 cm 肿块,质地韧,边界清,表面光滑,无压痛,右鼻前庭皮肤及鼻底部黏膜隆起,表面光滑,双侧中、下鼻甲无肿大,双中鼻道清洁,双侧扁桃体 I 度肿大,双侧外耳道通畅,双耳鼓膜完整。

4. 实验室及影像学检查

(1) 鼻内镜检查:右鼻前庭皮肤及鼻底部黏膜隆起,表面光滑,双中、下甲无肿大,中鼻道清洁。如图 12-1 所示。

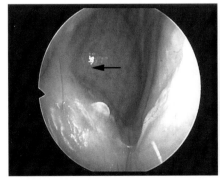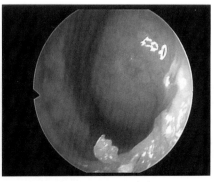

图 12-1　鼻内镜照片:右鼻前庭皮肤及鼻底部黏膜隆起,表面光滑(箭头所示)

（2）鼻窦CT扫描：右侧鼻前庭区软组织小结节影，约1.2 cm×1.0 cm，中等密度，边界尚清，右侧上颌骨前壁轻度受压。双侧额窦、筛窦、上颌窦、蝶窦透亮，未见明显窦腔扩大或骨质吸收破坏。如图12-2所示。

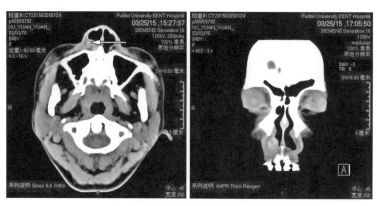

图12-2　鼻窦CT扫描：鼻前庭区软组织小结节影，约1.2 cm×1.0 cm，中等密度，边界尚清（箭头所示）

二、诊治经过

1. 初步诊断

排除鼻腔鼻窦其他疾病，初步诊断为鼻前庭囊肿。

2. 诊治经过

患者于1年前无明显诱因下出现右侧鼻旁隆起，触之有肿物，质地韧，边界清，表面光滑，无压痛，无皮肤红肿，无皮肤溃破，大小1 cm×1 cm。未予重视。近来肿块逐渐增大，遂来我院就诊。

三、病例分析

1. 病史特点

（1）患者，女性，40岁。

（2）发现右鼻旁无痛性肿块1年，近来略增大。

（3）查体和辅助检查：①体检发现右鼻唇沟处略肿胀，无皮肤红肿，无皮肤溃破，触诊扪及右鼻旁1.5 cm×1 cm肿块，质地韧，边界清，表面光滑，无压痛。②鼻镜检查示右鼻前庭皮肤及鼻底部黏膜隆起，表面光滑，双侧中、下鼻甲无肿大，双中鼻道清洁。

（4）影像学检查：鼻窦CT扫描示右侧鼻前庭区软组织小结节影，约1.2 cm×1.0 cm，中等密度，边界尚清，右侧上颌骨前壁轻度受压。双侧额窦、筛窦、上颌窦、蝶窦透亮，未见明显窦腔扩大或骨质吸收破坏。

2. 诊断与诊断依据

（1）诊断：鼻前庭囊肿。

（2）诊断依据：①发现右鼻旁无痛性肿块1年，近来略增大。②体检发现右鼻唇沟处略肿胀，无皮肤红肿，无皮肤溃破，触诊扪及右鼻旁1.5 cm×1 cm肿块，质地韧，边界清，表面光滑，无压痛。③鼻镜检查示右鼻前庭皮肤及鼻底部黏膜隆起，表面光滑，双侧中、下鼻甲无肿大，双中鼻道清洁。④鼻窦CT扫描提示右侧鼻前庭区软组织小结节影，约1.2 cm×1.0 cm，中等密度，边界尚清，右侧上颌骨前壁轻度受压。双侧额窦、筛窦、上颌窦、蝶窦透亮，未见明显窦腔扩大或骨质吸收破坏。

3. 鉴别诊断

（1）上颌骨囊肿：①发生在上颌骨内的含有液体的囊性肿物。逐步增大、上颌骨膨胀破坏。②可分为牙源性及非牙源性两大类。牙源性者即囊肿由成牙组织或牙演变而来；非牙源性囊肿则可由胚胎发育过程中残留于上颌骨内的上皮发展形成。③早期无症状，囊肿逐步增大后可有上颌骨膨胀破坏，面部隆起或硬腭隆起。④查体扪及鼻旁肿块，表面光滑，不活动，按压可有乒乓感。⑤X 线片或 CT 检查提示上颌骨内膨胀性破坏，周围骨质吸收，边缘光滑。

（2）球颌囊肿：①囊肿位于上颌侧切牙和尖牙根之间。②早期没有症状，囊肿增大后可出现鼻塞，自觉有压迫感。③查体可见侧切牙和尖牙向两侧分离移位，囊肿增大可突向鼻前庭底部、上颌窦底和口前庭内。④X 线片或 CT 检查可见侧切牙与尖牙根之间囊肿影。

（3）鼻部牙源性囊肿：①好发部位在上颌骨内或上颌窦内，或上颌牙牙根部。②检查发现面颊部隆起，有缺牙或龋齿。③穿刺液体为姜黄色、酱色、黑或黄褐色，内含胆固醇结晶。④CT 检查可见上颌窦底壁被推移，骨质被吸收破坏，囊内可含牙。

（4）根尖囊肿：①有牙根感染史，牙髓坏死，根尖形成肉芽肿或脓肿。②好发于上颌切牙、切牙、双切牙的唇面，可有面部隆起。③囊壁为结缔组织构成，囊内膜为鳞状上皮兼有柱状上皮，囊内有黄色浆液性或黏液性液体，内有胆固醇结晶。④X 线片示病牙根尖部小圆形囊肿影，其周围骨质有吸收现象。

（5）鼻腭囊肿：①发生于鼻底部的腭骨内。②查体发现鼻底部黏膜或硬腭前部隆起，表面光滑。③若囊肿压迫腭前神经可引起疼痛。④鼻窦 CT 扫描可见腭骨内膨胀性肿块，边缘光滑。

四、处理方案和基本依据

1. 治疗原则

手术治疗或随访，伴发感染时，需抗感染治疗。

2. 具体处理措施

（1）鼻前庭囊肿直径小于 1 cm×1 cm，无症状，患者外貌无变化，可随访。

（2）鼻前庭囊肿直径大于 1 cm×1 cm，出现不适症状（面部发胀，鼻塞，齿龈部肿胀等）时或发生过囊肿继发感染者，需手术治疗。

（3）鼻前庭囊肿继发感染时，需用抗生素治疗 7～10 天，待感染痊愈后 3～4 周再行手术治疗。

五、要点和讨论

1. 鼻前庭囊肿的诊断依据

根据病史和临床表现，结合 CT 检查结果及病理学检查结果而确诊。

（1）病史和临床表现：无明显诱因下出现的鼻旁肿块，无痛，无皮肤红肿，无皮肤溃破。不伴鼻部胀痛，无鼻塞流涕，无鼻出血，无嗅觉减退。肿块缓慢增大。

（2）查体：鼻唇沟处略肿胀，无皮肤红肿，无皮肤溃破，鼻前庭皮肤及鼻底部黏膜隆起，表面光滑。触诊扪及鼻旁肿块，质地韧，边界清，表面光滑，无压痛。

（3）鼻内镜检查见右鼻前庭皮肤及鼻底部黏膜隆起，表面光滑，双中、下甲无肿大，中鼻道清洁。

（4）CT 检查提示：鼻前庭区软组织小结节影，中等密度，边界尚清，上颌骨前壁轻度受压。双侧额窦、筛窦、上颌窦、蝶窦透亮，未见明显窦腔扩大或骨质吸收破坏。

（5）术后病理学检查诊断鼻前庭黏膜慢性炎，可见弹性纤维及网状血管等结缔组织构成的囊壁。

2. 治疗措施

（1）鼻前庭囊肿直径小于 1 cm×1 cm，无症状，患者外貌无变化，可随访。

（2）鼻前庭囊肿直径大于 1 cm×1 cm，出现不适症状（面部发胀，鼻塞，齿龈部肿胀等）时，或发生过囊肿继发感染者，需手术治疗。

（3）鼻前庭囊肿继发感染时，需用抗生素治疗 7～10 天，待感染痊愈后 3～4 周再行手术治疗。

（4）鼻前庭囊肿手术方式有两种。一种是传统的齿龈部切口，分离并剥除囊肿；另一种是鼻内镜下，鼻底黏膜切除，开放囊肿并电凝囊壁。具体采用何种手术方式要视囊肿位置而定。囊肿靠近鼻底部，鼻前庭皮肤及鼻底黏膜隆起，适合行鼻内镜手术；囊肿靠近齿龈部，齿龈部隆起，鼻前庭皮肤及鼻底黏膜无隆起者，适于采用齿龈部进路手术。

六、思考题

1. 鼻前庭囊肿的诊断和治疗规范有哪些？

2. 鼻前庭囊肿如何选择手术进路？

3. 通过本案例的分析你对鼻前庭囊肿的手术适应证有何认识？

七、推荐阅读文献

1. 田勇泉，韩东一，迟放鲁．耳鼻咽喉头颈外科学［M］．北京：人民卫生出版社，2013：93．

2. 黄选兆，汪吉宝．实用耳鼻咽喉科学［M］．北京：人民卫生出版社，1998：159-163．

3. 王卫红，白国荣．经鼻内进路行鼻前庭囊肿揭盖术［J］．临床耳鼻咽喉科杂志．2002，16(8)：436-437．

（李厚勇）

上颌窦黏膜囊肿

一、病历资料

1. 现病史

患者,女性,27岁,因"发现上颌窦黏膜囊肿1周"就诊。患者1周前计划行右侧上齿种植牙,X片检查发现双侧上颌窦病变,鼻腔无黄水溢出,无鼻塞、脓涕,无鼻腔出血,无头痛,不伴喷嚏、鼻痒,无嗅觉减退,无面部疼痛、麻木。发病以来,患者神志清,精神可,胃纳可,夜眠一般,大小便自解,体重无明显变化。

2. 既往史

既往无慢性鼻炎史,无手术外伤史,无传染病和慢性疾病史,否认有药物过敏史。

3. 体格检查

T 36.7℃,P 80次/min,R 18次/min,BP 120 mmHg/80 mmHg。

神志清楚,检查合作,自由体位。皮肤巩膜未见黄染。两肺呼吸音清,未闻及干湿啰音。HR 80次/min,律齐,各瓣膜区未闻及杂音。腹部平软,未见皮肤瘀斑,未见肠型及蠕动波。肝脾肋下未触及,双下肢无水肿。双侧下鼻甲无肿大,双侧鼻道清洁。双侧外耳道通畅,鼓膜完整。咽不红,扁桃体无肿大,会厌无红肿,双侧声带光滑,活动好。

4. 影像学检查

鼻窦CT扫描示双侧上颌窦半月形边界清楚的低密度影,无骨质受压,考虑双侧上颌窦黏膜囊肿(见图13-1);MRI平扫示双上颌窦 T_2 加权高信号,T_1 加权低信号(见图13-2)。

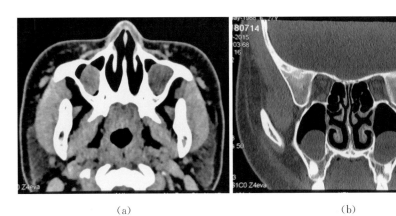

(a)   (b)

图 13-1 CT平扫横断位(a)和冠位(b)显示双侧上颌窦腔内有半圆形阴影

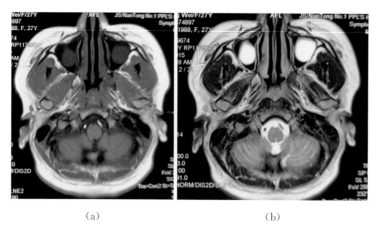

图 13-2　MRI 平扫双上颌窦内阴影 T$_1$ 加权低信号(a)，T$_2$ 加权高信号(b)

二、诊治经过

1. 初步诊断

双侧上颌窦黏膜囊肿。

2. 诊治经过

患者 1 周前计划行右侧种植牙，X 片检查发现双侧上颌窦病变，患者无鼻塞、流涕，无喷嚏，无头痛，无面部麻木，遂至我院就诊，进一步行 CT 和 MRI 检查确诊为双侧上颌窦黏膜囊肿。

三、病例分析

1. 病史特点

(1) 青年患者，无慢性鼻-鼻窦炎病史。

(2) 因计划行种植牙 X 片检查无意中发现双侧上颌窦病变。

(3) 影像学检查：鼻窦 CT 扫描示双侧上颌窦半月形边界清楚的低密度影，无骨质受压，考虑黏膜囊肿；MRI 检查示双上颌窦 T$_2$ 加权高信号，T$_1$ 加权低信号，考虑囊肿。囊肿均位于上颌窦底壁。

2. 诊断与诊断依据

(1) 诊断：双侧上颌窦黏膜囊肿。

(2) 诊断依据：①患者鼻部无特殊不适，无意中发现双侧上颌窦病变；②鼻窦 CT 扫描示双侧上颌窦半月形边界清楚的低密度影，无骨质受压表现，考虑黏膜囊肿；③MRI 扫描检查示双上颌窦 T$_2$ 加权高信号，T$_1$ 加权低信号，考虑液性囊肿。

3. 鉴别诊断

(1) 上颌窦黏液囊肿：黏液囊肿多发于额窦，其次为筛窦，上颌窦较少见。可表现为眼球突起移位、额筛部隆起（额筛窦）或面颊部隆起（上颌窦），隆起处皮肤正常，一般无触痛，CT 检查提示窦腔呈膨胀性生长，阴影邻近骨质有受压吸收现象，上颌窦穿刺可抽吸出淡黄、棕褐或淡绿色黏稠液体，镜下检查液体见胆固醇结晶可确诊。

(2) 慢性上颌窦炎：患者多有鼻塞、脓涕，时有头痛，双侧发病多见，检查可发现中鼻道脓性分泌物，CT 检查示上颌窦低密度影，多充满窦腔，或形态不规则。上颌窦穿刺可抽出脓性分泌物。

(3) 真菌性上颌窦炎：可表现为单侧鼻塞、脓涕，也可不表现任何症状，仅在鼻窦影像学检查时发现,继发感染时,可有面部隆起、脓涕和疼痛。鼻窦 CT 扫描示鼻窦不均匀密度增高,可见高密度钙化斑或钙化点,可有窦壁吸收,无骨质破坏。依据病理学检查结果确诊。

(4) 上颌窦息肉:患者可无症状,若息肉突出并堵塞上颌窦口可有鼻塞、脓涕等,CT 检查示息肉在上颌窦内多呈不规则隆起,边缘波曲,呈圆顶状,多为多发,呈豌豆大小,可数月内无改变,多为一侧,但对侧也常有炎症改变。

(5) 上颌窦出血性息肉:患者多有不同程度的鼻出血,少则涕中带血,影像学检查多表现为上颌窦腔呈膨胀性扩大,窦壁骨质可变薄或消失,窦腔内呈密度均匀增高的块状组织影,骨壁破坏多见于内侧壁。

(6) 上颌窦癌:多发生于 40 岁以上患者,病程较短,发展快,可有涕中带血,影像学检查多有骨质浸润性破坏,边缘不清,确诊有待于病理学检查。

四、处理方案和基本依据

1. 治疗原则

因囊肿常不破坏窦壁,也无严重危害性,一般确诊后,无明显症状者,可不做处理,随访观察;若出现囊肿阻塞上颌窦口导致上颌窦炎,或由上颌窦口脱出引起鼻塞,可行鼻内镜下囊肿切除术;术中彻底摘除囊肿,必要时可加行下道开窗或上颌窦前壁穿刺。由于该患者在口腔科行种植牙时,种植体的植入时可能导致窦底壁囊肿破裂,如若感染将影响种植体骨粉的固化,所以口腔科医生一般建议患者先处理上颌窦囊肿。

2. 具体处理措施

(1) 囊肿较小,无症状。随访即可。

(2) 若需要手术,可在鼻内镜下开放上颌窦自然口后摘除囊肿,必须将囊肿基底摘除干净以减少囊肿的复发。基底位于上颌窦后外侧壁比较容易处理,但当基底位于上颌窦的前内角时,目前手术器械无法通过中道切除基底,可加行下道开窗或前壁穿刺切除囊肿基底。

五、要点和讨论

1. 上颌窦黏膜囊肿的诊断依据

多在上颌窦穿刺或影像学检查时偶然发现。

(1) 临床表现:囊肿较小时,患者多无明显症状;若囊肿破裂,可表现为间歇性从鼻腔流出黄色液体;若并发慢性上颌窦炎,表现为脓涕、鼻塞;若囊肿较大,充满整个上颌窦,可有面颊部压迫感或同侧上列牙疼痛。

(2) 查体:鼻腔一般无异常发现。

(3) 上颌窦穿刺:拔出针芯滴出黄色液体。

(4) 影像学检查:鼻窦 CT 扫描示上颌窦有局限性边缘清楚的半月形低密度阴影;鼻窦 MRI 扫描示上颌窦 T_1 加权低信号,T_2 加权高信号,增强后无强化。

2. 治疗措施

(1) 小囊肿,无症状者,随访观察。

(2) 囊肿增大到一定程度可自行破裂,其内液体流出,囊肿缩小或消失,症状减轻,但可复发;若多次复发,可考虑行鼻内镜下囊肿切除术。

(3) 若症状较重,如面部麻木感或上列牙疼痛等,可行鼻内镜下囊肿切除术。

（4）在鼻窦炎手术中，偶然发现上颌窦囊肿，可顺便将囊肿切除。

（5）若影响到周围结构，可能引起感染等并发症，可行鼻内镜下囊肿切除术。

六、思考题

1. 上颌窦黏膜囊肿的鉴别诊断有哪些？

2. 上颌窦黏膜囊肿的治疗措施有哪些？

3. 通过本案例的分析你对上颌窦黏膜囊肿手术时机的把握有何认识？

七、推荐阅读文献

1. Giotakis EI，Weber RK. Cysts of the maxillary sinus：a literature review ［J］. International Forum of Allergy & Rhinology. 2013,3(9):766 - 771.

2. Albu S. Symptomatic maxillary sinus retention cysts：should they be removed? ［J］. Laryngoscope. 2010,120(9):1904 - 1909.

3. Mazerant M，Skora W，Dabrowska K，et al. Maxillary sinus cyst-methods of surgical treatment ［J］. Otolaryngologia Polska. 2008,62(5):578 - 581.

4. Wang JH，Jang YJ，Lee BJ. Natural course of retention cysts of the maxillary sinus：long-term follow-up results.［J］. Laryngoscope. 2007,117(2):341 - 344.

（顾瑜蓉）

额筛窦黏液囊肿

一、病历资料

1. 现病史

患者,女性,52 岁,因"发现右眼球外下方移位 1 年,复视 1 月"就诊。患者 1 年前发现右眼稍外突,并向外下方移位,视力无改变。1 月前出现复视,右眼裸眼视力无改变。5 年前曾有头部外伤史。发病以来,患者神志清,精神可,胃纳可,夜眠一般,大小便自解,体重无明显变化。

2. 既往史

既往无手术史,无传染病和慢性疾病史,否认既往高血压史。否认有药物过敏史。

3. 体格检查

T 37.2℃, P 92 次/min, R 22 次/min, BP 140 mmHg/95 mmHg。

神志清楚、对答切题、检查合作,自由体位。皮肤巩膜未见黄染。两肺呼吸音清,未闻及干湿啰音。HR 92 次/min,律齐,各瓣膜区未闻及杂音。腹部平软,未见皮肤瘀斑,未见肠型及蠕动波。肝脾肋下未触及,双下肢无水肿。双侧扁桃体Ⅰ度大。

右眼向外下移位(见图 14-1),眼球各方向运动尚可,视物复视,瞳孔直接、间接对光反射好。右鼻钩突膨出;鼻咽部对称。

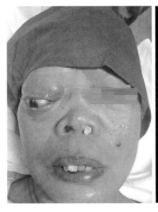 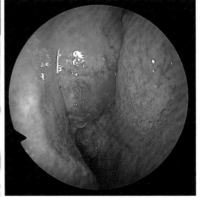

图 14-1　右额筛窦黏液
囊肿右眼向外
下移位

图 14-2　鼻内镜检查

4. 实验室及影像学检查

(1) 鼻内镜检查:右钩突肥大膨出,双下甲肥大,鼻咽部对称(见图 14-2)。

（2）头颅冠位及横断位 CT 扫描示：右额筛窦窦腔膨大，窦内呈等密度影，额窦底壁骨质吸收破坏，右纸板骨质缺失，右眶脂肪疝及内直肌疝入筛窦腔（见图 14-3、图 14-4）。

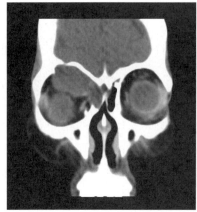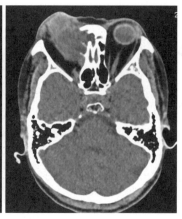

图 14-3　冠位 CT 扫描　　　图 14-4　横断位 CT 扫描

（3）MRI 检查示：右额筛窦窦腔膨大，右眶脂肪和内直肌疝入筛窦。额筛窦腔内较为均质，呈 T_1 加权等信号（见图 14-5），T_2 加权高信号（见图 14-6），增强扫描后仅见周边黏膜强化（见图 14-7）。

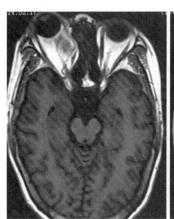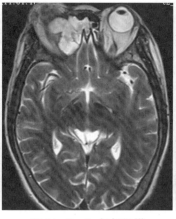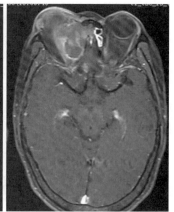

图 14-5　T_1 加权扫描　　　图 14-6　T_2 加权扫描　　　图 14-7　增强 MRI 扫描

二、诊治经过

1. 初步诊断

（1）右额筛窦黏液囊肿。

（2）陈旧性右眶纸板骨折。

2. 诊治经过

患者病程中右眼缓慢向外下移位，初起时移位不明显，未予关注。至出现复视后至医院就诊，后行头颅 CT 检查后发现额筛窦占位，右眶脂肪疝出；行 MRI 平扫和增强扫描诊断为右额筛窦黏液囊肿，右陈旧性纸板骨折，收入院拟行鼻内镜下右额筛窦囊肿引流术。

三、病例分析

1. 病史特点

（1）眼球缓慢突出，向外向下移位。

（2）出现复视，尚无视力改变。

（3）曾有头部外伤史。

（4）头颅 CT 扫描示额筛窦膨胀性扩张，骨质有吸收破坏。MRI 检查提示 T_1 加权等信号和 T_2 加权高信号，无增强。另外，右眶脂肪和内直肌疝入筛窦。

2. 诊断与诊断依据

（1）诊断：①右额筛窦黏液囊肿；②陈旧性右眶纸板骨折。

（2）诊断依据：①眼球的缓慢突出为该病的主要特点。②早期复视不明显，随着眼球移位明显，可出现复视。一般眼球各方向运动好。随着黏液囊肿逐渐增大，可能出现视神经受压而影响视力。由于是额筛窦占位，眼球向外向下移位。③CT 检查显示额筛窦膨胀性扩张，骨质有吸收破坏。MRI 检查提示 T_1 加权等信号和 T_2 加权高信号，无增强，提示含蛋白和水分的黏液囊肿。另外，右眶脂肪和内直肌疝入筛窦，结合原有头部外伤史，考虑曾有陈旧性右眶纸板骨折。

3. 鉴别诊断

（1）鼻窦恶性肿瘤：病变呈实体性，进展较快。超声检查显示病变呈实性不均匀回声，衰减明显，CT 和 MRI 检查显示病变有明显骨破坏，增强后肿瘤整体可明显增强。

（2）眶内脓肿：可见眼睑、结膜充血水肿，严重者水肿结膜突出于睑裂之外，睑裂不能闭合。由于眶压增高及眶内炎症，可致瞳孔反射障碍，视力下降甚至黑矇。患者可有发热、畏寒、周身不适等全身表现。外周血检查可有白细胞计数升高，以中性粒细胞为主。穿刺抽吸物为脓液。

四、处理方案和基本依据

1. 治疗原则

经诊断明确者应尽早手术治疗，手术原则为鼻内镜下囊肿开口引流术。手术应尽可能多地暴露和切除囊肿底壁，必要时去除中甲根部。若鼻内合并有其他阻塞窦口的病变，如鼻中隔偏曲、鼻息肉、中鼻甲肥大等，均应给予相应处理。若既往有纸板外伤，眶脂肪疝出，阻塞囊肿开放，注意勿损伤眶内结构，尽可能扩大引流口，减少复发概率。若既往有鼻内手术史或鼻外径路额筛窦囊肿开放术史，可能存在额窦口瘢痕或额窦开口前壁骨质去除过多，前壁软组织塌陷堵塞额窦开口时，处理比较棘手。必要时可加行眉弓径路手术，吸出囊液后由额窦处向额窦口探通引流。置入扩张管或硅胶片留至术后 3～6 月，减少术后瘢痕形成所致额窦阻塞。若额窦口骨质增生明显，较难探通，可将额窦内黏膜刮除干净后将额窦封闭。

2. 具体处理措施

入院后积极做好术前准备，于全麻下行鼻内镜下右鼻筛窦开放术和额筛窦脓囊肿开放引流术。

该患者既往有纸板外伤、眶脂肪疝出阻塞囊肿开放，切除钩突后即见到眶脂肪疝出（见图 14-8），阻塞额窦开口。注意勿损伤眶内结构，导致眼部并发症，尽可能向上去除上颌窦额窦顶骨质（见图 14-9），去除中甲根部（见图 14-10），缓慢吸出额窦内脓性分泌物（见图 14-11），尽可能扩大引流口，保护额窦开口狭窄处黏膜的完整。

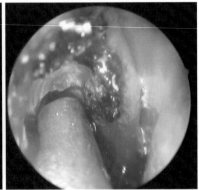

图 14-8　眶脂肪疝出　　　　　　图 14-9　去除额窦额突骨质

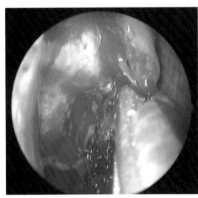
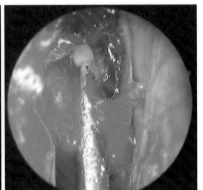

图 14-10　去除中甲根部　　　　　图 14-11　吸出分泌物

术后鼻腔冲洗,使用鼻喷激素。鼻内镜检查随访,去除术腔内痂皮,减少瘢痕形成。

五、要点和讨论

1. 额筛窦黏液囊肿的诊断依据

(1) 眼球的缓慢移位是本病的主要特点。

(2) 额筛窦占位,眼球向下向外移位。

(3) 明显眼球移位可出现复视,视神经受压时甚至有视力下降可能。

(4) CT 和 MRI 检查可见额筛窦占位呈膨胀性生长;骨质可有吸收破坏,占位为均质样,MRI 检查示 T_2 加权呈高信号,T_1 加权可为低或等信号,无增强,仅可见周围黏膜增强。

(5) 注意了解鼻部外伤史和相关手术史。

2. 治疗措施

(1) 额筛窦囊肿的治疗以鼻内镜手术为主,尽可能切除囊肿底壁,建立引流通道。

(2) 必要时可加行眉弓切口,协助寻找额窦口。

(3) 若无法建立引流通道,可彻底去除额窦内黏膜,封闭额窦。

(4) 若合并有眶脂肪疝出,注意避免眶内容物的损伤。

六、思考题

1. 额筛窦黏液囊肿的诊断和治疗规范有哪些?

2. 通过本案例的分析你对额筛窦黏液囊肿的手术要点有何认识?

七、推荐阅读文献

1. Nomura K，Hidaka H，Arakawa K，et al. Outcomes of frontal mucoceles treated with conventional endoscopic sinus surgery [J]. Acta Otolaryngol. 2015,135(8):819 – 823.

2. Scangas GA，Gudis DA，Kennedy DW. The natural history and clinical characteristics of paranasal sinus mucoceles:a clinical review [J]. Int Forum Allergy Rhinol. 2013,3(9):712 – 717.

3. Anderson P，Sindwani R. Safety and efficacy of the endoscopic modified Lothrop procedure:a systematic review and meta-analysis [J]. Laryngoscope. 2009,119(9):1828 – 1833.

4. Suri A，Mahapatra AK，Gaikwad S，et al. Giant mucoceles of the frontal sinus:a series and review [J]. J Clin Neurosci. 2004,11(2):214 – 218.

（顾瑜蓉）

案例 15

鼻息肉

一、病历资料

1. 现病史

患者,男性,43岁,因"鼻塞渐进性加重3年"就诊。患者3年前开始出现鼻塞、伤风、感冒等症状,对症药物治疗后无明显缓解。双侧鼻塞渐进性加重,近3个月来发展为持续性双侧鼻塞。同时伴有流脓涕、嗅觉减退。在社区医院按照上呼吸道感染给予对症治疗,1周后上述症状有所减轻,但鼻塞、流涕症状仍反复发作,未进一步处理。鼻塞逐渐加重,嗅觉下降,伴有耳鸣、听力减退以及面颊部胀痛,遂来耳鼻咽喉专科就诊。以前未有类似情况发生。发病以来,患者神志清,精神可,胃纳可,夜眠一般,大小便自解,体重无明显变化。

2. 既往史

否认既往手术史、外伤史,否认传染病和慢性疾病史。否认有药物过敏史。

3. 体格检查

T 36.4℃, P 78次/min, R 21次/min, BP 117 mmHg/75 mmHg。

神志清楚、对答切题、鼻塞性鼻音,检查合作,自由体位。皮肤巩膜未见黄染。两肺呼吸音清,未闻及干湿啰音。HR 90次/min,律齐,各瓣膜区未闻及杂音。腹部平软,未见皮肤瘀斑,未见肠型及蠕动波。肝脾肋下未触及,双下肢无水肿。双侧下鼻甲肿大,两侧鼻腔充满灰白色、荔枝肉样、半透明肿物,内含少量黏性分泌物。双侧外耳道通畅,双耳鼓膜灰白半透明、松弛部血管纹理增粗,光锥缩小并上移。

4. 实验室及影像学检查

(1) 鼻内镜检查见鼻腔充满灰白色、半透明、荔枝肉样新生物。如图15-1所示。

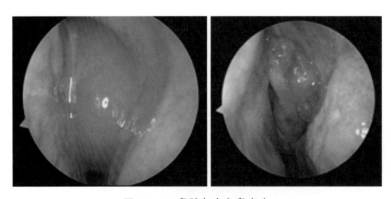

图 15-1　鼻腔灰白色鼻息肉

（2）鼻窦 CT 检查提示鼻腔及多鼻窦低密度影。如图 15 - 2 所示。

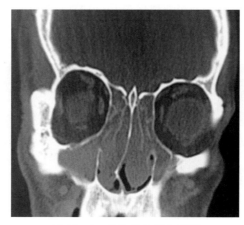

图 15 - 2　鼻腔鼻窦低密度影

二、诊治经过

1. 初步诊断

排除鼻腔肿瘤性疾病,初步诊断为双侧鼻息肉。

2. 诊治经过

患者 3 年前开始出现鼻塞、伤风、感冒等症状,对症药物治疗后无明显缓解。双侧鼻塞渐进性加重,近 3 个月来发展为持续性双侧鼻塞。同时伴有流脓涕、嗅觉减退。在社区医院按照上呼吸道感染给予对症治疗,1 周后上述症状有所减轻,但鼻塞、流涕症状仍反复发作,未做进一步处理。鼻塞逐渐加重,嗅觉下降,伴有耳鸣、听力减退及面颊部胀痛,遂来耳鼻咽喉专科就诊。

三、病例分析

1. 病史特点

（1）成年男性,病史 3 年,以鼻塞、流涕、嗅觉减退为主要症状,有时面颊部胀痛、夜间张口呼吸、夜鼾。

（2）查体及鼻内镜辅助检查:双侧鼻腔充满灰白色、半透明、荔枝肉样新生物。

（3）影像学检查:鼻窦 CT 扫描提示鼻腔、鼻窦充满低密度影。

2. 诊断与诊断依据

（1）诊断:双侧鼻息肉。

（2）诊断依据:①渐进性、持续性双侧鼻塞、流涕、伴嗅觉减退等临床表现,平时有夜鼾现象;②双侧鼻腔充满灰白色、半透明、荔枝肉样新生物;③鼻窦 CT 扫描见双侧鼻腔及多鼻窦低密度影。

3. 鉴别诊断

（1）鼻腔鼻窦癌:①单侧进行性鼻塞。②反复少量鼻出血、血性涕、异臭。③可伴同侧上牙痛、面部麻木、剧烈头痛。④鼻腔见菜花样新生物、基底广泛、坏死、溃疡、出血。

（2）恶性肉芽肿:①原发性鼻部、进行性、肉芽性、溃疡性病变。②局部破坏严重、全身情况尚好。③颈部、下颌下淋巴一般不大。④病理学检查:慢性非特异性溃疡肉芽性病变,出现异型网织细胞或核分裂象即可确诊。

（3）上颌窦后鼻孔息肉：①息肉原发于上颌窦，蒂长而细，经上颌窦副口或自然孔突出经总鼻道向后垂入后鼻孔，有时可以脱垂到鼻咽部乃至对侧后鼻孔、鼻腔（见图15-3）。②病因不明。③手术清除不彻底易复发。

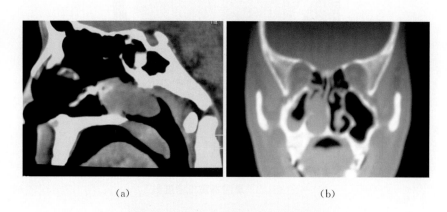

(a)　　　　　　(b)

(c)

图15-3　(a)CT矢状位扫描示后鼻孔息肉；(b)CT冠状位扫描示后鼻孔息肉鼻腔段；(c)CT冠状位扫描示后鼻孔息肉鼻咽部段

（4）鼻内翻性乳头状瘤：①多为单侧发病，有时形如多发性鼻息肉，色灰白或淡红，但表面粗糙不平，触之易出血（见图15-4）。②术后易复发、并恶变。③鼻内镜、CT以及MRI检查可资鉴别。

确诊依赖组织病理学。

（5）鼻内脑膜脑膨出：①多发生于新生儿或幼儿，成人少见。②肿物多位于鼻腔顶部、嗅裂、鼻中隔后上方。③表面光滑，触之柔软、有弹性，为单一肿物。④可伴有清水样脑脊液鼻漏。⑤根据病史和CT及MRI等检查可以鉴别。⑥疑似该病者通常勿行活检。

（6）鼻咽纤维血管瘤：①好发于青春期男性。②鼻出血反复发作，甚至于贫血。③持续性鼻塞。④肿物多发生于鼻咽与后鼻孔交界处、基底广，多为单侧。⑤表面可见血管、色红、触之较硬，易出血。⑥禁忌活检。影像学检查可助鉴别。如图15-5所示。

（7）解剖变异：①泡状中甲：外形似鼻息肉，颜色偏红，鼻窦CT扫描可帮助鉴别（见图15-6）。常在术中发现并证实，实为筛窦气房过度发育至中甲所致。②中隔中甲：外形似鼻息肉，颜色偏红、无

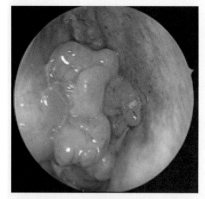

图15-4　鼻内翻性乳头状瘤

蒂（见图15-7）；常在术中发现鼻中隔面广基性黏膜增生、肥厚、息肉样变。鼻窦CT扫描可帮助鉴别。

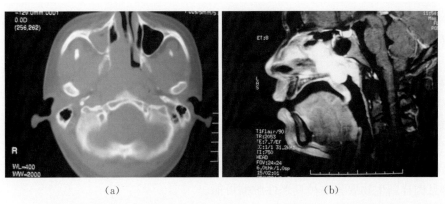

(a)　　　　　　　　　　　　　　(b)

图 15-5　(a)鼻咽 CT 横断位扫描:鼻咽纤维血管瘤;(b)鼻咽 MRI 矢状位扫描:鼻咽纤维血管瘤

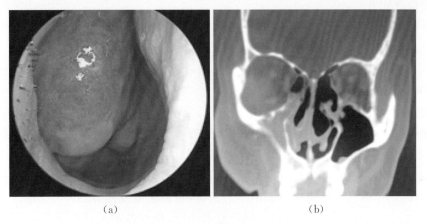

(a)　　　　　　　　　　　　　　(b)

图 15-6　(a)鼻内镜右侧泡状中鼻甲;(b)鼻窦冠状位 CT 扫描:泡状中鼻甲

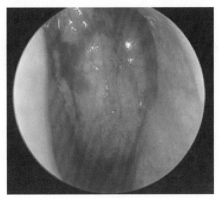

图 15-7　左侧中隔中甲

四、处理方案和基本依据

1. 治疗原则

综合治疗:包括药物治疗、手术治疗及相关疾病治疗等。

2. 具体处理措施

(1) 药物治疗:假如鼻息肉性质确定,所有鼻息肉患者在手术治疗前均可接受药物治疗。较小的息肉仅用局部糖皮质激素就有效,而较大的息肉可能需要全身使用激素,推荐剂量如泼尼松(强的松)0.5 mg/kg,每天早上顿服,疗程 5~10 天。这种治疗又称为“药物息肉切除”(medical polypectomy)。

（2）手术治疗：本例患者病程3年，鼻窦CT扫描如图15-2所示，双侧鼻腔鼻窦低密度影。遂全麻鼻内镜下行双侧鼻息肉切除＋全鼻窦开放术。

五、要点和讨论

1. 鼻息肉的诊断依据

根据病史和临床表现，结合鼻内镜检查结果；常规做鼻窦CT扫描。

（1）病史和临床表现：常有持续性鼻塞、流涕可伴或不伴嗅觉减退。部分患者有夜鼾或张口呼吸现象。成人单侧息肉样新生物要警惕鼻良恶性肿瘤可能。

（2）查体：鼻腔充满灰白色、半透明、荔枝肉样新生物。

（3）鼻内镜检查同上。

（4）影像学检查：鼻窦CT扫描多提示鼻腔内有低密度影，部分鼻窦或全组鼻窦低密度影。

2. 治疗措施

多数鼻息肉需要及时的综合治疗。较小的鼻息肉，没有鼻塞、流涕等症状且患者不愿意接受治疗者，可定期随访观察。

（1）药物治疗：局部糖皮质激素、全身糖皮质激素、大环内酯类药物、抗白三烯药、中医中药等。

（2）手术治疗：是治疗鼻息肉的主要方法。传统的手术方法是额镜下圈套切除，具有设备要求简单等优点，但光照和视野不如鼻内镜下放大与高清，术后多易复发。鼻内镜下鼻息肉手术可以有更好的照明与手术视野，可清晰判断息肉根蒂部并完整切除，合并鼻窦炎还可同时行鼻窦开放手术。

（3）综合治疗：由于鼻息肉确切发病原因不甚清楚，每位患者发病原因不尽相同，因此针对患者的不同病因需进行抗过敏治疗、全身激素治疗、局部激素治疗、合并鼻窦炎急性感染还需配合全身应用抗生素、鼻腔冲洗等综合治疗。

（4）术后定期随访、清理术腔尤其重要。

（5）合并有鼻窦炎患者手术后术腔有学者试用鼻窦药物缓释支架，可提高手术疗效。

（6）鼻息肉合并鼻窦炎伴鼻窦窦口引流欠佳者，也有学者应用鼻窦窦口球囊扩张技术以改善鼻窦引流。

六、思考题

1. 鼻息肉诊断和治疗规范有哪些？
2. 成年人单侧鼻腔新生物需要哪些检查来进行鉴别诊断？
3. 通过本案例的分析你对鼻息肉手术时机的把握有何认识？

七、推荐阅读文献

1. 王正敏.耳鼻喉科学新理论与新技术[M].上海：上海科技教育出版社，1997：93-150.
2. 韩德民.2012耳鼻咽喉头颈外科学新进展[M].北京：人民卫生出版社，2012：75-89.

（张家雄）

案例 16
鼻中隔偏曲

一、病历资料

1. 现病史

患者,男性,37 岁,因"反复鼻塞 3 年,鼻出血 3 个月"就诊。患者 3 年前无明显诱因开始出现鼻塞不适,自以为"伤风感冒"未予重视。后来症状逐渐加重,感冒时鼻塞严重,伴有头痛,影响正常生活与工作。近 3 月来反复出现鼻出血,遂到耳鼻咽喉专科就诊。以前未有类似情况发生。发病以来,患者神志清,精神可,胃纳可,夜眠一般,大小便自解,体重无明显变化。

2. 既往史

否认手术外伤史,追问病史提示可能"中学时有篮球运动面部外伤史"。否认传染病和慢性疾病史。否认药物过敏史。

3. 体格检查

T 36.8℃, P 78 次/min, R 20 次/min, BP 120 mmHg/75 mmHg。

神志清楚、对答切题、闭塞性鼻音,检查合作,自由体位。皮肤巩膜未见黄染。两肺呼吸音清,未闻及干湿啰音。HR 78 次/min,律齐,各瓣膜区未闻及杂音。腹部微凸肥胖,未见皮肤瘀斑,未见肠型及蠕动波。肝脾肋下未触及,双下肢无水肿,双侧鼻黏膜光滑,鼻中隔左偏,嵴突。右侧下鼻甲肥大,右中鼻道内少量黏性分泌物。双侧扁桃体 I 度肿大。口咽部及会厌无红肿。双侧声带光滑活动好。颈部未触及包块。

4. 实验室及影像学检查

(1) 鼻内镜检查:鼻中隔左偏,鼻中隔左侧下方见嵴突形成,与左侧下鼻甲接触(见图 16-1)。

(2) 鼻窦 CT 检查:鼻中隔左偏,右侧下鼻甲肥大,右侧上颌窦低密度影(见图 16-2)。

二、诊治经过

1. 初步诊断

鼻中隔偏曲。

2. 诊治经过

患者 3 年前无明显诱因开始出现鼻塞不适,未予重视。后来症状逐渐加重,感冒时鼻塞严重,伴有头痛,影响正常生活与工作。近 3 个月来反复出现鼻出血,遂到耳鼻咽喉专科就诊。

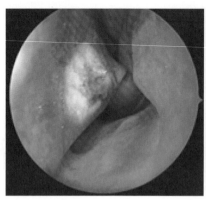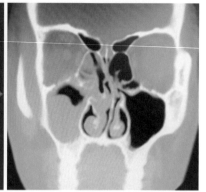

图 16-1　鼻中隔左侧偏曲,左下方嵴　　图 16-2　鼻中隔左偏,右侧下鼻甲肥
　　　　　突形成　　　　　　　　　　　　　　　大,右侧上颌窦低密度影

三、病例分析

1. 病史特点

(1) 成人患者,有外伤史。

(2) 病程 3 年,3 年来出现持续性鼻塞。

(3) 多次反复左侧鼻出血,伴反射性头痛。

(4) 体格检查:右侧下鼻甲肥大,右中鼻道内少量黏性分泌物。鼻中隔左偏,嵴突。

(5) 影像学检查:①鼻内镜检查提示鼻中隔左侧下方嵴突形成,与左侧下鼻甲接触;②鼻窦 CT 扫描提示鼻中隔左偏,右下鼻甲肥大,右侧上颌窦低密度影。

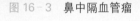

图 16-3　鼻中隔血管瘤

2. 诊断与诊断依据

(1) 诊断:鼻中隔偏曲。

(2) 诊断依据:①无明显诱因持续性鼻塞,反复鼻出血,伴反射性头痛。②鼻中隔左侧偏曲,左下方嵴突形成,与左侧下鼻甲接触。③鼻窦 CT 扫描显示鼻中隔左偏,右侧下鼻甲肥大,右侧上颌窦低密度影。

3. 鉴别诊断

(1) 鼻中隔良性肿瘤:①鼻中隔血管瘤:反复出血、鼻塞。鼻中隔可见鲜红或暗红、质软、有弹性的肿瘤。肿瘤可压迫破坏骨质(见图 16-3)。②鼻中隔硬性乳头状瘤:一般位于鼻中隔前部,与一般皮疣相似。鼻中隔软性乳头状瘤少见:表面高低不平、粉红色、质软、触之易出血。③鼻中隔骨瘤少见。

(2) 鼻中隔恶性肿瘤:①原发鼻中隔恶性肿瘤不多见。②一侧鼻中隔偏曲需检查对侧鼻腔鼻窦有无肿瘤压迫、挤压导致鼻中隔偏曲。③中线肉芽肿也可表现为鼻中隔病变,需注意鉴别。

(3) 其他鼻中隔疾病或结构:根据述患者病史特点,进行分析提示鼻中隔偏曲可能性最大,但也应与以下鼻中隔疾病和鼻中隔结构异常等做鉴别:

① 鼻中隔黏膜肥厚:双侧持续性鼻塞;常合并慢性鼻炎、变应性鼻炎、鼻甲肥大;鼻中隔黏膜向双侧增生、肥厚、光滑或桑葚状,触之无波动感或弹性;CT 检查提示鼻中隔向两侧突出。如图 16-4 所示。

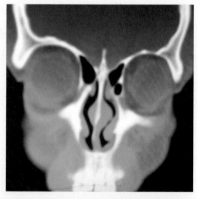

图 16-4　鼻中隔黏膜肥厚

② 鼻中隔血肿或脓肿：原发性鼻中隔血肿不多见；常有鼻中隔偏曲手术史或外伤史；鼻中隔向双侧隆起，触之有波动感，穿刺有血性或脓性分泌物。

③ 鼻中隔结节：鼻中隔解剖特点；位于鼻中隔高位近中鼻甲处；为鼻中隔黏膜局限性肥厚所形成的隆起。

④ 鼻中隔生理性偏曲：正常人体检偶然发现；否认鼻塞、头痛、鼻出血等症状。

⑤ 鼻中隔偏曲类型的鉴别：a. 单侧持续性鼻塞常提示"C"型鼻中隔偏曲（见图 16－5，图 16－6）。b. 双侧性持续性鼻塞常提示"S"型偏曲。c. 一侧反射性头痛常提示棘突型鼻中隔偏曲（见图 16－7）。d. 按照偏曲部位又分为软骨部偏曲、骨部偏曲、高位偏曲、低位偏曲。鼻中隔偏曲可以有多部位、复合型偏曲。

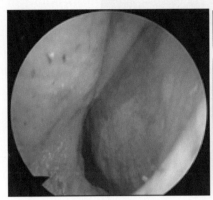 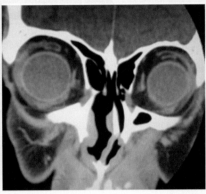 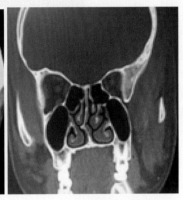

图 16－5　鼻内镜检查示鼻中隔 C 型偏曲，向右　　图 16－6　鼻冠状位 CT 扫描示鼻中隔 C 型偏曲向左　　图 16－7　鼻冠状位 CT 扫描示右向棘突

（4）"空鼻症"以及精神疾病的躯体表现：①是否存在"空鼻症"诊断，不同专家存在不同意见。②多数专家认为这些"鼻面部疼痛、不适综合征"患者，主要问题是精神与心理疾病在躯体的一种特定表现。这种疼痛不是鼻中隔偏曲的反射性头痛。③可伴有生理性鼻中隔偏曲，通常主诉与体征不吻合或者程度上不对应。④常合并精神、心理疾患，如抑郁症、焦虑等。⑤系统的精神药物治疗可缓解症状，停止治疗疾病症状可有反复。

四、处理方案和基本依据

1. 治疗原则

（1）暂缓手术：鼻塞、头痛、鼻出血等症状不影响生活、学习、工作，患者手术意愿不明确者可暂缓手术。

（2）不建议手术：主诉众多或不明原因鼻面部疼痛，诸如类似"空鼻症"等心理、精神疾病的躯体表现，包括抑郁症、焦虑状态等，鼻中隔偏曲症状与体征程度无关联患者不建议手术。

（3）手术矫正：鼻中隔偏曲诊断明确，并且有明显鼻塞、反射性头痛、反复鼻出血或鼻窦炎症状应予以手术治疗。

2. 具体处理措施

（1）术前评估：本例患者病程超过 3 年，鼻塞、头痛伴鼻出血，症状典型。鼻内镜检查示：鼻中隔左偏，鼻中隔左侧下方见嵴突形成，与左侧下鼻甲接触。鼻窦 CT 扫描检查示：鼻中隔左偏，右侧下鼻甲肥大，右侧上颌窦低密度影。

（2）手术治疗：全麻或局麻下行鼻内镜鼻中隔偏曲矫正术（3 线或 2 线减张）、鼻中隔黏膜下切除术、嵴突切除、下鼻甲部分切除术或骨折外移（见图 16－8、图 16－9）。

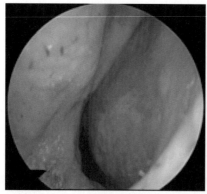 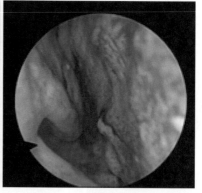

图 16-8　鼻中隔偏曲术前　　　　图 16-9　鼻中隔偏曲术后

（3）注意要点：①鼻中隔偏曲矫正术后注意术腔止血、预防鼻中隔血肿或脓肿形成。②鼻中隔偏曲矫正术后常规需鼻腔填塞，也有学者采用负压装置或鼻中隔缝合技术。③填塞材料根据不同条件与习惯，可有多种材料供选择使用。

五、要点和讨论

1. 鼻中隔偏曲的诊断依据

根据病史和临床表现，结合鼻内镜检查结果，必要时做鼻部 CT 扫描可确诊。

（1）病史和临床表现：无明显诱因或者有鼻部外伤史，持续性鼻塞或交替性闭塞（合并慢性鼻炎）、反复鼻出血、反射性头痛伴或不伴鼻窦炎症状。

（2）体征：鼻中隔偏曲致鼻腔气道狭窄。

（3）鼻内镜检查：鼻中隔表现为"C"型、"S"型偏曲，或者嵴突、棘突形成。也可是软骨部偏曲或者骨部偏曲。可以是高位偏曲，也可是低位偏曲，还可以是复合型多种偏曲并存。

（4）影像学检查：鼻冠状位 CT 扫描多提示鼻中隔偏曲，嵴突或者棘突形成，鼻中隔表现为"C"型、"S"型偏曲。有时出现偏曲对侧下鼻甲肥大、上颌窦低密度影。

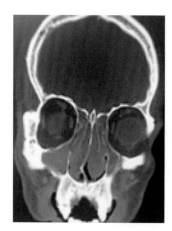

图 16-10　鼻冠状位 CT 扫描示：鼻中隔偏曲合并鼻窦炎、鼻息肉

2. 治疗措施

多数确诊的鼻中隔偏曲需要手术治疗，保守治疗只能缓解合并的慢性鼻炎症状。生理性鼻中隔偏曲无须治疗。

（1）病因治疗。对于巨大的鼻息肉、鼻腔、鼻窦肿瘤压迫导致的鼻中隔偏曲应行鼻息肉摘除术及原发肿瘤的切除等。

（2）手术治疗。①鼻中隔偏曲诊断明确，患者有明显鼻塞、头痛、鼻出血等症状应予以手术治疗。②鼻内镜鼻窦手术因鼻中隔偏曲影响手术操作也应同时行鼻中隔偏曲矫正术（见图 16-10）。③变应性鼻炎、血管运动性鼻炎合并鼻中隔偏曲保守治疗无效者，有学者推荐考虑鼻中隔偏曲矫正术，合并下鼻甲肥大者还应行下鼻甲手术。④鼻中隔偏曲矫正术后注意术腔止血、预防鼻中隔血肿或脓肿形成。⑤经典的鼻中隔偏曲矫正术为鼻中隔黏膜下切除术。现多采用鼻中隔成形术，包括 3 线减张或 2 线减张，既能矫正鼻中隔，又尽可能保留骨和软骨支架作用。

六、思考题

1. 鼻中隔偏曲诊断和治疗规范有哪些？

2. 成年单侧鼻塞需要做哪些检查？

3. 通过本案例的分析你对鼻中隔偏曲手术适应证的把握有何认识？

4. 从手术适应证把握方面如何认识和避免"空鼻症"的发生？

七、推荐阅读文献

1. 王正敏. 耳鼻喉科学新理论与新技术[M]. 上海：上海科技教育出版社，1997：93 - 150.

2. 韩德民. 2012 耳鼻咽喉头颈外科学新进展[M]. 北京：人民卫生出版社，2012：195 - 205.

（张家雄）

案例 17

鼻腔鼻窦内翻性乳头状瘤

一、病例资料

1. 现病史

患者,男性,43岁,因"反复鼻塞、流脓涕4年"就诊。患者4年前无明显诱因出现右侧鼻塞,流脓涕。在当地医院曾予药物治疗,症状无明显改善,后按右鼻息肉行鼻内镜手术,术后右侧鼻塞症状略有好转,术后病理不详。2年前再次出现右侧鼻塞,且为持续性,伴有流脓涕,且偶有涕中带血丝,嗅觉有所减退,右侧头面部胀痛不适。发病来无视力改变,无耳部闷胀感及听力下降。来我院就诊发现右侧鼻腔长满乳头状新生物,门诊活检病理诊断为右鼻腔内翻性乳头状瘤,遂收治入院。发病以来,患者神志清,精神可,胃纳可,夜眠一般,大小便自解,体重无明显变化。

2. 既往史

4年前曾在当地医院按右鼻息肉行右鼻内镜手术,术后病理学诊断不详。无外伤史,无传染病和慢性疾病史,否认有药物过敏史。

3. 体格检查

T 36.9℃,P 76次/min,R 18次/min,BP 145 mmHg/85 mmHg。

神志清楚、对答切题、发音清晰,检查合作,自由体位。皮肤巩膜未见黄染。两肺呼吸音清,未闻及干湿啰音。HR 76次/min,律齐,各瓣膜区未闻及杂音。腹部平软,未见皮肤瘀斑,未见肠型及蠕动波。肝脾肋下未触及,双下肢无水肿。右侧鼻腔长满新生物,表面不平,呈乳头状,表面附有脓性分泌物。左侧鼻腔各鼻甲无肿大,鼻道通畅,未见新生物及异常分泌物。右侧后鼻孔可见乳头状新生物长至鼻咽部。双侧外耳道通畅,鼓膜完整,正常标志清楚,无积液征。

4. 实验室及影像学检查

(1)鼻内镜检查:右鼻腔充满乳头状新生物,表面附有脓性分泌物,鼻内正常结构无法窥清。左侧鼻腔各鼻甲正常,鼻道通畅,未见异常。鼻咽部光滑,右后鼻孔也见乳头状新生物(见图17-1)。

(2)鼻窦CT检查:右鼻术后改变,右鼻额窦、筛窦、上颌窦、蝶窦慢性炎症,右鼻腔充满软组织团块影,向后

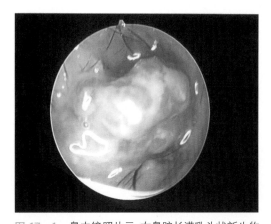

图 17-1　鼻内镜照片示:右鼻腔长满乳头状新生物

达后鼻孔、鼻咽部。右侧筛窦纸板骨质部分吸收,病灶略侵及右眼眶(见图 17-2)。

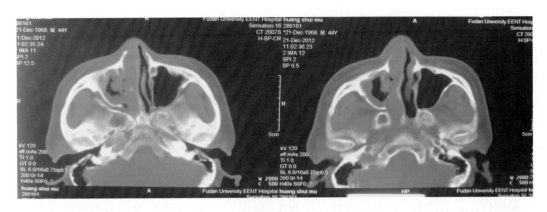

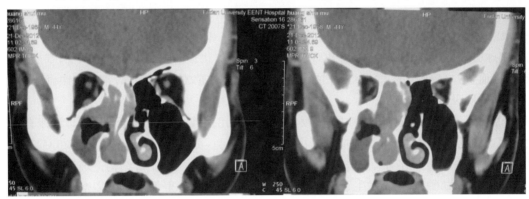

图 17-2 鼻窦 CT 扫描:水平位和冠状位见右鼻腔充满软组织团块影,右侧全组鼻窦炎

(3)鼻腔活检病理:右鼻腔内翻性乳头状瘤。

二、诊治经过

1. 初步诊断

排除鼻息肉,初步诊断为右鼻腔内翻性乳头状瘤。

2. 诊治经过

患者 4 年前无明显诱因出现右侧鼻塞,流脓涕。曾在当地医院行右鼻内镜手术,术后病理学诊断不详。2 年前症状复发并加重,伴涕中带血,嗅觉减退,右侧头面部胀痛。来我院就诊发现右侧鼻腔长满乳头状新生物,活检病理学诊断为右鼻腔内翻性乳头状瘤,为手术收治入院。

三、病例分析

1. 病史特点

(1)中年男性患者,右鼻塞流脓涕,当地医院曾按右鼻息肉行鼻内镜手术。

(2)术后症状再发,且伴涕中带血,嗅觉减退,右侧头面部胀痛。

(3)病程 4 年。

(4)查体和辅助检查:①右鼻腔占满乳头状新生物,长至后鼻孔,表面附脓涕;②鼻内镜见右鼻长满乳头状新生物;③活检病理学诊断为右鼻内翻性乳头状瘤。

（5）影像学检查：CT扫描提示右鼻额窦、筛窦、上颌窦、蝶窦慢性炎症，右鼻腔充满软组织团块影，向后达鼻咽部。右侧筛窦纸板骨质部分吸收，病灶略侵及右眼眶。

2. 诊断与诊断依据

（1）诊断：右鼻腔内翻性乳头状瘤。

（2）诊断依据：①右鼻塞流脓涕4年，曾按鼻息肉行鼻内镜手术史，术后症状再发，且伴涕中带血，嗅觉减退，右侧头面部胀痛；②右鼻腔占满乳头状新生物，长至后鼻孔，表面附脓涕；③CT扫描提示：右鼻腔充满软组织团块影，右侧全组鼻窦炎，伴筛骨纸样板吸收，侵犯右眼眶。④活检病理诊断为右鼻内翻性乳头状瘤。

3. 鉴别诊断

（1）鼻息肉：①多为双侧发病，有鼻塞流脓涕，嗅觉减退，头痛症状，常伴有过敏性鼻炎症状。②鼻镜检查见鼻腔内生长表面光滑灰白色荔枝肉样新生物，不易出血。③CT检查可见鼻腔及鼻窦软组织影，一般无骨质吸收破坏。

（2）鼻咽纤维血管瘤：①好发于青年男性，常有鼻出血，鼻塞，耳闷，听力下降等症状。②如肿瘤较大可出现眼球突出，面颊部隆起症状，并出现头痛等脑神经症状。③肿瘤原发于鼻咽部，基底广，表面可见血管，易出血，触之较硬。④增强CT扫描可见肿瘤血运丰富，位于鼻咽部，常侵犯眼眶、翼腭窝或颞下窝，伴局部骨质吸收。

（3）鼻腔恶性肿瘤：①单侧进行性鼻塞，反复少量鼻腔出血或有血性涕，面部麻木，可伴有剧烈头痛等症状。②查体见鼻腔内生长表面粗糙新生物，易出血，质脆，鼻腔内正常结构消失。③CT或MRI检查可见鼻腔鼻窦广泛占位，伴有骨质吸收破坏，可侵犯眼眶、硬腭、翼腭窝等结构。确诊依靠活检病理。

（4）鼻内脑膜-脑膨出：①常发生于新生儿或幼儿，单侧鼻塞，一般无出血。②查体见鼻腔生长于鼻腔顶部、嗅裂或鼻中隔的后上部，表面光滑，有弹性，不能移动，为单一肿物，无蒂。③CT或MRI检查可见颅底骨质有缺失，肿瘤与颅内相连。

（5）鼻腔淋巴瘤：①好发于中青年，间歇性鼻塞，伴血性涕，按一般慢性鼻炎治疗无效。②鼻腔黏膜广泛肿胀、糜烂、溃疡，呈肉芽状，表面有灰白色坏死，常累及下鼻甲、鼻中隔，严重者可致鼻中隔穿孔。③确诊依靠活检病理。

四、处理方案和基本依据

1. 治疗原则

手术治疗为主，辅以药物治疗。由于鼻腔内翻性乳头状瘤具有多发性生长、易复发和恶变等特点，应作根治性切除术。

2. 具体处理措施

手术治疗：在全麻下行鼻内镜下右侧鼻腔肿瘤切除加全组鼻窦开放术。术中彻底切除肿瘤组织，并将所有鼻窦开放，尽可能切除鼻窦内黏膜组织，对创面进行电凝烧灼，减少肿瘤复发可能。

五、要点和讨论

1. 鼻腔内翻性乳头状瘤的诊断依据

根据病史和临床表现，鼻腔CT检查结果，确诊需鼻腔活检病理诊断。

（1）病史和临床表现：常有单侧持续性鼻塞，进行性加重，流脓涕，涕中带血丝，可伴有嗅觉减退，头痛。

（2）查体：鼻腔内肿瘤大小、硬度不一，外观呈息肉样，红或灰红色，表面不平，典型者呈乳头状，质地较硬，触之易出血。肿瘤多发于鼻腔侧壁，大者可充满鼻腔，并侵入邻近部位，上颌窦和筛窦最易受侵犯。

（3）影像学检查：鼻部 CT 扫描多提示单侧鼻腔不规则新生物，可充满整个鼻腔，并侵犯鼻窦，常合并鼻窦炎。可出现鼻窦及眶内壁骨质吸收破坏。

（4）确诊需行鼻腔组织活检，做病理诊断。

2. 治疗措施

由于内翻性乳头状瘤具有多发性生长、易复发和恶变的特点，应行根治性切除术。手术方式包括两种：

（1）鼻内镜下肿瘤切除术：随着鼻内镜手术技术和设备的不断提高和完善，绝大多数鼻腔内翻性乳头状瘤患者均可经此术式彻底切除肿瘤。术中尽可能做到充分暴露肿瘤，彻底切除，切除后对创面常规行电凝或冷冻处理。对肿瘤位于上颌窦内壁或前下壁者，可经泪前隐窝入路；或联合唇龈窝入路（柯陆入路）彻底切除。

（2）鼻侧切开肿瘤切除术：为过去较经典术式，随着鼻内镜技术的完善，目前较少采用。对于肿瘤范围广泛，伴有眶侵犯，内镜下难以彻底切除者可采用此术式。

术后患者需门诊定期随访，鼻内镜下清理术腔。可减少复发可能，如有复发或癌变也可及时发现，及时治疗。

放疗对乳头状瘤本身非但无效，反而有诱发癌变的可能，不宜采用。

六、思考题

1. 鼻腔内翻性乳头状瘤的诊断和治疗规范有哪些？
2. 鼻腔内翻性乳头状瘤需要做哪些检查？
3. 通过本案例的分析你对鼻腔内翻性乳头状瘤的术式选择有何认识？

七、推荐阅读文献

1. 斯诺. Ballenger 耳鼻咽喉头颈外科学［M］. 李大庆译. 北京：人民卫生出版社，2012：695－709.
2. 韩德民，周兵，丁斌，等. 鼻内窥镜外科学［M］. 北京：人民卫生出版社，2001：144－146.
3. 黄鹤年，王正敏，王薇，等. 现代耳鼻咽喉头颈外科学［M］. 上海：复旦大学出版社，2003：72－79.

（丁国强）

案例 *18*

上颌窦癌

一、病历资料

1. 现病史

患者,男性,48岁,因"左侧鼻阻塞2年伴左涕中带血2个月"于2012年2月入院。患者2年前无明显诱因出现左鼻持续性鼻塞流脓涕,当时无鼻部疼痛、面部麻木、头痛及耳鸣、耳闷等症状,患者未予以重视。2月前伴左侧鼻涕中带血。鼻窦CT扫描提示左侧上颌窦及左侧鼻腔新生物,左侧上颌窦内侧壁、上壁及左侧筛窦部分骨质破坏,鼻中隔部分骨质破坏。外院考虑左侧上颌窦肿瘤。鼻内镜下行左鼻腔新生物活检术,术后病理诊断:"左侧上颌窦鳞状细胞癌"。遂来我院,以"上颌窦癌(左)"收治入院。发病以来,患者神志清,精神可,胃纳可,夜眠一般,大小便自解,体重无明显变化。

2. 既往史

既往无手术外伤史,无传染病和慢性疾病史,否认有药物过敏史。

3. 体格检查

T 36.7℃,P 80次/min,R 21次/min,BP 115 mmHg/65 mmHg。

神志清楚、对答切题,查体合作,自动体位。步入病房。皮肤巩膜无黄染。全身浅表淋巴结未触及。颈软,气管居中,甲状腺未及肿大。两肺呼吸音清晰,未闻及干湿啰音。HR 80次/min,律齐,各瓣膜区未闻及杂音。腹部平软,肾区无叩击痛。肝脾未触及,双下肢无水肿。生理反射存在,病理反射未引出。

专科检查:外鼻无畸形,双鼻前庭无红肿及溃疡,左鼻腔狭窄,左鼻腔外侧壁膨隆,充满暗红色新生物,表面粗糙,触之易出血。右侧鼻腔中鼻甲、下鼻甲及各鼻道结构正常,未见新生物。双眼球运动好、双眼球无突出,双眼睑裂等大、对称。颈部未及肿大淋巴结。无牙齿松动、脱落。无硬腭隆起。张口无受限。双侧外耳道畅,鼓膜完整、标志清。音叉试验:双侧RT(+),WT居中。

4. 实验室及影像学检查

(1) 血常规正常,出凝血功能正常,肝肾功能、电解质正常。

(2) 鼻窦CT检查:左侧上颌窦及左侧鼻腔新生物,左侧上颌窦内侧壁、上壁及左侧筛窦部分骨质破坏,鼻中隔部分骨质破坏(见图18-1)。

(3) 腹部B超检查未见肝胆胰脾肾病变。颈部B超检查未见淋巴结肿大。肺部CT扫描未见异常。

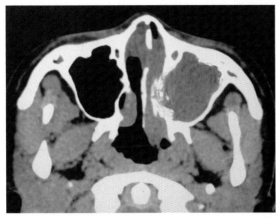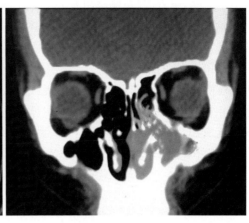

图 18-1　鼻窦 CT 水平位扫描：提示左侧上颌窦及
　　　　左侧鼻腔新生物，左侧上颌窦内侧壁部
　　　　分骨质破坏，鼻中隔部分骨质破坏

图 18-2　鼻窦冠状位：左侧上颌窦及左侧鼻
　　　　腔新生物，左侧上颌窦内侧壁、上壁
　　　　及左侧筛窦部分骨质破坏，鼻中隔
　　　　部分骨质破坏

二、诊治经过

1. 初步诊断

上颌窦癌（左）。

2. 诊治经过

因左侧鼻阻塞 2 年伴左涕中带血 2 月入院。患者 2 年前无明显诱因出现左鼻持续性鼻塞流脓涕，当时无鼻部疼痛、面部麻木、头痛及耳鸣耳闷等症状，患者未予以重视。2 月前伴左侧鼻涕中带血。鼻窦 CT 扫描提示左侧上颌窦及左侧鼻腔新生物，左侧上颌窦内侧壁、上壁及左侧筛窦部分骨质破坏，中隔部分骨质破坏。外院考虑左侧上颌窦肿瘤。鼻内镜下左鼻腔新生物活检术，术后病理诊断：左上颌窦鳞状细胞癌。遂来我院，以"上颌窦癌（左）"收治入院。完善各项术前准备，排除手术禁忌证，患者在全麻鼻内镜引导下行鼻腔、筛窦、上颌窦骨性轮廓化肿瘤扩大切除术。术后 1 月行放射治疗。

三、病例分析

1. 病史特点

（1）患者中年男性，因"左侧鼻阻塞 2 年伴左涕中带血 2 月"入院。2 年前无明显诱因出现左侧持续性鼻塞、流脓涕。无鼻部疼痛、面部麻木、头痛、耳鸣、耳闷等状。2 月前症状加重并出现左鼻涕中带血。

（2）专科检查：外鼻无畸形，双鼻前庭无红肿及溃疡，左鼻腔狭窄，左鼻腔外侧壁膨隆，充满暗红色新生物，表面粗糙，触之易出血。右侧鼻腔中鼻甲、下鼻甲及各鼻道结构正常，未见新生物。双眼球运动好、双眼球无突出，双眼睑裂等大、对称。颈部未及肿大淋巴结。无牙齿松动、脱落。无硬腭隆起。张口无受限。双侧外耳道畅，鼓膜完整、标志清。音叉试验：双侧 RT（+），WT 居中。

（3）鼻窦 CT 扫描提示左侧上颌窦及左侧鼻腔新生物，左侧上颌窦内侧壁、上壁及左侧筛窦部分骨质破坏，鼻中隔部分骨质破坏。

（4）鼻内镜下左鼻腔新生物活检，病理诊断："左侧上颌窦鳞状细胞癌"。

2. 诊断与诊断依据

（1）诊断：上颌窦鳞状细胞癌（左；$T_3N_0M_0$）。

（2）诊断依据：根据病史和临床表现，结合影像学检查结果，鼻内镜活检术病理检查而确诊。

① 中年男性,患者因"左侧鼻阻塞 2 年伴左涕中带血 2 月"入院。2 年前无明显诱因下出现左侧持续性鼻塞、流脓涕,当时无鼻部疼痛、面部麻木、头痛、耳鸣、耳闷等症状。近 2 月出现左侧鼻涕中带血。

② 鼻窦 CT 扫描提示左侧上颌窦及左侧鼻腔新生物,左侧上颌窦内侧壁、上壁及左侧筛窦部分骨质破坏,鼻中隔部分骨质破坏。

③ 专科检查:外鼻无畸形,双鼻前庭无红肿及溃疡,左鼻腔狭窄,左鼻腔外侧壁膨隆,充满暗红色新生物,表面粗糙,触之易出血。右侧鼻腔中鼻甲、下鼻甲及各鼻道结构正常,未见新生物。双眼球运动好、双眼球无突出,双眼睑裂等大、对称。颈部未及肿大淋巴结。无牙齿松动、脱落。无硬腭隆起。张口无受限。双侧外耳道畅,鼓膜完整、标志清。音叉试验:双侧 RT(+),WT 居中。

④ 鼻内镜下行左鼻腔新生物活检,病理诊断:左侧上颌窦鳞状细胞癌。

3. 鉴别诊断

(1) 慢性化脓性上颌窦炎:是临床上最常见的误诊疾病,综合临床报道约占误诊病例的 50%。鼻流脓涕、头痛、头昏为慢性上颌窦炎的典型症状,齿源性上颌窦炎的鼻分泌物具有臭味,而上颌窦恶性肿瘤的早期多伴有窦腔黏膜的炎性改变,有时带有血丝,分泌物也有臭味,并常有头痛,两者症状有某些近似,上颌窦穿刺及其他保守治疗能暂时缓解症状。故易误诊为上颌窦炎。

(2) 鼻腔恶性肿瘤:上颌窦恶性肿瘤,尤其是原发于上颌窦内壁者,易破坏鼻腔外侧壁,侵入鼻腔,出现与鼻腔恶性肿瘤相近似的症状体征,故而易忽略对鼻窦的系统检查,误诊为鼻腔恶性肿瘤。

(3) 鼻息肉:在上颌窦恶性肿瘤伴鼻腔侵犯中,误诊为鼻腔息肉者并非少见。这是由于突入鼻腔的肿瘤组织附近的黏膜可发生息肉样变,或息肉本身有部分癌变。检查见一个或多个灰色或淡红色的新生物,临床医生根据鼻腔所见新生物的外观,易误诊为鼻息肉。

(4) 牙周炎:原发于上颌窦底的恶性肿瘤,当破坏底壁骨质,侵犯上颌牙槽骨、同侧上颌磨牙、牙龈组织时,常先出现与牙周炎相似的临床表现,即上颌牙龈疼痛、牙齿松动、咀嚼无力、齿龈出血或肿胀,也可发生牙龈溢脓,局部 X 线片显示牙槽骨质吸收破坏。有此类临床表现的患者一般多先就诊于口腔科,所以被误诊为牙周炎的很常见。文献报道占误诊病例的 20% 左右。

(5) 牙髓炎和尖周炎:因上颌磨牙疼痛较严重,且夜晚加剧,一般止痛剂疗效不佳,患者往往对疼痛不能定位而就诊于口腔科,被口腔科误诊为牙髓炎,这种情况临床上比较常见。也有主诉上颌磨牙有升长感和咀嚼痛,经检查除有根尖部牙周膜充血和血管扩张等表现外,没有其他临床症状,这种患者常被误诊为尖周炎。

(6) 左眼慢性泪囊炎、结膜炎:原发于上颌窦顶壁(眶下壁)的上颌窦恶性肿瘤,易破坏其壁而侵犯到眶内,早期在无其他临床症状时,可先出现眼睑水肿、结膜充血、流泪和眼不适感,眼睛反复流泪流脓,因而被误诊为结膜炎或慢性泪囊炎。

(7) 眶内肿瘤:上颌窦恶性肿瘤侵犯到眶内。发展到一定程度时会使眼球移位突出,视力减退及产生复视等。此时若忽视全面检查,有可能误诊为眶内肿瘤。

(8) 其他:由于上颌窦恶性肿瘤的原发部位及与四周毗邻器官的不同。其临床表现各种各样。除了上述经常误诊的病种之外,还可误诊为其他一些疾病,如表现为面部剧烈疼痛的被误诊为三叉神经痛,单纯头痛被误诊为神经性头痛。

四、处理方案和基本依据

1. 治疗原则

(1) 根据肿瘤病理类型、原发部位、侵犯范围、全身情况、思想状况及患者对治疗要求等,综合考虑,选择手术为主结合放射治疗,辅助化学、生物等治疗方案。正确选择首次治疗方案是影响预后的主要因素。

（2）上颌窦癌的临床特点：上颌窦局部解剖关系较为复杂，肿瘤扩展常累及邻区诸多重要组织器官，应早发现、早诊断、早治疗，争取彻底切除肿瘤病灶；上颌窦癌位于窦腔内、血运差，肿瘤充满窦腔而细胞缺氧，对放射线的敏感性较低，上颌窦鳞癌发生率高且属于中度敏感性癌瘤，放疗后可残存癌细胞岛，导致再次复发。因此选择单纯放疗难以根治。单纯化疗目前尚无理想的化疗药物，需考虑到患者的机体情况、癌瘤对药物的抗药性或耐药性及药物对癌瘤细胞的选择性等。对于肿瘤晚期失去手术机会的患者，可考虑姑息性化疗。因此，以手术为主的综合治疗方案是治疗上颌窦癌的最佳选择。

2. 具体处理措施

完善各项术前准备，排除手术禁忌证，患者在全麻鼻内镜导航下行鼻腔、筛上颌窦骨性轮廓化肿瘤扩大切除术。术后 1 月行放射治疗。

五、要点和讨论

上颌窦癌是鼻腔及鼻窦恶性肿瘤中为最常见的肿瘤之一。在鼻窦恶性肿瘤中约 75% 为上颌窦癌。男性多于女性，发病年龄在 40 岁以上，20 岁以下青少年少见。根据国内外文献报道，上颌窦恶性肿瘤主要是鳞癌，约占 80%；其次有未分化癌、腺癌、黏液上皮癌、圆柱细胞癌、淋巴上皮癌、乳头状癌、恶性黑色素瘤、浆细胞瘤及软骨或骨肉瘤等。

上颌窦癌早期常因无明显症状和体征而难以确诊或漏诊，至中、晚期临床症状明显时，诊断多无困难，确诊需行病理诊断。近年来，由于高分辨率 CT 及 MRI 影像检查逐渐普及和多视角鼻内镜临床应用，对早期发现鼻窦肿瘤已成为可能。凡中鼻道发现肿物和影像提示窦内占位病变，都应尽早取活组织进行病理检查。总之，只要从诊断思维的角度考虑到该病的可能，结合临床表现、实验室检查、病理组织学检查和免疫组化标记，多可以确诊。

1. 上颌窦癌早期诊断要点

为了提高上颌窦癌的早期确诊率，应做到：

（1）熟悉上颌窦恶性肿瘤的理论知识，不断提高诊治水平。

（2）掌握上颌窦恶性肿瘤的早期症状和体征：①单侧鼻腔分泌物增多或分泌物带血者；②一侧鼻腔进行性阻塞并发现鼻腔有息肉样肿物者；③一侧上颌磨牙出现疼痛，且查不出口腔病和牙病者；④一侧头痛，面颊部麻木或疼痛，找不出其他病因者。

（3）对有可疑上颌窦癌症状者应及早行鼻窦 CT 检查：可发现早期病变，明确病变范围。提高诊断率，缩短确诊时间，使患者得到及时治疗，延长其生存时间及改善其生活质量。

（4）病理组织学检查：对有上述症状、体征及 CT 阳性发现者，应行病理学检查，病理学检查是确诊病变性质的检测手段，要选准取材部位，勿过度挤压，以免影响诊断结果。

2. 治疗措施

（1）手术治疗：上颌窦癌的治疗是以手术为主，结合术前后放射治疗及化学治疗的综合治疗。对上颌窦癌采取手术结合放疗的概念已被普遍认同。即选择应根据病变原发部位及侵犯范围决定手术方式，鼻侧切开术、上颌骨部分切除术、上颌骨全切术及鼻正中翻揭术等，术后 1 月后进行放射治疗。根据肿瘤范围，鼻内镜手术及鼻内镜辅助上颌骨部分切除术也应用于临床。对较晚期上颌窦癌患者病变已波及筛窦、翼腭窝、颞下窝或颅底或眶内容物时可行术前放疗或化疗，施行连同眶内容物或颅-颌联合切除的上颌骨扩大切除术。上颌窦癌的颈淋巴结转移率相对较低，一般不需常规行选择性颈淋巴结清扫术。证实有颈淋巴结转移而可行颈淋巴结清扫术。

（2）化学治疗：可采用经动脉插管区域性化疗的方法或全身化疗。化疗的适应证包括：①手术前的诱导化疗：经过化疗，使肿瘤瘤体缩小，利于手术进行，提高手术的质量；②手术或放疗后辅助化疗：辅助化疗可作为辅助手段抑制或杀灭残留的肿瘤细胞;③联合放化疗:放疗中加用化疗作为放疗增敏剂,提高肿瘤乏氧细胞对放疗的敏感性;④晚期若局部复发和转移者,化疗可作为姑息性治疗,使肿瘤缩小或生长得到一定抑制,延长生存期,化疗药物可选用顺铂(DDP)、甲氨蝶呤(MTX)、平阳霉素(PYM)或氟尿嘧啶(5 - FU)等。

六、思考题

1. 通过本案例的分析,你认为应如何提高上颌窦癌的早期诊断率?
2. 怀疑上颌窦癌患者需要进行哪些检查?
3. 上颌窦癌治疗原则是什么?

七、推荐阅读文献

1. 黄选兆,汪吉宝,孔维佳. 实用耳鼻咽喉科学[M]. 2 版. 北京:人民卫生出版社,2007:242 - 257.
2. 李树玲. 头颈肿瘤学[M]. 天津:天津科学技术出版社,1993:376 - 397.
3. 头颈外科学与肿瘤学[M]//韩德民,于振坤译. 北京:人民卫生出版社,2005:57 - 92.
4. 卜国铉. 耳鼻咽喉科全书(鼻科学)[M]. 2 版. 上海:上海科学技术出版社,2000:582 - 658.
5. 殷蔚伯,谷铣之. 肿瘤放射治疗学[M]. 3 版. 北京:中国协和医科大学出版,2002:528.
6. Dooley L, Shah J. Management of the neck in maxillary sinus carcinomas [J]. Curr Opin Otolaryngol Head Neck Surg. 2015,23(2):107 - 114.

(郭志强　司徒慧如　章如新)

鼻腔腺癌

一、病历资料

1. 现病史

患者,男性,48 岁,因"反复左鼻出血伴嗅觉减退 2 周"于 2014 年 12 月入院。患者近 2 周来反复出现左侧鼻出血,自行用卫生纸填塞,按压片刻后鼻出血可自行停止,近 1 周来自觉左鼻腔通气不畅伴有嗅觉减退。近 3 日患者自觉鼻阻加重,出血较频,不易止血。患者为求进一步诊治,至我院门诊就诊,行鼻咽镜检查。左侧鼻腔中鼻道可见 3.5 cm×2.5 cm×1.5 cm 大小灰白色新生物,表面粗糙不平,触之易出血。发病以来,患者神志清,精神可,胃纳可,夜眠一般,大小便自解,体重无明显变化。

2. 既往史

否认高血压、糖尿病病史,否认其他慢性病史。否认药物过敏史。

3. 体格检查

T 36.5℃,P 78 次/min,R 20 次/min,BP 110 mmHg/70 mmHg。

神志清楚、对答切题、查体合作,自主体位。步入病房。皮肤巩膜无黄染。两肺呼吸音清晰,未闻及干湿啰音。HR 78 次/min,律齐,各瓣膜区未闻及杂音。腹部平软,未见皮肤瘀斑,未见肠型及蠕动波。肝脾未触及。脊柱无偏曲,双下肢无水肿,四肢运动自如。生理反射存在,病理反射未引出。

专科查体:双鼻黏膜慢性充血,左侧鼻腔中鼻道可见 3.5 cm×2.5 cm×1.5 cm 大小灰白色新生物,表面粗糙不平,触之易出血,右鼻腔黏膜光滑,未见新生物。鼻咽部未见新生物。双侧扁桃体 I 度肿大,口咽部及扁桃体无红肿,会厌无红肿,双侧声带光滑活动好。颈部未及肿大淋巴结。耳廓无畸形,无牵拉痛,耳屏无压痛,双侧外耳道通畅,鼓膜完整,标志存在。音叉试验:双侧 RT(+),WT 居中。

4. 实验室及影像学检查

(1) 血常规检查正常,出凝血功能正常,肝肾功能、电解质正常。

(2) 鼻窦 CT 检查:左侧鼻腔占位,CT 值 33 Hu,局部鼻中隔缺损,病灶向对侧鼻腔内突起,各窦壁骨质无吸收、破坏,两侧咽旁间隙清晰,无变窄,翼腭窝、颞下窝均未见异常,鼻咽未见占位性病变。如图 19 - 1 所示。

(3) 腹部 B 超检查未见肝胆胰脾肾病变。颈部 B 超检查未见淋巴结肿大。胸部 CT 扫描未见异常。

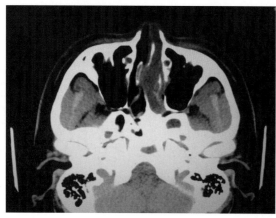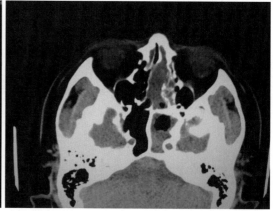

图 19 - 1 　鼻窦 CT 检查:示左侧鼻腔占位

二、诊治经过

1. 初步诊断

鼻腔恶性肿瘤(左)。

2. 诊治经过

患者入院后完善术前检查,包括胸部 CT、B 超、肝肾功能、出凝血功能等检查,入院第 2 天于局麻下鼻内镜下左侧鼻腔新生物活检术,术后病理检查示:左侧鼻腔组织符合腺癌。根据病理检查情况于全麻磁导航鼻内镜下行左侧鼻腔腺癌切除+左侧筛窦、上颌窦骨性轮廓化联合鼻中隔部分切除术。术后给予抗炎、消肿、止血治疗。术后 1 月至我院放疗科行放疗治疗,共计 7 000 cGy。放疗期间每周给予尼妥珠单抗100 mg靶向治疗,共 6 次。放疗结束后 2 周给予辅助化疗治疗,方案:DDP 30 mg＋氟尿嘧啶(5 - Fu)500 mg $d_1 \sim d_5$,每 3 周一次,共 6 次。

三、病例分析

1. 病史特点

(1) 中年患者,无明显诱因出现单侧反复鼻出血。

(2) 病程 2 周,伴单侧进行性鼻塞及嗅觉减退,有逐步加重趋势。

(3) 专科检查:①左侧鼻腔中鼻道可见 3.5 cm×2.5 cm×1.5 cm 大小灰白色新生物,表面粗糙不平,触之易出血。②颈部未及明显肿大淋巴结。

(4) 影像学检查:

① 鼻窦 CT 检查:左侧鼻腔占位,CT 值 33 Hu,局部鼻中隔缺损,病灶向对侧鼻腔内突起,各窦壁骨质无吸收、破坏,两侧咽旁间隙清晰,无变窄,翼腭窝、颞下窝均未见异常。鼻咽未见明显占位性病变。

② 腹部 B 超检查未见肝胆胰脾肾病变。颈部 B 超检查未见淋巴结肿大。胸部 CT 扫描未见异常。

(5) 术后病理检查:(左侧鼻腔新生物)异型腺体组织,呈乳头状、腺样及筛状生长,伴坏死,被覆复层上皮,细胞核呈杆状、染色质增加,可见分裂象,散在杯状细胞。如图 19 - 2 所示。免疫组织化学检查:CK7(＋),CK20(＋),绒毛蛋白(＋),CDX - 2(＋),TTF - 1(－),P63(－),AB(＋),PAS(－)。如图 19 - 3 所示。

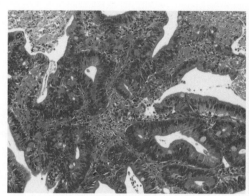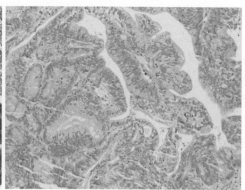

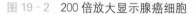

图 19-2　200 倍放大显示腺癌细胞　　　　图 19-3　特殊染色示杯状细胞 AB(＋)

2. 诊断与诊断依据

(1) 诊断:鼻腔腺癌(左;$T_2N_0M_0$)。

(2) 诊断依据:

① 中年患者,无明显诱因反复鼻出血。

② 病程 2 周,伴进行性鼻塞及嗅觉减退,有逐步加重趋势。

③ 专科检查:左侧鼻腔中鼻道可见 3.5 cm×2.5 cm×1.5 cm 大小灰白色新生物,表面粗糙不平,触之易出血,颈部未及肿大淋巴结。

④ 影像学检查:鼻窦 CT 检查示左侧鼻腔占位,CT 值 33 Hu,局部鼻中隔缺损,病灶向对侧鼻腔内突起,各窦壁骨质无吸收、破坏,两侧咽旁间隙清晰,无变窄,翼腭窝、颞下窝均未见异常,鼻咽未见明显占位性病变。腹部 B 超检查未见肝胆胰脾肾病变。颈部 B 超检查未见淋巴结肿大。胸部 CT 检查未见明显异常。

⑤ 术后病理学检查:(左侧鼻腔新生物)异型腺体组织,呈乳头状、腺样及筛状生长,伴坏死,被覆复层上皮,细胞核呈杆状、染色质增加,可见分裂象,散在杯状细胞。免疫组化:CK7(＋),CK20(＋),绒毛蛋白(＋),CDX-2(＋),TTF-1(－),P63(－),AB(＋),PAS(－)。

3. 鉴别诊断

(1) 鼻腔良性囊肿:鼻腔良性囊肿发展较慢,在黏膜或皮下隆起,半球形,不易出血,表面光滑,触之有弹性,与周围组织界限清楚。牙源性囊肿常可见牙齿畸形、缺牙和牙周病,X 线片或 CT 扫描显示窦壁扩张性病变。

(2) 上颌骨骨纤维组织异常增殖:上颌骨骨纤维组织异常增殖多发生于年轻女性。常以面部无痛性隆起,逐渐增大为主诉。一般无鼻出血,可有鼻塞、突眼等症状。X 线片检查呈均匀性损害,边缘不规则,膨大的病损区呈毛玻璃样或斑点状外观,和正常骨无明显界限,此点可与恶性肿瘤相鉴别。

(3) 鼻窦真菌病:鼻窦真菌病患者有鼻塞、流脓涕、涕中带血症状;或面部软组织隆起;鼻腔出现坏死组织和干酪样物,伴眼球突出、眼肌麻痹、视力减退等。鼻窦 X 线片检查:窦腔阴影模糊,有钙化影或有骨质破坏。病理学检查或真菌培养可确诊。

(4) 鼻腔乳头状瘤:鼻腔鼻窦乳头状瘤呈桑葚状,好发于鼻腔及上颌窦。临床上常不易与恶性肿瘤区分,且约有 10% 发生癌变。因此行需常规活检进行鉴别。

根据患者病史、体征及客观检查的特点提示鼻腔恶性肿瘤可能性最大,但尚不能排除上述几种诊断,为进一步明确诊断,需手术行病理活检,病理诊断为左侧鼻腔组织见肿瘤残余,符合腺癌。

四、处理方案和基本依据

1. 治疗原则

治疗方法的选择,需根据肿瘤的性质、大小、侵犯范围和患者全身情况而全面考虑。目前公认鼻腔鼻窦腺癌治疗原则是以手术切除为主的综合治疗。

　　2. 具体处理措施

（1）手术治疗＋术前放疗＋术后放疗。

（2）手术治疗＋化疗。

（3）手术治疗＋放疗＋化疗。

（4）有淋巴结转移时，行选择性或根治性颈淋巴结清扫术。

（5）不能行手术者可采用单纯姑息性放疗治疗或化疗治疗。

五、要点和讨论

　　1. 鼻腔腺癌的诊断依据

根据病史和临床表现，结合鼻内镜、CT 及病理学检查结果而确诊。

鼻腔鼻窦腺癌来源于鼻腔鼻窦的黏液腺或由腺瘤恶变而来。腺癌约占鼻腔鼻窦恶性肿瘤的 $5\%\sim$ 10%，仅次于鳞状细胞癌。虽然鼻腔鼻窦腺癌数量不多，但病理形态复杂。

患者多表现为单侧进行性鼻阻塞，涕中带血或鼻出血，常伴有头痛、牙痛、面部麻木感。肿瘤增大可引起面部膨隆，硬腭隆起。肿瘤侵及眶内，可导致眼球突出，移位，复视及视力下降。颈部淋巴结转移较少见。鼻腔检查可见肿物，多为暗红色，质脆，触之易出血。鼻窦 CT 检查可以了解肿瘤的部位及侵犯范围。有助于诊断及选择手术方式。病理组织学检查可以确诊。

　　2. 鼻腔腺癌的治疗措施

鼻腔腺癌治疗原则主要以手术为主的综合治疗。其治疗主要措施有以下。

（1）手术治疗＋放疗（分术前放疗及术后补充放疗）。

（2）手术治疗＋化疗（主要以铂类为主的辅助化疗及同步放化疗）。

（3）手术治疗＋放疗＋化疗（目前主要推荐的是同步放化疗）。

（4）有淋巴结转移者，行择区性或根治性颈淋巴结清扫术。

六、思考题

　　1. 鼻腔腺癌的诊断和鉴别诊断有哪些？

　　2. 鼻腔腺癌的治疗原则有哪些？

　　3. 通过本案例的分析你对鼻腔腺癌手术径路有何认识？

七、推荐阅读文献

1. Jatin shah. 头颈外科学与肿瘤学［M］.韩德民，于振坤译. 北京：人民卫生出版社，2005：57－92.

2. 李树玲. 头颈肿瘤学［M］.天津：天津科学技术出版社，1993：376－397.

3. 黄选兆，汪吉宝，孔维佳. 实用耳鼻咽喉科学［M］. 2 版. 北京：人民卫生出版社，2007：242－257.

4. 卜国铉.耳鼻咽喉科全书（鼻科学）［M］.2 版. 上海：上海科学技术出版社，2000：582－658.

5. 殷蔚伯,谷铣之. 肿瘤放射治疗学［M］.3 版. 北京：中国协和医科大学出版，2002：528.

（庄文杰　洪志聪　章如新）

鼻腔黑色素瘤

一、病历资料

1. 现病史

患者,女性,58 岁,因"反复左鼻涕中带血 5 月"就诊,于 2013 年 3 月收入院。患者 5 月前无明显诱因下开始出现晨起左鼻涕中带血,伴有回缩涕,为黄色脓涕,无鼻塞,无嗅觉减退,无头痛,无耳闷、听力下降等症状。至外院就诊,电子鼻咽镜检查发现"左侧鼻腔上方结节状肿物"。于外院行"鼻内镜下左侧鼻腔肿物活检术",术后病理学诊断"左侧鼻腔黑色素瘤"。为求进一步诊治,患者来我院就诊,门诊行电子鼻咽镜检查,发现左侧鼻中隔面与左侧鼻腔外侧壁可见新生物隆起,表面尚光滑,可见黑色素沉着。拟"鼻腔黑色素瘤(左)"收治我院。发病以来,患者饮食、睡眠、大小便基本正常,体重无明显变化。

2. 既往史

既往无手术外伤史,无传染病和慢性疾病史,否认有药物过敏史。

3. 体格检查

T 36.8℃,P 78 次/min,R 18 次/min,BP 135 mmHg/80 mmHg。

神志清楚,对答切题,查体合作,自主体位。皮肤巩膜无黄染。颈软,气管居中,甲状腺未及肿大。胸廓无畸形,双侧呼吸运动正常,肋间隙无增宽。两肺呼吸音清晰,未闻及干湿啰音。HR 78 次/min,律齐,各瓣膜区未闻及杂音。腹部平软,未见皮肤瘀斑及出血点。肝脾肋下未触及,脊柱无偏曲,四肢运动自如。生理反射存在,病理反射未引出。

专科查体:双侧鼻腔黏膜慢性充血,左侧鼻中隔面与左侧鼻腔外侧壁可见新生物隆起,表面尚光滑,可见黑色素沉着。右侧鼻腔黏膜光滑未见新生物。鼻咽部未见明显新生物。双侧扁桃体Ⅰ度肿大,无充血。会厌无肿胀,双侧声带慢性充血,活动对称。双侧外耳道通畅、清洁,鼓膜正常,标志存在。音叉试验:双侧 RT(+),WT 居中。

4. 实验室及影像学检查

(1) 血常规检查正常。出凝血功能正常。肝肾功能、电解质正常。

(2) 我院电子鼻咽镜检查:左侧鼻中隔面与左侧鼻腔外侧壁可见新生物隆起,表面尚光滑,可见黑色素沉着(见图 20 - 1)。

(3) 肺功能检查:肺通气及弥散功能正常。

(4) 头颅、肺部、上腹部、盆腔 CT 检查示未见明显异常。

(5) 全身骨扫描:全身骨骼未见明显浓聚。

(6) 鼻咽鼻窦 CT 检查:①左侧鼻腔内新生物;②左侧筛窦炎(见图 20 - 2)。

　　(7) 病理诊断:(左侧鼻腔新生物)黑色素瘤,瘤细胞 HMB45(+), Melan - A(+), S - 100(+)。

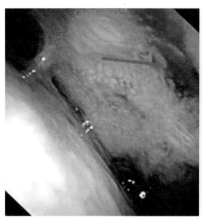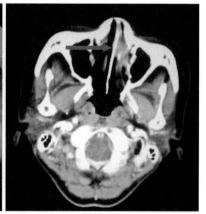

图 20 - 1　鼻腔外侧壁黑色素沉着(左)　　图 20 - 2　鼻腔鼻窦 CT 影像

二、诊治经过

1. 初步诊断

鼻腔黑色素瘤(左)。

2. 诊治经过

　　因"反复左鼻涕中带血5月"收入院。患者5月前无明显诱因下开始出现晨起左鼻涕中带血,伴有回缩涕,为黄色脓涕,无鼻塞,无嗅觉减退,无头痛,无耳闷、听力下降等症状。至外院就诊,电子鼻咽镜检查发现"左侧鼻腔上方结节状肿物"。患者在外院行"鼻内镜下左侧鼻腔肿物活检术",术后病理学诊断"(左侧鼻腔)黑色素瘤"。患者到我院就诊,门诊电子鼻咽镜检查,发现左侧鼻中隔面与左侧鼻腔外侧壁可见新生物隆起,表面尚光滑,可见黑色素沉着,拟"鼻腔黑色素瘤(左侧)"收治我院。完善各项术前准备,排除手术禁忌证,在全麻磁导航鼻内镜下行鼻腔黑色素瘤扩大切除术(左侧),筛窦、上颌窦骨性轮廓化及筛上颌窦联合鼻腔外侧壁切除术(左侧),鼻中隔联合鼻前颅底及筛顶切除术(左侧)。术后鼻腔鼻窦行辅助放疗。

三、病例分析

1. 病史特点

　　(1) 中年女性患者。

　　(2) 晨起出现左鼻涕中带血。

　　(3) 病程5个月。

　　(4) 电子鼻咽镜检查:左侧鼻中隔面与左侧鼻腔外侧壁可见新生物隆起,表面尚光滑,可见黑色素沉着。

　　(5) 影像学检查:鼻腔鼻窦 CT 检查提示左侧鼻腔内新生物。腹部 B 超检查未见肝胆胰脾肾病变。颈部 B 超检查未见淋巴结肿大。肺部 CT 检查未见异常。

　　(6) 病理学诊断:(左侧鼻腔新生物)黑色素瘤,瘤细胞 HMB45(+), Melan - A(+), S - 100(+)。

2. 诊断与诊断依据

　　(1) 诊断:鼻腔黑色素瘤(左侧:$T_2N_0M_0$)。

　　(2) 诊断依据:①中年女性,晨起出现左鼻涕中带血5个月。②专科检查:双侧鼻腔黏膜慢性充血,左侧鼻中隔面与左侧鼻腔外侧壁可见新生物隆起,表面尚光滑,可见黑色素沉着,右侧鼻腔黏膜光滑未见新生物。鼻咽部未见明显新生物。③电子鼻咽镜：左侧鼻中隔面与左侧鼻腔外侧壁可见新生物隆起,表面尚光滑,可见黑色素沉着。④影像学检查:鼻窦CT扫描提示左侧鼻腔内新生物。病变侵及左鼻腔外侧壁、下鼻甲及下鼻道。腹部B超检查未见肝胆胰脾肾病变。颈部B超检查未见淋巴结肿大。肺部CT扫描未见异常。⑤病理学诊断:(左侧鼻腔新生物)黑色素瘤,瘤细胞HMB45(+),Melan-A(+),S-100(+)。

3. 鉴别诊断

(1) 鼻腔良性肿瘤:

① 鼻息肉:有反复发作鼻塞流脓涕较长病史,可伴嗅觉减退或头痛。检查见鼻腔内单个或多个表面光滑、灰白色、淡黄或淡红色的如荔枝肉状半透明肿物,带蒂或广基。明确诊断需病理学检查。

② 鼻咽血管纤维瘤:好发于青春期男性。有鼻塞及反复鼻出血史。电子鼻咽镜下可见色鲜红或暗红新生物,易出血。术前不应轻易行活检,防止活检时大出血,需术中及术后病理学证实。影像学:CT检查可显示鼻咽部软组织肿块,伴局部骨质吸收,鼻腔外侧壁内移,肿块较大时可侵犯颅底、翼腭窝等部位。增强扫描肿块显影明显增强。

③ 鼻神经鞘膜瘤:生长缓慢,病程可长达十余年。鼻塞、小量鼻出血和头痛。检查见肿瘤呈粉红色,表面光滑,较硬,可有肿块疼痛、压痛或牵拉痛。确诊依据病理学检查。

(2) 鼻腔恶性肿瘤:

① 鼻腔鳞状细胞癌:较常见于鼻腔侧壁,如中鼻甲、中鼻道、下鼻甲等。早期仅有单侧鼻塞、涕中带血,晚期可出现鼻面部麻木、顽固性头痛等症状。局部检查见鼻腔肿块大多呈广基息肉样、乳头状、桑葚或菜花样,粉红或红色,表面可有破溃、坏死。对于无色素性和含微量黑色素的恶性黑色素瘤可误诊为鳞状细胞癌,鉴别需特殊染色、免疫组织化学和电镜检查做出明确诊断。

② 鼻腔恶性肉芽肿:以中年男性多见,平均发病年龄为40~60岁,也见于青年和儿童。前驱期一般为感冒或鼻窦炎表现。活动期鼻塞加重,有脓涕、臭味,通常全身情况较差。局部检查见下鼻甲或鼻中隔黏膜肿胀、糜烂、溃疡或呈肉芽状增生,表面可有灰白坏死。实验室检查WBC偏低,ESR加快,Ig水平偏高、血清补体升高。病理学检查呈慢性非特异性肉芽肿性病变。若出现异型网织细胞或核分裂象即可诊断本病。免疫组化染色检出CD56+和CD2+的淋巴细胞,EB病毒抗体监测也呈阳性,则为鼻型T/NK细胞淋巴瘤。

③ 鼻腔淋巴瘤:常见症状为进行性鼻塞、鼻出血,鼻区及面颊肿胀,发热、颈淋巴结肿大等。局部检查见鼻黏膜坏死、溃疡出血,表面有恶臭的干痂或结痂。多为非霍奇金淋巴瘤,病理学上病变区可见大、中、小多形性异型细胞,多伴有片状或灶状坏死,瘤细胞散布于炎细胞之间,或弥漫性瘤细胞增生浸润,可见瘤细胞破坏血管。

四、处理方案和基本依据

1. 治疗原则

首选手术,力求彻底切除肿瘤,尽可能有足够的安全缘,扩大手术范围。采用以手术为主的综合治疗,最大限度彻底切除肿瘤,尽可能有充分的安全边缘。

(1) 手术治疗:鼻侧切开术、面中揭翻术、上颌骨部分切除术、上颌骨全切除术、扩大上颌骨切除术、颅面联合径路切除术、导航鼻内镜下肿瘤切除术。

(2) 非手术治疗:

① 放射治疗。辅助放疗:术后补充治疗,可进一步提高局部控制率。姑息放疗:同时对于高龄不能耐受手术及肿瘤晚期不宜手术患者,也可以控制病情,延长生命。

② 干扰素治疗。中高危、极高危患者推荐使用大剂量 $\alpha-2b$ 干扰素。用量为2 000万 IU/m^2,$d_{1\sim5}$,4周;1 000万 IU/m^2,每周3次,48周。

③ 化学治疗。常用药物:DTIC(达卡巴嗪)、TMZ(替莫唑胺)、DDP(顺铂)等,目前研究联合化疗较

单药化疗效果佳,建议使用 DTIC/TMZ＋DDP。

2. 具体处理措施

患者在全麻鼻内镜经磁导航鼻腔黑色素瘤扩大切除术(左侧),筛窦、上颌窦骨性轮廓化及筛上颌窦联合鼻腔外侧壁切除术(左),鼻中隔联合鼻前颅底及筛顶切除术(左侧)。术后鼻腔鼻窦辅助放疗。

五、要点和讨论

恶性黑色素瘤是发生于皮肤及黏膜的一种少见的恶性肿瘤,而位于鼻腔黏膜者更为少见,易漏诊误诊。鼻腔黑色素瘤的发生率占全身恶性黑色素瘤的 0.5%～2%。

1. 临床特征

鼻腔及鼻窦恶性黑色素瘤恶性程度极高;起病隐匿,早期诊断困难;生长迅速,容易扩散和血行转移;预后较差,是临床难治性疾病之一。常见临床症状为单侧鼻塞、涕中带血丝、鼻出血、头痛、嗅觉下降;肿瘤侵入筛窦、眼眶及鼻咽部则出现相应症状,如眼球突出、移位、复视、视力下降;患侧耳鸣、听力下降、耳闷耳塞;侵入上颌窦可出现面颊部隆起;侵入颅内可有头痛。

2. 体征特点

鼻腔黑色素瘤多发生于鼻腔外侧壁(中鼻甲、下鼻甲、中鼻道等)和鼻中隔,在鼻窦、鼻咽部黑色素瘤极为罕见。肿瘤外观呈黑色、紫褐色或淡红色,如结节状、菜花状或息肉样,具有弹性,触之易出血,表面常有溃疡和坏死。

3. 影像学特点

鼻窦 CT 和 MRI 扫描可以显示鼻腔鼻窦肿瘤的部位及范围。CT 扫描对恶性黑色素瘤的定性有一定限度,但可显示病变范围、骨质破坏和邻近重要结构的侵犯,对确定临床治疗方案及判断预后有重要作用。

4. 病理学特征

镜下特点:肿瘤细胞形态多样,大小不一。肿瘤细胞内黑色素含量多少不等,有的看不到黑色素。免疫组织化学检查:常用标记物 HMB45、S-100、波形蛋白(vimentin)。HMB45 为恶黑相关抗原的单克隆抗体,对诊断恶性黑色素瘤有高度敏感性和特异性,阳性率可达 90% 以上。S-100 蛋白是诊断恶性黑色毒瘤的良好标记物,敏感性高,但特异性差。波形蛋白在恶性黑色素瘤中表达率高,但特异性差。

六、思考题

1. 恶性黑色素瘤如何进行诊断和治疗?
2. 涕中带血患者需做哪些检查?

七、推荐阅读文献

1. 中国抗癌协会临床肿瘤学协作专业委员会黑色素瘤专家委员会. 中国黑色素瘤诊治指南[M]. 北京:人民卫生出版社. 2013:1-40.

2. 黄选兆,汪吉宝,孔维佳. 实用耳鼻咽喉科学[M]. 2 版. 北京:人民卫生出版社,2007:242-257.

3. 卜国铉. 耳鼻咽喉科全书(鼻科学)[M]. 2 版. 上海:上海科学技术出版社,2000:601-602.

4. Jatin shah. 头颈外科学与肿瘤学[M]//韩德民,于振坤,译. 北京:人民卫生出版社,2005:57-92.

5. 李树玲. 头颈肿瘤学[M]. 天津:天津科学技术出版社,1993:376-397.

6. Gilain L, Houette A, Montalban A, et al. Mucosal melanoma of the nasal cavity and paranasal sinuses [J]. Eur Ann Otorhinolaryngol Head Neck Dis. 2014,131(6):365-369.

(周玲玲　王　虹　章如新)

案例 *21*

鼻腔恶性淋巴瘤

一、病历资料

1. 现病史

患者，女性，41岁，因"双侧鼻阻伴脓涕2年余，右耳闷1周"就诊，于2008年8月5日入院。患者2年前无明显诱因出现双侧鼻腔阻塞伴脓涕，在当地医院就诊，诊断为"慢性鼻炎"，予"喷鼻剂"及口服药物等治疗，用药后双侧鼻阻及脓涕症状均明显改善。2年来双侧鼻阻及脓涕反复发作，应用药物后症状改善，有时耳闷伴头痛头胀，偶有喷嚏，无发热，无鼻部疼痛，无涕中带血及回缩涕血，无复视及面部麻木等。1周前患者出现右耳闷明显，双侧鼻阻症状加重。遂至当地医院就诊，查鼻窦CT，示"慢性鼻窦炎"。发病以来，患者饮食、睡眠、大小便基本正常。

2. 既往史

既往无手术外伤史，无传染病和慢性疾病史，否认有药物过敏史。

3. 体格检查

T 36.0℃，P 76次/min，R 18次/min，BP 110 mmHg/70 mmHg。

患者神清，精神良好，发育良好，营养中等，自动体位，步入病房，对答切题，查体合作。皮肤黏膜无黄染，浅表淋巴结未及肿大。双侧巩膜无黄染，眼球各向运动正常，双侧瞳孔等大等圆，对光反射存在。口唇无紫绀，伸舌居中。颈软，气管居中，甲状腺未及肿大。胸廓无畸形，双侧呼吸运动正常，肋间隙无增宽。双肺呼吸音清，未及干湿啰音。HR 76次/min，律齐，叩诊心界无明显增宽。腹部平软，无压痛，肝脾肋下未及，移动性浊音阴性，肠鸣音存在，不亢进。脊柱无偏曲，四肢运动自如。生理反射存在，病理反射未引出。

专科查体：外鼻无畸形，双侧鼻腔黏膜略充血，双下鼻甲肥大，右中鼻道见1.5 cm×2.0 cm局部隆起的灰白色新生物，表面粗糙不平。双侧额窦区、上颌窦区、筛窦区压痛(一)。鼻咽右侧隐窝见灰红色新生物，表面粗糙。口咽慢性充血，咽后壁淋巴增生，双扁桃体无肿大，软腭活动对称。会厌形态正常，无红肿，双声带无充血，边缘光整，运动正常。双侧梨状窝对称，无积液。颈部未及明显肿大淋巴结。耳廓无畸形，无牵拉痛，耳屏无压痛，双侧外耳道畅，鼓膜完整、稍凹陷。音叉试验：双侧RT(＋)，WT居中。

4. 实验室及影像学检查

(1) 鼻内镜检查：双侧鼻腔黏膜略充血，双下鼻甲肥大，右中鼻道见1.5 cm×2.0 cm局部隆起的灰白色新生物，表面粗糙不平。鼻咽右侧隐窝见灰红色新生物，表面粗糙。内镜诊断鼻腔新生物(右)、鼻咽部新生物、慢性鼻窦炎(右)、慢性鼻炎。

(2) 鼻窦 CT 平扫：鼻腔新生物（右）、鼻咽部新生物、慢性筛上颌窦炎（右）（见图 21-1）。

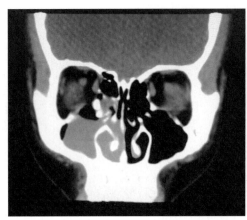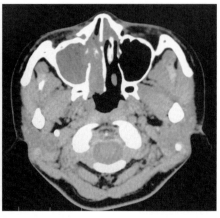

图 21-1　右侧鼻腔、筛窦、上颌窦内软组织影填充，平扫 CT 值为 37 HU，大小约为 35 mm×
32 mm，右侧筛窦、上颌窦黏膜增厚，部分窦腔内积液，鼻腔、鼻窦骨质无吸收破坏。
右侧鼻咽隐窝组织增厚，咽旁脂肪间隙不清。左侧咽鼓管咽口可见，咽旁脂肪间隙
清晰，无变窄。双侧翼腭窝、颞下窝未见异常

二、诊治经过

1. 初步诊断

①鼻腔新生物（右）；②鼻咽部新生物；③慢性筛上颌窦炎（右）；④慢性鼻炎。

2. 诊治经过

患者双侧鼻阻伴脓涕 2 年余，1 周前出现右耳闷。为求进一步诊治而就诊。入院后行常规检查：血
尿粪常规、生化、凝血功能，肝炎三对半、HIV 抗体、梅毒抗体，心电图、胸片，腹部 B 超，鼻咽部 CT 平
扫，排除手术禁忌证，于全麻下行鼻内镜鼻腔新生物切除术（右），鼻咽部新生物切除术，筛上颌窦开放术
（右）。术后病理：（右鼻腔）（鼻咽部）组织见弥漫的淋巴细胞浸润，细胞核稍扭曲、异型；免疫组化：
CD56（＋），Granzyme-B（＋），perforation（＋），CD3（＋），CD3E（＋），CD57（－），CD4（＋），CD8 少
量（＋），TIA（－），CD23（－），CD21（－），Ki67（＋）5%，EBER（＋），少量 B 细胞 PAX5（＋），CD20
（＋），CD79a（＋）；结合病史，符合 NK/T 细胞淋巴瘤。（右筛窦）（右上颌窦）黏膜慢性炎。

三、病例分析

1. 病史特点

(1) 中年女性患者，双侧鼻阻伴脓涕 2 年。

(2) 1 周前出现双侧鼻阻症状加重伴右耳闷。

(3) 无发热、鼻痛、打喷嚏、涕血、复视、头痛等。

(4) 体格检查：①全身情况好。②右中鼻道见 1.5 cm×2.0 cm 局部隆起的灰白色新生物，表面粗
糙不平。鼻咽右侧隐窝见灰红色新生物，表面粗糙。双侧鼻腔黏膜慢性充血，双下鼻甲肥大。

(5) 鼻内镜检查：双侧鼻腔黏膜慢性充血，双侧下鼻甲肥大；右侧中鼻道见灰白色新生物，表面粗
糙；鼻咽右侧隐窝见灰红色新生物，表面粗糙。

(6) 影像学检查：鼻窦 CT 平扫示鼻腔新生物（右），鼻咽部新生物，慢性筛上颌窦炎（右）。

（7）入院后行常规检查：血尿粪常规、生化、凝血功能、肝炎三对半、HIV 抗体、梅毒抗体、心电图、胸片、腹部 B 超、鼻咽部 CT 平扫，无手术禁忌。

（8）于全麻下行鼻内镜鼻腔新生物切除术（右），鼻咽部新生物切除术，筛上颌窦开放术（右）。

（9）术后病理：（右鼻腔）（鼻咽部）组织见弥漫的淋巴细胞浸润，细胞核稍扭曲、异型；免疫组化：CD56（＋），Granzyme-B（＋），perforation（＋），CD3（＋），CD3E（＋），CD57（－），CD4（＋），CD8 少量（＋），TIA（－），CD23（－），CD21（－），Ki67（＋）5％，EBER（＋），少量 B 细胞 PAX5（＋），CD20（＋），CD79a（＋）；结合病史，符合 NK/T 细胞淋巴瘤。（右筛窦）（右上颌窦）黏膜慢性炎。

2. 诊断与诊断依据

（1）诊断：鼻腔 NK/T 细胞淋巴瘤（右，Ⅰ期）。

（2）诊断依据：

① 中年女性，表现出鼻阻伴脓涕 2 年的慢性病程，1 周前出现右耳闷。双侧鼻阻伴脓涕提示鼻腔、鼻窦的炎症或其他占位病变伴发阻塞性炎症，出现耳闷症状往往提示鼻腔后部或鼻咽部的占位。

② 查体右中鼻道见 1.5 cm×2.0 cm 局部隆起的灰白色新生物，表面粗糙不平。鼻咽右侧隐窝见灰红色新生物，表面粗糙。双侧鼻腔黏膜慢性充血，双下鼻甲肥大。鼻部查体检及右鼻腔及鼻咽部新生物，表面粗糙，提示右鼻腔及鼻咽部恶性病变可能。

③ 鼻内镜检查：双侧鼻腔黏膜慢性充血，双侧下鼻甲肥大，右中鼻道见局部 1.5 cm×2.0 cm 隆起的灰白色新生物，表面粗糙不平。鼻咽右侧隐窝见灰红色新生物，表面粗糙。

④ 鼻窦 CT 平扫：鼻腔新生物（右）、鼻咽部新生物、慢性筛上颌窦炎（右）。

⑤ 入院后行常规检查，排除全身其他部位（颈部、腹部等）临床转移病灶，并排除手术禁忌，于全麻下行鼻内镜鼻腔新生物切除术（右），鼻咽部新生物切除术，筛上颌窦开放术（右）。

⑥ 术后病理：右鼻腔（鼻咽部）组织见弥漫的淋巴细胞浸润，细胞核稍扭曲、异型；免疫组化：CD56（＋），Granzyme-B（＋），perforation（＋），CD3（＋），CD3E（＋），CD57（－），CD4（＋），CD8 少量（＋），TIA（－），CD23（－），CD21（－），Ki67（＋）5％，EBER（＋），少量 B 细胞 PAX5（＋），CD20（＋），CD79a（＋）；结合病史，符合 NK/T 细胞淋巴瘤。（右筛窦）（右上颌窦）黏膜慢性炎。

综合以上依据，鼻腔恶性淋巴瘤成立诊断，属于结外 NK/T 细胞淋巴瘤，是非霍奇金淋巴瘤（NHL）的一种少见类型。按美国癌症联合会（AJCC）分期第 6 版（2002），该患者属于单一结外器官或部位的局限受侵且无任何淋巴结受侵，为临床Ⅰ期。如附录 1 所示。

3. 鉴别诊断

（1）鼻息肉：①常发生于双侧鼻腔、中鼻道、下鼻道。②CT 影像上呈软组织影，增强后可中度强化，病程较长可造成邻近骨质的受压或吸收改变。

（2）内翻性乳头状瘤：①是一种少见的鼻腔黏膜良性肿瘤，占所有鼻腔肿瘤的 0.5％～5％。乳头状瘤的发生与 HPV 感染有关，原位杂交证实有 HPV6/11 型存在，男性多于女性。②临床主要症状是鼻塞及鼻出血。绝大多数原发于鼻腔顶壁或侧壁，也可以发生于鼻窦，常为单侧发生，鼻中隔较少见。③病灶常沿中鼻甲长轴生长，呈柱状，边缘规则的软组织影，增强后轻度强化，局限于鼻腔的内翻性乳头状瘤与占据整个鼻腔的 NHL 鉴别较困难，但内翻性乳头状瘤易向上颌窦及筛窦侵犯蔓延，可造成邻近骨质的吸收破坏。

（3）鼻咽癌：①常以回吸性血涕、颈部无痛性肿块等为初诊症状。②鼻内窥镜检查、CT 以及 MRI 检查可见鼻咽部占位，临近组织受侵犯，鼻咽临近脂肪间隙不清晰。

（4）鼻腔恶性黑色素瘤及神经内分泌肿瘤：①少见，好发于鼻腔前部，呈结节状软组织密度影，增强后明显强化。②病灶一般体积较小但可出现其他器官的转移。

四、处理方案和基本依据

1. 治疗原则

（1）早期鼻腔恶性淋巴瘤，单纯放疗或联合放化疗的疗效，显著优于单纯化疗或以化疗为主的治疗方案。

（2）化疗失败或未控制的患者，经过放疗挽救治疗，可得到很好的治疗效果。

（3）病变范围广泛的鼻腔恶性淋巴瘤则需要更进一步加强治疗，比如强化化疗，自体的或者异体的干细胞移植。

2. 具体处理措施

（1）联合放化疗：鼻腔恶性淋巴瘤对放疗敏感，放疗采用常规分割，照射靶区根据病变范围适当外扩，包括鼻腔、鼻咽、筛窦、患侧上颌窦、上腭等部位，一般采用^{60}Co 直线加速器放疗或者三维适型放疗，剂量为 45～60 Gy。原则上不做颈部预防照射，但对部分侵及鼻咽的病例进行上颈部淋巴引流区照射。一部分患者治疗后仍出现远处转移，故目前认为应采用合理的联合化疗方案。联合化疗的主要方案为 CHOP（即环磷酰胺、阿霉素、长春新碱、强的松）。有报道 DeVIC（地塞米松＋依托泊苷＋异环磷酰胺＋卡铂）方案、IMEP（IFO＋MTX＋VP16＋Prednisone）方案及 VIPD（依托泊苷＋异环磷酰胺＋顺铂＋地塞米松）方案等在治疗结外 NK/T 细胞淋巴瘤中取得较好的治疗结果。

（2）造血干细胞移植：近年来，造血干细胞移植被逐渐应用于鼻腔及全身恶性淋巴瘤的临床治疗。造血干细胞移植分为自体造血干细胞移植（Auto-HSCT）或同种异基因造血干细胞移植（Allo-HSCT）。自体造血干细胞移植联合大剂量化疗可以大幅度提高化学药物对肿瘤细胞的杀伤作用。

五、要点和讨论

1. 鼻腔恶性淋巴瘤的诊断依据

根据病史和临床表现，结合影像学检查结果，活检病理结果而确诊。

恶性淋巴瘤分为霍奇金淋巴瘤和非霍奇金淋巴瘤两类。原发性鼻腔恶性淋巴瘤较少见，主要为非霍奇金淋巴瘤（non-Hodgkinlymphoma，NHL），NHL 的病因目前尚不明了，发病高峰年龄 21～40 岁，男女发病率之比为（2～4）：1，颈淋巴结转移率一般低于 30％。根据免疫组化检测，按照构成细胞的免疫表型将淋巴瘤分为 T 细胞、B 细胞和 NK/T 细胞三种，亚洲地区主要以 T 细胞、NK/T 细胞淋巴瘤多见。

临床表现与病变部位及范围有关，无特异性。一般以鼻腔的破坏以及表现为面部中线的肿瘤，初期常为"感冒"或"鼻窦炎"的症状，可持续相当长的时间，甚至达数年，难以治愈。最常见的首发症状以涕中带血、鼻恶臭、鼻阻等多见，可伴有鼻衄、持续性黄脓涕、鼻痛等不典型症状。发热为常见症状，一般在 38℃以上，常因激素治疗而下降，但波动性较大。如具备上述症状，经过正规系统的抗感染治疗体温不降，而糖皮质激素治疗有效的患者，应高度怀疑该病。局部检查早期鼻腔黏膜充血、肿胀、分泌物增多、出血或可见肉芽增生，继而进行性坏死破坏，形成难以治愈的鼻、咽等部位的溃疡，并导致鼻中隔坏死、穿孔、鼻甲脱落、鼻外形改变，甚至骨质破坏、颅神经受损。患者就诊时的体征以鼻腔局部溃疡及肉芽样新生物最常见。全身症状可伴有体重下降、身体消瘦等。后期患者可出现轻度的肝脾肿大、黄疸等症状。

辅助检查情况，一般血常规 Hb 正常或略低，WBC 可稍高或正常。ESR 多呈中度或明显增快，血浆内单项或多项免疫球蛋白升高，特别是 IgG 升高显著。肾功能及尿常规正常。病变部位分泌物涂片和培养无特殊病原菌。鼻部 CT 扫描及核磁共振均无特异性改变。总之，只要从诊断思维的角度考虑到该病的可能,结合临床表现、实验室检查、病理组织学检查和免疫组化标记,多可以确诊。

鼻腔恶性淋巴瘤临床上很容易误诊,进而延误治疗。分析原因主要包括:

(1) 早期临床表现不典型,鼻腔检查缺乏特异性。发病早期以鼻阻、多涕、涕中带血、咽痛、头痛、发热为主;鼻腔检查主要表现为鼻黏膜充血肿胀、局部糜烂,与鼻炎、鼻窦炎、鼻息肉等相似。

(2) 病理诊断困难。鼻腔恶性淋巴瘤易侵犯血管致其闭塞,造成组织坏死及感染,肿瘤组织隐蔽于浸润炎症组织或大片坏死组织中,活检时不易准确取材;常规病理检查因取材不准确或因组织大片坏死与炎性细胞浸润而导致显微镜下诊断困难。同时,该病常可导致机体免疫力低下而感染条件致病菌(如真菌),极易误导病理检测判断。

(3) 鼻腔检查不仔细,临床医师重视不够。前鼻镜检查发现鼻甲肿大即往往以鼻炎治疗,忽视了鼻炎治疗无效、鼻涕带血、发热、长期不愈等情况。因此,对鼻甲肥大或鼻中隔偏曲不易观察到鼻腔中后段的患者,将鼻甲充分收缩后再行鼻内镜检查是非常必要的。

(4) 鼻腔鼻窦 CT 是诊断鼻腔恶性淋巴瘤的重要检查方法,常表现为下鼻甲黏膜肥厚或鼻腔鼻窦软组织影,前者须与肥厚性鼻炎相鉴别;后者须与鼻息肉、鼻腔内翻性乳头状瘤、鼻腔鼻窦癌等加以区别。

为提高鼻腔恶性淋巴瘤的诊断率,应注意以下几个方面:

(1) 提高认识及警惕性,对鼻阻、涕中带血、鼻黏膜充血,特别是局部糜烂伴反复发热,使用抗生素无效者应及时行活组织病理检查。

(2) 避免被炎性细胞浸润或真菌感染的病理检查结果所误导,怀疑本病时,若经一次病理活检未发现肿瘤细胞,仍应反复进行病理检查,防止以一次病理结果盲目诊断,同时要提高病理取材的准确性。

(3) 重视影像学检查,熟悉鼻腔恶性淋巴瘤 CT 检查的表现。总之,虽然鼻腔恶性淋巴瘤临床症状不典型,但若仔细进行鼻腔检查,认真分析 CT 片,活检部位恰当,对可疑病理切片行免疫组化检查,就可大大提高诊断率,尽早确诊,使患者得到及时治疗,延长生存时间,提高生活质量。

2. 治疗措施

早期的、局限的鼻腔恶性淋巴瘤的治疗首选放射治疗。对中、晚期病变范围广泛的患者一般要选用联合放化疗以及强化化疗。放化疗结合疗法优于单纯化疗;对化疗后局部区域复发的患者可通过放疗进行挽救性治疗。目前认为自体干细胞移植治疗恶性淋巴瘤是具有较好前景的方法之一。

六、思考题

1. 原发性鼻腔恶性淋巴瘤如何分型?
2. 鼻腔恶性淋巴瘤细胞淋巴瘤需要哪些检查?
3. 通过本案例分析你认为如何提高鼻腔恶性淋巴瘤的诊断率?

七、推荐阅读文献

1. 头颈外科学与肿瘤学[M]//韩德民,于振坤译.北京:人民卫生出版社,2005:57-92.
2. 李树玲.头颈肿瘤学[M].天津:天津科学技术出版社,1993:376-397.
3. 黄选兆,汪吉宝,孔维佳.实用耳鼻咽喉科学[M].2 版.北京:人民卫生出版社,2007:242-257.
4. 殷蔚伯,谷铣之.肿瘤放射治疗学[M].3 版.北京:中国协和医科大学出版,2002:528.
5. 王俊,蔡昌枰,何士方,等.头颈部非霍奇金淋巴瘤临床特征和治疗及预后因素分析[J].临床耳鼻咽喉头颈外科杂志,2012,26(4):148-151.
6. 王小婷,时光刚,刘亦青,等.鼻腔鼻窦肿瘤临床特征和病理组织学特点的分析[J].临床耳鼻咽喉头颈外科杂志,2012,25(23):1071-1075.

7. 马芹,张会来,刘霞原,等.原发鼻腔 NK/T 细胞淋巴瘤影响预后的因素分析[J].中华耳鼻咽喉头颈外科杂志,2013,48(12):1011-1016.

8. Ou CH,Chen CC,Ling JC,et al. Nasal NK/T-cell lymphoma:computed tomography and magnetic resonance imaging findings [J]. J Chin Med Assoc,2007,70(5):207-212.

附录 1 美国癌症联合会(AJCC)分期第 6 版(2002)

Ⅰ期:单一淋巴结区受侵(Ⅰ);单一结外器官或部位的局限受侵且无任何淋巴结受侵(IE)(在霍奇金淋巴瘤中少见)。

Ⅱ期:横膈同侧的两个或多个淋巴结区受侵(Ⅱ);横膈同侧的单一结外器官或部位的局限受侵伴有区域淋巴结受侵,可伴有或不伴有其他淋巴结区受侵(ⅡE)。受侵的区域数目可以用脚注标出,例如Ⅱ3。

Ⅲ期:横膈两侧的淋巴结区受侵(Ⅲ);可伴有受侵淋巴结邻近的结外侵犯(ⅢE),或伴有脾脏受侵(ⅢS),或两者均受侵(ⅢE,S)。

Ⅳ期:弥漫或播散性的一个或多个结外淋巴器官受侵,可伴有或不伴有相关淋巴结受侵;孤立的结外淋巴器官受侵而无邻近区域淋巴结受侵,但是伴有远处部位的侵犯;肝或骨髓的任何受侵,或肺的结节样受侵。

每一期别还应根据有无特定的全身症状而分为 A 或 B。这些症状是:

(1)发热:无法解释的发热,体温超过 38℃。

(2)盗汗:需要更换床单或被罩的大汗。

(3)体重减轻:诊断前 6 个月内无法解释的体重减轻超过平时体重的 10%。

注意:单纯搔痒不能视为 B 症状,同样,不能耐受饮酒、疲乏或与可疑感染有关的短暂发热也不能视为 B 症状。

AJCC 分期还分别按照 HL 及 NHL 的特点,具体定义了各部位受侵的诊断依据和标准,具有一定的指导意义。

NHL 受侵部位的定义:

(1)淋巴结受侵:①临床发现淋巴结肿大,有合理原因可以不做病理学检查(如果可疑淋巴结的受侵与否决定了治疗策略,应当对其做活检);②X 线平片、CT 扫描或者淋巴管造影发现淋巴结肿大。淋巴结大于 1.5 cm 则认为异常。

(2)脾受侵:有明确的可触及的脾肿大;或触诊可疑的脾肿大并有影像学检查证实(超声或 CT);或既有脾肿大又有非囊性和血管性的多发病灶(仅有影像学的脾肿大不能确诊)。

(3)肝受侵:非囊性和血管性的多发病灶。无论有无肝功能检查异常,仅有临床上的肝肿大则不能确诊。

(4)肺受侵:有肺实质受侵的影像学证据(排除其他可能的原因,特别是感染)。可疑病例可行肺活检证实。

(5)骨受侵:采用适当的影像学检查证实。

(黄　昱　喻红之　章如新)

鼻咽纤维血管瘤

一、病历资料

1. 现病史

患者,男性,14岁,因"反复鼻塞、鼻出血1年"就诊。患者1年前在无明显诱因下出现双侧鼻塞,伴左鼻出血,量中等,色鲜红,有倒流入口腔,附近医院填塞后血止。后间断多次出血,可自止,未重视,未行进一步检查。病程中有嗅觉减退,有头胀头痛,有耳鸣耳闷,偶有咳嗽、咳痰,无恶心、呕吐,无听力减退,无复视、斜视,无视力减退,无面部麻木感。4月前出现左面颊部肿胀,左眼球轻度突出。为进一步诊治来我院就诊。鼻窦CT检查示:双侧鼻腔、筛窦、蝶窦区巨大软组织肿块,范围广,广泛累及周围伴骨质显著受压破坏,符合鼻咽纤维血管瘤,伴双侧鼻窦炎症。拟"鼻咽纤维血管瘤"收入住院。发病来,患者一般情况好,饮食睡眠佳,大小便正常,无体重明显下降。

2. 既往史

既往无手术外伤史,无传染病和慢性疾病史,否认药物过敏史。

3. 体格检查

T 36.7℃, P 90次/min, R 24次/min, BP 100 mmHg/65 mmHg。

神志清楚、对答切题、发音清晰,检查合作,自由体位。皮肤巩膜未见黄染。两肺呼吸音清,未闻及干湿啰音。HR 90次/min,律齐,各瓣膜区未闻及杂音。腹部平软,未见皮肤瘀斑,未见肠型及蠕动波。肝脾肋下未触及,双下肢无水肿,双侧外耳道通畅,双耳鼓膜完整。双侧扁桃体Ⅰ度肿大,左侧鼻腔可见暗红色样新生物,右鼻黏膜光滑,右侧下鼻甲肥大。鼻咽部检查敏感,暴露不佳。

4. 实验室及影像学检查

(1) 鼻内镜检查见双鼻腔及鼻咽部暗红色样新生物(见图22-1)。

(2) 鼻窦增强CT轴位平扫+冠状位重建:双侧鼻腔、筛窦、蝶窦区巨大软组织肿块,范围广,广泛累及周围伴骨质显著受压破坏,可符合鼻咽纤维血管瘤,请结合病理,双侧鼻窦炎症(见图22-2)。

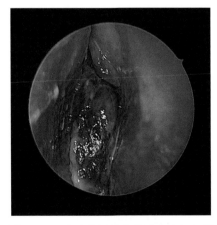

图22-1 鼻内镜下见左鼻腔内暗红色样新生物

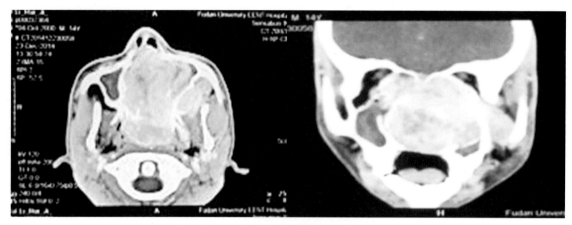

图 22-2　鼻窦增强 CT 水平位、冠状位显示鼻腔、鼻窦内巨大肿块

（3）鼻窦增强 MRI：左侧鼻腔为主、双侧筛窦、蝶窦较大软组织肿块，鼻咽纤维血管瘤？肉瘤？双侧上颌窦、乳突炎症，双上颈部小淋巴结（见图 22-3）。

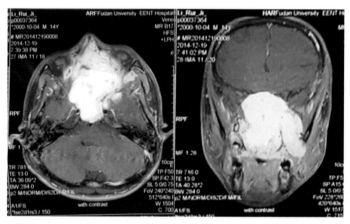

图 22-3　鼻窦增强 MRI 水平位、冠状位显示鼻腔、鼻窦内巨大肿块

二、诊治经过

1. 初步诊断
鼻咽纤维血管瘤。

2. 诊治经过
患者于 1 年前在无明显诱因下出现双侧鼻塞，伴左鼻出血，量中等，色鲜红，有倒流入口腔，附近医院填塞后血止。后间断多次出血，自行止，未重视，未行进一步检查，病程中有嗅觉减退，有头胀头痛，无恶心、呕吐，偶有咳嗽、咳痰，有耳鸣耳闷，无听力减退，无复视、斜视，无视力减退，无面部麻木感。患者于 4 月前出现左面颊部肿胀，左眼球轻度突出。无颈部淋巴结肿大。为进一步诊治来我院就诊。

三、病例分析

1. 病史特点
（1）青少年患者，发病前无明显诱因。

（2）鼻塞伴反复鼻出血史。

（3）病程1年。

（4）体格检查及辅助检查：①左鼻腔可见暗红色样新生物；②鼻内镜检查见双鼻腔及鼻咽部红色样新生物。

（5）影像学检查：鼻窦增强CT轴位平扫＋冠状位重建：双侧鼻腔、筛窦、蝶窦区巨大软组织肿块，范围广，广泛累及周围伴骨质显著受压破坏，可符合鼻咽纤维血管瘤，请结合病理，双侧鼻窦炎症。鼻窦增强MRI：左侧鼻腔为主、双侧筛窦、蝶窦较大软组织肿块，鼻咽纤维血管瘤？肉瘤？双侧上颌窦、乳突炎症，双上颈部小淋巴结。

2. 诊断与诊断依据

（1）诊断：鼻咽纤维血管瘤。

（2）诊断依据：①青少年患者，反复鼻出血伴鼻塞，出血量较多。②左鼻腔可见红色样新生物。③鼻内镜检查见双鼻腔及鼻咽部暗红色样新生物。④鼻窦增强CT示：双侧鼻腔、筛窦、蝶窦区巨大软组织肿块，符合鼻咽纤维血管瘤。⑤鼻窦增强MRI：左侧鼻腔为主、双侧筛窦、蝶窦较大软组织肿块。

3. 鉴别诊断

（1）后鼻孔出血坏死性息肉：①患者可有鼻塞，涕血，检查看见红色坏死物，伴息肉，表面有时带有血迹。②CT可见鼻腔鼻窦低密度软组织，CT强化不明显，伴骨质吸收破坏。

（2）鼻咽部恶性肿瘤：①多发于鼻咽顶后壁及咽隐窝处，常以晨起回吸性涕血为主要首发症状。②初期多无鼻塞，当癌块堵塞后鼻孔时，则可引起单侧或双侧鼻塞。③可有耳闷耳鸣，听力下降，早期可出现颈淋巴结转移。④鼻咽镜检查可见鼻咽新生物，表面粗糙不平，易出血。⑤CT和MRI检查有利于了解肿瘤侵犯的范围及颅底骨质破坏的程度。

（3）鼻咽部脊索瘤：①脊索瘤多位于鼻咽，随着肿瘤增大，常有头痛、进行性鼻塞、脓性鼻涕、鼾声、嗅觉减退、耳鸣、耳聋等。②肿瘤向颅内发展，可出现颅神经受累的症状。查体可见鼻咽顶壁、咽后壁、侧壁上有肿块隆起，基底广，触之稍硬，表面有正常黏膜。③CT、MRI可显示斜坡、蝶鞍、岩尖等处有骨质破坏及肿块阴影有助于诊断。

四、处理方案和基本依据

1. 治疗原则

主要采取手术治疗，根据肿瘤的范围和部位采取不同的手术进路。因手术出血多，术前行数字减影血管造影（DSA）进行血管栓塞。

2. 具体处理措施

本例患者病程超过1年，根据CT及MRI的表现，肿瘤的范围较大，累及双侧鼻腔、筛窦、蝶窦区，向外侵犯双侧翼腭窝并明显侵犯左侧颞下窝，涉及左侧眶下裂，膨向双侧眼眶致双侧眶窝变形缩小，向上涉及前中颅底，向下侵犯左侧上颌窦、腭部，致硬软腭明显受压下塌，肿块向前达前鼻孔区，向后破坏斜坡，涉及桥前池，相应双侧鼻腔、筛窦、蝶窦、鼻咽顶、前及中颅底、翼腭窝、斜坡等骨质显著受压变形和吸收破坏。鼻咽纤维血管瘤分期为ⅣA期，采用鼻内镜辅助下鼻咽纤维血管瘤切除术，行左齿龈部切口，打开上颌窦前壁，切除梨状孔骨质，上颌窦及鼻腔内见肿瘤组织，沿肿瘤边缘分离肿瘤，同时开放左筛窦、蝶窦。肿瘤侵及颞下窝及颅底，斜坡骨质吸收，肿瘤基底部位于蝶骨体下部。完全分离肿瘤后将肿瘤全部切除。术后随访显示肿瘤已基本切除（见图22-4）。

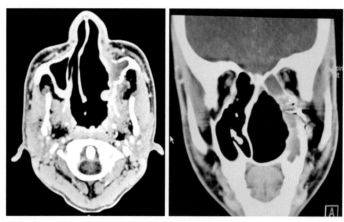

图 22-4   鼻窦增强 CT 水平位、冠状位显示肿块已切除

五、要点和讨论

1. 鼻咽纤维血管瘤的诊断依据

根据病史和临床表现以及影像学检查,结合年龄及性别做出诊断;最后诊断有赖于术后病理检查。

(1) 病史和临床表现:常发生于 10～25 岁青年男性患者,常有反复鼻出血史,伴一侧或双侧鼻塞,常伴有闭塞性鼻音,嗅觉减退等症状,并可引起耳鸣、耳闭,听力下降。肿瘤侵入邻近结构可出现相应症状:如侵入眼眶,则出现眼球突出,视力下降;侵入翼腭窝、颞下窝引起面颊部隆起;侵入颅内压迫神经,引起头痛及脑神经瘫痪。

(2) 查体。前鼻镜检查:常见一侧及双侧鼻腔有炎性改变,收缩下鼻甲后,可见鼻腔后部暗红色肿瘤。间接鼻咽镜检查:可见鼻咽部圆形或分叶状红色肿瘤,表面光滑而富有血管。

(3) 影像学检查:CT 及 MRI 检查可清晰显示瘤体位置、大小、形态,了解肿瘤累及范围、骨质破坏程度和周围解剖结构之间的关系。增强的 CT 及 MRI 检查可见瘤体中强化明显。

(4) 数字减影血管造影(DSA)可了解肿瘤的供血动脉并可对供血血管进行栓塞,以减少术中出血。

2. 治疗措施

主要采取手术治疗。根据肿瘤的范围和部位采取不同的手术进路。

以往的手术方法有:

(1) 肿瘤位于鼻咽部或侵入鼻腔鼻窦者,可采用硬腭进路。

(2) 肿瘤侵入翼腭窝者,采用硬腭进路加颊侧切口。

(3) 肿瘤侵入颅内者,需采用颅颌联合进路。

目前最新的方法为鼻内镜下行鼻咽纤维血管瘤切除术。

六、思考题

1. 鼻咽纤维血管瘤怎样进行临床分期?

2. 鼻内镜下行鼻咽纤维血管瘤切除术较传统手术有何优缺点?

七、推荐阅读文献

1. Huang Y，Liu Z，Wang J，et al. Surgical management of juvenile nasopharyngeal angiofibroma：analysis of 162 cases from 1995 to 2012 [J]. Laryngoscope. 2014;124(8):1942－6.

2. Leong SC. A systematic review of surgical outcomes for advanced juvenile nasopharyngeal angiofibroma with intracranial involvement [J]. Laryngoscope. 2013 May;123(5):1125－31.

3. Eloy P，Watelet JB，Hatert AS，et al. Endonasal endoscopic resection of juvenile nasopharyngeal angiofibroma. Rhinology [J]. 2007 Mar；45(1):24－30.

4. 孔维佳. 耳鼻咽喉头颈外科学[M]. 北京：人民卫生出版社,2010.384－385.

（施　勇）

案例 23

鼻咽癌

一、病历资料

1. 现病史

患者,男性,53岁,因"发现左上颈肿块6天"就诊。无疼痛。患者不伴鼻塞、回吸涕血、耳闷及耳鸣、头痛、复视等。在某医院就诊行颈部超声检查提示左侧颈部多发淋巴结肿大。左颈肿块穿刺细胞病理学结果提示见异形细胞。PET-CT检查提示左侧鼻咽部不规则软组织增厚,左颈部多发淋巴结肿大,FDG摄取增高,考虑为鼻咽癌伴左侧颌下颈深间隙、左颈根部及左侧锁骨上窝多发淋巴结转移,余全身未见明显FDG摄取增高,建议鼻咽部活检。后至我院就诊发现左鼻咽咽隐窝新生物,予鼻内镜下鼻咽新生物活检,病理为鼻咽非角化性癌(未分化型)。发病以来,患者饮食、睡眠、大小便基本正常,体重无明显变化。

2. 既往史

既往无手术外伤史,无传染病和慢性疾病史,否认有药物过敏史。

3. 体格检查

T 36.4℃,P 68次/min,R 22次/min,BP 124 mmHg/76 mmHg。

神志清楚、对答切题、发音清晰,检查合作,自由体位。皮肤巩膜未见黄染。两肺呼吸音清,未闻及干湿啰音。HR 68次/min,律齐,各瓣膜区未闻及杂音。腹部平软,未见皮肤瘀斑,未见肠型及蠕动波。肝脾肋下未触及,双下肢无水肿。双眼活动可,无复视。双侧外耳道通畅,双耳鼓膜完整、透明。双侧扁桃体无肿大。双侧鼻腔通畅,左咽隐窝新生物,左侧上颈部3 cm×2 cm大小肿块,质硬、固定,无压痛。

4. 实验室及影像学检查

(1)鼻咽镜检查:左侧咽隐窝新生物(见图23-1)。

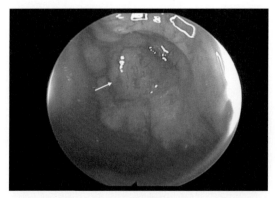

图23-1 硬性鼻咽镜显示左咽隐窝新生物(白色箭头所示)

（2）MRI影像学检查显示左侧咽隐窝区新生物，左颈部肿大淋巴结（见图23-2）。

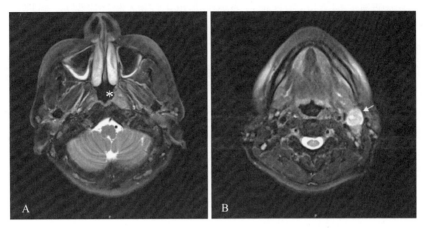

图23-2 MRI显示左侧咽隐窝区软组织增生（A图 * 所示），范围较局限，伴左侧颈部多发淋巴结转移（B图色箭头所示）

二、诊治经过

1. 初步诊断

鼻咽癌。

2. 诊治经过

发现左上颈肿块6天，不伴疼痛。无回吸涕血、鼻塞、耳闷，无耳鸣、头痛、复视等。在外院就诊行颈部超声检查提示左侧颈部多发淋巴结肿大。左颈肿块穿刺细胞病理学结果提示见异形细胞。行PET-CT检查提示左侧鼻咽部不规则软组织增厚，左颈部多发淋巴结肿大，FDG摄取增高，考虑为鼻咽癌伴左侧颌下颈深间隙、左颈根部及左侧锁骨上窝多发淋巴结转移，余全身未见明显FDG摄取增高。建议鼻咽部活检。后至我院就诊发现左咽隐窝新生物，予鼻内镜下鼻咽新生物活检，病理报告为鼻咽非角化性癌（未分化型）。

三、病例分析

1. 病史特点

（1）中老年男性。

（2）无痛性颈部肿块。

（3）无鼻塞、鼻出血、嗅觉下降，无耳闷、听力下降等。

（4）体格检查及辅助检查：间接鼻咽镜及硬性鼻窥镜见鼻咽部左侧咽隐窝生物。左侧上颈部触及3 cm×2 cm大小肿块，质硬、固定，无压痛。

（5）影像学检查：MRI提示左侧咽隐窝区软组织增生，范围较局限，伴左侧颈部多发淋巴结。颈部B超提示左颈部淋巴结肿大。PET-CT检查提示左侧鼻咽部不规则软组织增厚，FDG摄取增高。

2. 诊断与诊断依据

（1）诊断：鼻咽癌（$T_1N_{3b}M_0$）。

（2）诊断依据：①患者左颈部出现无痛性肿块；②体格检查见鼻咽部左侧咽隐窝新生物，左颈部扪及一肿块，质硬、固定。③颈部超声提示"左颈淋巴结肿大"；④影像学检查：MRI提示左侧咽隐窝区软组织增生,范围较局限,伴左侧颈部多发淋巴结;PET-CT 检查提示左侧鼻咽部不规则软组织增厚,FDG 摄取增高。⑤鼻咽新生物活检,病理报告为鼻咽非角化性癌(未分化型)。病理是诊断鼻咽癌的金标准。

3. 鉴别诊断

根据患者病史特点及辅助检查结果,鼻咽癌诊断明确。但在获得病理诊断之前,临床需考虑以下几种疾病:

(1) 恶性淋巴瘤:起源于鼻咽及颈部的非霍奇金淋巴瘤,鼻咽和颈部也可出现肿物,但少见头痛及脑神经麻痹,常伴发热、肝脾大等全身症状和体征。鼻咽肿块多为黏膜下球形隆起、少见溃疡坏死,可同时伴有全身多处淋巴结肿大或骨髓象异常。需行病理免疫组化最后确诊。

(2) 纤维血管瘤:鼻咽最常见的良性肿瘤。青少年多见。以鼻咽反复出血为特征,常无淋巴结肿大,少见头痛和脑神经麻痹。鼻咽肿物因血管丰富呈暗紫红色,极易出血。CT/MRI 增强扫描或 MRA 检查可基本确诊。活检应慎重,以免大出血。

(3) 鼻咽结核:常有午后低热、乏力、盗汗等全身症状,可同时伴有其他部位结核灶或者结核病的既往史。鼻咽肿物可伴溃疡坏死。多无五官症状或头痛,无脑神经麻痹,最终要靠组织病理学鉴别。

(4) 鼻咽慢性炎症增殖性病变:多在鼻咽顶壁、顶后壁单个或散在淋巴滤泡样小结节,无溃疡坏死,黏膜光滑。口咽后壁亦常伴有类似改变,无头痛及颈淋巴结肿大,可能有反复发作的咽下痛,一般经抗炎后可好转。在诊断困难时则依靠组织病理学确诊。

(5) 颅底脊索瘤:脊索瘤是胚胎发育时残存的脊索发生的肿瘤,位于中线骨骼部位、从蝶枕区至骶尾部的任何轴向位置均可发生。发生于颅底斜坡者约占全部脊索瘤的 1/3。以 30~50 岁多见,男性多于女性。其属于低度恶性肿瘤,生长慢,以局部侵袭性生长为主,可有溶骨性破坏。本病在诊断时常较大。临床表现以头痛、脑神经麻痹及中线部位的颅底骨破坏为特征。肿瘤向颅内生长亦可向下侵至鼻咽顶或顶后壁呈现黏膜下肿物隆起,颈部无肿大淋巴结。因颅底脊索瘤多有明显的骨质破坏,而且瘤体内可有钙化。CT/MRI 检查有助于确诊,组织或细胞病理学可明确诊断。

四、处理方案和基本依据

1. 治疗原则

(1) 患者确诊后需完善相关全身检查,明确疾病分期及有无放、化疗禁忌证。具体包含:

① 鼻咽部及颈部的增强 MRI:是鼻咽癌的分期依据。

② 实验室检查:血、尿常规,肝肾功能,血糖,电解质,乙肝五项,EB 病毒抗体和 DNA 等。

③ 心电图:治疗前及治疗中需定期随访。

④ B 超检查:该项检查比较经济且无创,可短期内重复检查,便于密切随诊动态观察,主要用于颈部和腹部检查。

⑤ 放射性核素骨显像:这一检查灵敏度高,可能在骨转移症状出现前 3 个月或 X 线平片检出骨破坏前 3~6 个月内即有放射性浓集表现。

⑥ 肺部 CT:排除鼻咽癌肺部转移。

(2) 放射治疗对鼻咽癌是十分有效的治疗手段。对病变局限在鼻咽腔,且排除了颈部和全身转移的早期患者,可给予单纯放射治疗。对伴有颈淋巴结转移的患者,需给予放疗、化疗和(或)靶向治疗的综合治疗。对诊断时已有全身转移的患者则以化疗为主,视患者全身情况给予鼻咽及转移灶姑息放疗(见图 23-3)。

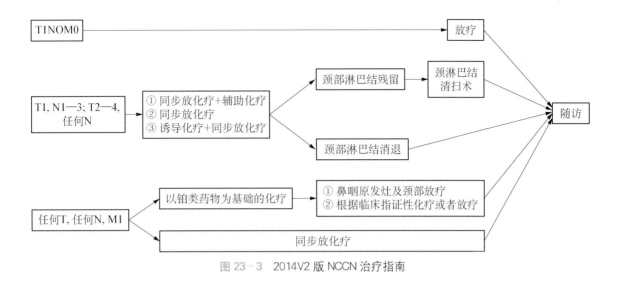

图 23-3 2014V2 版 NCCN 治疗指南

2. 具体处理措施

（1）该患者确诊后需完善以下相关检查：

① 实验室检查：血、尿常规，肝肾功能，血糖，电解质，乙肝五项，EB 病毒抗体和（或）DNA 等。

② 心电图。

③ 因该患者已有颈部 B 超、鼻咽部增强 MRI 及 PET-CT 检查报告，故可略去肺部 CT、全身骨扫描及腹部 B 超检查。

（2）完善相关检查后，确认该患者分期为 $T_1N_{3b}M_0$（AJCC 7th），临床分期为 Ⅳ b 期，且无放、化疗禁忌证。拟先予 TPF 方案诱导化疗后，开始行放疗及以铂类药物为主的同步化疗。治疗结束后，如颈部淋巴结有残留，可行手术切除治疗。

五、要点和讨论

1. 鼻咽癌的诊断依据

根据病史和临床表现，结合耳鼻咽喉专科检查、超声和 MRI 检查结果，初步诊断为"鼻咽癌"。明确诊断的关键是组织病理学检查，其为诊断的金标准。

（1）病史和临床表现：早期可无症状。回吸涕血、颈部肿块、耳鸣及听力下降、鼻塞等均为鼻咽常见的初发症状。头痛、复视、张口困难等为局部中晚期鼻咽癌侵及相应部位的症状。

（2）查体：鼻咽部见新生物，可由后鼻孔侵及鼻腔，向下侵及口咽。颈部淋巴结转移表现为颈部肿块。临床可见颈部巨大转移性肿块，肿瘤穿破包膜并与周围软组织粘连固定，则可能引起血管神经受压的表现。

（3）影像学检查：CT/MRI 等影像学检查可发现鼻咽肿块，并根据肿块侵犯范围，判断疾病分期。

（4）组织病理学检查：鼻咽部新生物活检，其为诊断的金标准。

2. 治疗措施

放射治疗是鼻咽癌治疗的主要手段。根据临床分期不同，结合以化疗、生物靶向治疗等。

（1）放射治疗：三维适形放疗技术已成为临床主流，在提高鼻咽癌患者生存率的同时，可有效降低口干、听力损伤等后遗症。鼻咽癌放射治疗所涵盖的靶区应包括肿瘤及临近可能受侵部位和亚临床灶，即鼻咽、咽旁间隙、鼻腔和上颌窦腔的后 1/3（包括翼腭窝），并应涵盖颅底和颈部淋巴引流区。

（2）化学治疗：采用化疗联合放疗治疗中晚期鼻咽癌可以提高局部区域控制率，并且降低肿瘤远处转移率。鼻咽癌多采用以铂类为主的多药联合化疗方案。同步化疗疗效最为肯定。诱导化疗及辅助化疗效果仍在探索中。

（3）生物靶向治疗：2010 版 NCNN 鼻咽癌治疗指南（中国版）中指出，在 T_1，$N_{1\sim3}$；$T_{2\sim4}$，任何 N 分期的患者均推荐使用针对 EGFR 的靶向药物尼妥珠单抗。

六、思考题

1. 鼻咽癌常见的症状有哪些？
2. 鼻咽癌第七版 AJCC 如何分期？
3. 鼻咽癌需完善的疗前检查有哪些？

七、推荐阅读文献

田勇泉. 耳鼻咽喉头颈外科学[M]. 8 版. 北京：人民卫生出版社，2013：146－148.

（丁　浩）

鼻腔-前颅底嗅神经母细胞瘤

一、病历资料

1. 现病史

患者,男,49岁,因"发现鼻腔肿物1月"就诊。患者1月前出现右侧鼻腔出血、头痛,伴嗅觉减退,伴视力减退,无眼球运动障碍,无上睑下垂,无突眼,无复视、斜视,无面部麻木感,无面颊部疼痛,无张口困难,无颈部淋巴结肿大。于当地医院发现鼻腔新生物,为进一步就诊来我院。我院鼻部CT示:右侧鼻腔、筛窦、额窦较大肿块占位,并侵犯上颌窦口、眼眶、前颅底、后鼻孔等,稍涉及邻近左侧额窦及鼻腔顶,伴相应骨质破坏,恶性肿瘤表现。我院鼻部MRI示:右侧鼻腔、筛窦、额窦软组织肿块,侵犯上颌窦口、眼眶内侧及前颅窝,恶性肿瘤可能性大。我院活检病理结果:右鼻腔恶性肿瘤,形态上首先考虑嗅神经母细胞瘤。为进一步手术治疗拟诊"右侧鼻腔-前颅底嗅神经母细胞瘤"收治入院。发病以来,患者饮食食量下降,睡眠、大小便基本正常,体重尚无明显变化。

2. 既往史

既往无手术外伤史,无传染病和慢性疾病史,否认药物过敏史。喜烟嗜酒,抽烟30年,20支/天;饮酒30年,白酒0.25 kg/天。

3. 体格检查

T 36.8℃,P 88次/min,R 20次/min,BP 120 mmHg/80 mmHg。

神志清楚,对答自如,发音清晰。检查合作,自由体位。皮肤巩膜未见黄染。两肺呼吸音清,未闻及干湿啰音。HR 88次/min,律齐,各瓣膜区未闻及杂音。腹部平软,未见皮肤瘀斑,未见肠型及蠕动波。肝脾肋下未触及,双下肢无水肿。外鼻:无畸形。鼻黏膜充血。鼻中隔居中,无明显偏曲,无明显突起,双侧鼻中隔未见新生物及分泌物。双侧鼻甲无明显肥大。右侧鼻顶嗅裂区见新生物,触之易出血;左侧鼻道通畅,未见新生物及分泌物。后鼻孔未见新生物及分泌物。

4. 实验室及影像学检查

(1) 鼻部CT:右侧鼻腔、筛窦、额窦较大肿块占位,并侵犯上颌窦口、眼眶、前颅底、后鼻孔等,稍涉及邻近左侧额窦及鼻腔顶,伴相应骨质破坏,恶性肿瘤表现(见图24-1)。

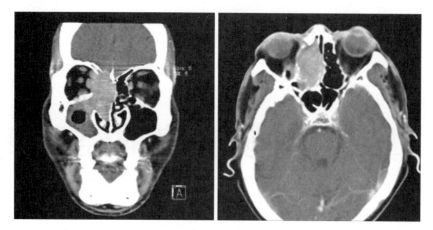

图 24-1　鼻部增强 CT:右侧中上鼻道、筛窦、额窦底部区软组织大肿块,侵犯上颌窦口、眼眶内侧肌锥外及前颅底,向后达后鼻孔区,向左侧过中线涉及左侧额窦及鼻腔顶嗅沟区,增强扫描中等强化,边界模糊不清,相应右侧筛窦、前颅底、眶内侧、鼻腔和鼻中隔等骨质吸收破坏

（2）鼻部 MRI:右侧鼻腔、筛窦、额窦软组织肿块,侵犯上颌窦口、眼眶内侧及前颅窝,恶性肿瘤可能性大。

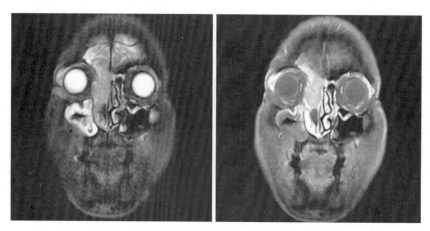

图 24-2　鼻部增强 MRI(左图 T_2WI,右图 T_1WI):右侧中上鼻道、筛窦、额窦区软组织肿块,侵犯上颌窦口、眼眶内侧肌锥外及前颅窝(颅内脑外),向后达后鼻孔区,伴相应鼻腔、鼻窦骨质破坏

（3）活检病理结果:右鼻腔恶性肿瘤,形态上首先考虑嗅神经母细胞瘤。

二、诊治经过

1. 初步诊断

右侧鼻腔-前颅底嗅神经母细胞瘤。

2. 诊治经过

我院鼻部 CT、MRI 检查示右侧鼻腔、筛窦、额窦及前颅底占位,伴骨质破坏,符合恶性肿瘤表现。于门诊行活检示:右鼻腔恶性肿瘤,形态上首先考虑嗅神经母细胞瘤。拟诊"右侧鼻腔鼻窦-颅底嗅神经母细胞瘤"收入院。

三、病例分析

1. 病史特点

(1) 中老年男性患者,右侧鼻腔出血、头痛,伴嗅觉减退,伴视力减退。

(2) 体格检查:右侧鼻顶嗅裂区见新生物。

(3) 影像学检查:①鼻部 MRI:右侧鼻腔、筛窦、额窦软组织肿块,侵犯上颌窦口、眼眶内侧及前颅窝,恶性肿瘤可能性大。②鼻部 CT:右侧鼻腔、筛窦、额窦较大肿块占位,并侵犯上颌窦口、眼眶、前颅底、后鼻孔等,稍涉及邻近左侧额窦及鼻腔顶,伴相应骨质破坏,恶性肿瘤表现。

(4) 病理检查:右鼻腔嗅神经母细胞瘤。

2. 诊断与诊断依据

(1) 诊断:右侧鼻腔鼻窦-颅底嗅神经母细胞瘤。

(2) 诊断依据:①中老年男性患者,右侧鼻腔出血、头痛,伴嗅觉减退,伴视力减退。②体格检查:右侧鼻顶嗅裂区见新生物。③影像学检查:鼻部 MRI 检查示右侧鼻腔、筛窦、额窦软组织肿块,侵犯上颌窦口、眼眶内侧及前颅窝,恶性肿瘤可能性大。鼻部 CT 检查示右侧鼻腔、筛窦、额窦较大肿块占位,并侵犯上颌窦口、眼眶、前颅底、后鼻孔等,稍涉及邻近左侧额窦及鼻腔顶,伴相应骨质破坏,恶性肿瘤表现。④病理检查:右鼻腔嗅神经母细胞瘤。

3. 鉴别诊断

嗅神经母细胞瘤:起源于嗅神经的神经外胚层。该肿瘤一般发生于鼻腔顶部、上壁及侧壁,病程进展较缓慢,呈局部侵袭性生长,可侵及筛窦、上颌窦、蝶窦和额窦,也可向眼眶、鼻咽部和颅内侵犯,可有淋巴结转移及远处转移。起病隐匿,临床表现无特异性,确诊主要依赖于病理检查。需与以下疾病作鉴别:

(1) 鼻息肉:多发于成年人,可发生在一侧或两侧鼻腔,表现为鼻塞、鼻分泌增多、嗅觉失灵及头疼等。鼻息肉系鼻黏膜受慢性刺激而发生的水肿肥厚,水肿组织向下垂坠而形成息肉。息肉的附着处多在鼻腔外侧壁,其形圆滑而有光泽,灰白色,如荔枝肉样;用探针触之,质软不易出血;用血管收缩剂后,不易使其缩小。将息肉切除送病理检验可作鉴别。

(2) 内翻性乳头状瘤:此病以男性发病率较高,多在中年患病,男女患者之比为(2～5):1。肿瘤好发于鼻腔外侧壁及副鼻窦,常为多发,外观呈颗粒状、乳头状或息肉状,红或紫红色。组织学特点为鳞状上皮或移行上皮向间质内呈指状伸入生长,形成大小不等的隐窝,其中有上皮细胞、白细胞及坏死组织;有些隐窝消失,形成细胞巢或细胞团;上皮细胞之间可见大量含糖原空泡及小黏液腺囊;上皮与其下的间质有完整的基底膜相隔,间质为纤维性或水肿结构,间有炎症细胞浸润。本病的临床表现依肿瘤大小而异,最常见的表现是鼻阻塞及鼻内肿块、鼻分泌物增多,部分患者有鼻衄、头面疼痛等。内翻性乳头状瘤具局部破坏性,容易复发,且有 10%～20% 癌变,绝大多数恶变为鳞状细胞癌。一般通过肿物活检可鉴别。此病的治疗以手术治疗为主。

(3) 鼻硬结症:多发于 30 岁左右,病变在鼻腔前部,表现为质硬的结节,伴有感染,鼻外部及上唇变硬、变形。病理特征为肉芽肿伴浆细胞浸润及异物巨细胞,有丰富的胶原纤维。通过肿物活检可鉴别。

(4) 鼻腔鼻窦恶性肿瘤:

① 鳞状上皮细胞癌:占绝大多数,都几乎每位鼻腔癌患者初诊时都有骨破坏,肿瘤可以从鼻腔进入上颌窦、筛窦,穿过纸样板入眼眶,侵犯前壁到鼻背或颊部软组织,亦可穿破硬腭而侵入口腔。

② 腺癌:包括小涎腺来源肿瘤。腺癌与鳞状细胞癌一样有相似的骨破坏和临床症状及过程。病理上分为高度恶性和低度恶性两类,前者预后极差。涎腺型肿瘤中以腺样囊性癌居多,好发于鼻腔上部,主要向眼眶及筛窦扩展,较常有血管神经侵犯而易于远处转移。

③ 恶性黑色素瘤：约占鼻腔副鼻窦癌1％。多见于鼻中隔(25％～50％)或中、下鼻甲,常向上颌窦扩展或突出鼻外。男女发病率之比相等,年龄高峰在40～60岁。黑色素瘤常表现为灰、蓝色或黑色息肉状肿块,常伴有周围卫星灶和颈部淋巴结转移。无色素性黑色素瘤常表现为单侧息肉样改变,因此,手术后全部息肉样物质均应送病理检查。

④ 淋巴网状细胞肿瘤：恶性淋巴瘤多发生自鼻腔后部,肿块较大,常向软腭及咽部扩展。包括三类：淋巴瘤性多发肉芽肿,髓外浆细胞瘤,非霍奇金氏淋巴瘤。

四、处理方案和基本依据

1. 治疗原则

嗅神经母细胞瘤治疗方法有单纯手术治疗、单纯放疗、手术结合放疗,目前主要采用以手术治疗为主的综合治疗。根据手术径路的不同分为鼻外径路手术和经鼻鼻内镜手术。

2. 具体处理措施

(1) 鼻内镜下见肿瘤充满右侧嗅裂,予切除部分肿瘤组织后,暴露右侧中鼻道、中鼻甲、钩突。切除右侧钩突、中鼻甲,常规开放右侧全组鼻窦,见肿瘤侵犯右侧眶纸板,切除右侧眶纸板及其上肿瘤组织(见图24-3)。

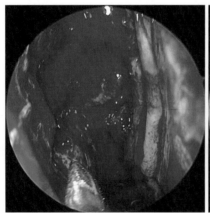 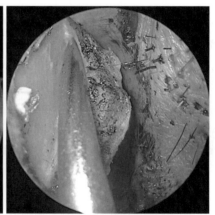

图24-3 开放右侧全组鼻窦　　　图24-4 取左侧鼻中隔黏膜瓣

(2) 切除左侧中鼻甲,常规开放左侧全组鼻窦,取左侧鼻中隔黏膜瓣备用(见图24-4)。

(3) 切除鼻中隔中、后段,磨除双侧额鼻嵴,充分暴露前颅底(见图24-5)。

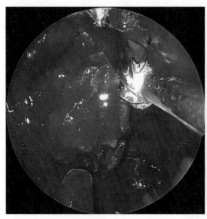 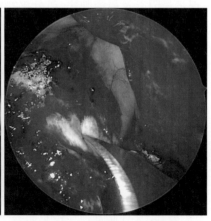

图24-5 电钻磨除左侧额鼻嵴,充分　　　图24-6 切开前颅底硬脑膜
　　　　　暴露肿瘤

（4）切除前颅底肿瘤组织，见硬脑膜被肿瘤侵犯，切除受侵犯硬脑膜（见图24-6、图24-7）。

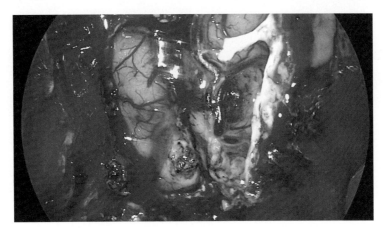

图24-7　切除前颅底肿瘤及受侵犯硬脑膜后，仔细检查无肿瘤组织残留

（5）取大腿阔筋膜修复颅底缺损处，外敷鼻中隔黏膜（见图24-8、图24-9）。

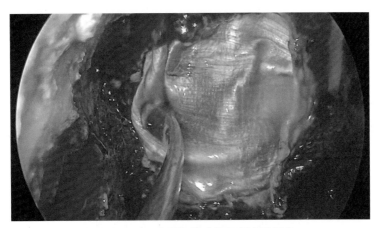

图24-8　取大腿阔筋膜修复颅底缺损处

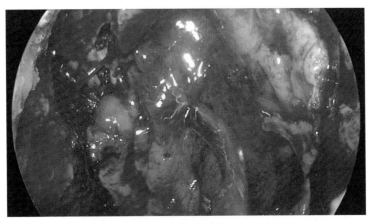

图24-9　取鼻中隔黏膜外敷于颅底缺损处

（6）术后放化疗：术后病理证实为嗅神经母细胞瘤，术后第一天增强MRI提示肿瘤基本切除干净（见图24-10）。根据治疗原则建议术后补充放化疗。

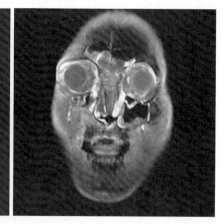

图 24-10 术后第一天增强 MRI(左图 T₂WI,右图 T₁WI)

与术前片比较,右侧鼻腔、额筛窦区肿块基本切除,目前术腔内见大量异常信号填充物,各序列均以低信号为主,并可见散在高信号灶,右眼内直肌轻度增粗,术腔表面或边缘可见强化黏膜,未见明显强化肿块

五、要点和讨论

1. 嗅神经母细胞瘤的诊断依据

根据病史和临床表现,结合鼻内镜检查、鼻部增强 CT 和/或 MRI 检查,组织病理结果可确诊。

(1)病史和临床表现:中老年男性患者,有鼻塞、涕中带血、鼻出血、嗅觉下降、视力下降等。

(2)辅助检查:鼻内镜示鼻腔新生物。

(3)颈部增强 CT 和/或 MRI:鼻腔鼻窦、前颅底占位,伴有骨质破坏。

(4)病理检查:送检组织为嗅神经母细胞瘤。

2. 嗅神经母细胞瘤的治疗措施

嗅神经母细胞瘤治疗有单纯手术治疗、放疗、手术结合放疗,但化疗的作用不能确定,尚没有标准的化疗方案。目前主要采用以手术治疗为主的综合治疗。根据手术径路的不同分为鼻外径路手术和经鼻鼻内镜手术。鼻外径路手术(面中掀翻,鼻侧切开)径路宽阔,术野清晰,能够充分暴露肿瘤边界;其缺点除了面部遗留瘢痕和可能导致畸形外,部分病例还可引起以下围手术期及术后并发症:持续的脑脊液漏、额瓣脓肿、颅腔积气、硬膜下血肿并感染、前额骨盖坏死、额窦黏液囊肿、泪道狭窄和单侧失明。鼻内径路手术。经鼻内径路切除前颅底恶性肿瘤具有以下优点:①能非常好的窥视整筛窦区域,尤其是前筛区和蝶窦;②保留了向外的骨性边界,减少了囊肿形成的可能性,避免了对年轻患者面部、颅骨发育的影响;③自额窦后壁下部至蝶骨平面中部、侧面至纸板的脑膜缺损均可经此径路于显微镜或内镜下进行修复;④避免了面部瘢痕与畸形。术前放疗,可以有效地缩小肿瘤体积,使较大的肿瘤能够在鼻内镜下完整切除。术后放疗可以降低肿瘤复发,提高疗效。

临床一般采用 Kadish 分期,根据肿瘤累及范围将病变分为三期:A 期为肿瘤限于鼻腔;B 期肿瘤累及一个或多个副鼻窦;C 期肿瘤超出这些范围。多数学者认为嗅神经母细胞瘤的预后与 Kadish 分期有关。据统计该病 A、B、C 期的 5 年生存率分别为 75%、68% 和 41%。

六、思考题

1. 鼻腔-前颅底肿瘤的诊断和手术治疗要点有哪些？
2. 对考虑鼻腔-前颅底肿瘤的患者，术前需做哪些检查明确诊断？
3. 通过本案例的分析你对鼻腔-前颅底肿瘤的手术治疗有何认识？

七、推荐阅读文献

1. Buohliqa，L.，et al.，Possible esthesioneuroblastoma metastasis to paranasal sinuses：Clinical report and literature review [J]. Head Neck，2015.

2. Ejaz，A，B. M. Wenig. Sinonasal undifferentiated carcinoma：clinical and pathologic features and a discussion on classification，cellular differentiation，and differential diagnosis [J]. Adv Anat Pathol，2005. 12(3)：134 - 43.

3. Dulguerov，P，A. S. Allal，et al. Esthesioneuroblastoma：a meta-analysis and review [J]. Lancet Oncol，2001. 2(11)：683 - 90.

（王德辉　孙希才）

案例 25

外耳道异物

一、病历资料

1. 现病史

患者,女,21岁,因"左侧误入耳扣异物10天,伴外耳道出血3天"入院。患者10天前不慎将耳扣塞入左侧外耳道,有耳部胀痛,无耳鸣,有耳道流血性液体,无听力下降,无反射性咳嗽,无眩晕,偶有头痛,无恶心呕吐。3天前于当地医院就诊,尝试异物取出失败并致外耳道破溃出血。今日就诊于我院急诊,再次试取异物,患者疼痛配合差,异物未取出。耳内镜检查示左耳道深处前下耳扣样异物,耳道有血痂。为进一步治疗,拟"左侧外耳道异物"收入院。发病以来,患者神志清,精神可,胃纳可,夜眠一般,大小便自解,体重无明显变化。

2. 既往史

既往无手术外伤史,无传染病和慢性疾病史,否认有药物过敏史。

3. 体格检查

T 37℃,P 70次/min,R 20次/min,BP 107 mmHg/56 mmHg。

神志清楚、对答切题、发音清晰,检查合作,自由体位。皮肤巩膜未见黄染。两肺呼吸音清,未闻及干湿啰音。HR 70次/min,律齐,律齐,各瓣膜区未闻及杂音。腹部平软,未见皮肤瘀斑,未见肠型及蠕动波。肝脾肋下未触及,双下肢无水肿,左侧外耳道深部前下见异物和血痂,右耳道畅,鼓膜标志清楚。双侧扁桃体Ⅰ度肿大,双侧下鼻甲肿大,中鼻道内少量黏性分泌物。

4. 实验室及影像学检查

硬性耳内镜检查示:左侧耳道深部前下耳扣样异物,耳道血痂(见图25-1)。

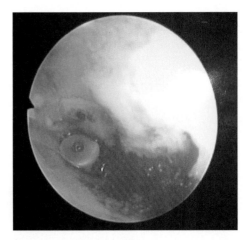

图25-1 左耳道深处前下方耳扣样异物伴有血痂

二、诊治经过

1. 初步诊断

左侧外耳道异物。

2. 诊治经过

患者10天前不慎将耳扣塞入左侧外耳道,有耳部胀痛,无耳鸣,有耳道流血性液体,无听力下降,无反射性咳嗽,无眩晕,偶有头痛,无恶心呕吐。3 天前于当地医院就诊,尝试异物取出失败并致外耳道破溃出血。今日就诊于我院急诊,再次拭取异物,患者疼痛配合差,异物未取出。耳内镜检查示左耳道深处前下耳扣样异物,耳道有血痂。

三、病例分析

1. 病史特点
(1) 外耳道误入异物史。
(2) 外耳道检查可见耳扣样异物。
(3) 在外院就诊尝试取异物失败,并出现耳道出血。
(4) 体检和辅助检查:硬性耳内镜检查示左侧耳道深部前下耳扣样异物,耳道血痂。

2. 诊断与诊断依据
(1) 诊断:左侧外耳道异物。
(2) 诊断依据:①左侧误入耳扣异物 10 天。②体检发现:左外耳道深处耳扣样异物伴有血痂。③硬性耳内镜检查示:左侧耳道深部前下耳扣样异物,耳道血痂。

3. 鉴别诊断
(1) 外耳道炎症:①儿童急性外耳道炎有游泳等耳道进水史。②耳道剧痛,听力下降。③耳镜检查耳道充血,耳道内多糊状湿性耵聍。

(2) 外耳道胆脂瘤:①耳内堵塞感,耳鸣,听力下降。②如继发感染可有耳痛,头痛,外耳道有分泌物,有臭味。③外耳道深部为白色或黄色胆脂瘤堵塞,其表面可见肉芽。④颞骨 CT 扫描可见耳道软组织阻塞,耳道骨壁有侵袭。

(3) 外耳道耵聍栓塞:①外耳道内可见黄色、棕褐色或黑色团块样物阻塞。②耳道内黄色糊状物阻塞。③可有耳闷塞感、耳痒或听力减退,遇水膨胀可导致突发性听力下降。

(4) 外耳道湿疹:①耳痒明显,小儿会不停地搔抓耳部。②可有耳内流水。③继发感染时有耳痛。④外耳斑点状红疹、丘疹、水疱、糜烂、浆液性渗出、黄色结痂。

(5) 外耳道真菌:①耳痒明显。②外耳道潮湿、阻塞感。③继发感染时有耳痛、听觉障碍、耳鸣等。④外耳道内可见白色霉菌样物,团块样或菌丝样物。⑤外耳道分泌物培养或涂片可见真菌生长。

(6) 外耳道疖肿:①耳痛明显,牵拉耳廓或压耳屏时疼痛加剧。②外耳道软骨部皮肤可见局限性充血、肿胀、有压痛,有时可见黄白色脓点,破溃后有黏稠脓液流出。③严重者耳后淋巴结肿大或耳后转组织肿胀、充血。

(7) 外耳道乳头状瘤:①耳阻塞感、耳痒或听力减退。②挖耳出血或挖出"肉块"样物。③继发感染可有耳痛、流脓、流血等。④体检见外耳道内大小不等的单发或多发、表面粗糙不平,带蒂或不带蒂的棕黄色肿物,触之较硬,多数基地宽广。⑤活检后病理可以确诊。

根据患者病史、体征及客观检查的特点可排除外耳道其他疾病。

外耳道异物可能性大。

四、处理方案和基本依据

1. 治疗原则
根据异物性质、形状和位置的不同,采取不同的取出方法。
(1) 外耳道异物并发急性炎症时,可先抗感染治疗后再取出异物,若异物影响炎症消退,可在消炎过程中酌情取出。

（2）外耳道异物并发鼓膜穿孔时，避免局部滴耳液治疗和外耳道冲洗取异物，保持外耳道干燥，可以全身抗生素治疗。

2. 具体处理措施

（1）夹取法：扁形、昆虫类、棉球、纸团、不规则异物等。活动性昆虫类异物，可以先将昆虫麻醉后用镊子夹出或耳道冲洗排出。

禁忌：圆球形异物。

（2）冲洗法：小的昆虫类、质轻而细小异物等。

禁忌：遇水膨胀、易起化学反应、锐利的异物，以及有鼓膜穿孔者。

（3）粘出法：质轻而细小异物。

（4）钩取法：圆球形异物、棉球、谷类、果核、不规则异物等。异物位置未越过外耳道峡部，未塞紧外耳道者，可用耵聍钩钩出。

（5）吸引法：质轻而细小异物。

（6）手术法：小孩不配合者，或异物较大，外耳道深部嵌顿较紧，局麻不能配合取出，需要全麻取异物，必要时做耳内或耳后切口。

五、要点和讨论

1. 外耳道异物的诊断依据

根据病史和临床表现，结合体格检查和电耳镜结果，基本可以确诊。

（1）病史和临床表现：耳道异物史。

（2）体检：耳道内见异物，可有外耳道皮肤肿胀或血痂。

（3）耳内镜检查：明确外耳道异物位置和形状特点。

2. 治疗措施

（1）根据异物性质、形状和位置的不同，采取不同的取出方法尽快将异物取出。

（2）并发急性炎症时，可先抗感染治疗后再取出异物，若异物影响炎症消退，可在消炎过程中酌情取出。

（3）并发鼓膜穿孔，避免局部滴耳液治疗和外耳道冲洗取异物，保持外耳道干燥，可以全身抗生素治疗。

3. 外耳道异物入耳的预防与调护

（1）发现异物入耳后，应及时到医院由专科医生取出，不要自行挖取，以免将异物推向外耳道深部或造成皮肤损伤或鼓膜穿孔。异物取出后，外耳道应保持干燥与清洁。

（2）戒除挖耳恶习，以免断棉签、火柴棒等物遗留耳内。

（3）教育儿童不要将细小物体放入耳中。

（4）野外露宿或夏天睡觉时应加强防护，以防昆虫误入耳窍。

六、思考题

1. 外耳道异物入耳的治疗原则是什么？
2. 简述不同异物常用的取出方法？

七、推荐阅读文献

黄选兆，汪吉宝，孔维佳. 实用耳鼻咽喉头颈外科学[M]. 2版. 北京：人民卫生出版社. 2008：841 - 842.

（任冬冬）

外伤性鼓膜穿孔

一、病历资料

1. 现病史

患者,男性,23岁,因"左耳痛伴耳内流血、听力下降1h"入急诊。患者1h前与人争执被人扇耳光,致左耳痛伴耳内流血、听力下降,急诊来我科诊治。

2. 既往史

既往无手术外伤史,无传染病和慢性疾病史,否认有药物过敏史。

3. 体格检查

T 37.1℃, P 72次/min, R 24次/min, BP 130 mmHg/70 mmHg。

神志清楚,对答切题,检查合作,自主体位。皮肤巩膜未见黄染。两肺呼吸音清,未闻及干湿啰音。HR 72次/min,律齐,各瓣膜区未闻及杂音。腹部平软,未见皮肤瘀斑,未见肠型及蠕动波。肝脾肋下未触及,双下肢无水肿,双侧耳廓外观正常,右侧外耳道通畅,鼓膜标志清,未见穿孔,左侧外耳道底壁可见血迹,鼓膜前下方可见三角形裂隙样穿孔,穿孔周边略有充血,可见少量血迹,鼓室内干燥,黏膜无明显肿胀。

4. 实验室及影像学检查

(1) 耳内镜示左侧鼓膜前下象限裂隙样穿孔(见图26-1)。

(2) 纯音测听示右耳听力正常,左耳传导性听力下降,气导平均听阈为30 dB,气骨导差约10～15 dB。

(3) 声阻抗示右侧"A"型曲线,左侧无法引出。

(4) 颞骨薄层CT示双侧乳突气房气化良好,听骨链无断裂,左侧鼓膜不连续。

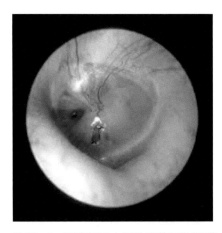

图26-1 耳窥镜示左侧鼓膜前下象限裂隙样穿孔

二、诊治经过

1. 初步诊断

左侧外伤性鼓膜穿孔。

2. 诊治经过

患者来院前1h被人扇耳光,导致左耳痛伴耳内流血、听力下降,遂至我科就诊。经耳内镜、听力学及 CT 检查,发现左侧外伤性鼓膜穿孔,给予口服抗生素(头孢拉定)对症治疗,保持耳部干燥,2 周后随访。2 周后复诊时可见穿孔基本愈合,前下象限可见半透明愈合膜,较正常鼓膜菲薄。

三、病例分析

1. 病史特点

(1)患者有明确外伤史。

(2)症状为左耳痛、耳内流血、听力下降。

(3)体检发现左侧外耳道底壁可见血迹,鼓膜前下方可见三角形裂隙样穿孔,穿孔周边略有充血,可见少量血迹,鼓室内干燥,黏膜无明显肿胀。

(4)辅助检查:①耳内镜示左侧鼓膜前下象限裂隙样穿孔;②纯音测听示右耳听力正常,左耳传导性听力下降,气导平均听阈为 30 dB,气骨导差约 10~15 dB;③声阻抗示右侧"A"型曲线,左侧无法引出;④颞骨薄层 CT 示双侧乳突气房气化良好,左侧鼓膜不连续。

2. 诊断与诊断依据

(1)诊断:左侧外伤性鼓膜穿孔。

(2)诊断依据:

① 患者有明确外伤史。

② 症状为左耳痛、耳内流血、听力下降。

③ 体检发现左侧外耳道底壁可见血迹,鼓膜前下方可见三角形裂隙样穿孔,穿孔周边有充血,可见少量血迹,鼓室内干燥,黏膜无明显肿胀。

④ 辅助检查:a. 耳内镜示左侧鼓膜前下象限裂隙样穿孔;b. 纯音测听示右耳听力正常,左耳传导性听力下降,气导平均听阈为 30 dB,气骨导差约 10~15 dB;c. 声阻抗示右侧"A"型曲线,左侧无法引出;d. 颞骨薄层 CT 示双侧乳突气房气化良好,左侧鼓膜不连续。

3. 鉴别诊断

(1)陈旧性鼓膜穿孔:①患者既往有反复耳流脓史,无近期外伤史。②查体示鼓膜穿孔,呈圆形或卵圆形,周边无新鲜血迹,可有慢性充血、鼓室干燥或潮湿。

(2)急性化脓性中耳炎:①起病急,在穿孔前全身症状较明显,可有畏寒、发热、倦怠、食欲减退,穿孔后体温逐渐下降,全身症状明显减轻。②常伴有耳痛、耳鸣、听力减退和耳漏,耳漏初为浆液血性,以后变为黏液脓性或脓性。③查体示穿孔常位于鼓膜紧张部,如穿孔小如针尖,可见穿孔处有闪烁搏动亮点,即"灯塔征",分泌物从穿孔处涌出。乳突尖和鼓窦区可有压痛。④听力检查示传导性听力。

(3)慢性化脓性中耳炎:①无近期耳外伤史,以间歇性或持续性耳流脓、听力下降、耳鸣为临床症状。②查体示鼓膜穿孔,一般位于紧张部,个别可延及松弛部,圆形或卵圆形,慢性充血,无新鲜血迹。③听力学检查示轻到中度传导性听力下降或混合型听力下降,或感音神经性听力下降。④颞骨 CT 可见乳突炎症或乳突内黏膜增厚。

四、处理方案和基本依据

1. 保守治疗

(1)预防继发感染:抗生素滴耳(氧氟沙星滴耳剂),口服抗生素(头孢类抗生素等)。

(2)保持耳部干燥,避免进水和使用滴耳药物。

2. 手术治疗

（1）急诊手术：封闭卵圆窗、修复鼓膜。适用于合并感音神经性耳聋、眩晕患者，疑有镫骨足板骨折、内陷或外淋巴漏的患者。

（2）后期手术：鼓膜成形术。适用于外伤性鼓膜穿孔后 4 月仍未能愈合的患者。

五、要点和讨论

1. 外伤性鼓膜穿孔的诊断依据

根据病史和临床表现，结合查体和听力学检查结果，必要时做颞骨 CT 检查而确诊。

（1）患者有明确外伤史。

（2）症状为耳痛、耳内流血、听力下降。

（3）体检发现鼓膜三角形裂隙样穿孔，穿孔周边有充血和新鲜血迹。

（4）辅助检查：①耳内镜有助于观察穿孔形态；②纯音测听示患侧传导性听力下降；③患侧声阻抗无法引出；④颞骨薄层 CT 示鼓膜不连续，但并非必需依据。

2. 治疗措施

（1）保守治疗：预防继发感染（抗生素滴耳、口服）；保持耳部干燥。多数外伤性鼓膜穿孔在保守治疗后 4 个月内痊愈。

（2）手术治疗：①急诊手术：封闭卵圆窗、修复鼓膜。适用于合并感音神经性聋、眩晕患者，疑有镫骨足板骨折、内陷或外淋巴漏的患者。②鼓膜成形术。适用于外伤性鼓膜穿孔后 4 月仍未能愈合的患者。

六、思考题

1. 外伤性鼓膜穿孔诊断特点是什么？

2. 通过本案例的分析你对外伤性鼓膜穿孔治疗有何总结？

七、推荐阅读文献

1. 黄选兆. 汪吉宝. 孔维佳. 实用耳鼻咽喉头颈外科学[M]. 2 版. 北京：人民卫生出版社，2008：848 - 870.

2. 孙建军. 耳外科学[M]. 3 版. 北京：北京大学医学出版社. 2013. 99 - 109.

（杨　军　张治华）

案例 27

先天性耳前瘘管

一、病历资料

1. 现病史

患儿,男性,7岁,因"左侧耳前瘙痒红肿疼痛1周"入院。患者1周前无明显诱因出现左侧耳前皮肤瘙痒,挤压后不久出现疼痛红肿情况,在当地医院使用外涂药物和口服抗生素药物后有所好转,但肿胀没有减轻。1年前曾有左耳前疼痛红肿,但是很快好转。发病以来,患者饮食、睡眠、大小便基本正常,体重无明显变化。

2. 既往史

既往无手术外伤史,无传染病和慢性疾病史,否认有药物过敏史,出生即有左耳前小孔,其父亲亦有耳前小孔。

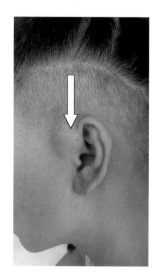

图27-1 左耳前皮肤小孔及周围皮肤肿胀（箭头显示瘘口）

3. 体格检查

T 36.7℃, P 85 次/min, R 24 次/min, BP 90 mmHg/65 mmHg。

神志清楚,对答切题,发音清晰,检查合作,自由体位。皮肤巩膜未见黄染。两肺呼吸音清,未闻及干湿啰音。HR 85 次/min,律齐,各瓣膜区未闻及杂音。腹部平软,未见皮肤瘀斑,未见肠型及蠕动波。肝脾肋下未触及,双下肢无水肿。双侧耳廓无畸形,对称,双侧外耳道通畅,双侧鼓膜正常。左耳屏前上 0.5 mm 处有一针眼大皮肤开口,内有豆渣样物,周围皮肤充血隆起,尚无波动感,触痛轻,皮温高,肿胀范围仅涉及前下部分耳廓(见图 27-1)。双侧鼻甲无肿大,中、下鼻道清洁。双侧扁桃体Ⅰ度肿大,口咽部及扁桃体无红肿,会厌无红肿,下咽部无异常,双侧声带活动好。

4. 实验室及影像学检查

血常规:WBC 10.0×10^9/L, N 80%,提示细菌感染。

二、诊治经过

1. 初步诊断

先天性耳前瘘管感染(左侧)。

2. 诊治经过

患儿1周前无明显诱因出现左侧耳前皮肤瘙痒,挤压后第二天出现疼痛红肿情况,遂到当地医院就诊,给予外涂药物和口服抗生素药物后有所好转,三天后停药,但是肿胀没有减轻,仍然偶发疼痛,为求进一步诊治前来专科医院就诊。

三、病例分析

1. 病史特点

(1) 儿童患者,出生即有耳前皮肤小孔,其父亲也有,既往有感染史。

(2) 瘙痒挤压后出现疼痛红肿情况。

(3) 查体和辅助检查:①左耳屏前上 0.5 mm 处有一针眼大皮肤开口,内有豆渣样物,周围皮肤充血隆起,尚无波动感,触痛轻,皮温高,肿胀范围仅涉及前下部分耳廓。②血常规:WBC 10.0×10^9/L, N 80%,提示细菌感染。

2. 诊断与诊断依据

(1) 诊断:先天性耳前瘘管感染(左侧)。

(2) 诊断依据:①患儿,7 岁,左耳前皮肤小孔周围肿痛 1 周;②其父有相似皮肤小孔,既往有感染史;③左耳屏前上 0.5 mm 处有一针眼大皮肤开口,内有豆渣样物,周围皮肤充血隆起,尚无波动感,触痛轻,皮温高,肿胀范围仅涉及前下部分耳廓。④血常规:WBC 10.0×10^9/L, N 80%,提示细菌感染。

3. 鉴别诊断

皮肤疖肿:

(1) 无耳前先天皮肤小孔史,此点最为重要。

(2) 感染严重时也有皮肤小孔,但疖肿破溃后形成的边缘不规则的小孔与耳前瘘管边缘光滑的皮肤自然小孔不一致。

(3) 皮肤疖肿因为来源于毛囊因此皮下肿块与皮肤粘连,而先天性耳前瘘管虽然有瘘管连通皮肤但是不与皮肤粘连。

四、处理方案和基本依据

1. 治疗原则

局部和全身应用抗生素,局部理疗,症状控制后手术切除。如果脓肿形成,切开排脓,创面愈合消肿后手术切除。

2. 具体处理措施

(1) 非手术治疗:局部热敷促进血液流通,应用抗生素软膏或酒精等涂抹。如症状较重加用口服抗生素。

(2) 手术治疗:感染控制后,由于会反复感染,尽早手术完整切除,勿残留,否则易复发。防止残留的关键是切除时避免破坏瘘管,务必将与瘘管相连的耳廓软骨切除部分。手术采用局麻或全麻。

五、要点和讨论

1. 先天性耳前瘘管的诊断依据

根据病史和临床表现而确诊。

(1) 病史和临床表现:患儿,7 岁,左耳前皮肤小口周围肿痛 1 周,其父有相似皮肤小孔,既往有感染史。

(2) 体检:左耳屏前上 0.5 mm 处有一针眼大皮肤开口,内有豆渣样物,周围皮肤充血隆起,尚无波动感,触痛轻,皮温高,肿胀范围仅涉及前下部分耳廓。

（3）血常规:WBC 10.0×10^9/L, N 80%,提示细菌感染。

2. 先天性耳前瘘管的变异性

对于先天性耳前瘘管,多数情况下比较简单,但是临床上常常会遇到比较棘手的情况,需要临床医生认真仔细地进行检查。

首先,应该明确耳前瘘管的内口在哪里,尽管多数情况下止于耳轮脚软骨和颞肌筋膜,但是常有内口位于外耳道内的情况,此时处理相对复杂,应该彻底切除。外耳道皮肤开口切除后,保持无菌即可,不需要缝合。

其次,瘘管的行程和分支多数不复杂,但是也有行程绕过面神经或沿着鼓骨下缘深入的情况,对于病变比较复杂的情况,应该进行 MRI 检查(见图 27-2)或从瘘管口注入造影剂 MRI 检查进行良好的术前评估,术中必要时监测面神经。

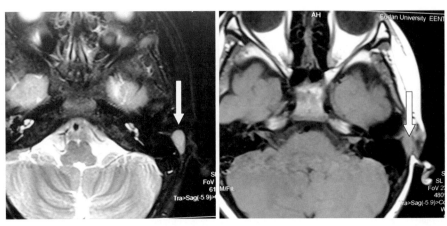

图 27-2　比较复杂的耳前瘘管 MRI(左图为 T_2 加权像,右图为 T_1 加权像,箭头显示左侧
耳前瘘管深入到乳突表面)

3. 治疗措施

多数先天性耳前瘘管的早期感染可以通过局部和全身用药而得到很好的控制,不至于形成脓肿。一旦形成脓肿多数需要切开排脓反复换药才能控制感染。感染一旦控制,皮肤愈合后尽早手术切除。

对于无感染迹象的耳前瘘管可以在预防感染的情况下进行观察。

六、思考题

1. 先天性耳前瘘管的合理处理策略是什么?
2. 脓肿形成后切开排脓依据的是外科操作的什么原则?
3. 先天性耳前瘘管手术是否会造成面瘫?
4. 先天性耳前瘘管手术残留的原因是什么?

七、推荐阅读文献

黄选兆,汪吉宝,孔维佳. 实用耳鼻咽喉头颈外科学[M]. 2 版. 北京:人民卫生出版社,2008:829-830.

（韩　朝）

耳廓化脓性软骨膜炎

一、病历资料

1. 现病史

患者,女性,67 岁,因"鼓室成形术后 2 月,耳廓红肿、胀痛 1 月余"就诊。患者 2 月前在他院行左侧中耳炎鼓室成形手术,术后病情稳定,住院 1 周后出院。出院 1 个月内略有左侧耳部酸胀感,耳道内有淡黄色液体流出,伴耳闷胀感,余无不适。出院 1 月后渐感术耳胀痛,并出现耳廓红肿,有逐渐加重的趋势,耳道内分泌物亦逐渐增多,不伴发热、头疼、头晕、恶心、呕吐等症状,发病以来,饮食、睡眠、大小便基本正常,体重无明显变化。

2. 既往史

既往糖尿病史,长期注射胰岛素,血糖控制可。无外伤史,无传染病史,否认药物过敏史。

3. 体格检查

T 36.7℃, P 70 次/min, R 18 次/min, BP 140 mmHg/90 mmHg。

神志清楚、对答切题、发音清晰,检查合作,自由体位。皮肤巩膜未见黄染。两肺呼吸音清,未闻及干湿啰音。HR 70 次/min,律齐,各瓣膜区未闻及杂音。腹部平软,未见皮肤瘀斑,未见肠型及蠕动波。肝脾肋下未触及,双下肢无水肿,双侧扁桃体Ⅰ度肿大,双侧下鼻甲肿大,中鼻道内少量黏性分泌物。喉部结构清晰,未见红肿及新生物。右侧外耳道通畅,右耳鼓膜完整标志清,无鼓室积液。左耳廓弥漫性肿胀增厚,略有波动感,左耳道内皮肤肿胀,可见明胶海绵及淡黄色分泌物,鼓膜暴露不清(见图 28 - 1)。

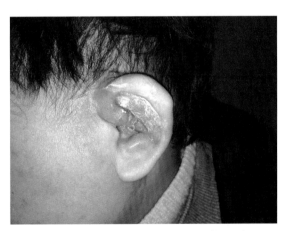

图 28 - 1 耳廓中上部弥漫性充血、肿胀、增厚

4. 实验室及影像学检查

(1) 耳廓肿胀明显部位穿刺抽液,有脓性液体,需做细菌培养和药敏实验。

(2) 空腹血糖检查:14 mmol/L,血钾等电解质指标正常。

二、诊治经过

1. 初步诊断

左侧耳廓化脓性软骨膜炎。

2. 诊治经过

患者 2 月前在他院行左侧中耳炎鼓室成形手术,术后病情稳定,住院 1 周后出院。出院 1 个月内略有左侧耳部酸胀感,耳道内有淡黄色液体流出,伴耳闷胀感,余无不适。出院 1 月后渐感术耳胀痛,并出现耳廓红肿,有逐渐加重的趋势,耳道内分泌物亦逐渐增多。

三、病例分析

1. 病史特点

(1) 老年患者,发病前有长期糖尿病病史。

(2) 左侧中耳炎手术史 2 月,出现术耳耳廓红肿、胀痛 1 月。

(3) 病程 2 个月。

(4) 查体和辅助检查:左侧耳廓弥漫性增厚,有轻度的波动感,耳道皮肤肿胀,耳道内见明胶海绵及渗出物。左侧耳廓肿胀明显部位穿刺有脓性液体。空腹血糖检查:14 mmol/L。

2. 诊断与诊断依据

(1) 诊断:左侧化脓性软骨膜炎。

(2) 诊断依据:①有中耳炎鼓室成形术,术中切除部分耳甲腔软骨病史,有长期糖尿病病史,手术 1 月后术耳耳廓逐渐出现肿厚胀痛感染症状。②体检患耳弥漫性肿厚、隆起、触痛,耳道肿胀,术腔有明胶海绵及渗出物(见图 28 - 1)。③耳廓肿胀明显隆起部位穿刺有脓性液体。

3. 鉴别诊断

(1) 浆液性软骨膜炎:①多有蚊虫叮咬、搓耳、外伤挤压等病史。②耳廓无胀痛感,无发热等全身症状。③耳廓检查见耳廓某一部位出现局限性隆起,波动感明显,无触痛,皮肤无充血肿胀,多位于耳廓内侧面,皮肤色泽正常。

(2) 耳廓肿瘤:①耳廓肿瘤多有局限性的新生物突起,结节状或皮肤溃破,有逐渐增大的趋势。②如基底细胞癌皮肤溃破可伴发轻度皮肤感染,有渗出物。③耳廓无弥漫性红肿、增厚,无波动感。

(3) 耳廓疖肿、皮脂腺囊肿感染:①耳廓疖肿感染部位多局限红肿,成熟后可有血脓排出。②皮脂腺囊肿感染多局限耳垂软组织部位,可有局限硬结伴触痛,溃破可有血脓及干酪样物排出。

(4) 病毒性耳廓感染:①耳廓可出现弥漫充血肿胀,但很少进一步化脓感染。②耳廓皮肤表面不久出现数粒或散在粟粒小丘疹,进一步发展成水疱血疱,溃破可有分泌物,短期内结痂,耳廓肿胀逐渐消退,耳廓软骨极少坏死变形。

(5) 耳前瘘管感染或鳃裂瘘管感染伴发耳廓感染:①耳前瘘管感染多有耳轮脚外侧或耳道口上方瘘口,感染局限或弥漫性红肿,常化脓需切开引流,不做手术易反复发作,伴随耳廓感染可出现耳廓红肿。②鳃裂瘘管感染常出现耳廓后下乳突尖部位隆起,皮肤红肿,常化脓也需切开排脓,偶尔耳道下壁有瘘口脓液溢出,不做手术易反复发作。感染加重可伴发耳廓感染。

四、处理方案和基本依据

1. 治疗原则

综合治疗,包括切开耳廓肿胀皮肤,清除耳廓积脓及坏死软骨,彻底引流通畅,敏感抗生素应用控制感染,以及控制糖尿病等相关疾病。

2. 具体处理措施

(1)非手术治疗:耳廓感染初期尚未形成脓肿及软骨坏死,穿刺抽液无渗出物,积极应用敏感抗生素及适量激素,若耳廓感染红肿等症状逐渐好转可不需切开引流。

(2)手术治疗:在局麻下行术耳耳廓脓肿切开引流,并清除坏死的软骨,图28-2显示切开引流后软骨部分缺损后的耳廓变形。术后继续敏感抗生素的应用及糖尿病的控制。

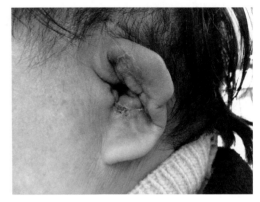

图28-2　耳廓切开引流恢复中的耳廓,皱缩变形,部分红肿

五、要点和讨论

1. 化脓性软骨膜炎的诊断依据

根据外伤或手术等诱发病史和临床表现,结合体检耳廓肿胀红肿的结果,并结合耳廓穿刺的结果可确诊。

(1)病史和临床表现:常有耳廓外伤或耳廓手术病史,有耳胀痛、肿胀隆起症状,部分老年患者、糖尿病患者易发。

(2)查体:耳廓弥漫性肿胀隆起,有触痛,脓液形成可有轻微波动感,或波动感不甚明显。

(3)耳廓肿胀隆起明显的部位穿刺有脓液可确诊。

(4)化脓性软骨膜炎诊断的金标准是耳廓弥漫性肿胀加穿刺或切开有脓液及软骨坏死。

(5)穿刺脓液进行细菌培养及药敏实验非常重要,可根据结果调整应用敏感抗生素。

2. 治疗措施

多数化脓性软骨膜炎须手术切开引流,应用敏感抗生素,治疗数周到数月不等。

(1)病因治疗:积极预防诱发因素,防止耳廓外伤、挫伤,手术切除部分软骨需软组织覆盖软骨切缘,防止切缘裸露术腔。积极控制糖尿病等诱发因素。

(2)控制感染:应用敏感抗生素、初期未化脓时可加用糖皮质激素,耳廓脓肿切开引流,清除坏死软骨。抗生素治疗初期可联合应用头孢他啶及喹诺酮类药物,待细菌培养结果及药敏实验结果出来后再重新选择敏感抗生素。

(3)耳廓切开排脓需切除已坏死的软骨,尽量保持耳廓一侧的皮肤完整,个别情况下需多次切开排脓,清除坏死软骨。引流口要通畅,换药时若肿胀未完全消退并仍有分泌物,仍需保持引流口的通畅,防止引流口封闭。

(4)成人手术切开排脓可在局麻下进行,因疼痛不配合的患者或小儿手术于全麻下进行。耳廓软骨膜炎切开引流清除坏死软骨后部分患者耳廓会出现不同程度的变形。

六、思考题

1. 化脓性软骨膜炎的诊断和治疗规范有哪些?
2. 化脓性软骨膜炎需要和哪些耳廓感染性疾病进行鉴别?
3. 通过本案例的分析你对化脓性软骨膜炎的治疗有何认识?

七、推荐阅读文献

黄选兆,汪吉宝,孔维佳.实用耳鼻咽喉头颈外科学[M].2版.北京:人民卫生出版社,2008:840.

(王开仕)

急性外耳道炎

一、病历资料

1. 现病史

患者，男性，25岁，因"左耳疼痛并发热1天"就诊。患者两天前游泳后觉左耳疼痛并发热一天。牵拉耳廓时觉疼痛更为明显。否认耳闷、耳道流液、耳鸣。发病后自测体温38.3℃。自服头孢治疗后症状未明显好转，遂前来就诊。发病以来，患者食欲减退，睡眠、大小便基本正常，体重无明显变化。

2. 既往史

既往无手术外伤史，无传染病和慢性疾病史，否认有药物过敏史。

3. 体格检查

T 38.3℃，P 100 次/min，R 24 次/min，BP 120 mmHg/65 mmHg。

神志清楚、对答切题、发音清晰，检查合作，自由体位。皮肤巩膜未见黄染。两肺呼吸音清，未闻及干湿啰音。HR 100 次/min，律齐，各瓣膜区未闻及杂音。腹部平软，未见皮肤瘀斑，未见肠型及蠕动波。肝脾肋下未触及，双下肢无水肿。双侧外耳道通畅，左外耳道弥漫性充血并肿胀狭窄，鼓膜标志尚清晰（见图 29-1）。右耳鼓膜标志清晰。双侧扁桃体Ⅰ度肿大，口咽部无明显充血，双侧鼻部检查未见明显异常。

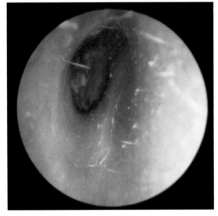

图 29-1 左侧急性外耳道炎(耳道充血肿胀)

4. 辅助检查

（1）血常规示 WBC 12.0×10^9/L，N 75.4%。

（2）纯音测听提示双耳听力正常。

二、诊治经过

1. 初步诊断

左侧急性外耳道炎。

2. 诊治经过

两天前游泳后觉左耳疼痛并发热一天。牵拉耳廓时觉疼痛更为明显。否认耳闷、耳道流液、耳鸣。发病后自测体温38.3℃。自服头孢治疗后症状未明显好转，遂前来就诊。

三、病例分析

1. 病史特点

（1）男性成人患者。

（2）游泳后出现左耳疼痛伴发热。

（3）病程1日。

（4）查体：左外耳道弥漫性充血并肿胀狭窄，鼓膜标志尚清晰。

（5）辅检：血常规示 WBC 12.0×10^9/L，N 75.4%。纯音测听提示双耳听力正常。

2. 诊断与诊断依据

（1）诊断：左侧急性外耳道炎。

（2）诊断依据：①游泳后出现左耳疼痛伴发热。②左外耳道弥漫性充血并肿胀狭窄，鼓膜标志尚清晰（见图29-1）。③血常规示 WBC 12.0×10^9/L，N 75.4%。

3. 鉴别诊断

（1）外耳道湿疹：①局部瘙痒伴有烧灼感。②耳道检查可见水样分泌物、粟粒状丘疹及半透明水疱。③继发感染可有耳痛及发热。

（2）外耳道疖肿：①与急性外耳道炎症状相似。②耳道检查可见局限的红肿隆起。

（3）坏死性外耳道炎：①多见于老年糖尿病或集体免疫力低下患者，偶见于营养不良及贫血儿童。②起病急，耳痛剧烈，有放射痛。③耳道检查可见脓性或血性分泌物，耳道皮肤红肿糜烂，可有肉芽增生。④经一般抗感染治疗无明显效果。⑤颞骨CT扫描可见耳道骨壁破坏，严重者可累及乳突、面神经管及颅底。

（4）外耳道异物：①外耳道内可见异物。②可有外耳道皮肤肿胀。③听力检查多为传导性听力减退。

（5）急性中耳炎：①急性中耳炎多见于儿童，发生时耳痛剧烈，持续时间长；全身和局部症状较重，可有畏寒、发热，小儿常伴呕吐，腹泻。②听力下降并可伴有耳鸣。③一旦鼓膜穿孔，耳内脓液外溢，前述症状可得到缓解；急性中耳炎发展为化脓性中耳炎。④部分急性炎症控制可转归为分泌性中耳炎。

（6）慢性外耳道炎：①耳部可有瘙痒及不适感。②耳道检查可见耳道皮肤增厚，管腔变狭，深部常可见脱落的皮屑。③鼓膜可有增厚、标志不清甚至肉芽肿形成。

四、处理方案和基本依据

1. 治疗原则

综合治疗，包括控制感染，减轻疼痛、恢复正常体温等。

2. 具体处理措施

（1）全身应用抗生素抗感染，必要时可服用止痛药。

（2）禁止耳道机械性摩擦，避免损失耳道皮肤。

（3）可使用10%鱼石脂甘油棉栓留置外耳道内。局部可使用中药消肿。

五、要点和讨论

1. 急性外耳道炎的诊断依据

（1）诱因：多为挖耳损伤外耳道皮肤或洗澡时及游泳后外耳道积水，使局部表皮软化，易被细菌侵入感染。

（2）临床表现：发病初期可有耳内灼热感及耳部疼痛，随病情发展疼痛逐渐加剧，咀嚼说话时加重。严重者耳道狭窄闭塞后可有有耳闷、听力下降等症状。

（3）查体：外耳道皮肤可见程度不同充血肿胀，耳道皮肤表明伴或不伴异味黏稠分泌物或碎屑。重者耳道可肿胀明显，甚至狭窄及闭塞，有时耳周淋巴结可有肿大压痛，鼓膜可有充血。

（4）早期可有发热及血象白细胞增高等细菌感染表现。

2. 治疗措施

（1）对症治疗：禁止耳道机械性摩擦，避免损失耳道皮肤。10％鱼石脂甘油棉栓留置外耳道内。局部可使用中药消肿。

（2）抗生素抗感染治疗：抗生素治疗主要用于急性期，不超过 2 周。

3. 预防

挖耳避免过深或用力过大，游泳及洗澡避免耳部进水。

六、思考题

1. 急性外耳道炎的临床表现及诊断标准有哪些？
2. 急性外耳道炎的治疗原则是什么？
3. 急性外耳道炎、慢性外耳道炎、外耳道疖肿及坏死性外耳道炎如何鉴别？

七、推荐阅读文献

黄选兆，汪吉宝，孔维佳. 实用耳鼻咽喉头颈外科学［M］. 2 版. 北京：人民卫生出版社，2008：843－844.

（杨　军　吕静荣）

案例 30
慢性外耳道炎

一、病历资料

1. 现病史

患者，男，45岁，因"反复左侧耳痒并耳部不适1月余"就诊。患者目前无耳痛、耳鸣、听力下降等。曾于社区医院行滴耳治疗，未见明显好转，遂前来我院就诊。追问病史，患者5周前曾因挖耳至耳痛，未就医，自服头孢后好转。发病以来，患者饮食、睡眠、大小便基本正常，体重无明显变化。

2. 既往史

既往无手术外伤史，有糖尿病史5年，目前自服二甲双胍控制血糖，自述血糖控制好，否认有药物过敏史。

3. 体格检查

T 36.9℃，P 72次/min，R 16次/min，BP 130 mmHg/75 mmHg。

神志清楚、对答切题、发音清晰，检查合作，自由体位。皮肤巩膜未见黄染。两肺呼吸音清，未闻及干湿啰音。HR 72次/min，律齐，各瓣膜区未闻及杂音。腹部平软，未见皮肤瘀斑，未见肠型及蠕动波。肝脾肋下未触及，双下肢无水肿。左侧外耳道通畅，表面见散在皮屑，外耳道皮肤发红。（见图30-1）。右耳未见明显异常。双侧扁桃体Ⅰ度大，双侧下鼻甲略大。

4. 实验室及影像学检查

（1）纯音测听提示双耳听力无异常。

（2）声阻抗提示双侧"A"型曲线。

（3）颞骨CT：双侧中耳乳突未见明显异常。

（4）空腹血糖：10.0 mmol/L。

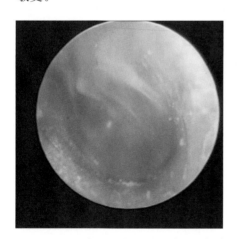

图30-1 左外耳道表面散在皮屑，皮肤发红

二、诊治经过

1. 初步诊断

左侧慢性外耳道炎。

2. 诊治经过

反复左侧耳痒并耳部不适 1 月余, 无耳痛、耳鸣、听力下降等。曾于社区医院行滴耳治疗, 未见明显好转, 遂前来我院就诊。追问病史, 患者 5 周前曾因挖耳至耳痛, 未就医, 自服头孢后好转。

三、病例分析

1. 病史特点

(1) 男性成人患者。

(2) 反复左侧耳痒耳部不适一月。

(3) 5 周前曾因挖耳至耳痛, 未就医, 自服头孢后好转。

(4) 体检和辅助检查: ①左外耳道通畅, 表面见散在皮屑, 外耳道皮肤发红。②纯音测听提示双耳听力无异常, 声阻抗提示双侧 "A" 型曲线。③空腹血糖: 10.0 mmol/L。④影像学检查: 双侧中耳乳突未见明显异常。

2. 诊断与诊断依据

(1) 诊断: 左侧慢性外耳道炎。

(2) 诊断依据: ①反复左侧耳痒耳部不适一月。5 周前曾因挖耳至耳痛, 未就医, 自服头孢后好转。②左侧外耳道通畅, 表面见散在皮屑, 外耳道皮肤发红。③纯音测听提示双耳听力无异常, 声导抗为 "A" 型; 空腹血糖: 10.0 mmol/L。④颞骨 CT: 双侧中耳乳突未见明显异常。

3. 鉴别诊断

(1) 外耳道湿疹: ①局部瘙痒伴有烧灼感。②耳道检查可见水样分泌物、粟粒状丘疹及半透明水疱。③继发感染可有耳痛及发热。

(2) 坏死性外耳道炎: ①多见于老年糖尿病或集体免疫力低下患者, 偶见于营养不良及贫血儿童。②起病急, 耳痛剧烈, 有放射痛。③耳道检查可见脓性或血性分泌物。耳道皮肤红肿糜烂, 可有肉芽增生。④经一般抗感染治疗无明显效果。⑤颞骨 CT 扫描可见耳道骨壁破坏, 严重者可累及乳突、面神经管及颅底。

(3) 急性外耳道炎症: ①急性外耳道炎一般有游泳等耳道进水史。②耳道剧痛, 听力下降。③耳镜检查耳道充血, 耳道内多糊状湿性耵聍。

(4) 外耳道胆脂瘤: ①耳内堵塞感, 耳鸣, 听力下降。②如继发感染可有耳痛, 头痛, 外耳道有分泌物, 有臭味。③外耳道深部为白色或黄色胆脂瘤堵塞, 其表面可见肉芽。④颞骨 CT 扫描可见耳道软组织阻塞, 耳道骨壁有侵袭。

四、处理方案和基本依据

1. 治疗原则

综合治疗, 包括清理耳道, 全身支持治疗, 积极治疗相关疾病, 如导致外耳道狭窄闭锁或形成外耳道肉芽者, 在炎症痊愈或控制后行耳道成形术。

2. 具体处理措施

(1) 清除耳道内耵聍、分泌物及痂皮。

(2) 可用醋酸尿素曲安西龙软膏涂抹。

(3) 积极治疗相关疾病(糖尿病)。

五、要点和讨论

1. 慢性外耳道炎的诊断依据

根据病史和临床表现,结合听力学检查结果;必要时做颞骨 CT 扫描。

(1)病史和临床表现:一般患者可有耳道瘙痒,耳部不适感。病程长者可因出现外耳道狭窄而导致听力减退。

(2)体检:外耳道深部常积聚脱落上皮碎屑,可有臭味及分泌物。病程长者可出现耳道增厚,管腔狭窄甚至闭锁,鼓膜增厚或耳道内肉芽形成。

(3)听力下降者纯音测听提示双耳听力无异常。声导抗为"A"型。

(4)可既往有贫血、维生素缺乏症、糖尿病及内分泌紊乱等病史。

(5)影像学检查:颞骨 CT 一般无明显异常。

2. 慢性外耳道炎的治疗措施

(1)清理耳道:去除耳道内耵聍、分泌物及痂皮。

(2)全身行支持治疗(维生素 A 等)。

(3)积极治疗感染病灶如化脓性中耳炎。

(4)加强相关疾病治疗(贫血、维生素缺乏症、糖尿病及内分泌紊乱等)。

(5)已造成外耳道狭窄闭锁或形成外耳道肉芽者,在炎症痊愈或控制后行耳道成形术。

六、思考题

1. 慢性外耳道炎如何诊断?
2. 慢性外耳道炎的治疗措施有哪些?
3. 急性外耳道炎、慢性外耳道炎及坏死性外耳道炎如何鉴别?

七、推荐阅读文献

黄选兆,汪吉宝,孔维佳.实用耳鼻咽喉头颈外科学[M].2 版.北京:人民卫生出版社,2008:843-844.

(杨　军)

案例 31
外耳道疖

一、病历资料

1. 现病史

患者，男性，64岁，因"右耳痛1周"就诊。患者1周前出现右耳痛，近日加剧，在张口和咀嚼时加重。有时伴有右侧头痛，全身不适，无耳流脓，无耳闷，无听力下降。既往未有类似情况发生。发病以来，患者饮食、睡眠、大小便基本正常，体重无明显变化。

2. 既往史

患者有2型糖尿病病史10年，血糖控制尚可。既往无手术外伤史，无传染病和慢性疾病史，否认有药物过敏史。

3. 体格检查

T 36.7℃，P 70次/min，R 16次/min，BP 130 mmHg/75 mmHg。

神志清楚、对答切题、发音清晰，检查合作，自由体位。皮肤巩膜未见黄染。两肺呼吸音清，未闻及干湿啰音。HR 70次/min，律齐，各瓣膜区未闻及杂音。腹部平软，未见皮肤瘀斑，未见肠型及蠕动波。肝脾肋下未触及，双下肢无水肿。右侧耳廓有牵拉痛，耳屏有压痛，外耳道口底壁可见一疖肿，鼓膜无充血，无内陷。双侧扁桃体Ⅰ度肿大，双侧下鼻甲肿大，中鼻道内未见分泌物。

4. 实验室及影像学检查

(1) 纯音测听提示双耳听力正常。

(2) 耳内镜显示右侧外耳道疖肿（见图31-1）。

二、诊治经过

1. 初步诊断

排除外中耳急性炎症，初步诊断为右侧外耳道疖肿。

2. 诊治经过

男，64岁，有2型糖尿病史，因"右耳痛1周"就诊，1周前出现右耳痛，近日加剧，在张口和咀嚼时加重。有时伴有右侧头痛，全身不适。

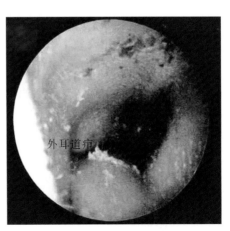

图31-1 右侧外耳道底壁疖肿

三、病例分析

1. 病史特点
(1) 中老年患者,有糖尿病病史。
(2) 右耳痛,近日加剧。
(3) 在张口和咀嚼时加重。有时伴有右侧头痛,全身不适。
(4) 查体和辅助检查:①右侧耳廓有牵拉痛,耳屏有压痛,外耳道口底壁可见一疖肿,鼓膜无充血,无内陷;②耳内镜显示右侧外耳道疖肿。

2. 诊断与诊断依据
(1) 诊断:右侧外耳道疖。
(2) 诊断依据:①中老年患者,有糖尿病病史。右耳痛,近日加剧。在张口和咀嚼时加重;②右侧耳廓有牵拉痛,耳屏有压痛,外耳道口底壁可见一疖肿,鼓膜无充血,无内陷;耳内镜显示右侧外耳道疖肿。

3. 鉴别诊断
(1) 弥漫性外耳道炎:①急性耳痛、灼热感。②体检发现外耳道皮肤弥漫性红肿,可有分泌物,外耳道腔变窄。③耳镜检查耳道充血,耳道内多糊状湿性耵聍。
(2) 外耳道胆脂瘤:①耳内堵塞感,耳鸣,听力下降。②如继发感染可有耳痛,头痛,外耳道有分泌物,有臭味。③外耳道深部为白色或黄色胆脂瘤堵塞,其表面可见肉芽。④颞骨 CT 扫描可见耳道软组织阻塞,耳道骨壁有侵袭。
(3) 外耳道异物:①外耳道内可见异物。②可有外耳道皮肤肿胀。③听力检查多为传导性听力减退。

根据患者病史、体征及客观检查的特点可排除以上疾病。

四、处理方案和基本依据

1. 治疗原则
控制感染,以及治疗相关疾病等。

2. 具体处理措施
(1) 抗生素控制感染:口服敏感抗生素,局部热敷。
(2) 未化脓者用酚甘油滴耳,脓肿形成者需要切开引流。
(3) 积极治疗糖尿病。

五、要点和讨论

1. 外耳道疖肿的诊断依据
根据病史和临床表现,可以确诊。
病史和临床表现:①常为中老年患者,有糖尿病病史。耳痛,在张口和咀嚼时加重;②耳廓有牵拉痛,耳屏有压痛,外耳道可见疖肿,鼓膜无充血,无内陷;③耳内镜显示外耳道疖肿。

2. 治疗措施
(1) 抗生素控制感染:口服敏感抗生素,局部热敷。
(2) 未化脓者用酚甘油滴耳,脓肿形成者需要切开引流。

（3）积极治疗糖尿病。

六、思考题

1. 外耳道疖的诊断依据有哪些？
2. 外耳道疖的治疗规范有哪些？

七、推荐阅读文献

黄选兆，汪吉宝，孔维佳. 实用耳鼻咽喉头颈外科学［M］. 2 版. 北京：人民卫生出版社，2008：842 - 843.

（杨　军　汪照炎）

案例 32

外耳道湿疹

一、病历资料

1. 现病史

患者,女性,22岁,因"右耳瘙痒、流黄水、结痂1周"就诊。患者无明显诱因右耳内瘙痒难忍,流黄水及局部结痂1周,并有耳闷感,无明显耳痛。在附近社区医院按照"外耳道炎"给予抗生素滴耳液效果不佳,故前来就诊。以前无类似情况发生。发病以来,患者饮食、睡眠、大小便基本正常,体重无明显变化。

2. 既往史

既往无手术外伤史,无传染病和慢性疾病史,否认有药物过敏史。

3. 体格检查

T 36.7℃,P 80次/min,R 20次/min,BP 110 mmHg/70 mmHg。

神志清楚、对答切题、发音清晰,检查合作,自由体位。皮肤巩膜未见黄染。两肺呼吸音清,未闻及干湿啰音。HR 80次/min,律齐,各瓣膜区未闻及杂音。腹部平软,未见皮肤瘀斑,未见肠型及蠕动波。肝脾肋下未触及,双下肢无水肿。右侧外耳道淡黄色分泌物及结痂,皮肤弥漫潮红,局部糜烂渗出,鼓膜略充血未见穿孔,耳廓牵拉痛(一)。左侧外耳道及鼓膜正常(见图32-1)。双侧扁桃体Ⅰ度肿大,双侧鼻腔检查未见异常。

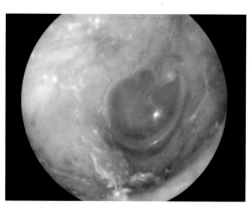

图32-1 右侧外耳道内淡黄色渗出及结痂,外耳道皮肤弥漫性充血

4. 实验室及影像学检查

(1)纯音测听提示右耳轻度传导性聋,平均言语频率气导35 dB,气骨导差约10 dB。

(2)声阻抗提示右侧"As"型曲线。

二、诊治经过

1. 初步诊断

排除外耳道炎、中耳炎,初步诊断为右侧外耳道湿疹。

2. 诊治经过

患者 1 周前无明显诱因出现右耳瘙痒，流黄水结痂、耳闷并伴轻微听力下降。患者有用棉签挖耳的坏习惯。在社区医院按照"外耳道炎"予对症治疗，效果不佳，仍有明显耳内瘙痒及流水，故前来就诊。

三、病例分析

1. 病史特点

（1）成年患者，无明显诱因发病，病程 1 个星期，以右耳内瘙痒及淡黄色渗液结痂为主要症状，使用抗生素滴耳剂无效。

（2）查体和辅助检查：①右侧外耳道淡黄色分泌物及结痂，皮肤弥漫潮红，局部糜烂渗出，鼓膜略充血未见穿孔，耳廓牵拉痛（－）；②纯音测听提示右耳轻度传导性聋，平均言语频率气导 35 dB，气骨导差约 10 dB。声阻抗提示右侧"As"型曲线。

2. 诊断与诊断依据

（1）诊断：右侧外耳道湿疹。

（2）诊断依据：①急性起病，无明显诱因，以耳内瘙痒及淡黄色渗液结痂为主要症状，使用抗生素滴耳剂无效；②查体发现右侧外耳道淡黄色分泌物及结痂，皮肤弥漫潮红，局部糜烂渗出，鼓膜略充血未见穿孔，耳廓牵拉痛（－）；③纯音测听提示轻度传导性聋，平均言语频率气导 35 dB，气骨导差约 10 dB。声阻抗提示右侧"As"型曲线。

3. 鉴别诊断

（1）急性外耳道炎：①急性外耳道炎多有耵聍栓塞及耳道进水史。②症状以耳道剧烈疼痛为主，可伴有耳道渗液，如外耳道皮肤肿胀造成外耳道狭窄可伴有听力下降。③查体可见耳道皮肤充血肿胀，有湿性耵聍或渗出，有明显耳廓牵拉痛。

（2）真菌性外耳道炎：①真菌大量繁殖易在外耳道内堆积形成团块引起阻塞感，渗出较多时刺激鼓膜充血，可伴耳鸣，听力下降。无明显耳痛，一般瘙痒感没有外耳道湿疹明显。②典型病例可在外耳道内见白色、灰黄色、灰色或褐色菌丝，外耳道分泌物培养可证实真菌生长。③病程进一步发展可累及中耳造成中耳炎导致流脓、听力下降。

（3）急性中耳炎：①急性中耳炎耳痛剧烈，持续时间长；常伴随全身症状，可有畏寒、发热，小儿常伴呕吐，腹泻。②有听力下降并可伴有耳鸣，若鼓膜穿孔，耳内脓液外溢，前述症状可得到缓解；急性中耳炎发展为化脓性中耳炎。

四、处理方案和基本依据

1. 治疗原则

外耳道湿疹是指发生于外耳道皮肤的多形性皮疹，若同时发生于耳廓及其周围皮肤的则叫外耳湿疹。主要特征是瘙痒及多形性皮疹，易反复发作，皮肤上可出现弥漫性潮红、丘疹、糜烂、结痂等。长期反复发作可有外耳道皮肤增厚、粗糙、皲裂、脱屑及色素沉着。湿疹发病机理目前认为多和变态反应、内分泌失调、代谢障碍、局部刺激等有关。在治疗上除调整休息及饮食，避免搔抓外，一般以局部用药为主。

2. 具体处理措施

（1）对于外耳道渗出较少或无明显渗出的患者，可用细棉签局部涂敷 10％氧化锌或含有类固醇激素成分的软膏（如氢化可的松软膏等），若耳内干痂较多，可先用 3％过氧化氢清洗后再局部涂敷。

（2）对于外耳道渗出较多的患者，则先用3％过氧化氢或炉甘石洗剂清洗渗出液及痂皮，待局部渗出减少后两用前述药物治疗。

（3）对于顽固性湿疹，需口服抗过敏药物或请皮肤科医生会诊配合全身用药治疗。

五、要点和讨论

1. 外耳道湿疹的诊断依据

一般根据病史、临床表现和体检多可确诊，必要时结合听力学检查及外耳道分泌物培养结果，排除其他类型外耳道疾病及中耳炎后可确诊。

（1）病史和临床表现：急性起病或呈反复发作慢性病程，以耳内瘙痒及淡黄色渗液结痂为主要症状，患者多有挖耳史，一般使用抗生素滴耳剂无效。

（2）查体：常见外耳道淡黄色分泌物及结痂，皮肤弥漫潮红，局部糜烂渗出，渗出物可刺激鼓膜产生轻度炎症表现。如无渗出，常见局部干痂，皮肤皲裂、脱屑，不合并感染时耳廓牵拉痛（－）；纯音测听提示轻度传导性聋。

2. 治疗措施

多数外耳道湿疹局部用药2～3周内可以治愈，但较易复发。少数呈顽固性表现，需配合全身用药治疗。

（1）一般治疗：注意调整饮食，忌饮酒及刺激性食物；避免搔抓。

（2）局部治疗：对于外耳道渗出较少或无明显渗出的患者，可用细棉签局部涂敷10％氧化锌或含有类固醇激素成分的软膏（如氢化可的松软膏等），若耳内干痂较多，可先用3％过氧化氢清洗后再局部涂敷。对于外耳道渗出较多的患者，则先用3％过氧化氢或炉甘石洗剂清洗渗出液及痂皮，待局部渗出减少后两用前述药物治疗。

（3）对于顽固性湿疹，需口服抗过敏药物或需请皮肤科医生会诊配合全身用药治疗。

六、思考题

1. 外耳道湿疹的诊断依据和治疗措施有哪些？
2. 外耳道湿疹的鉴别诊断有哪些？

七、推荐阅读文献

黄选兆，汪吉宝，孔维佳. 实用耳鼻咽喉头颈外科学［M］. 2版. 北京：人民卫生出版社. 2008：839-840.

（赵　霞）

案例 33
外耳道胆脂瘤

一、病历资料

1. 现病史

患者,女性,38 岁,因"反复右耳流脓(脓液有异味)、耳痛、听力减退 3 月"就诊。患者反复按"耵聍栓塞、外耳道炎、中耳炎"治疗不见好转,呈逐渐加重,出现右耳耳闷、听力减退、耳鸣;有时出现头晕等。发病以来,患者饮食、睡眠、大小便基本正常,体重无明显变化。

2. 既往史

既往无手术外伤史,无传染病和慢性疾病史,否认有药物过敏史。

3. 体格检查

T 36.7℃, P 90 次/min, R 24 次/min, BP 100 mmHg/65 mmHg。

神志清楚、对答切题、发音清晰,检查合作,自由体位。皮肤巩膜未见黄染。两肺呼吸音清,未闻及干湿啰音。HR 90 次/min,律齐,各瓣膜区未闻及杂音。腹部平软,未见皮肤瘀斑,未见肠型及蠕动波。肝脾肋下未触及,双下肢无水肿。专科检查:双侧耳廓无畸形,右侧耳道见脓性分泌物附着,清除后见白色豆腐渣样的胆脂瘤堵塞耳道;左耳未见异常。鼻、咽、喉正常。

4. 实验室及影像学检查

(1) 耳内镜:右侧外耳道见脓性分泌物附着,清除后见白色豆腐渣样的胆脂瘤堵塞耳道(见图 33 - 1)。

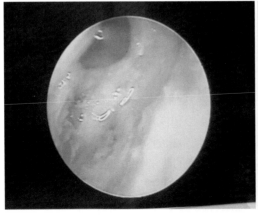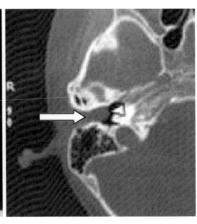

图 33 - 1　右侧外耳道见脓性分泌物附着,清除后见白色豆腐渣样的胆脂瘤堵塞耳道,可见外耳道壁肉芽样物

图 33 - 2　右侧外耳道见低密度阴影,外耳道骨壁稍微吸收扩大

（2）颞骨 CT：右侧外耳道见低密度阴影，外耳道骨壁稍微吸收扩大；中耳、鼓窦、乳突正常（见图 33 - 2）。

（3）血常规、心电图、胸片正常。

二、诊治经过

1. 初步诊断

右侧外耳道胆脂瘤。

2. 诊治经过

患者 3 个月前因反复右耳流脓（脓液有异味）、耳痛、听力减退，在社区医院反复按"耵聍栓塞、外耳道炎、中耳炎"治疗不见好转，呈逐渐加重，出现右耳耳闷、听力减退、耳鸣；有时出现头晕等。

三、病例分析

1. 病史特点

（1）反复右耳流脓（脓液有异味）、耳痛、听力减退。

（2）在社区医院反复按"耵聍栓塞、外耳道炎、中耳炎"治疗不见好转。

（3）呈逐渐加重，出现右耳耳闷、听力减退、耳鸣；有时出现头晕等。

2. 诊断与诊断依据

（1）诊断：右侧外耳道胆脂瘤。

（2）诊断依据：①反复右耳流脓（脓液有异味）、耳痛、听力减退；②右侧耳道见脓性分泌物附着，清除后间白色豆腐渣样的胆脂瘤堵塞耳道；③清除胆脂瘤后见耳道扩大，鼓膜完整。

3. 鉴别诊断

（1）耵聍栓塞：①外耳道未完全阻塞者多无症状，可有局部瘙痒感。耵聍完全堵塞外耳道时，耳闷胀不适，伴听力下降，有时可有与脉搏一致的搏动性耳鸣。可伴眩晕，下颌关节活动时可有耳痛。进水膨胀后有胀痛，伴感染则疼痛剧烈。②耳镜检查外耳道内有棕黑色团块，触之很硬，与外耳道壁可无间隙；听力检查为传导性听力损失；外耳道耵聍栓塞影响老年人的听力和认知状态；如伴发感染外耳道皮肤红肿，可有脓液；如伴有眩晕者可见自发性眼震。

（2）外耳道疖：①症状：早起耳痛剧烈，张口、咀嚼时加重，并可放射至同侧头部；疖破溃，有稠脓流出，可混有血液，但由于外耳道无黏液腺，脓中不含黏液；疖部位不同可引起耳前或耳后淋巴结肿胀疼痛；疖如在外耳道后壁，皮肤肿胀水肿可蔓延到耳后，使耳后沟消失，耳廓耸立；严重者体温升高，全身不适。②查体：有明显的耳屏压痛和耳廓牵引痛；外耳道软骨部有局限性红肿隆起，或在肿胀的中央有白色脓栓；疖形成后探针触之有波动感，如已流脓，脓液很黏稠；作白细胞检查可有白细胞升高。

（3）弥漫性外耳道炎：

① 急性弥漫性外耳道炎：发病初期耳内有灼热感，随病情发展，耳内胀痛，疼痛逐渐加剧，甚至坐卧不宁，咀嚼或说话时加重；随病情的发展，外耳道有分泌物流出，并逐渐增多，初期是稀薄的分泌物，逐渐变稠成脓性。有耳屏压痛和耳廓牵引痛，因患者疼痛剧烈，检查者动作要轻柔，外耳道弥漫性充血、肿胀，潮湿，有时可见小脓疱，外耳道内有分泌物，早期是稀薄的浆液性分泌物，晚期变稠或脓性；如外耳道肿胀不重，可用小耳镜看到鼓膜，鼓膜可呈粉红色，也可大致正常。如肿胀严重，则看不到鼓膜，或不能窥其全貌；如病情严重，耳廓周围可水肿，耳周淋巴结肿胀或压痛。

② 慢性外耳道炎：常使患者感耳痒不适，不时有少量分泌物流出。如由于游泳、洗澡水进入外耳道，或挖耳损伤外耳道可转为急性感染，具有急性弥漫性外耳道炎的症状。慢性外耳道炎外耳道皮肤多

增厚,有痂皮附着,撕脱后外耳道皮肤呈渗血状。外耳道内可有少量稠厚的分泌物,或外耳道潮湿,有白色豆渣状分泌物堆积在外耳道深部。

(4)中耳炎:急性化脓性中耳炎听力减退明显,可有全身症状;早期有剧烈耳痛,流脓后耳痛缓解;检查可见鼓膜红肿或穿孔;脓液呈黏脓性。慢性化脓性中耳炎鼓膜穿孔,听力明显下降,流黏脓性脓液。当急、慢性化脓性中耳炎的脓液刺激引起急、慢性外耳道炎,慢性化脓性中耳炎松弛部穿孔被干痂覆盖时,或各自症状不典型,需将脓液或干痂清除干净,根据上述特点仔细检查,必要时暂给局部用药,告诉患者要随诊。

(5)坏死性外耳道炎:是一种危及生命的外耳道、颅底及周围软组织的感染。以耳痛、流脓、外耳道蜂窝织炎和肉芽肿为特征,可累及面神经等多组颅神经。起病急,耳痛,多是持续的,逐渐加剧;耳流脓,如外耳道有肉芽,分泌物可呈脓血性;如引起颅神经损害则有相应的颅神经症状,如面瘫,颈静脉孔综合征等。外耳道有脓性或脓血性分泌物,外耳道肿胀、蜂窝织炎、有水肿的肉芽和坏死物,非绿脓杆菌感染的坏死性外耳道炎可无肉芽,可有耳周软组织肿胀,CT 检查可见外耳道骨部和颅底有骨质破坏,病变侵犯颅神经可见相应的颅神经受损的改变。

四、处理方案和基本依据

1. 治疗原则
清除胆脂瘤,抗炎对症治疗。

2. 具体处理措施
外耳道胆脂瘤的唯一治疗方法是彻底清除之。有些胆脂瘤较易取出,呈蒜皮状,层层堆积。如胆脂瘤较大,与外耳道贴得很紧,或已引起外耳道的扩大,取出有时相当困难。此时不能用浸泡耵聍的滴耳液浸泡,那会增加取出的难度。可用一些消毒的油剂润滑,将耵聍钩插到胆脂瘤和外耳道壁之间轻轻松动后取出。有时需在麻醉情况下取出,或由于外耳道呈葫芦状,需麻醉后作辅助切口再取出。如外耳道胆脂瘤伴感染,应在控制感染后取出。若有死骨,应予清除。取出胆脂瘤过程中如损伤外耳道,应给抗生素预防感染。

五、要点和讨论

1. 外耳道胆脂瘤的诊断依据
典型的外耳道胆脂瘤经耳镜检查不难诊断,但当耳镜内看到的胆脂瘤表面呈棕黑色或黑褐色时,需与外耳道耵聍栓塞相鉴别,后者从内到外颜色一致,且较易和外耳道壁分离。而前者虽表面呈棕黑色或黑褐色,其内部仍是白色上皮脱屑的堆积。

当伴有感染外耳道内有臭脓和/或肉芽时,应与中耳胆脂瘤相鉴别,后者听力损失多较重,而且影像学检查前者改变在外耳道,后者在中耳乳突。

还应与表皮栓相鉴别,外耳道表皮栓仅是阻塞性角化物在外耳道内的聚集,在外耳道深部形成角蛋白屑的致密的栓子,可合并上皮过度增生和皮下组织的慢性炎症,外耳道壁受压呈膨胀性改变,使外耳道增宽,但无骨质的侵蚀和坏死,与外耳道易分离。

2. 治疗措施
及时清除胆脂瘤。

六、思考题

外耳道胆脂瘤的鉴别诊断。

七、推荐阅读文献

1. 黄选兆,汪吉宝,孔维佳.实用耳鼻咽喉头颈外科学[M].2版.北京:人民卫生出版社.2008:845-846.
2. 耳外科学[M]//孙建军主译.3版.北京:北京大学医学出版社.2013:21-30.

（王建波）

急性化脓性中耳炎

一、病历资料

1. 现病史

患者,男性,6岁,因"右耳疼痛数天"就诊。患者1周前出现感冒症状,在社区医院按"上呼吸道感染"予对症治疗1周后,感冒症状好转,但出现右耳剧烈疼痛,呈搏动性跳痛,伴右侧耳闷、听力减退,无发热,无明显耳流脓,遂至我院诊治。以前未有类似情况发生。发病以来,患者饮食、睡眠、大小便基本正常,体重无明显变化。

2. 既往史

既往无手术外伤史,无传染病和慢性疾病史,否认有药物过敏史。

3. 体格检查

T 36.7℃, P 90次/min, R 24次/min, BP 100 mmHg/65 mmHg。

神志清楚、对答切题、发音清晰,检查合作,自由体位。皮肤巩膜未见黄染。两肺呼吸音清,未闻及干湿啰音。HR 90次/min,律齐,各瓣膜区未闻及杂音。腹部平软,未见皮肤瘀斑,未见肠型及蠕动波。肝脾肋下未触及,双下肢无水肿。双侧外耳道通畅,右侧鼓膜明显充血、肿胀、膨隆,正常标志难以辨识。双侧扁桃体Ⅰ度肿大,双侧下鼻甲肿大,中鼻道内少量黏性分泌物。

4. 实验室及影像学检查

(1)纯音听阈测听:右耳传导性聋,平均言语频率气导35 dB,气骨导差约10~15 dB。

(2)声阻抗:右侧"B"型曲线。

(3)鼻咽侧位片:鼻咽部腺样体中度肥大,阻塞鼻咽部约50%(鼻咽上下径/腺样体上下径:A/N=0.5)。

(4)耳内镜:右侧急性中耳炎(见图34-1)。

二、诊治经过

1. 初步诊断

排除外耳道疾病,初步诊断为右侧急性化脓性中耳炎。

2. 诊治经过

患者小儿,1周前出现感冒症状,在社区医院按"上呼吸道感染"予

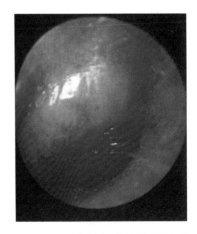

图34-1 右侧急性中耳炎(鼓膜明显充血、肿胀、膨隆,正常标志难以辨识)

对症治疗 1 周后,感冒症状好转,但出现右耳剧烈疼痛,呈搏动性跳痛,伴右侧耳闷、听力减退。

三、病例分析

1. 病史特点

(1) 儿童患者,发病前有感冒史。

(2) 突发剧烈耳痛。

(3) 查体和辅助检查:①右侧鼓膜明显充血、肿胀、膨隆,正常标志难以辨识。②纯音测听提示右耳传导性聋,声阻抗提示右侧"B"型曲线。

(4) 耳内镜提示右侧急性中耳炎。

2. 诊断与诊断依据

(1) 诊断:右侧急性化脓性中耳炎。

(2) 诊断依据:①儿童患者,发病前有感冒史,突发剧烈耳痛。②右侧鼓膜明显充血、肿胀、膨隆,正常标志难以辨识。③纯音测听提示传导性聋,声导抗为"B"型。④耳内镜提示右侧急性中耳炎。

3. 鉴别诊断

(1) 外耳道炎症:①儿童急性外耳道炎有游泳等耳道进水史。②耳道剧痛,听力多无下降。③耳镜检查耳道充血,鼓膜多为正常。

(2) 急性鼓膜炎:①大多病发于流感及带状疱疹。②耳道剧痛,听力多无下降。③耳镜检查鼓膜充血,形成大疱,鼓膜多无穿孔。

四、处理方案和基本依据

1. 治疗原则

控制感染,通畅引流,去除病因。

2. 具体处理措施

(1) 全身治疗:早期足量使用抗生素,需使用 10 天左右。

(2) 局部治疗:使用抗生素滴耳液及麻黄碱滴鼻液。

五、要点和讨论

1. 急性化脓性中耳炎的诊断依据

根据病史和临床表现,结合耳镜和听力学检查结果可以确诊。

(1) 病史和临床表现:常有感冒史,突发剧烈耳痛。

(2) 查体:鼓膜明显充血,肿胀,膨隆,正常标志难以辨识。

(3) 纯音测听提示传导性聋。声导抗为"B"型或"C"型。

(4) 耳内镜提示右侧急性中耳炎。

2. 治疗措施

多数急性化脓性中耳炎抗感染治疗可以治愈。

(1) 病因治疗:治疗鼻及鼻咽部炎症、肿瘤及变态反应。必要时可行增殖体切除术、鼻息肉摘除术等。

(2) 控制感染:抗生素治疗。

六、思考题

1. 急性化脓性中耳炎的诊断依据有哪些?
2. 急性化脓性中耳炎的治疗规范有哪些?

七、推荐阅读文献

黄选兆,汪吉宝,孔维佳. 实用耳鼻咽喉头颈外科学[M]. 2版. 北京:人民卫生出版社. 2008:855 - 856.

（杨　军　汪照炎）

案例 35

慢性化脓性中耳炎

一、病例资料

1. 现病史

患者，男性，38岁，因"反复左耳流脓数十年，听力下降、耳痛5年"就诊。患者幼年时出现左耳流脓症状，当时未行正规诊治。此后多于感冒后出现左耳流脓症状，伴有耳痛及听力逐步下降的症状，成年后于当地医院就诊，给予抗生素滴耳液及口服抗感染治疗后，症状可好转。近5年来，耳痛、流脓症状发作频繁，平均每年2～3次，并伴有明显的听力下降症状，持续性耳鸣，不伴有眩晕、恶心呕吐不适。外院给予抗生素滴耳剂治疗后，耳痛、流脓症状可缓解，听力下降及耳鸣无明显改善。故来我院就诊。发病以来，患者饮食、睡眠、大小便基本正常，体重无明显变化。

2. 既往史

既往无手术外伤史，无传染病和慢性疾病史，否认有药物过敏史。

3. 体格检查

T 36.9℃，P 90次/min，R 20次/min，BP 130 mmHg/85 mmHg。

神志清楚、对答切题、发音清晰，检查合作，自由体位。皮肤巩膜未见黄染。两肺呼吸音清，未闻及干湿啰音。HR 90次/min，律齐，各瓣膜区未闻及杂音。腹部平软，未见皮肤瘀斑，未见肠型及蠕动波。肝脾肋下未触及，双下肢无水肿，双侧外耳道通畅，左耳鼓膜紧张部大穿孔，右耳鼓膜完整。双侧扁桃体Ⅰ度肿大，双侧下鼻甲肿大，中鼻道内未见黏性分泌物。

4. 实验室及影像学检查

（1）纯音测听提示左耳传导性聋，平均言语频率气导35 dB，气骨导差约10～15 dB。

（2）声阻抗提示左侧鼓膜穿孔。

（3）耳内窥镜显示左侧鼓膜紧张部大穿孔（见图35-1）。

（4）双侧中内耳放大CT提示：左侧乳突气房阻塞性炎症表现、鼓窦和鼓室内低密度影（见图35-2）。

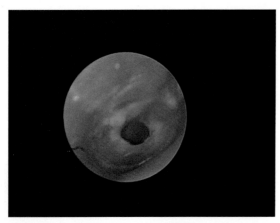

图 35-1 左侧鼓膜穿孔

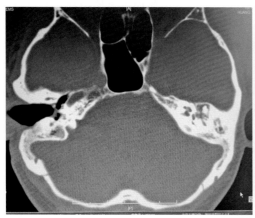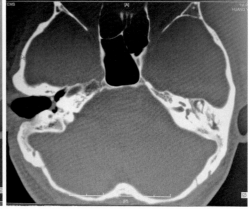

图 35 - 2　CT 左侧慢性中耳炎

二、诊治经过

1. 初步诊断

左侧慢性化脓性中耳炎。

2. 诊治经过

患耳流脓时,给予抗生素滴耳液及口服抗生素治疗,一般治疗周期为一周,流脓症状可改善。其后流脓症状反复发作,听力下降无明显恢复,耳鸣持续出现。

三、病例分析

1. 病史特点

(1) 患者左耳流脓反复发作。

(2) 反复发作后症状加重并伴有听力下降、耳鸣。

(3) 病程 20 余年。

(4) 查体和辅助检查:①双侧外耳道通畅,左耳鼓膜紧张部大穿孔,右耳鼓膜完整。②纯音测听提示左耳传导性聋,声阻抗提示左侧鼓膜穿孔。

(5) 影像学检查:双侧中内耳放大 CT 提示:左侧乳突气房阻塞性炎症表现、鼓窦和鼓室内低密度影。

2. 诊断与诊断依据

(1) 诊断:左侧慢性化脓性中耳炎。

(2) 诊断依据:①患者左耳流脓反复发作。反复发作后症状加重并伴有听力下降、耳鸣。病程 20 余年。②双侧外耳道通畅,左耳鼓膜紧张部大穿孔,右耳鼓膜完整。纯音测听提示左耳传导性聋,声阻抗提示左侧鼓膜穿孔。③双侧中内耳放大 CT 提示:左侧乳突气房阻塞性炎症表现、鼓窦和鼓室内低密度影。

3. 鉴别诊断

(1) 慢性鼓膜炎:①耳内长期或间断流脓史。②鼓膜上有颗粒状肉芽,但无穿孔。③颞骨 CT 提示鼓室肌及乳突均正常。

(2) 中耳胆脂瘤:①耳内持续性流脓史。脓性分泌物可含"豆渣样物",奇臭。②鼓膜松弛部穿孔或紧张部后上边缘性穿孔。③听力损失为传导性或混合性。④颞骨 CT 提示骨质破坏,边缘浓密,整齐。

（3）中耳癌：①好发于中年以上患者。②耳内长期流脓史。近期伴有出血、耳痛。③鼓膜大穿孔,鼓室内有新生物,有接触性出血。④可合并张口困难、面瘫等症状。晚期可合并Ⅳ、Ⅸ、Ⅹ、Ⅺ、Ⅻ脑神经受损表现。⑤颞骨 CT 提示骨质破坏。

（4）结核性中耳炎：①起病隐匿、耳内长期流脓,脓液稀薄。②鼓膜大穿孔,有苍白肉芽。③听力损害明显,早期发生面瘫。④颞骨 CT 提示鼓室及乳突常有骨质破坏区及死骨。⑤肺部或其他部位有结核病灶。

四、处理方案和基本依据

1. 治疗原则
综合治疗,包括控制感染,通畅引流,清楚病灶,恢复听力,消除病因。

2. 具体处理措施
（1）药物治疗：以局部用药为主,炎症急性发作时,宜全身应用抗生素。局部用药多选用抗生素溶液,也可选用乙醇或甘油制剂。用药前 3% 过氧化氢或生理盐水彻底清洗外耳道及鼓室的脓液,吸干后方可滴药；忌用氨基糖苷类抗生素制剂,以免耳中毒；脓液多或穿孔小的患者,忌用粉剂,易导致引流不畅,诱发并发症；忌用腐蚀剂,如酚甘油。

（2）手术治疗：中耳有肉芽或息肉,鼓室黏膜明显增厚,经正规药物治疗无效,CT 检查显示乳突内有软组织影,病变已侵及骨质时,应行乳突根治术＋鼓室成形术。手术需彻底清除病变组织,预防并发症。对乳突和上、中、下、后鼓室、咽鼓管内的胆脂瘤肉芽及病变骨质等,应完全、彻底的清除。在此基础上尽可能保留与传音结构有关的健康组织,如听小骨,残余鼓膜,咽鼓管黏膜,鼓室黏膜,乃至完整的外耳道及鼓沟,重建传音结构。确保干耳。中耳炎症已完全吸收,遗留鼓膜穿孔者,可单纯行鼓室成形术。

五、要点和讨论

1. 慢性化脓性中耳炎的诊断依据
根据病史和临床表现,结合听力学检查结果；颞骨 CT 扫描,必要时行病理活检而确诊。

（1）病史和临床表现：常有反复发作的耳部流脓史,可合并耳痛、听力下降、耳鸣、眩晕。

（2）查体：急性发作期外耳道可见白色或黄白色脓性分泌物阻塞,鼓膜充血并伴有穿孔。间歇期内,外耳道较干燥,鼓膜可见陈旧性穿孔。

（3）纯音测听提示传导性聋或混合性聋。声导抗为"As"型或提示穿孔。

（4）影像学检查：颞骨 CT 多提示鼓室、乳突内有低密度影,可有黏膜增厚及肉芽生长。

（5）明确有无颅内外并发症。

2. 治疗措施
药物治疗结合手术治疗。

（1）控制感染,局部用药为主。抗生素口服治疗主要用于急性期,不超过 2 周。

（2）手术治疗：分为乳突根治术和鼓室成形术两大类。①乳突根治术：以清除中耳腔病灶为目的。分为上鼓室切开术、单纯乳突开放术、改良乳突根治术和乳突根治术。②鼓室成形术：以重建中耳传音结构为目的。分为鼓室成形术和听骨链重建术。

应根据病变性质,病变范围,有无并发症,乳突气化情况,咽鼓管功能,患耳及对侧耳的听力水平以及患者的耐受程度来决定手术方式的选择。

六、思考题

1. 慢性化脓性中耳诊断分型和治疗规范有哪些?

2. 慢性化脓性中耳炎的颅内外并发症有哪些?

3. 化脓性中耳炎手术治疗的目的和手术方式的选择。

七、推荐阅读文献

1. 黄选兆,汪吉宝,孔维佳. 实用耳鼻咽喉头颈外科学[M]. 2 版. 北京:人民卫生出版社. 2008:860 - 862.

2. 王正敏. 王正敏耳显微外科学[M]. 上海:上海科技教育出版社. 2004. 120 - 161.

3. Derald E. Brackmann. Clough Shelton. 耳外科学[M]. 孙建军主译. 3 版. 北京:北京大学医学出版社. 2013. 110 - 166.

（李克勇）

案例 36

分泌性中耳炎

一、病历资料

患者,男,8岁,三个月前开始出现双耳疼痛、闷塞感、伴有听力下降。

二、病例分析

(一)初级临床思维过程

1. 病史

1)病史询问

注重问诊技巧和病史资料的真实、系统及全面。根据该患者的病情,需进行以下的病史资料补充。

(1)发病的诱因

(2)患者的简要病史提示什么系统疾病?

(3)耳痛、耳闷、听力下降持续时间。

(4)何时就诊的? 过去治疗的效果?

(5)既往有无类似发作史及诊疗经过?

(6)既往有无外伤及手术史?

2)病史摘要

患者,男,8岁,3个月前因为感冒后开始出现双耳疼痛、闷塞感并伴有听力下降。在社区医院按照上呼吸道感染给予对症治疗,一周后感冒症状消失,耳痛消失,但是耳闷一直存在,未进一步处理。近一段时间家长发现孩子看电视把音量调的很大,感觉可能患儿听力有问题才到专科医院前来就诊。以前未有类似情况发生。发病以来,患者饮食、睡眠、大小便基本正常,体重无明显变化。既往无手术外伤史,无传染病和慢性疾病史。

3)病史特点

(1)儿童,男性,8岁。

(2)病史3个月。

(3)感冒乘飞机后出现双耳疼痛。

（4）闷塞感并伴有听力下降。

（5）有时夜鼾。

4）归纳主诉

感冒后乘飞机出现耳痛、耳闷伴听力下降 3 个月。

2. 体格检查

1）体检发现

T 36.7℃，P 90 次/min　R 24 次/min　BP 100 mmHg/65 mmHg

神志清楚、对答切题、发音清晰、检查合作，自由体位。皮肤巩膜未见黄染。两肺呼吸音清，未闻及干湿啰音。心率 90 次/min，律齐，各瓣膜区未闻及杂音。腹部平软，未见皮肤瘀斑，未见肠型及蠕动波。肝脾肋下未触及，双下肢无水肿，双侧外耳道通畅，双耳鼓膜琥珀色，有液平面。双侧扁桃体 Ⅰ 度大，双侧下鼻甲肿大，中鼻道内少量黏性分泌物。

2）体检特点

（1）全身情况好。

（2）耳镜检查双耳鼓膜琥珀色，有液平面。

（3）双侧扁桃体 Ⅰ 度大，略充血。双侧下鼻甲肿大，中鼻道内少量黏性分泌物。

3. 辅助检查

根据病史、体检特点考虑患者分泌性中耳炎可能性大，尚需排除腺样体肥大等疾病，故需进行下列相关检查。

1）检查结果

（1）纯音测听提示双耳传导性聋，平均言语频率气导 35 dBnHL，气骨导差约 10～15 dBnHL。

（2）声阻抗提示双侧"B"型曲线。

（3）鼻咽侧位片提示鼻咽部腺样体中度肥大，阻塞鼻咽部约 50%（鼻咽上下径/腺样体上下径：A/N＝0.5）。

（4）双侧中内耳放大 CT 提示：双侧乳突气房阻塞性炎症表现、鼓窦和鼓室内低密度影，鼻咽部腺样体中度肥大。

2）检查特点

（1）纯音测听提示双耳传导性聋。

（2）声阻抗提示双侧"B"型曲线。

（3）鼻咽侧位片提示鼻咽部腺样体中度肥大。

（4）CT：提示双侧中耳乳突积液。

（二）高级临床思维过程

1. 病史小结

（1）病史特点：①儿童患者，发病前有感冒史。②乘飞机后出现双耳疼痛、耳闷、并伴有听力下降。③病程 3 个月。

（2）体检：双耳鼓膜琥珀色，鼓膜见液平面。

（3）纯音测听提示双耳传导性聋，声阻抗提示双侧"B"型曲线。

（4）影像学检查：鼻咽侧位片提示鼻咽部腺样体中度肥大。双侧中内耳放大 CT 提示：双侧中耳乳突气房积液。

2. 分析、综合、类比、判断和鉴别诊断

1) 初步诊断的分析—排除外耳道疾病

(1) 与进行外耳道炎症的鉴别：①儿童急性外耳道炎有游泳等耳道进水史。②耳道剧痛，听力下降。③耳镜检查耳道充血，耳道内多糊状湿性耵聍。

(2) 与外耳道胆脂瘤的鉴别：①耳内堵塞感，耳鸣，听力下降。②如继发感染可有耳痛，头痛，外耳道分泌物臭味。③外耳道深部为白色或黄色胆脂瘤堵塞，其表面可见肉芽。④颞骨 CT 扫描可见耳道软组织阻塞，骨性外耳道可有吸收破坏。

(3) 与外耳道异物鉴别：①外耳道内可见异物。②可有外耳道皮肤肿胀。③听力检查多为传导性听力减退。

2) 与其他中耳疾病的鉴别

(1) 急性中耳炎：①儿童急性中耳炎耳痛剧烈，持续时间长；全身和局部症状较重，可有畏寒、发热，小儿常伴呕吐，腹泻。②听力下降并可伴有耳鸣。③一旦鼓膜穿孔，耳内脓液外溢，前述症状可得到缓解；急性中耳炎发展为化脓性中耳炎。④部分急性炎症控制可转归为分泌性中耳炎。

(2) 鼻咽癌：①对于单侧分泌性中耳炎的成人患者，要警惕有鼻咽癌的可能。②涕中带血或回吸性血涕。③鼻内窥镜检查、鼻咽 CT 及 MRI 可鉴别。

(3) 脑脊液耳漏：①颞骨骨折的患者合并脑脊液耳漏。②听神经瘤手术等颅脑手术后合并脑脊液耳漏。③根据病史和 CT 及 MRI 等检查可以鉴别。

(4) 外淋巴瘘(漏)：①多继发于先天性内耳畸形、镫骨手术后或气压损伤。②瘘孔多位于蜗窗和前庭窗。③多为感音神经性聋或混合性聋。

(5) 胆固醇肉芽肿：①耳闷、听力下降数月甚至数年，可伴有耳鸣。②查体：鼓膜蓝色。③纯音测听：传导性或混合性听力下降。④鼓室图：B 型。⑤颞骨 CT：鼓室及乳突内有软组织影，少数有骨破坏。⑥颞骨 MRI：T_1 加权与 T_2 加权均为高信号。

(6) 粘连性中耳炎：①粘连性中耳炎是分泌性中耳炎的后遗症，病程较长。②查体：鼓膜与鼓室内壁、听骨链粘连。③纯音测听：听力损失较重。④鼓室图：B 型、C 型或 As 型。

3) 诊断要点及诊断依据

(1) 诊断：分泌性中耳炎。

(2) 该患儿分泌性中耳炎的诊断依据：①感冒后飞机病史，有耳闷、耳痛、听力下降等临床表现。平时睡眠时有打鼾现象。②鼓膜琥珀色，有液平面(见图 36 - 1)。③纯音测听：传导性聋。鼓室图：B 型。④耳 CT：双侧中耳乳突气房为软组织影占据(见图 36 - 2)。

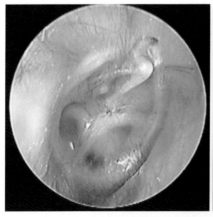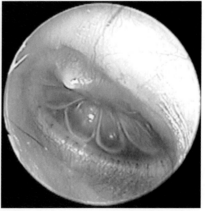

图 36 - 1　双侧鼓室积液(右鼓膜内陷、琥珀色，左鼓室可见气泡)

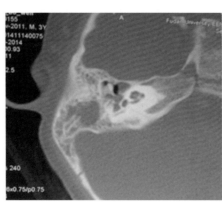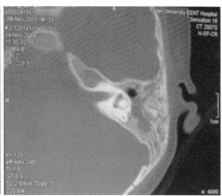

图 36 - 2　CT 显示:双中耳乳突积液

3. 分泌性中耳炎的治疗原则和措施

1)治疗原则

综合治疗,包括清除中耳积液,控制感染,改善中耳通气、引流,以及治疗相关疾病等。

2)具体处理措施

(1)非手术治疗:儿童分泌性中耳炎可以等待观察 3 个月,并定期门诊复查。对于拒绝手术的儿童分泌性中耳炎可以口服抗生素 10~14 天。对于儿童患者,减充血剂、抗组胺药是无效的,不推荐使用。对于儿童患者,口服糖皮质激素不但无效而且有很多不良反应,不推荐使用。对于不伴有鼻腔鼻窦感染的成人患者,可以尝试咽鼓管吹张,方法包括捏鼻鼓气法、波氏球法或导管法。

(2)手术治疗:分泌性中耳炎病程超过 3 个月并伴有听力下降或反复发作者,应该及时做鼓膜置管术。对于合并感音神经性聋、有言语发育迟缓、孤独症、各种影响言语发育的综合征(如唐氏综合征)、视觉障碍、腭裂、发育迟缓的患儿,应该尽早行鼓膜置管手术(见图 36 - 3)。

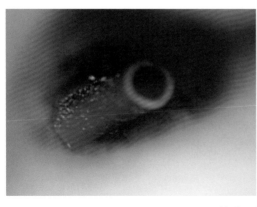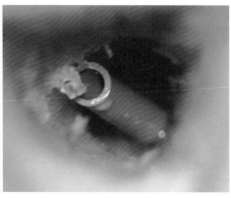

图 36 - 3　双鼓膜置管后(T 形通气管)

(3)相关疾病的治疗:积极治疗鼻腔、鼻窦及鼻咽部的急慢性炎症、肿瘤以及变态反应,先天性疾病如腭裂等。有睡眠呼吸暂停综合征症状如打鼾、张口呼吸、呼吸暂停或反复腺样体炎症的患儿可行腺样体切除术。

3)讨论

分泌性中耳炎的诊断依据:根据病史和临床表现,结合听力学检查结果;必要时做颞骨 CT 扫描,或者鼓膜穿刺而确诊。

(1)病史和临床表现:常有感冒或乘飞机病史,有耳闷、耳痛、听力下降。儿童伴有腺样体肥大者有夜鼾、张口呼吸现象。成人单侧分泌性中耳炎要警惕伴鼻咽癌。

（2）查体：急性期鼓膜充血，积液多时，鼓膜向外膨隆。鼓膜呈淡黄、橙红或琥珀色。透过鼓膜可见液平面和气泡。鼓膜内陷，表现为光锥缩短、锤骨柄向后上移位。

（3）纯音测听提示传导性聋。鼓室图"B"型或"C"型。

（4）分泌性中耳炎诊断的金标准是鼓膜穿刺或切开。

（5）影像学检查：颞骨 CT 多提示中耳腔积液与否，以及积液的范围。鼻咽侧位片可了解是否有腺样体肥大。

4）治疗措施

（1）病因治疗：积极治疗鼻腔、鼻窦及鼻咽部的急慢性炎症、肿瘤以及变态反应，先天性疾病如腭裂等。有睡眠呼吸暂停综合征症状如打鼾、张口呼吸、呼吸暂停或反复腺样体炎症的患儿可行腺样体切除术。

（2）抗菌治疗：由于 30%～50% 的中耳积液可以培养出细菌，主要是肺炎球菌、流感嗜血杆菌及卡他莫拉杆菌，表明部分分泌性中耳炎跟中耳细菌感染有关。对于不愿手术的患者，可以口服抗生素，疗程 10～14 天。

（3）改善咽鼓管通气引流：黏液促排剂可以促进中耳积液从咽鼓管引流，疗程 4～8 周。

（4）咽鼓管吹张：对于不伴有鼻腔鼻窦感染的成人患者，可以尝试咽鼓管吹张。方法有：捏鼻鼓气法、波氏球法或导管法。咽鼓管吹张不当可能造成鼓膜穿孔或中耳感染加重。

（5）鼓膜穿刺抽液：可用于病程短于 3 个月的成人患者。用斜面短的 7 号长针头，在无菌操作下经鼓膜紧张部前下象限穿刺抽出积液，可以注入糖皮质激素、α-糜蛋白酶等药物。

（6）鼓膜切开：研究表明，对于 4 岁以上的儿童分泌性中耳炎，鼓膜切开联合腺样体切除是有效的，对于 4 岁以下患儿应该行鼓膜置管手术。

（7）鼓室置管术：分泌性中耳炎病程超过 3 个月并伴有听力下降或反复发作者，应该及时做鼓膜置管术。对于合并感音神经性聋、有言语发育迟缓、孤独症、各种影响言语发育的综合征（如唐氏综合征）、视觉障碍、腭裂、发育迟缓的患儿，应该尽早行鼓膜置管手术。

三、思考题

1. 分泌性中耳诊断和治疗规范？
2. 成年单侧分泌性中耳炎需要哪些检查？
3. 通过本案例的分析你对分泌性中耳炎手术时机的把握有何认识？

四、推荐阅读文献

Rosenfeld RM，Culpepper L，Doyle KJ，Grundfast KM，Hoberman A，Kenna MA，Lieberthal AS，Mahoney M，Wahl RA，Woods CR Jr，Yawn B；American Academy of Pediatrics Subcommittee on Otitis Media with Effusion；American Academy of Family Physicians；American Academy of Otolaryngology—Head and Neck Surgery. Clinical practice guideline：Otitis media with effusion. Otolaryngol Head Neck Surg. 2004；130(5 Suppl)：S95 - 118.

（袁雅生　杜　强）

中耳炎的颅内并发症——脑脓肿

一、病历资料

1. 现病史

患者，男性，33岁，因"反复左耳流脓数十年，左耳痛1月余"就诊。患者自幼无明显诱因下出现左耳间断流脓，未作特殊处理，近1月发生左耳痛，时有头痛头晕，右耳听力下降，15天前出现左口角歪斜，微笑加重。遂就诊于当地医院，CT检查示：左硬化型乳突，骨桥大部分自断，胆脂瘤表现。后就诊于专科医院，专科医院拟诊为"左中耳胆脂瘤型伴左周围性面神经瘫痪"收入院，给予达力芬、眩晕宁治疗症状稍缓解。患病以来患者精神、食欲一般，睡眠可、大小便基本正常，体重无明显变化。

2. 既往史

既往无手术外伤史，无传染病和慢性疾病史，否认有药物过敏史。

3. 体格检查

T 36.6℃，P 78次/min，R 18次/min，BP 115 mmHg/80 mmHg。

发育营养好，神志清楚、对答切题，检查合作，自由体位。皮肤巩膜未见黄染。两肺呼吸音清，未闻及干湿啰音。HR 78次/min，律齐，各瓣膜区未闻及杂音。腹部平软，未见皮肤瘀斑，未见肠型及蠕动波。肝脾肋下未触及，双下肢无水肿。左外耳道有黄脓样分泌物，去之见左外耳道充血明显，左外耳道后上壁下陷。左鼓膜无法窥及；右鼓膜完整。双侧扁桃体不大，鼻道未见异常分泌物。

4. 实验室及影像学检查

(1) 纯音测听提示左耳全聋；右耳轻度混合型聋 AC 30 dB，BC 21 dB，ABG 0~15 dB。

(2) 面神经电图：左侧给予20 mA，振幅0 μV，潜伏期0 ms；右侧给予10 mA，振幅781 μV，潜伏期3.33 ms。面神经功能测定：右侧最小值为3，左侧最小值为3.5，双侧最大值均为Ⅱ（见图37-1）。

(3) 中内耳放大CT：左慢性中耳乳突炎伴中耳乳突和外耳道巨大胆脂瘤，涉及面神经鼓室段和锥曲段，伴脑板破坏、水平半规管瘘和乳突皮下感染。右慢性中耳炎（见图37-2）。

5. 术前神经内科会诊（排除颅内病变）

患者近5天来，反应迟钝，词不达意，记忆力下降。命名性失语，可能存在感觉性失语，计算差，定向差。诊断：左侧颞叶病变，感染性病变可能性大。建议行头颅术前CT平扫，必要时增强或头颅MRI平扫；腰椎穿刺查CSF常规、生化；加强抗感染治疗。术前CT平扫示：左颞叶脑脓肿，伴大片水肿。左中耳胆脂瘤占位（见图37-3）。

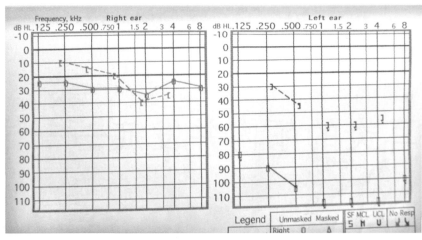

图 37-1　左耳全聋

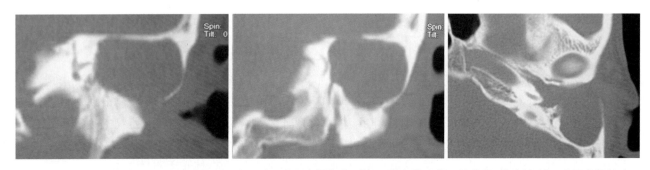

图 37-2　CT 左慢性中耳乳突炎伴中耳乳突和外耳道巨大胆脂瘤,涉及面神经鼓室段和锥曲段,伴脑板破坏、水平半规管瘘

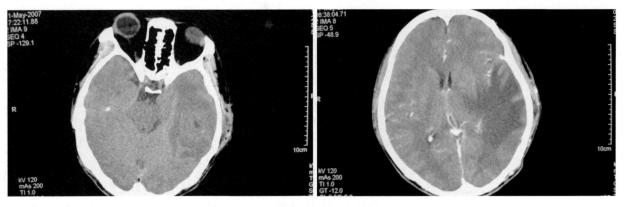

图 37-3　左侧颞叶脑脓肿伴大片脑水肿

二、诊治经过

1. 初步诊断

（1）双侧慢性化脓性中耳炎（左中耳胆脂瘤伴周围性面瘫及左耳全聋）。

（2）左颞叶脑脓肿。

2. 诊治经过

患者自幼无明显诱因下发生左耳流脓,未作特殊处理,近 1 月发生左耳痛,时有头痛头晕,右耳听力下降,15 天前出现左口角歪斜,微笑加重。专科医院拟诊为:

（1）双侧慢性中耳炎（左中耳胆脂瘤型伴周围性面神经瘫痪及左耳全聋）。

（2）左颞叶脑脓肿。

给予达力芬、眩晕宁治疗症状稍缓解。患病以来患者精神、食欲一般，睡眠可。入院行左鼓室成形术＋面神经减压＋脑脓肿引流术。术中作耳后切口，见乳突皮质骨破坏，胆脂瘤穿出外耳道，外耳道充满脓性分泌物及肉芽，乳突腔大量胆脂瘤。鼓膜破坏无残边，水平半规管破坏，脑板破坏，约 1 cm×1 cm，大量脓液自中颅底漏出，吸出约 30～40 ml。脑板破坏处脑膜表面大量肉芽，胆脂瘤向前达上中鼓室。颞叶脓肿压力较高，取部分送培养。术中取颞肌筋膜覆盖脑膜表面，骨粉加固。术后给予大量抗生素（罗氏芬、甲硝唑、青霉素等）、甘露醇降颅压及抗癫痫药物治疗。术中诊断为左胆脂瘤型中耳，左颞叶脑脓肿。术后入监护室，严观各项生命体征。严密观察血电解质，及时纠正水电解质紊乱。术后一周复查头颅增强CT：左乳突术后改变，左颞叶脑脓肿较术后第一天缩小，左颞叶脑水肿（涉及顶叶）与术后第一天片大致相仿。

三、病例分析

1. 病史特点

（1）成人患者，双侧慢性中耳炎病史。

（2）查体和辅助检查：①左外耳道有黄脓样分泌物，去之见左外耳道充血明显，左外耳道后上壁下陷。左鼓膜无法窥见，右鼓膜完整；②纯音测听提示左耳全聋；③面神经电图和面神经功能测定：左侧给予 20 mA，振幅 0 μV，潜伏期 0 ms；右侧给予 10 mA，振幅 781 μV，潜伏期 3.33 ms。面神经功能测定：右侧最小值为3，左侧最小值为3.5，双侧最大值均为Ⅱ。

（3）围手术期反应迟钝，情绪淡漠，词不达意，记忆力下降。

（4）影像学检查：CT 检查示左慢性中耳乳突炎伴中耳乳突和外耳道巨大胆脂瘤，涉及面神经鼓室段和锥曲段，伴脑板破坏、水平半规管瘘和乳突皮下感染。右慢性中耳炎。左侧颞叶脑脓肿，伴大片水肿。

2. 诊断与诊断依据

（1）诊断：①双侧慢性中耳炎（左慢性中耳乳突炎伴周围性面神经瘫痪及左耳全聋）；②左颞叶脑脓肿。

（2）诊断依据：①双侧慢性中耳炎病史；②左外耳道有黄脓样分泌物，去之见左外耳道充血明显，左外耳道后上壁下陷；③纯音测听提示左侧全聋；④CT 检查提示：左慢性中耳乳突炎伴中耳乳突和外耳道巨大胆脂瘤，涉及面神经鼓室段和锥曲段，伴脑板破坏、水平半规管瘘和乳突皮下感染。⑤围手术期情绪淡漠，CT 示：左侧脑脓肿伴大片脑水肿。

3. 鉴别诊断

（1）乙状窦血栓性静脉炎：伴有血栓形成的乙状窦感染是最常见的耳源性颅内并发症，且与其他颅内并发症关系甚为密切。①脓毒血症为本病主要症状。典型者有畏寒、寒战，继而高热，体温可达 40℃以上，头痛频繁，脉搏频数，数小时候后大汗淋漓，上述症状每日发作 1～2 次，可误认为疟疾。但因抗生素的广泛应用也可仅表现为低烧。②中耳炎患者，耳周淋巴结大，枕后颈疼痛，有时有条状肿块及局部压痛或霍纳综合征。③腰椎穿刺 Tobey-Ayer 试验阳性；眼底检查可有视乳头水肿。血白细胞增多，多核升高；寒战高热时抽血细菌培养可得阳性结果。④颞骨 CT 扫描可见乙状窦骨板破坏。

（2）耳源性脑膜炎：①儿童急性中耳炎耳痛剧烈，持续时间长；全身和局部症状较重，可有畏寒、发热，小儿常伴呕吐，腹泻。②听力下降并可伴有耳鸣。③一旦鼓膜穿孔，耳内脓液外溢，前述症状可得缓解；急性中耳炎发展为化脓性中耳炎。④部分急性炎症控制可转归为分泌性中耳炎。

（3）硬脑膜外脓肿：本病缺失典型症状，常于乳突手术中意外被发现（大多伴有天盖或乙状窦骨板破坏,少数骨板完整),较大脓肿则可出现较明显头痛。

凡化脓性中耳炎患者,如出现下述情况者,应怀疑本病:①患者长期头痛和/或不规则低烧,经检测可排除其他原因者;②前述症状在耳内流脓突然增多后可自行缓解者;③耳内流脓甚多、拭之不尽,提示在中耳腔外尚有另一个较大的脓腔与中耳相通;④局部检查时,可见脓液有明显搏动(可能系硬脑膜的搏动传来);⑤颅脑 CT(增强)或 MRI 可发现硬脑膜外有占位性病变。

(4)耳源性脑积水:①大多为交通性脑积水,也可发梗阻性脑积水;②以颅内压增高综合征为主要表现:如头痛、呕吐和视乳头水肿;少数可出现头昏、眩晕、眼震等。③患者一般情况大都尚好,如无其他颅内并发症通常不出现感染和局灶性症状。④腰椎穿刺脑脊液压力卧位时升高或无明显升高(梗阻性);颅脑 CT 脑室系统可无明显变化或扩大(梗阻性)。

(5)其他中耳炎导致的颅内并发症:

① 硬脑膜下脓肿:本病罕见,多发于全身衰弱、抵抗力极差者。可出现畏寒、高热、脉搏频数,重症面容;脑膜刺激征;大脑或小脑的局限性症状,颅内高压症状。

② 脑脊液耳漏:颞骨骨折的患者合并脑脊液耳漏;听神经瘤手术等颅脑手术后合并脑脊液耳漏;病史和 CT 及 MRI 等检查有助鉴别。

③ 脑疝:脑疝是颅内压增高的最终表现,为颅内并发症最危急的阶段。发展迅速的脑疝可在短时间内使患者呼吸停止,在颅内压缓慢升高发生轻度脑疝的患者中要避免颅内压升高的诱因:如用力咳嗽、剧烈挣扎、用力大便、腰穿大量放出脑脊液等。脑疝前期有突发的剧烈头痛、烦躁、频繁呕吐;代偿期出现中枢性高热,小脑幕切记疝出现一侧瞳孔放大,对侧偏瘫;衰竭期出现双侧瞳孔放大、陈-施式呼吸。

四、处理方案和基本依据

1. 治疗原则

本病应以手术治疗为主,单纯依靠抗感染,脱水及支持疗法均不能治愈已形成的脑脓肿。

2. 具体处理措施

(1)手术治疗:清除中耳乳突内的病灶和脑脓肿穿刺排脓术。若已出现脑疝,宜转神经外科,先做颅骨钻孔、脑脓肿穿刺排脓术或侧脑室引流术,待脓肿治愈、一般情况转好后,再入我科做乳突根治术。

(2)非手术治疗:应用足量、敏感抗生素。开始可选用广谱抗生素,待细菌性检查报告出来后,使用合适抗生素。

(3)颅内压增高时,合理脱水。对于轻型脑水肿,一般在清理病灶后颅内高压可解除,无需用脱水剂。

(4)使用脱水剂要严格控制入水量,适当限盐。脱水疗法时间较长,要注意水、电解质平衡及有无因脱水引起的血容量不足导致的低血压及少尿。休克、肾功严重受损者、低颅压者、已有严重失水及电解质紊乱者,不宜使用脱水剂。

五、要点和讨论

1. 耳源性脑脓肿的诊断依据

并非所有的脑脓肿都具有分期明确的完备的典型症状,不能过分强调局灶性症状。

(1)病史和临床表现:有慢性中耳炎病史,症状较重,或合并中耳胆脂瘤的;或局部查体发现炎症程度较重的。

(2)CT 检查示脑脓肿或有脑板、乙状窦破坏者应警惕是否有颅内受累。颅脑 CT(含增强)和 MRI

能清晰地显示脑脓肿的各种详细情况。

（3）术中发现脑板、乙状窦等有破坏，与颅内有交通者应怀疑。

（4）术前或术后患者精神、性格、行为的改变对诊断有重要价值。意识障碍最初表现为表情淡漠，进而嗜睡、昏睡、神志不清，最终发展为昏迷。行为或性格的改变：常有无意思的动作、惊厥等。

（5）剧烈的、与日俱增的头痛是脑脓肿比较特殊的症状，往往于夜间加重，患者惨叫不已，镇痛药物一般无效。

2. 治疗措施

（1）手术治疗：清除中耳乳突内的病灶和脑脓肿穿刺排脓术。若已出现脑疝，宜转神经外科，先做颅骨钻孔、脑脓肿穿刺排脓术或侧脑室引流术，待脓肿治愈、一般情况转好后，再入我科做乳突根治术。

（2）非手术治疗：应用足量、敏感抗生素。开始可选用广谱抗生素，待细菌性检查报告出来后，使用合适抗生素。

（3）颅内压增高时，合理脱水。可以 20％甘露醇 1～2 g/kg，快速静滴（每分钟 80 滴以上），每 6 h 一次，不超过 3 天。3 天后改为 20％甘露醇，1～2 g/kg 静脉快速滴注和 50％葡萄糖 60～100 ml（成人）静脉快速推注，每 6 h 交替使用。

（4）使用脱水剂要严格控制入水量，适当限盐。脱水疗法时间较长，要注意水、电解质平衡及有无因脱水引起的血容量不足导致的低血压及少尿。

六、思考题

1. 耳源性脑脓肿诊断和治疗规范是什么？
2. 耳源性脑脓肿的鉴别诊断有哪些？

七、推荐阅读文献

黄选兆，汪吉宝，孔维佳，实用耳鼻咽喉头颈外科学[M]. 2 版. 北京：人民卫生出版社. 2008：908－930.

（陈　兵）

案例 38

耳硬化

一、病历资料

1. 现病史

患者,男性,42岁,因"听力下降伴耳鸣10年余,加重1周"就诊。患者10年前无明显诱因下出现双耳听力下降,左耳为甚,伴左耳鸣,呈持续性高调蝉鸣声。5年前出现右耳鸣,呈间歇性低频"轰轰"声,自觉置身于嘈杂环境中较安静环境中听力好,未予重视。病程中患者无耳痛、无耳流脓,无视物旋转。1周前患者出现左耳鸣加重,影响日常生活遂前来就诊。发病以来,患者饮食、睡眠、大小便基本正常,体重无明显变化。

2. 既往史

既往无手术外伤史,无传染病和慢性疾病史,否认药物过敏史。

3. 体格检查

T 37.0℃, P 78 次/min, R 18 次/min, BP 120 mmHg/80 mmHg。

神志清楚、对答切题、发音清晰,检查合作,自由体位。皮肤巩膜未见黄染。两肺呼吸音清,未闻及干湿啰音。HR 78 次/min,律齐,各瓣膜区未闻及杂音。腹部平软,未见皮肤瘀斑,未见肠型与蠕动波。肝脾肋下未触及,双下肢无水肿。专科检查:双侧外耳道通畅,皮肤菲薄,双耳鼓膜完整,标志清晰。音叉试验:双耳 Rinne 试验(-),Weber 试验居中。双侧扁桃体Ⅱ度肿大。双侧下鼻甲肿大,中鼻道内未见分泌物。

4. 实验室及影像学检查

(1) 纯音听阈测试提示双侧混合性听力下降,言语频率气导平均听阈:右耳 55 dBnHL,左耳 64 dBnHL,双耳平均气骨导差约 20 dBnHL,2 000 Hz 处骨导听阈明显提高(见图 38-1)。

(2) 声阻抗提示双耳鼓室压图"As"型曲线。

(3) 中耳乳突 CT 平扫:中耳、乳突结构正常,气化良好,听骨链无畸形,未见占位病变(见图 38-2)。

二、诊治经过

1. 初步诊断

排除外耳及中耳疾病,初步诊断为耳硬化。

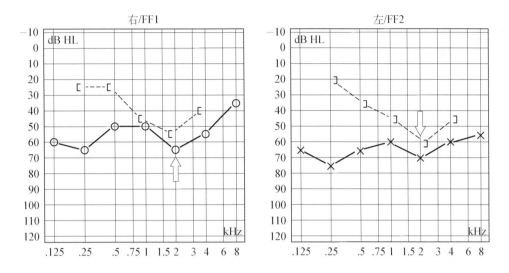

图 38 - 1　双耳呈混合性听力下降,见卡哈切迹(箭头所示)

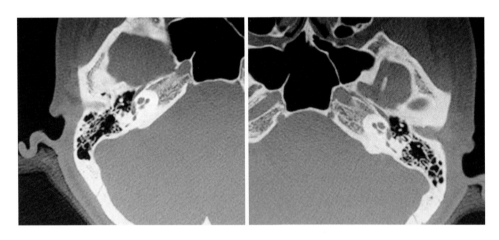

图 38 - 2　中耳乳突 CT 示双侧前庭窗前区局限性骨质密度减低

2. 诊治经过

患者 10 年前无明显诱因出现双耳听力下降,左耳为甚,伴左耳鸣,呈持续性高调蝉鸣声。5 年前右耳鸣,间歇性低频"轰轰"声,自觉置身于嘈杂环境中较安静环境中听力好。1 年前于外院就诊查纯音听阈,提示双耳混合性听力下降,平均气-骨导差 20 dB,有卡哈切迹,声导抗提示双耳鼓室压图"As"型曲线。予以扩管、营养神经等治疗,症状无明显好转。后口服中药治疗,症状亦无改善。1 周前患者左耳鸣明显加重,影响日常生活故前来就诊。

三、病例分析

1. 病史特点

(1) 患者中年男性,起病无明显诱因。

(2) 双耳听力下降伴耳鸣。

(3) 病程 10 年。

(4) 查体和辅助检查:①双侧外耳道通畅,皮肤菲薄,双耳鼓膜完整,标志清晰。②音叉试验:双耳 Rinne 试验(—),Weber 试验居中。③纯音听阈测试提示双侧混合性听力下降,言语频率气导平均听阈:右耳 55 dBnHL,左耳 64 dBnHL,双耳平均气-骨导差约 20 dBnHL,2 000 Hz 处骨导听阈明显提高。④声阻抗提示双耳鼓室压图"As"型曲线。⑤影像学检查:中耳乳突 CT 平扫见双侧前庭窗前区局限性骨质密度减低。

2. 诊断与诊断依据

(1) 诊断:耳硬化。

(2) 诊断依据:①无明显诱因出现双耳听力下降伴左耳鸣 10 年,右耳鸣 5 年,自觉嘈杂环境中较安静环境中听力好。②双侧外耳道通畅,皮肤菲薄,双耳鼓膜完整,标志清晰;音叉试验示双耳 Rinne 试验(一),Weber 试验居中。③纯音测听提示双耳混合性听力下降,言语频率气导平均听阈:右耳 55 dBnHL,左耳 64 dBnHL,平均气-骨导差约 20 dBnHL,2 000 Hz 处骨导听阈明显提高。声阻抗示双耳鼓室压图"As"型曲线。④CT 检查显示双侧中耳乳突未见异常。

3. 鉴别诊断

(1) 先天性中耳畸形:①患者发病年龄为幼年。②可有言语发育障碍。③高分辨率 CT 可发现中耳结构畸形,如听骨畸形或固定,前庭窗闭锁等。

(2) 分泌性中耳炎:①多于感冒后出现耳闷塞感伴听力下降。②耳部检查见鼓膜内陷,呈琥珀色,活动度减低,或者有发丝样积液征。③声导抗呈"B"型图,鼓膜穿刺可抽出中耳积液。

(3) 粘连性中耳炎:①患者有反复分泌性中耳炎发作史,病程一般较长。②鼓膜和鼓室内壁及听骨链相互粘连。③听力损失较重,声导抗图为 B 型、C 型或 As 型。

(4) 鼓室硬化:①有慢性化脓性中耳炎反复发作病史。②耳部检查鼓膜可见白色钙化斑。③弥漫性鼓室硬化可通过中耳乳突 CT 检查鉴别,局灶性硬化,尤其位于镫骨周围,则需行鼓室探查术。

(5) 耳外伤后听骨链脱位:①有耳外伤史。②耳部检查可见外耳道外伤或者鼓膜外伤性穿孔,或鼓膜正常。③中耳乳突 CT 检查可见听骨链脱位。

(6) 胆固醇肉芽肿:①耳闷胀感伴听力下降史。②耳部检查呈蓝鼓膜。③中耳乳突 CT 检查可见鼓室、鼓窦及乳突内高密度影。根据病史、耳镜检查及相关辅助检查可以排除上述中耳疾病。

(7) 其他全身性疾病:根据述患者病史特点,提示耳硬化可能性较大,还应与以下疾病相鉴别:

① Paget 病:常染色体显性遗传,多中年发病,有巨头畸形,全身骨质尤其是承重骨质及神经系统受累;听力学检查为混合性耳聋;中耳乳突 CT 检查可见颞骨呈棉絮状骨质吸收,碱性磷酸酶升高。

② 成骨不全征:有家族遗传史,先天性者主要侵害胎儿和新生儿,有多发性骨质史;蓝色巩膜和耳聋;钙、磷含量降低。

根据病史、耳镜检查及相关辅助检查可以排除上述全身性疾病。

四、处理方案和基本依据

1. 治疗原则
抑制病灶发展,提高听力。

2. 具体处理措施

(1) 非手术治疗:

① 药物治疗:口服氟化钠对耳硬化病灶有抑制作用,如无慢性肾炎及孕妇等禁忌证,以下情况可考虑氟化钠治疗:耳蜗型耳硬化;患者拒绝或者不宜行镫骨手术的耳硬化;骨导听力差的混合性耳聋,病变广泛,发展迅速且有 Schwarts 征的恶性耳硬化者。

② 佩戴助听器:凡不宜手术或者不愿意性手术治疗患者,不论其为传导性耳聋、混合性耳聋或者感应神经性耳聋均可试戴助听器。

（2）手术治疗：是提高听力的有效方法，包括镫骨手术和半规管开窗术。本例患者听力下降影响生活，故行左侧人工镫骨植入术，术中分离鼓环进入鼓室，用骨钻削低外耳道后上壁骨质，暴露后鼓室，探查见镫骨底板固定，砧骨长脚形态正常。切除镫骨两足，离断砧镫关节，取出镫骨板上结构。用量度子量取镫骨底板到砧骨长脚距离，选取适当长度的人工镫骨备用。用三棱锥在镫骨底板上钻一小孔，将人工镫骨头置于底板钻孔内，尾端挂钩置于砧骨长脚上，固定（见图 38 - 3）。人工镫骨周围放少许吸收性明胶海绵。

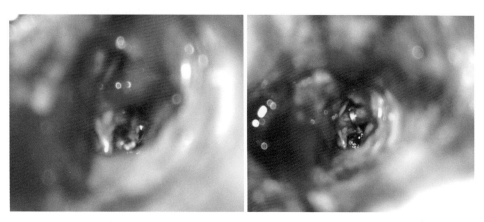

图 38 - 3　人工镫骨手术：镫骨底板钻孔，piston 置于小孔内，挂钩固定于砧骨长脚

五、要点和讨论

1. 耳硬化的诊断依据

耳硬化以高加索人种多见，亚裔人群发病率较低，但近年有逐渐上升的趋势。一方面可能是饮食习惯的改变，另一方面是对该病的认识和诊断水平有明显提高，临床上得到更多重视。耳硬化的临床诊断并不困难，当患者出现不明原因单侧或双侧传导性听力损失，有逐渐加重倾向，中耳 CT 检查没有明显阳性发现时，就应考虑耳硬化的可能。如果患者有韦氏误听（患者在嘈杂环境中，言语辨识力提高），纯音听阈有 Carhart 切迹，则更有助于诊断，明确诊断耳硬化则需术中探查。

2. 治疗措施

手术是耳硬化最有效的治疗方法。人工镫骨植入手术取代了传统的镫骨撼动和镫骨切除术，使得手术更安全有效。通过在固定的镫骨底板上打孔，将人工镫骨的一端置入孔内，另一端固定于砧骨长脚上，将镫骨板上结构切除。这样，植入的人工镫骨取代已固定的镫骨，从而恢复听骨链的传声功能。成功的手术能有效缩小气骨导听阈差值，持久改善听力。在改善听力同时，如果术前有耳鸣（约占耳硬化患者的 80%），术后耳鸣往往能得到不同程度改善。

人工镫骨手术需要洞悉中耳解剖结构以及具备娴熟的手术技巧，需要经过严格的颞骨解剖训练才能完成。在镫骨底板打孔或放入人工听骨时，操作不当可能会损伤下方的前庭，导致术后眩晕，严重的可能导致感音神经性听力下降。为降低上述风险，采用激光在镫骨底板打孔是有效的方法，更安全和精确。面神经解剖变异可能增加手术难度以及术中损伤面神经的风险。

六、思考题

1. 耳硬化患者的临床表现是什么？应与哪些疾病相鉴别？
2. 耳硬化有哪些听力学特点？

七、推荐阅读文献

1. Lee KJ，Farrior J..　Essential Otolaryngology：Head & Neck Surgery［M］. 10th edition.　New York：McGraw-Hill，Medical Pub，2008；232 - 248.

2. 王正敏. 王正敏耳显微外科学［M］. 上海：上海科技教育出版社. 2004；390 - 403.

3. James B.　Snow Jr，P..　Ashley Wackym. Ballenger's Otorhinolaryngology Head and Neck Surgery［M］. 17th Revised edition.　New Zealand：B. C.　Decker，2009. 247 - 252.

（张剑宁　李　明）

案例 39

梅尼埃病

一、病历资料

1. 现病史

患者,男性,50岁,因"反复眩晕10余年"就诊。患者10余年前无明显诱因下突发视物旋转,闭目休息时减轻,活动时加重,伴右侧耳鸣及听力下降、耳闷胀感,耳鸣为高音调持续性。时有恶心,眩晕加重则时有呕吐,呕吐物为胃内容物,无血液,无腹痛、腹泻、意识丧失、四肢麻木等。发作时即于外院就诊,诊断为"梅尼埃病",经治疗后缓解(具体药物不详)。眩晕症状持续一天后消失,无特殊不适,亦未服用药物治疗。2010年3月起再次出现类似眩晕症状,之后反复发作,每次给予654-2、维生素B$_6$等静滴,敏使朗、眩晕停片、丹参片等口服后眩晕好转,但右耳听力逐渐下降,耳鸣时轻时重。今晨7时又感眩晕,视物旋转感,伴恶心呕吐,右侧耳鸣加重,门诊以"梅尼埃病"收治。发病以来,患者神志清,精神可,胃纳可,夜眠一般,大小便自解,体重无明显变化。

2. 既往史

平素体健,否认手术、外伤史,否认高血压、糖尿病、胃溃疡等慢性病史,否认肝炎、结核传染病史,否认输血史。

3. 体格检查

T 36.5℃,P 75次/min,R 20次/min,BP 130 mmHg/80 mmHg。

神志清楚、对答切题、发音清晰,检查合作,自由体位。皮肤巩膜未见黄染。两肺呼吸音清,未闻及干湿啰音。HR 75次/min,律齐,各瓣膜区未闻及杂音。腹部平软,未见皮肤瘀斑,未见肠型及蠕动波。肝脾肋下未触及,双下肢无水肿。专科检查:双侧外耳道正常,鼓膜完整,标志清晰,未见充血。双侧乳突区无压痛。有自发性水平眼震,快相向左侧。双侧扁桃体Ⅰ度肿大。双侧下鼻甲肿大,中鼻道引流通畅,清洁。

4. 实验室及影像学检查

(1)纯音听阈测试显示,双耳混合性聋,右耳气导平均听阈71 dBnHL,气骨导差约10 dB;左耳平均听阈30 dBnHL,无明显气骨导差。

(2)声阻抗:双侧"A"型鼓室压图。

(3)耳声发射:右耳DPOAE未引出;左耳2、5、6 kHzDPOAE未引出。

(4)脑干诱发电位:右耳90 dBnHL各波未引出,左耳Ⅴ波反应阈60 dBnHL,各波潜伏期正常,Ⅰ～Ⅴ波间期正常。

(5)颅脑MRI(2011.05.03)及CT平扫(2010.02.24):未见明显异常。

（6）前庭功能检查：有自发性水平眼震，快相向左侧；闭目直立试验（Romberg test）阳性。

二、诊治经过

1. 初步诊断

梅尼埃病。

2. 诊治经过

患者10年前无明显诱因发作眩晕，诊断为"梅尼埃病"，经治疗一天后眩晕症状消失。2010年前再次发作，头颅CT平扫未见明显异常，经西比灵口服治疗后改善症状。此后反复发作，每次给予654-2、维生素 B_6 静滴，敏使朗、眩晕停片、丹参片等口服后好转，自觉右耳听力逐渐下降。今晨再次眩晕发作，视物旋转感，伴恶心呕吐，右侧耳鸣加重，以梅尼埃病收治。

三、病例分析

1. 病史特点

（1）患者中年男性，发病无明显诱因。

（2）发作性眩晕，视物旋转，伴耳鸣及听力下降，耳闷胀不适，伴有恶心及呕吐。

（3）病程10年，反复发作，经治疗后眩晕症状消失，有耳鸣，听力逐渐下降。

（4）查体和辅助检查：①双耳混合性聋，右耳气导平均听阈为71.25 dBnHL，右耳气骨导差约10 dB，左耳气导平均听阈30 dBnHL，无明显气骨导差。②双侧鼓室压图A型。③耳声发射：右耳各频率DPOAE未引出；左耳2、5、6 kHz DPOAE未引出。④脑干诱发电位：右耳90 dBnHL各波未引出，左耳V波反应阈60 dBnHL，各波潜伏期正常，Ⅰ～V波间期正常。

（5）影像学检查：头颅CT、MRI检查未见明显异常。

2. 诊断与诊断依据

（1）诊断：梅尼埃病。

（2）诊断依据：①反复阵发眩晕10年再发加重1天，伴有视物旋转、右侧耳鸣及听力下降、耳闷胀不适、恶心及呕吐。②双侧鼓膜完整，标志清晰，未见充血。双侧乳突区无压痛。③双耳感音神经性听力损失，右耳重度，左耳轻度；双侧鼓室压图A型；耳声发射双耳大部分频率DPOAE未引出；脑干诱发电位右耳未引出，左耳V反应阈提高，各波潜伏期正常，波间期正常。④前庭功能检查有自发性水平眼震，快相朝向左侧。闭目直立试验阳性。⑤颅脑CT、MRI未见明显异常。

3. 鉴别诊断

（1）良性阵发性位置性眩晕：①反复发作性眩晕，伴眼震。②无耳鸣、耳聋。③眩晕发作往往与头部位置改变有关。

（2）迷路瘘管或迷路炎：①眩晕，耳鸣，耳聋可突然发生。②耳聋有波动性，但眩晕无反复发作的特征。③患者有慢性中耳炎，中耳手术或外伤史。

（3）前庭神经炎：①急性发病听力正常，多伴有恶心、呕吐。②主要见于青年人，常有病毒性感冒上呼吸道感染史。③前庭功能检查表现为一侧前庭神经受损，可出现向对侧的眼震；严重症状可在数日内完全消失，但后续轻度症状可持续数周。

（4）外伤性眩晕：①平衡失调，步态蹒跚。②眼震少见，前庭功能检查多显示异常。

四、处理方案和基本依据

1. 治疗原则

梅尼埃病目前尚无理想治愈方法,治疗手段以内科的药物治疗为主。发作期以迅速缓解眩晕、恶心、呕吐等症状,减轻患者痛苦为主,并注意纠正因呕吐、出汗等引起的脱水及电解质紊乱。间歇期则以争取听力好转和预防复发为目标。药物治疗无效或听力继续恶化者可考虑手术治疗。

2. 具体处理措施

(1) 一般治疗:绝对卧床,消除恐惧心理,认真解释病情,让患者了解症状能好转,没有生命危险;避光,避免头部运动,控制水分和食盐摄入。

(2) 药物治疗:

① 前庭功能抑制剂:地西泮等镇静剂,地芬尼多、氟桂利嗪、强力定眩片。

② 脱水剂:氢氯噻嗪 25～75 mg,每日 2～3 次口服或应用其他利尿剂。

③ 神经营养药:维生素 B_1、B_2 口服。

④ 扩血管药物:银杏叶制剂、甲磺酸倍他司汀、前列地尔等。

⑤ 其他对症治疗药物:5%碳酸氢钠 40～60 ml 缓慢静脉推注。

(3) 中耳给药治疗:鼓室内注射庆大霉素和地塞米松。

(4) 耳内低压治疗:先鼓膜置管,用低压脉冲发生器通过外耳道传入中耳以调节内耳淋巴液的压力平衡。

五、要点和讨论

1. 梅尼埃病的诊断依据

梅尼埃病的诊断是临床常要面对的问题。实际上,没有一种或数种确切的检查用于确诊梅尼埃病。确诊梅尼埃病需要组织病理学证据,但临床上无法达到要求。临床梅尼埃病的诊断需要在排除其他可能病因的条件下,依据典型临床症状及听力学表现进行诊断。根据诊断依据是否充分可作出确实的、明确的、很可能的及可能的梅尼埃病 4 类诊断。诊断有赖于丰富的临床经验以及对临床表现和检查结果的准确把握。

前庭周围性眩晕是梅尼埃病最典型和必须具备的临床症状。眩晕持续时间数十分钟至数天,时间较短的往往不是梅尼埃病。眩晕必须是旋转性、复发性和自发性的,没有明确的刺激因素(如改变头位)诱发,也不能伴有意识障碍、视力异常等神经症状。如果只有一次典型的眩晕发作,最多只能作出很可能是梅尼埃病的诊断。

听力下降是梅尼埃病的常见症状,如果是低频感音神经性听力下降则更支持诊断,很多时候也表现为高频和全频率的听力下降。波动性低频感音性听力下降是梅尼埃病典型的听力学表现,与反复发作的内淋巴水肿相关。听力学检查是必须的,没有听力下降的证据,最多只能作出可能的梅尼埃病的诊断。

反复发作的耳闷和低频耳鸣也是常见表现,这些症状可能与内淋巴水肿有关。低频耳鸣往往是低频听力下降的表现。

梅尼埃病需要与良性阵发性位置性眩晕、突发性聋、听神经瘤、前庭神经元炎、半规管瘘等相鉴别。除了熟悉上述疾病临床表现的特点外,对体位试验、听力学特点、影像学表现等的熟悉程度,将有助于鉴别诊断。

2. 治疗措施

梅尼埃病在眩晕发作期，采用减轻迷路水肿和对症治疗药物，以控制症状。在发作间歇期，一般无需任何治疗。保守治疗方案主要用于控制眩晕症状，对听力下降和耳鸣则缺乏有效方法，也没有有效根治梅尼埃病的治疗方案。鼓室内庆大霉素注射能有效控制眩晕的反复发作，但 50%～60% 可能带来感音神经性听力损失。对于保守治疗无效、症状严重的顽固性病例，内淋巴囊减压术或前庭神经切断术是可以考虑的治疗方案。

六、思考题

1. 梅尼埃病有哪些临床表现？
2. 梅尼埃病的诊断依据，应和哪些疾病相鉴别？

七、推荐阅读文献

1. Lee KJ, Farrior J. . Essential Otolaryngology: Head & Neck Surgery. [M]. 10th edition. New York: McGraw-Hill, Medical Pub, 2008:232 - 248.

2. James B. Snow Jr, P. James B. Ashley Wackym. Ballenger's Otorhinolaryngology Head and Neck Surgery [M]. 17th Revised edition. New Zealand: B. C. Decker, 2009. 313 - 332.

3. Masoud Motasaddi Zarandy, John Rutka. Diseases of the Inner Ear [M]. 2010. 57 - 59.

4. Rah YC1, Han JJ, Park J. Management of intractable Ménière's disease after intratympanic injection of gentamicin [J]. Laryngoscope. 2015;125(4):972 - 978.

（张剑宁　李　明）

案例 40
良性位置性阵发性眩晕

一、病历资料

1. 现病史

患者，女，57岁，因"反复眩晕1周"就诊。患者1周前突然出现往右侧躺下时眩晕，持续10余秒，坐起、过度抬头和低头亦有短暂眩晕感。头固定不动时无症状。无耳鸣及听力下降，无耳痛、流脓及耳内胀满感。无头痛及视物障碍。发病以来，患者饮食、睡眠、大小便基本正常，体重无明显变化。

2. 既往史

既往无手术外伤史，无传染病和慢性疾病史，否认有药物过敏史。

3. 体格检查

T 36.5℃，P 85 次/min，R 23 次/min，BP 105 mmHg/70 mmHg。

神志清楚、对答切题、发音清晰，检查合作，自主体位。皮肤巩膜未见黄染。两肺呼吸音清，未闻及干湿啰音。HR 85 次/min，律齐，各瓣膜区未闻及杂音。腹部平软，未见皮肤瘀斑，未见肠型及蠕动波。肝脾肋下未触及，双下肢无水肿。专科检查：双侧耳廓无畸形，外耳道通畅，双鼓膜完整，各标志清，活动好。双侧鼻腔黏膜无明显充血，无黏性及脓性分泌物，双下甲不大。咽部无明显充血，双扁桃体不大，间接喉镜检查无明显异常。神经系统检查无阳性发现。

4. 其他检查及结果

Dix-Hallpike Test：后半规管和前半规管良性位置性阵发性眩晕（BPPV）最常见的检查方法（见图40-1）：①患者坐在检查床上，检查者位于右侧或后侧，双手抱头，头右转45°；②迅速让患者躺下至仰卧位，头后垂20~30°，并保持与矢状面成45°；③观察有无眼震。如有，需观察至眼震停止；如无，需观察30 s；恢复至端坐位。④典型右后半规管BPPV会出现扭转向上的眼震，而左前半规管BPPV会出现扭转向下的眼震。从卧位回到坐位会出现反向眼震。⑤同样，进行向对侧的侧悬头位检查。⑥检查时可用红外眼震电图仪眼罩或Frenzel眼镜观察记录眼震。

患者右侧悬头位出现扭转向上的眼震，潜伏期约2~3 s，眼震持续20余秒消失；坐起出现扭转向下的反向眼震。提示右后半规管BPPV。

（1）Roll Test（滚转试验）：水平半规管BPPV最常见的检查方法。检查方法（见图40-2）：①受试者平卧，抬头位30°，检查者双手持头，迅速向右转90°，观察1 min或直至眼震停止。然后回到头正中位。无眩晕和眼震后，头迅速向左转90°，观察眼震情况。②向地性眼震提示为管结石症，眼震幅度大、眩晕症状重的一侧为患侧；背地性眼震提示为嵴帽结石症，眼震幅度小、眩晕症状轻的一侧为患侧。

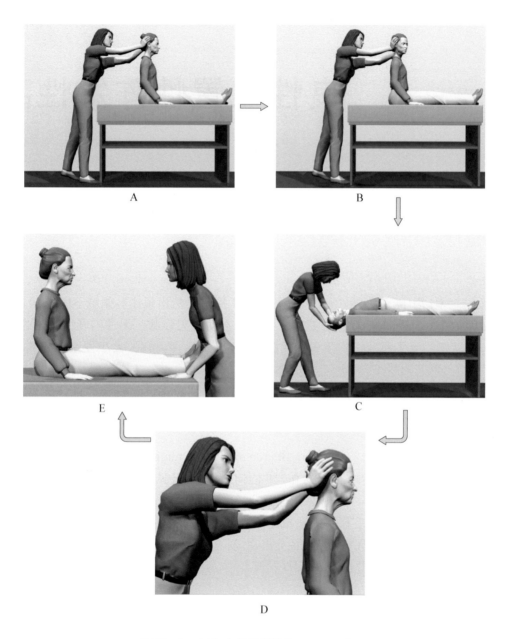

图 40-1　右后、左前半规管 Dix-Hallpike Test

A. 患者坐在检查床上；B. 头右转 45°；C. 快速躺下至仰卧垂头位，头后垂 20～30°，观察有无眩晕和眼震；
D. 坐起；E. 观察有无反向眼震出现

患者头向左、向右转均未诱发出眼震。

（2）听力学检查：无明显异常。

（3）前庭功能检查：温度试验无明显异常。动静态姿势图检查亦无异常发现。

（4）放射科检查（地段医院）：脑 CT（-）。颈椎 CT 示退行性变。

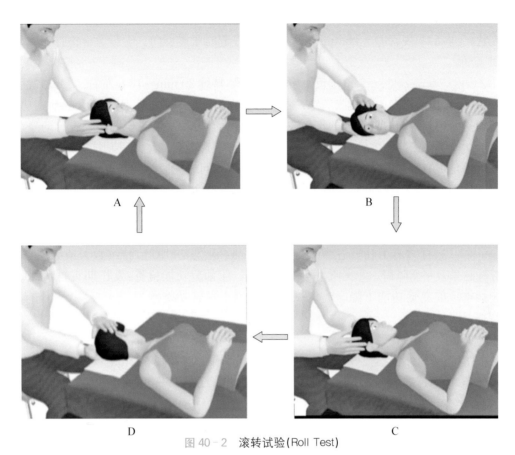

图 40 - 2 滚转试验(Roll Test)

A. 平卧,抬头位 30°;B. 头迅速向右转 90°;C. 回到头正中位;D. 头迅速向左转 90°

二、诊治经过

1. 初步诊断

右后半规管 BPPV。

2. 诊治经过

患者发病 1 天后到附近地段医院就诊,行脑 CT 和颈部 CT 检查,考虑为颈性眩晕可能。给予静脉滴注扩血管、营养神经药物治疗 5 天,无明显疗效。遂到专科医院就诊。

三、病例分析

1. 病史特点

(1) 女性患者,绝经期后。

(2) 和体位相关的短暂性眩晕。

(3) 变位性试验:右 Dix-Hallpike Test(＋)。

(4) 前庭功能检查:该患者无异常发现。

(5) 影像学检查:不作为常规检查,除非有证据提示颅脑或颈椎可能存在问题。该患者脑 CT 和颈椎 CT 无明显异常。

2. 诊断与诊断依据

(1) 诊断:右后半规管 BPPV。

（2）诊断依据：①和头位相关的眩晕病史；②眩晕发作时间短暂，持续约十余秒钟；③无听觉及其他神经系统症状；④右后半规管 Dix-Hallpike Test（＋），坐起时眼震反向。⑤影像学检查无明显异常。

3. 鉴别诊断

（1）梅尼埃病（Ménière disease）：①反复发作的眩晕，持续 20 min～12 h 左右。②波动性听力下降。③耳鸣：多在眩晕发作前出现。④耳胀满感：发作期患侧耳内或头部胀满、压迫感。⑤前庭功能检查：发作期可观察到初向患侧继而转向健侧的水平或水平扭转性自发性眼震或位置性眼震。动静态平衡功能检查示前庭觉功能下降。冷热实验早期可正常，反复发作表现为患侧半规管功能减退或无反应，可伴有优势偏向。镫骨足板有肿胀的球囊粘连时，增减外耳道气压可诱发眩晕和眼震，称为 Hennebert sign 阳性。⑥听力学检查：早期在发作间歇期听力可正常，反复发作出现低频感音神经性聋，之后因为累及高频区而表现为峰型听力图，长期发作的患者可表现为平坦型或下降型听力曲线。⑦内耳膜迷路成像：Gr 造影内耳膜迷路 MRI 成像，可显示患侧内耳膜迷路的水肿。

（2）前庭神经炎：①多有上呼吸道感染史。②突发眩晕、恶心、呕吐，持续数天或数周，有时会伴有数月的位置性眩晕及平衡障碍。③无听力下降及耳鸣。④前庭功能检查：发作期有自发性眼震。动静态平衡功能检查示前庭觉功能下降。温度试验示患侧半规管功能减退或无反应，可伴有优势偏向。⑤听力学检查无明显异常。

（3）前庭性偏头痛：

① 肯定的前庭性偏头痛：至少 5 次中重度前庭症状发作，持续时间 5 min～72 h。有符合 ICHD（国际头痛疾病分类）诊断标准的伴或不伴先兆的偏头痛病史。在至少一半的前庭发作中伴随 1 项或多项偏头痛表现：a. 伴有至少 2 项以下特性的头痛：单侧、波动性、中重度、日常体力活动加重。b. 畏光畏声。c. 视觉先兆。不符合其他前庭疾病诊断或其他 ICHD 诊断。

② 可能的前庭性偏头痛：至少 5 次中重度前庭症状发作，持续时间 5 min 至 72 h。符合前庭性偏头痛诊断标准 b 或 c 中的一项（偏头痛病史或发作时的偏头痛表现）。不符合其他前庭疾病诊断或其他 ICHD 诊断。

（4）迟发型膜迷路积水：单侧或双侧耳中重度听力下降，数年后出现发作性眩晕，症状和梅尼埃病相似。

（5）上半规管裂综合征：强声或外耳道压力的变化会诱发眩晕，诱发因素消除后症状很快消失。CT 下半规管重建可以显示裂隙。前庭诱发性肌源性电位（VEMP）可表现为患侧阈值明显降低，反应幅值增高。

四、处理方案和基本依据

1. 治疗原则

BPPV 虽然有自愈倾向，但有时可达数月或数年，所以诊断明确后需尽快采取手法复位。

2. 具体处理措施

（1）采取 Epley 手法复位。

（2）再次行 Dix-Hallpike 检查，患者眼震和眩晕消失。

五、要点和讨论

1. BPPV 的诊断依据

（1）和头位运动相关的眩晕：某些体位诱发。

（2）眩晕和眼震特点：①短潜伏期。②持续时间短：数秒至数十秒，一般不超过 1 min。③垂直半规管 BPPV 为扭转性眼震，水平半规管 BPPV 为水平向眼震。④交互性：垂直半规管 BPPV 从平卧到坐位、水半规管 BPPV 左右翻身时有反向眼震。⑤疲劳性：反复检查眼震幅度和眩晕程度减弱。

（3）检查：①垂直半规管 BPPV：Dix-Hallpike Test（＋），后半规管 BPPV 为扭转向上的眼震，前半规管 BPPV 为扭转向下的眼震。②水平半规管 BPPV：Roll Test（＋），管内耳石为向地性眼震，壶腹嵴耳石为背地性眼震。

2. 治疗措施

（1）BPPV 复位方法：可采用手法复位或耳石仪复位。

① 后半规管 BPPV：常采用 Epley 或 Semont 耳石复位法。

Epley 手法复位：

A. 患者坐在床上，检查者在其背后扶头，头转向患耳侧 45°；B. 快速躺下，头后仰低于床面 20～30°，等 30 s 或至眼震消失；C. 将头逐渐转正，继续向对侧转 45°，等 30 s 或至眼震消失；D. 头与躯干同时向健侧转 90°，等 30 s 或至眼震消失；E. 让患者慢慢坐起，头逐渐转向正前方，呈头直位。

Semont 手法复位：

A. 端坐床上，头向健侧转 45°；B. 快速向患侧侧卧，头枕部接触床面，等 30 s 或至眼震消失；C. 快速移动头和躯干向健侧侧卧，直立位不停，直至头的前额接触床面，等 30 s 或至眼震消失，再次坐起。

② 水平半规管 BPPV：常采用 Barbecue 手法复位法。

Barbecue 手法复位：

A. 患者平卧，向健侧翻转 90°至侧卧位；

B. 身体向健侧翻转，使面部朝下；

C. 继续朝健侧方向翻转，使侧卧于患侧；

D. 坐起。每个体位等待 1 min 或直至眼震消失再转至下一体位。

③ 前半规管 BPPV：常采用反向 Epley 或 Semont 耳石复位法。

（2）抗眩晕药物：患者眩晕过于剧烈，可适当应用异丙嗪（非那根）、苯海拉明、氟桂利嗪等中枢抑制剂，但并不推荐。

（3）其他前庭康复训练方法：如 Brandt-Doraff 习服治疗方法、平衡功能训练等。

（4）手术治疗：绝大多数患者保守治疗均能取得较好的疗效。如上述疗法无效，可行后壶腹神经切断术或半规管阻塞术。

六、思考题

1. 如何准确诊断并定位 BPPV？
2. 常用 BPPV 手法复位治疗的方法有哪些？

七、推荐阅读文献

1. Bhattacharyya N，Baugh RF，Orvidas L，et al. Clinical practice guideline：Benign paroxysmal positional vertigo. Otolaryngol Head Neck Surg [J]. 2008；139(5 Suppl 4)：S47－81.

2. 田勇泉. 耳鼻咽喉头颈外科学[M]. 8 版. 北京：人民卫生出版社. 2013. 298－301.

（王　璟）

案例 41

先天性小耳畸形

一、病历资料

1. 现病史

患者,女,8岁,因"右侧耳廓畸形"就诊。患者出生后家人即发现其右侧耳廓畸形,耳廓残缺,仅有不规则的突起,外耳道闭锁,不伴颌面发育不全。其他发育正常。自幼右耳听力差。言语基本正常,学说话过程仅少数字发音受影响。病程中无耳道流脓,无耳鸣,无头痛头晕,无面瘫等,未行治疗。追问病史,母亲孕期身体无异常。患者食欲及胃纳好,大小便正常,睡眠佳。体重无明显改变。

2. 既往史

既往无手术外伤史,无传染病和慢性疾病史,否认有药物过敏史。母亲孕期身体无异常,足月顺产。

3. 体格检查

T 36.7℃, P 84 次/min, R 24 次/min, BP 90 mmHg/60 mmHg。

神志清楚、对答切题、发音清晰、检查合作,自由体位。皮肤巩膜未见黄染。两肺呼吸音清,未闻及干湿啰音。HR 84 次/min,律齐,各瓣膜区未闻及杂音。腹部平软,未见皮肤瘀斑,未见肠型及蠕动波。肝脾肋下未触及,双下肢无水肿。右侧耳廓Ⅲ°畸形,呈条索状突起,外耳道闭锁(见图 41 - 1)。

4. 实验室及影像学检查

(1) 纯音测听提示右耳传导性聋,平均言语频率气导 66 dB,气骨导差约 40～60 dB。左耳平均言语频率气导 18 dB(见图 41 - 2)。

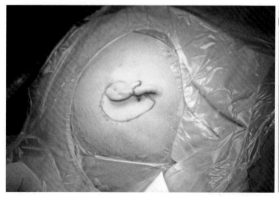

图 41 - 1　右侧耳廓畸形,呈条索状突起,外耳道闭锁

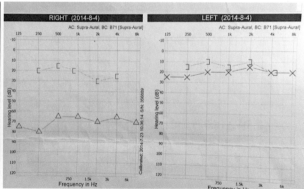

图 41 - 2　纯音测听提示右耳传导性聋

（2）双侧中内耳放大 CT 提示：右侧骨性外耳道闭锁，鼓骨缺如，耳廓呈团块状畸形，鼓室狭小，锤骨缺如，砧骨长突细长，镫骨弓显示，内耳形态未见明显异常。左耳部 HRCT 未见明显异常，听骨链形态可（见图 41 - 3）。

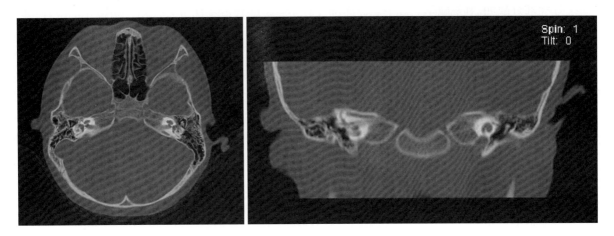

图 41 - 3　CT 右侧骨性外耳道闭锁，鼓骨缺如，耳廓呈团块状畸形，鼓室狭小，锤骨缺如，砧骨长突细长，镫骨弓显示，内耳形态未见明显异常。左耳部 HRCT 未见明显异常，听骨链形态可

二、诊治经过

1. 初步诊断

右耳先天性耳廓畸形Ⅲ°伴外耳道闭锁。

2. 诊治经过

患者出生后即被发现右侧耳廓畸形，呈条索状突起，外耳道闭锁。未经诊治。

三、病例分析

1. 病史特点

（1）患者出生后家人即发现其右侧耳廓畸形，外耳道闭锁。

（2）自幼右耳听力差。言语基本正常。病程中无耳道流脓，无耳鸣，无头痛头晕，无面瘫等。

（3）病程自出生起。

（4）查体和辅助检查：①出生后家人即发现其右侧耳廓畸形，呈条索状突起，外耳道闭锁。其他发育好，不伴颌面发育不全。自幼右耳听力不佳。言语正常。②纯音测听提示纯音测听提示右耳传导性聋。

（5）影像学检查：双侧中内耳放大 CT 平扫提示右侧骨性外耳道闭锁，鼓骨缺如，耳廓呈团块状畸形，鼓室狭小，锤骨缺如，砧骨长突细长，镫骨弓显示，内耳形态未见明显异常。左耳部 HRCT 未见明显异常，听骨链形态可。

2. 诊断与诊断依据

（1）诊断：右耳先天性耳廓畸形Ⅲ°伴外耳道闭锁。

（2）诊断依据：①出生后家人即发现其右侧耳廓畸形，外耳道闭锁；②右侧耳廓畸形，呈条索状突起，外耳道闭锁；③纯音测听提示右耳传导性聋；④CT 检查提示：右侧骨性外耳道闭锁，鼓骨缺如，耳廓呈团块状畸形，鼓室狭小，锤骨缺如，砧骨长突细长，镫骨弓显示，内耳形态未见明显异常。左耳部

HRCT 未见明显异常,听骨链形态可。

3. 鉴别诊断

(1) 后天继发性耳畸形:①患者既往耳廓形态正常,有明确的病史,多有耳部外伤、冻伤或炎症等原因。②耳廓部分缺如、耳廓畸形。③不合并面部发育不全。④伴或不伴听力下降。⑤影像学检查:如合并外耳道狭窄,外耳道骨质如常或扩大,外耳道充满软组织影。

根据患者病史、体征及客观检查的特点可排除后天继发的耳畸形。

(2) 其他耳部疾病:根据上述患者病史特点进行分析,提示先天性耳畸形伴外耳道闭锁可能性最大,但也应与以下几种耳部疾病做鉴别:

① 先天性内耳畸形:出生时或逐渐出现听力减退;耳廓耳道发育大多正常;听力检查为感音神经性聋,部分患者表现为混合性聋,部分患者可长期保留部分残余听力,个别患者可有眩晕发作。影像学为内耳部分或完全性发育缺陷,甚至伴耳蜗缺如,镫骨和镫骨肌腱缺如,有些病例岩部亦未发育。属常染色体显性或隐性遗传,可伴有其他器官畸形和智障。

② 不伴耳廓畸形的先天性传导性聋:出生后发现听力欠佳;耳廓外形正常;听力检查为传导性聋;HRCT 提示听骨畸形。

③ 外耳道胆脂瘤:耳内堵塞感,耳鸣,听力下降;如继发感染可有耳痛、头痛,外耳道有分泌物,有臭味;外耳道深部为白色或黄色胆脂瘤堵塞,其表面可见肉芽;颞骨 CT 扫描可见耳道软组织阻塞,耳道骨壁有侵袭。外耳道狭窄的患者易发生外耳道胆脂瘤。

④ 第一鳃裂瘘管:反复发作的耳周或颈前红肿,耳内有或无渗出。查体:耳屏前、乳突尖前方或舌骨平面以上颈部红肿隆起或瘢痕,耳道内有或无瘘口;一般无耳廓畸形;影像学 CT 或 MRI 可见瘘管样走行,罕见合并外耳道闭锁或狭窄。

四、处理方案和基本依据

1. 治疗原则

对畸形耳廓进行再造整形手术,双耳的听力重建和康复。

2. 具体处理措施

(1) 非手术治疗:6 岁之前可佩戴骨导式助听器或软带 Baha。

(2) 手术治疗:需要分期手术。

(3) 首先进行右耳全耳廓再造术 I 期,取自体肋软骨,按照对侧耳形状和大小雕刻成耳廓支架,埋于右侧残余耳廓皮囊下(见图 41-4)。

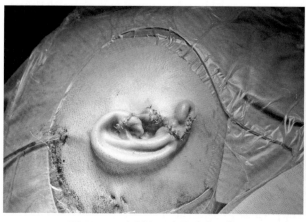
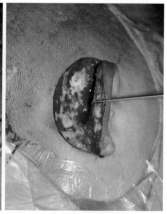

图 41-4　右侧全耳廓再造术 I 期　　　　图 41-5　全耳廓再造 II 期立耳

（4）半年后进行右侧耳廓立耳手术,采用 Medpore 为立耳支架(见图 41-5)。

（5）右耳听力重建可考虑骨锚式助听器(Baha)或骨桥(Bone bridge)或振动声桥(VSB)。

五、要点和讨论

1. 先天性小耳畸形的诊断依据

先天性外中耳畸形(microtia and atresia,MA)也称小耳畸形,是面部最主要的出生缺陷之一。常涉及耳廓、外耳道、中耳甚至内耳,可单独或联合发生。散发为主,致病因素众多,发生机制不清。MA会影响患儿的听觉言语和心理发育,需要合理的治疗及康复策略,以减少其对患儿早期言语发育和社会适应的不良影响。根据病史和临床表现,结合听力学检查结果;必要时做颞骨 CT 扫描而确诊。

（1）病史和临床表现:临床表现多样,耳廓畸形如耳廓发育不良、残缺、皱缩、皮赘甚至无耳畸形,外耳道闭锁或狭窄,中耳畸形如听骨链畸形、面神经畸形等,部分伴有颌骨发育畸形(半面短小)。通常伴有传导性为主的听力损失。个别合并内耳畸形有眩晕发作,外耳道狭窄患者易发生耳流脓,甚至耳后红肿。

（2）查体:耳廓畸形分为四级(Marx 分法),Ⅰ级为轻度畸形,耳廓稍小,结构清晰可辨,听力基本正常。Ⅱ级为中度畸形,耳廓较小,结构部分保留,外耳道狭窄或闭锁,可能伴听骨畸形,听力为传导性聋。Ⅲ级为重度畸形,仅存部分耳廓软骨和耳垂,外耳道闭锁,鼓膜及锤骨柄未发育。可伴锤砧骨,镫骨存在或未发育。听力多数为传导性聋。Ⅳ级为无耳畸形,仅有零星或不规则的突起;外耳道闭锁,听骨链畸形,伴有内耳功能障碍,表现为混合性聋或感音神经性聋(见图 41-6)。

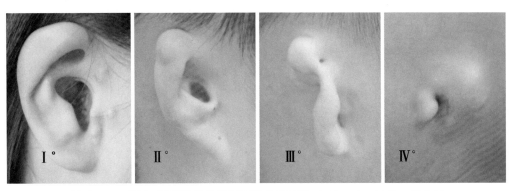

图 41-6 第Ⅲ、Ⅳ级畸形常伴有面部发育异常,如 Treacher Collins 综合征

（3）纯音测听提示大多为传导性聋,少数为混合性聋,或感音神经性聋。

（4）影像学检查:颞骨 CT 可了解外耳道闭锁或狭窄程度、乳突气化、中耳及听骨发育、内耳发育情况,为畸形分级及手术治疗提供依据。

2. 治疗措施

（1）处理策略是对畸形耳廓进行再造整形手术,听力重建和康复。

（2）对畸形耳廓进行再造整形手术:

① 全耳廓再造:常用的全耳廓再造技术主要包括自体肋软骨分期耳再造法、颞浅筋膜瓣Ⅰ期耳再造法和乳突区皮肤扩张分期(或Ⅰ期)耳再造法。

耳廓支架材料首选自体肋软骨。优点是无异物排斥反应、再造耳廓可以耐受轻微外伤;缺点是可能出现气胸、肺不张、胸部畸形等胸部供肋软骨区并发症。多孔高密度聚乙烯(porous high—density polyethylene,Medpor)是重要的人工替代材料。优点是具有不吸收变形,易塑形加工,避免取肋软骨带来的创伤及其并发症等;缺点为不耐摩擦和压迫,有排异问题,外伤后容易出现部分支架外露和感染等。

耳廓再造手术时机的选择通常选在 6 周岁以后,身高 1.2 m 以上,胸围(剑突平面)大于 55 cm。该年龄段患儿能够提供足量的肋软骨用于雕刻耳廓支架,且对侧耳廓发育已接近成人,可以作为制作耳廓支架的模板。Nagata 法选择的手术年龄是 10 岁或胸围超过 60 cm。

②耳廓赝复体(义耳)修复法:通常用于不愿意采用自体肋软骨或人工材料支架进行全耳廓再造,全耳廓再造手术失败,因外伤、烧伤等原因耳部瘢痕严重、无条件进行自体组织耳廓再造,超过采用自体肋骨耳廓再造适合年龄的患者。

常采用种植体植入颅骨作为长期使用的固定平台(种植耳),通过磁力装置或卡扣与义耳固定。义耳修复耳廓畸形虽然外形逼真,但由于材料易老化,需要每 3～4 年更换一次,才能保持比较漂亮的色泽。

(3) 外耳道成形与中耳畸形听力重建:伴有外耳道闭锁/狭窄(congenital aural atresia)和/或中耳畸形,存在传导性听力损失的 MA 患者,需要通过手术重建听力。双侧外耳道闭锁,学者们一致认为应尽早干预,以减少双耳听力障碍对言语发育的影响;一侧听力正常的外耳道闭锁患者是否应该进行干预,尤其是手术治疗,则一直存在争议;部分学者认为正常的单耳听力不影响言语和智力的发育,应该等到患儿成年后由自己决定是否施行手术;外耳道狭窄者或存在胆脂瘤破坏中耳甚至内耳者应尽早手术治疗;目前多认为单侧听力下降仍会影响部分言语发育,需早期进行听力干预和言语矫治。目前有两类方法:外耳道成形术以及鼓室成形术;人工听觉植入,包括骨锚式助听器(bone-anchored hearing aid,Baha)、振动声桥(vibrant sound bridge)和骨桥(bone bridge)等。

(4) 外耳道成形术:手术应该由熟悉并掌握鼓室成形术、面神经手术、内耳开窗术、镫骨切除术及取皮植皮术的耳科医生实施。

Jahrsdoeffer(1978)和 De la Cruz 等(1985,2003)对轻度畸形的单侧外耳道闭锁/狭窄患者施行了手术,并取得良好的结果,这类患者的手术成功概率较大。对于外耳道骨性闭锁者,施行外耳道再造有效改善听力的机会较小且并发症多,目前多持慎重态度。

术前评估:查体、纯音测听和中内耳薄层 CT 等。目前主要依据 Jahrsdoerfer 评分系统对患者进行术前评估,6 分以上可考虑行外耳道成形术(评分愈高,术后听力提高机会愈多),5 分及 5 分以下者不建议手术。Lambert 则对 Jahrsdoerfer 评分 7 分及 7 分以上的患者才实施外耳道成形术。

手术时机:多数学者认为应该选择在 6 岁以后,因为此时颞骨气化已大部分完成,患急性中耳炎机会减少,可以获得准确的听力结果指导术前评估以及术前术后容易配合等,除非发现合并外耳道胆脂瘤而需要在 6 岁之前手术。

如果需要进行耳廓整形手术,应先施行耳廓整形手术或有计划地分期实施手术,这是近年来整形外科和耳外科医生达成的重要共识。因为耳廓整形手术的成功依赖于周围皮肤和皮瓣的血运,而耳道手术的切口会破坏耳廓周围的皮瓣血运。

外耳道成形的手术径路与方法:手术径路分为前方径路和经乳突径路。前方径路由 Jahrsdoerfer 在 1978 年首次报道,又称为上鼓室鼓窦切开入路,该径路的优点包括重建的外耳道形态接近正常状态,能最大限度地减少乳突气房的开放,循上方的硬脑膜和前方的颞下颌关节窝作为标志可以避免损伤锥区段走行异常的面神经。经乳突径路与开放性鼓室成形术相似,现多已放弃。

手术切口的选择取决于外耳道闭锁/狭窄的分型及手术径路的选择,采用耳内耳甲切口应作为首要的选择方案。再造外耳道要比正常外耳道大,以减小术后发生外耳道再狭窄的概率,通常直径约1.5 cm。采用裂层皮片植皮覆盖听骨链和外耳道为最常用的方法。术后听力提高的效果会随着时间延长有所下降,总体来讲效果比植入 Baha 差。

手术并发症:严重并发症包括面神经麻痹和感音神经性听力损失;常见并发症包括外耳道感染、鼓膜外移、外耳道狭窄、听骨链固定;少见并发症有颞下颌关节功能障碍、涎腺瘘管等。外耳道感染是术后最常见的并发症,新造外耳道的移植皮肤缺乏耵聍腺分泌耵聍的保护和正常外耳道的自净功能是术后容易发生感染的诱因之一。

由于术后外耳道再狭窄、感染,鼓膜外移,听骨链固定伴传导性聋等原因,大约 30%～50% 的患者需要修正手术。修正手术面临与首次手术相同的风险且效果较差。

（5）人工听觉植入技术：对于单侧外耳道闭锁/狭窄伴有对侧重度感音神经性聋，以及不适合或不愿施行该手术的双侧外耳道闭锁/狭窄患者可以植入 Baha 或佩戴软带 Baha。

① 骨锚式助听器（Baha）：Baha 的主要适应证是传导性聋、混合性聋以及单耳全聋，而且患者无法佩戴气导助听器或无法通过佩戴气导助听器提高听力。

几乎所有 MA 伴传导性聋或混合性聋的患者都是 Baha 植入的合适人选，具体要求为骨导阈值≤45 dBnHL，言语识别率≥60%。

单侧和双侧外耳道闭锁/狭窄均是植入 Baha 的适应证，双侧标准是双耳骨导差值小于 10 dB，单侧标准是健康耳骨导≤20 dBnHL。

Baha 植入手术时机：Baha 基座钛植入体的植入深度要求达到 3～4 mm，所以儿童颅骨厚度要发育到 3 mm 以上才能植入 Baha。正常儿童 3 岁以后颅骨的厚度才能发育到 3 mm 以上。美国和加拿大批准的 Baha 植入的最低年龄是 5 岁，法国虽然没有明确规定植入年龄，但要求患儿的颅骨厚度至少要达到 3 mm。

对于 Treacher-Collins 综合征，因常常伴有颅骨发育迟缓，需要等到 4 岁或 5 岁以后才能手术。

在 3～5 岁植入 Baha 前，需要使用软带 Baha 来改善听力，避免因听力障碍影响言语发育。软带 Baha 与传统骨导助听器相比，具有稳定、舒适，易被患儿接受等优点。

Baha 植入对声音定位功能的改善仍存在争议，有研究认为单侧外耳道闭锁/狭窄患者患侧植入 Baha 后，声音定位能力并无提高。

Baha 植入术后的并发症主要有植入体脱落和皮肤并发症，其他还有术中出血、硬脑膜或乙状窦损伤等。罕见并发症有硬脑膜脓肿、局部神经瘤等。

② 振动声桥：VSB 是一种中耳植入式助听装置（也称人工中耳），是通过电磁感应原理将声音信号收集后转化为飘浮金属传感器（floating mass transducer，FMT）的振动信号，经听骨链、卵圆窗或圆窗将声音信号传入内耳的一种装置。如果患者中耳腔解剖条件允许，建议将植入的 FMT 放置在可振动的听骨链上。

2008 年国际上专家共识公布的儿童和成人振动声桥植入适应证包括感音神经性、混合性或传导性听力损失。

先天性外耳道闭锁/狭窄患者振动声桥植入的术前评估可采用 Jahrsdoerfer 评分系统，4～9 分的患者均可以成功植入。Frenzel 等提出的新评估标准也是重要的参考。

研究表明，先天性外耳道闭锁/狭窄患者植入振动声桥后听力有明显改善。

③ 骨桥：目前在我国还处于临床验证阶段，被认为是 Baha 和振动声桥的一种替代方案或新的补充技术。

六、思考题

1. 先天性外中耳畸形的诊断和治疗规范是什么？
2. 先天性外中耳畸形需要哪些检查？
3. 通过本案例的分析你对先天性外中耳畸形手术时机的把握有何认识？

七、推荐阅读文献

先天性外中耳畸形临床处理策略专家共识[J]. 中华耳鼻咽喉头颈外科杂志：2015，50（3）：182-185.

（朱雅颖）

案例 42
周围性面瘫

一、病历资料

1. 现病史

患者,男性,43岁,因"口角歪斜、闭眼障碍2天"就诊。患者2日前熬夜后出现左侧口角歪斜、闭眼障碍症状。不伴有溢泪、无泪症状,不伴有味觉异常及听觉过敏症状。自行热敷后症状无明显改善。故来我院就诊,查体发现患者左侧额纹消失;左侧眉毛不能上抬;左侧眼睑闭合不全,露白5 mm;左侧鼻唇沟变浅;露齿运动时嘴角向右侧偏斜;鼓腮时左侧漏气。发病以来,患者饮食、睡眠、大小便基本正常,体重无明显变化。

2. 既往史

既往无手术外伤史、无传染病史、无颅内病变史、无带状疱疹及慢性疾病史。

3. 体格检查

T 36.9℃,P 85次/min,R 16次/min,BP 135 mmHg/85 mmHg。

神志清楚、对答切题、发音清晰,检查合作,自由体位。皮肤巩膜未见黄染。两肺呼吸音清,未闻及干湿啰音。HR 85次/min,律齐,各瓣膜区未闻及杂音。腹部平软,未见皮肤瘀斑,未见肠型及蠕动波。肝脾肋下未触及。双下肢无水肿。双侧外耳道通畅,双耳鼓膜完整,有液平。双侧扁桃体Ⅰ度肿大,舌根淋巴结轻度增生,会厌未见充血红肿及新生物,双侧披裂黏膜光滑,双侧声带光滑,活动度好,闭合佳。鼻中隔居中双侧下鼻甲肿大,双侧中鼻道内少量黏性分泌物,鼻咽部光滑。左侧额纹消失;左侧眉毛不能上抬;左侧眼睑闭合不全,露白5 mm(见图42-1);左侧鼻唇沟变浅;露齿运动时嘴角向右侧偏斜;鼓腮时左侧漏气(见图42-2)。

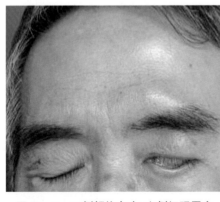 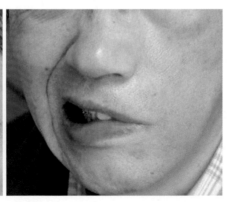

图42-1 双侧额纹存在,左侧闭眼露白　　图42-2 口角右偏,左侧鼻唇沟变浅

4. 实验室及影像学检查

（1）实验室检查：血常规、血糖、血脂均在正常范围。

（2）头颅 CT：未见明显异常。

（3）中耳乳突 CT：未见异常。

（4）纯音测听提示双耳听力正常。

（5）声阻抗提示双侧"A"型曲线。

（6）泪液分泌试验：双侧无差别。

（7）镫骨肌声反射：消失。

（8）味觉试验：左侧味觉减弱。

（9）面肌电图检查：左侧面神经支配肌见自发电位，可见纤颤波，正尖波。轻收缩时运动单位电位少量，波幅减低（见图 42 - 3）。

（10）面肌运动传导速度：左侧面神经潜伏期延长，波幅降低，低于健侧 50% 以上。

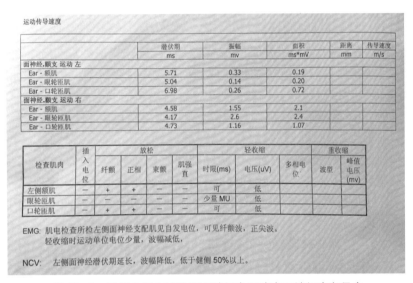

运动传导速度

	潜伏期	振幅	面积	距离	传导速度
	ms	mv	ms*mV	mm	m/s
面神经.颞支 运动 左					
Ear - 额肌	5.71	0.33	0.19		
Ear - 眼轮匝肌	5.04	0.14	0.20		
Ear - 口轮匝肌	6.98	0.26	0.72		
面神经.颞支 运动 右					
Ear - 额肌	4.58	1.55	2.1		
Ear - 眼轮匝肌	4.17	2.6	2.4		
Ear - 口轮匝肌	4.73	1.16	1.07		

检查肌肉	插入电位	放松				轻收缩			重收缩	
		纤颤	正相	束颤	肌强直	时限(ms)	电压(uV)	多相电位	波型	峰值电压(mv)
左侧额肌	－	+	+	－	－	可	低			
眼轮匝肌	－	－	－	－	－	少量 MU	低			
口轮匝肌	－	+	－	－	－	可	低			

EMG：肌电检查所检左侧面神经支配肌见自发电位，可见纤颤波，正尖波。
　　轻收缩时运动单位电位少量，波幅减低。

NCV：　左侧面神经潜伏期延长，波幅降低，低于健侧 50% 以上。

图 42 - 3　神经电兴奋试验和面神经电图确定面神经病变程度

二、诊治经过

1. 初步诊断

左侧周围性面瘫。

2. 诊治经过

患者发病后，于我院就诊，查体显示周围性面瘫，给予糖皮质激素、扩血管及神经营养药物治疗，口服三磷酸腺苷（ATP），局部红外线微波治疗。患者自行于外院行中医针灸治疗。

三、病例分析

1. 病史特点

（1）患者，男性，58 岁。

（2）熬夜后出现左侧口角歪斜、闭眼障碍 2 日。

（3）不伴有溢泪、无泪症状，不伴有味觉异常及听觉过敏症状。

（4）查体：左侧额纹消失；左侧眉毛不能上抬；左侧眼睑闭合不全，露白 5 mm；左侧鼻唇沟变浅；露齿运动时嘴角向右侧偏斜；鼓腮时左侧漏气。

（5）辅助检查：①泪液分泌试验：双侧无差异。②镫骨肌声反射消失。③味觉试验：左侧味觉消失。④面肌运动传导速度：左侧面神经潜伏期延长，波幅降低，低于健侧 50% 以上。⑤面神经电图：左侧面神经支配肌见自发电位，可见纤颤波，正尖波。轻收缩时运动单位电位少量，波幅减低。

2. 诊断与诊断依据

（1）诊断：左侧周围性面瘫。

（2）诊断依据：

① 患者，男性，58 岁。

② 熬夜后出现左侧口角歪斜、闭眼障碍 2 日。

③ 不伴有溢泪、无泪症状，不伴有味觉异常及听觉过敏症状。

④ 既往无手术外伤史、无传染病史、无颅内病变史、无带状疱疹及慢性疾病史。

⑤ 查体：左侧额纹消失；左侧眉毛不能上抬；左侧眼睑闭合不全，露白 5 mm；左侧鼻唇沟变浅；露齿运动时嘴角向右侧偏斜；鼓腮时左侧漏气。

⑥ 泪液分泌试验：双侧无差异。镫骨肌声反射消失。左侧味觉消失。面肌电图检查：左侧面神经支配肌见自发电位，可见纤颤波，正尖波。轻收缩时运动单位电位少量，波幅减低。面肌运动传导速度：左侧面神经潜伏期延长，波幅降低，低于健侧 50% 以上。

⑦ 影像学检查：颅内及双侧中耳乳突未见异常。排除中枢性和耳源性面瘫。

3. 鉴别诊断

（1）中枢性面瘫：有桥小脑角下部的面神经运动神经核至内耳道之间的颅内病变，如桥小脑角肿瘤（听神经瘤）、颅底脑膜瘤、脑干脑炎、颅底骨折与出血均可引起中枢性面瘫。中枢性面瘫的特点是双侧额纹存在，面瘫范围位于眉弓下方。医源性和外伤性的中枢性面瘫合并有明确的手术史及外伤史。行头颅 CT 或 MRI 明确有无颅内病变情况，可明确诊断。

（2）Hunt 综合征：周围性面瘫伴有耳部疱疹症状出现，疱疹出现后不久出现面瘫体征。侵犯到前庭神经、耳蜗神经、三叉神经时，可有眩晕、耳聋、耳痛、头痛等症状。耳甲腔及其周围出现充血伴簇状疱疹。疱疹合并感染时可有外耳道有分泌物。

四、处理方案和基本依据

1. 治疗原则

早期诊断，早期评估，早期治疗。根据其部位、病因和程度施以不同的治疗方法。

2. 具体处理措施

（1）药物治疗：糖皮质激素类药物、血管扩张剂、B 族维生素和 ATP。

（2）高压氧治疗：减轻面神经缺血、缺氧造成的损伤。

（3）物理疗法：红外线和按摩治疗。

五、要点和讨论

1. 周围性面瘫的诊断依据

根据病史和临床表现，结合面神经定量及定位检查而确诊。

（1）病史和临床表现：熬夜或疲劳后出现口角歪斜、闭眼障碍。

（2）体检：患侧额纹消失；患侧眉毛不能上抬；患侧眼睑闭合不全，露白 5 mm；患侧鼻唇沟变浅；露齿运动时嘴角向健侧偏斜；鼓腮时患侧漏气。

（3）面神经定位检查确定面神经损伤部位：

① 泪液分泌试验（Schirmer 试验）：评价岩浅大神经功能，是一种定量分析方法。用两条宽 0.5 cm、长 5 cm 的滤纸，将其一侧距离顶端 5 mm 处折叠。将折叠好的滤纸置入眼结膜的下穹隆试，5 min 后对比双侧滤纸的泪液浸湿长度。实验结论是：5 min 后一眼流泪量少于双眼流泪量总和的 30% 和双眼泪量总和＜25 mm（纸带被浸湿长度），病变位置在膝状神经节或节前。Schirmer 试验结果不可靠，除颞骨外伤性面瘫外，Schirmer 试验一般较少应用于临床。

② 镫骨肌声反射：镫骨肌神经阈上 70～100 dB 声刺激可产生镫骨肌收缩，可由导抗测听术得知。给声听力正常耳，镫骨肌反射消失，损害位于镫骨肌神经分出之上。同 Schirmer 试验一样，这一试验结果也不可靠，因为大小不等的髓鞘化纤维变性程度在颞骨神经管内神经各水平常是不等的。

③ 味觉试验：以棉签分别浸糖精、盐、奎宁以及食醋，比较两侧舌前 2/3 的甜、咸、苦以及酸等味觉反应。也可用直流电测试比较双侧感觉到金属味时电流量的大小。味觉感觉与鼓索神经有关。鼓索神经一般在茎乳孔上几毫米分出，穿经面神经嵴、越鼓室出颞骨，在咽旁间隙并入舌神经。味觉试验异常表明损害高于鼓索神经分支点。这一试验在中耳手术损伤鼓索神经定位结果十分准确。但在颞骨骨折、Bell 面瘫等影响面神经颞内主干时不一定，这也就是面神经主干内各种成分的损伤程度和位置可以不在同一截面之原因。

④ 神经电兴奋试验和面神经电图：确定面神经病变程度。

⑤ 影像学检查：X 线平片可见颞骨骨折、听神经瘤、胆脂瘤和面神经肿瘤。分层片可进一步显示面神经骨管。CT 则更可绘出面神经或其邻旁损害的轮廓，如内听道、脑桥小脑三角、腮腺深叶的新生物。HRCT 能查知面神经管的新生物、炎性或先天性的病损。其轴平面可显示面神经管的迷路段、膝状神经节窝和鼓室段的近脑部分。取 Stenver 位可见鼓室段远脑部分、锥曲和乳突段。从冠状面可见迷路上区和膝状神经节窝。MRI 可显示面神经及第Ⅷ脑神经，可从其形态评估其组织完整程度及有无占位病变，所有面神经影像学检查不能评估其内在损害和功能状态。

⑥ 面瘫程度评价的主观指标：目前国际上普遍采用的面肌功能恢复评估系统是美国 Brackman 和 House 提出的 BH 评估系统。这一评估系统按面肌静态对称、运动恢复范围和程度以及有无联动分成 6 级评估。Ⅰ级为面运动完全正常，Ⅱ级为轻度面肌无力，Ⅲ级轻度面瘫但不影响对称，可有不严重的联动，Ⅳ级明显的面肌无力和/或不对称的面部变形，Ⅴ级为仅有轻度的眼和口角运动，Ⅵ级为面肌无运动。

2. 治疗措施

（1）非手术治疗：适用于临床完全性面瘫而面神经电图和面神经兴奋试验提示可逆性病变者和不完全面瘫。

① 药物治疗：糖皮质激素类药物、抗病毒药物、血管扩张剂、脱水剂、B 族维生素和 ATP。

② 高压氧治疗：减轻面神经缺血、缺氧造成的损伤。

③ 物理疗法：红外线和按摩治疗。

（2）手术治疗：适用于完全性面瘫而面神经电图和面神经兴奋试验提示不可逆性病变者，可行面神经减压手术。基本手术方法有：面神经减压术、面神经吻合和移植术。

① 面神经减压术：用于以炎性肿胀、病变较轻且神经主干连续性犹存的面神经病变。减压范围从面神经损伤段开始，向下达茎乳孔外口。面神经管的打开宽度大于 1/2 周。

② 面神经吻合和移植术：用于神经切断或切除后，端端吻合较常见，但是必须是无张力缝合。

采用长度足够的神经移植可避免张力缝合。移植神经循环恢复早晚是神经存活的决定因素。移植神经取耳大神经或腓肠神经比较合适。

六、思考题

1. 如何进行面谈的定位及定量诊断？
2. 周围性面瘫的常见病因及治疗策略有哪些？
3. 神经兴奋试验、肌电图、面神经电图在面神经麻痹中的诊断和治疗意义是什么？

七、推荐阅读文献

1. 黄选兆,汪吉宝,孔维佳. 实用耳鼻咽喉头颈外科学[M]. 2 版. 北京:人民卫生出版社. 2008. 930 - 951.

2. 迟放鲁. 面神经疾病[M]. 上海:上海科学技术出版社. 2007:378 - 389.

3. Derald E. Brackmann. Clough Shelton. 耳外科学[M]. 孙建军主译. 3 版. 北京:北京大学医学出版社,2013:303 - 328.

（李克勇）

传音性聋

一、病历资料

1. 现病史

患者,男性,20岁,因"发现左耳听力差十余年"入院。患者自诉十余年前记事起左耳听力差,主要依靠右耳听声音,听力维持不变至今。否认耳毒性药物应用史,否认左耳痛、耳闷、耳胀、耳流脓病史,否认耳鸣、眩晕、恶心、呕吐等不适,否认耳聋家族史。因右耳听力正常,未予重视,未予正规治疗。发病以来,患者神志清,精神可,胃纳可,夜眠一般,大小便自解,体重无明显变化。

2. 既往史

既往无手术外伤史,无传染病和慢性疾病史,否认有药物过敏史。

3. 体格检查

T 37.1℃, P 80次/min, R 24次/min, BP 120 mmHg/80 mmHg。

神志清楚,对答切题,发音清晰,检查合作,自由体位。皮肤巩膜未见黄染。两肺呼吸音清,未闻及干湿啰音。HR 80次/min,律齐,各瓣膜区未闻及杂音。腹部平软,未见皮肤瘀斑,未见肠型及蠕动波。肝脾肋下未触及,双下肢无水肿。左耳廓较对侧稍小,各耳廓结构无明显畸形。双侧外耳道通畅,双耳鼓膜完整,标志清晰。双侧扁桃体Ⅰ度肿大,双侧鼻道畅,无明显分泌物。

4. 实验室及影像学检查

(1)纯音测听:左耳传导性聋(见图43-1)。

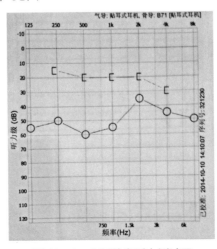

图 43-1 左耳纯音听力测试图

（2）声阻抗：左侧"Ad"型曲线。

（3）中内耳 CT 及听骨链重建：左侧听骨链畸形（见图 43-2、图 43-3）。

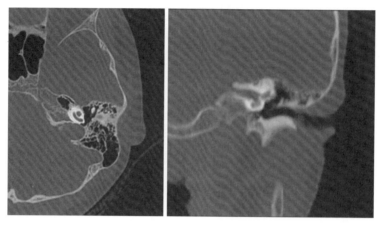

图 43-2　中耳 CT 示左听骨链畸形，镫骨缺如

左图：水平位；右图：冠状位。

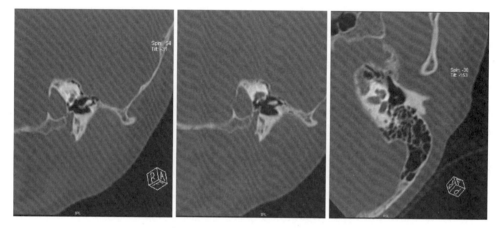

图 43-3　中耳 CT 听骨链重建位示各听骨链发育情况

左图：锤骨结构基本正常；中图砧骨存在，豆状突未发育；右图：镫骨缺如

二、诊治经过

1. 初步诊断

传音性聋。

2. 诊治经过

未予正规诊治。

三、病例分析

1. 病史特点

（1）成年患者，自幼左耳听力差，听力无波动，病程长。

（2）无明显耳闷、耳胀、耳痛、耳流脓等中耳炎典型症状。

（3）无耳鸣、眩晕、恶心、呕吐等内耳症状。

（4）无耳毒性药物使用史及耳聋家族史。

（5）查体和辅助检查：①双外耳道畅；②双鼓膜完整，标志清；③纯音测听提示左耳传导性聋，声阻抗提示左侧"Ad"型曲线。

（6）影像学检查：中内耳放大 CT 提示左耳听骨链畸形。

2. 诊断与诊断依据

（1）诊断：左耳传音性聋（左耳先天性中耳畸形）。

（2）诊断依据：

① 自幼左耳听力差，听力无明显波动，无耳痛、耳闷、耳胀、耳流脓病史。

② 查体示左鼓膜完整，标志清，无中耳积液及鼓膜穿孔、内陷等征象。

③ 纯音测听提示左传导性耳聋。

④ 音叉实验：Weber 试验偏左，Rinnie 试验阴性。

⑤ CT 检查提示：左耳听骨链畸形（见图 43-2、图 43-3）。

3. 鉴别诊断

1）外耳道疾病

（1）耵聍栓塞：大多患者表现为耳闷塞、听力下降，有时可有搏动性耳鸣，进水后可有耳胀痛，少数患者可伴有眩晕；查体可见团块状耵聍堵塞外耳道。

（2）急性外耳道炎：可由游泳进水、挖耳等诱发；大多患者表现为耳道内红肿疼痛，有耳屏压痛及耳道牵引痛，可有耳道分泌物流出；查体可见外耳道明显充血、肿胀、潮湿。

（3）外耳道湿疹：表现为耳痒，挖耳后耳道渗出物，多反复发作；急慢性湿疹查体分别可见外耳道红肿或外耳道皮肤增厚、干燥脱屑等表现。

（4）外耳道胆脂瘤：耳内堵塞感，耳鸣，听力下降。如继发感染可有耳痛、头痛，外耳道有分泌物，有臭味；查体可见外耳道深部为白色或黄色胆脂瘤堵塞，其表面可见肉芽；颞骨 CT 扫描可见耳道软组织阻塞，耳道骨壁有侵袭。

2）中耳疾病

（1）分泌性中耳炎：可由咽鼓管功能不良或鼻咽部物理堵塞引起，表现为耳闷、耳胀、听力下降、耳部异响等症状；查体可发现鼓膜琥珀色、橙红色或苍白，根据积液的多少可表现为有液平或无液平；声阻抗检查常表现为 B 型或 C 型；中耳 CT 检查可示中耳乳突腔软组织密度影。

（2）化脓性中耳炎：可表现为耳痛、耳流脓、听力下降；查体可见鼓膜紧张部穿孔，从穿孔处可见鼓室内黏膜充血、肿胀，或有肉芽、息肉，鼓室内或外耳道内有脓性分泌物；电测听结果提示传音性或混合性听力损失；根据病程长短，中耳 CT 可示乳突气房气化型、板障型或硬化型，中耳乳突腔软组织密度影。

3）中耳胆脂瘤

表现为耳流脓，脓液常有特殊臭味，胆脂瘤若破坏听骨链，可表现为听力下降；查体常可见鼓膜松弛部穿孔、痂皮或内陷袋；电测听提示传导性或混合性听力下降，中耳 CT 检查提示上鼓室、鼓窦或乳突区有骨质破坏。

4）耳硬化症

无诱因双耳同时或先后出现缓慢进行性听力减退及低音性耳鸣，不伴耳闷、耳漏等其他耳部症状；部分病例查体可见后上象限透红区，为鼓岬活动病灶区黏膜充血的反映，称为 Schwartze 征；电测听提示传导性聋，典型的听力图提示可表现为 0.5 至 2 kHz 不同程度下降，但 4 kHz 接近正常，称为卡哈切迹（Carhart notch）。

5）内耳疾病

上半规管裂综合征：可表现为传导性聋，与中耳病变引起的传导性聋的主要鉴别点为：典型临床表现为强声刺激下引起眩晕（Tullio 现象）及按压外耳道时出现眩晕（Hennebert 征）；听力检查为低频传导性聋，声反射正常；颞骨 CT 加三维重建可以辨认半规管裂隙的位置；鼓室探查可发现听骨链完整、活动正常。

四、处理方案和基本依据

1. 治疗原则

传音性聋,需结合病史、查体、辅助检查结果,初步确定病变是来自外耳道、中耳还是内耳,根据病变部位决定处理方式。

2. 具体处理措施

(1) 手术治疗:根据病变决定手术方式,如外耳道胆脂瘤切除、中耳鼓室探查术、上半规管裂修补术等。

(2) 非手术治疗:部分患者可佩戴助听器,植入骨锚式助听器 BAHA 或人工中耳来补偿听力。

五、要点和讨论

1. 传音性聋的诊断依据

根据病史和临床表现,结合听力学检查及音叉试验,必要时做颞骨 CT 扫描确诊。

(1) 病史和临床表现:患者常有耳闷、听力下降感。其他临床表现因病变不同各异。如慢性化脓性中耳炎常有耳流脓症状,上半规管裂综合征常有强声刺激下眩晕症状。

(2) 查体:着重观察外耳道是否通畅,有无肿胀,鼓膜是否完整,标志是否清晰,以大致判断病变位置。

(3) 纯音测听提示传导性聋,存在明显气骨导差。

(4) 音叉试验提示:Weber 试验偏向患侧;Rinnie 试验阴性。

(5) 影像学检查:颞骨 CT 结合三维重建多可清晰提示病变部位,如外耳道胆脂瘤,中耳胆脂瘤,上半规管裂,听骨链畸形。

(6) 鼓室探查术可明确听骨链完整性与活动情况。

2. 治疗措施

不同病因引起的传导性聋,治疗措施不同。

(1) 药物治疗:外耳道耵聍取出、外耳道胆脂瘤清理、慢性中耳炎的保守治疗。

(2) 手术治疗:外耳道胆脂瘤切除术、鼓室探查术、鼓室成形术、上半规管裂修补术等。

(3) 人工听觉:助听器佩戴、BAHA 植入、人工中耳植入等。

六、思考题

1. 哪些疾病会引起传音性聋?

2. 传音性聋的主要鉴别诊断有哪些?

七、推荐参考文献

黄选兆,汪吉宝,孔维佳. 实用耳鼻咽喉头颈外科学[M]. 2 版. 北京:人民卫生出版社. 2008.

(傅窈窈)

案例 44
感音神经性聋

一、病历资料

1. 现病史

患者,女,72岁,因"听力下降5年,间歇性耳鸣1年"就诊。患者5年前无明显诱因觉左耳听力略有下降,无其他不适。两年前又觉右耳听力下降,且两年来耳聋渐加重,以右侧为著。1年前右耳出现间歇性耳鸣,呈高音调,似蝉鸣音。无头痛、耳痛、耳内流脓、流血或发热等症状。1年前曾在某综合医院就诊,诊断"神经性聋"而给予甲磺酸倍他司汀片、甲钴胺片等治疗2月余,效果不佳。近来因倍感耳聋不便、耳鸣折磨,来专科医院就诊。发病以来患者未使用氨基糖苷类抗生素史,周围生活环境无明显噪音,饮食正常,睡眠好,大小便基本正常,体重无明显变化。

2. 既往史

既往无手术或外伤史,无传染病史,有高血压史15年,目前维持口服降压药治疗,血压控制可。否认有药物过敏史。

3. 体格检查

T 36.8℃, P 72次/min, R 22次/min, BP 152 mmHg/98 mmHg。

神志清楚、呼吸平稳,检查合作,自由体位。皮肤巩膜未见黄染。两肺呼吸音清,未闻及干湿啰音。HR 72次/min,心律齐,各瓣膜区未闻及杂音。腹部平软,未见皮肤瘀斑,未见肠型及蠕动波,肝脾肋下未触及。双下肢无水肿,四肢活动自如。专科检查:双侧外耳道通畅,双耳鼓膜完整,无充血,无内陷等,光锥、锤骨柄等标志正常。双侧鼻腔通畅,无积涕,咽部不红肿,鼻咽部未见新生物等。

4. 辅助检查

(1) 音叉检查:双耳 Rinne 试验均为阳性,Weber 试验居中。纯音测听提示双耳感音神经性聋,左耳气导平均听阈(PTA, 0.5 kHz、1 kHz、2 kHz)40 dBnHL,骨导 PTA=35 dBnHL 气骨导差(ABG)为5 dBnHL。右耳气导 PTA=51 dBnHL,骨导 PTA=52 dBnHL, ABG 为1 dBnHL(见图44-1)。

(2) 声阻抗提示双耳均为"A"型曲线(见图44-2)。

(3) 畸变产物耳声发射(DPOAE)检查双耳各频率点 DP 值未引出(见图44-3)。

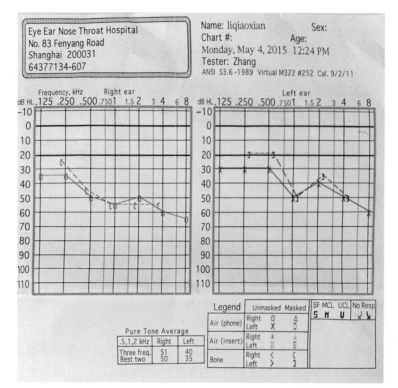

图 44-1　纯音听阈测试图

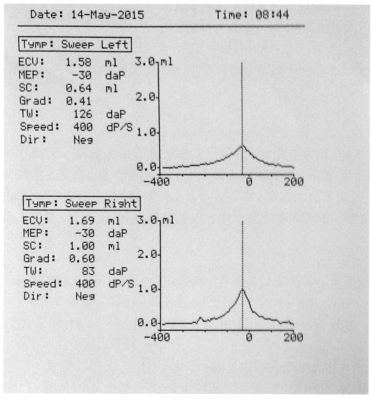

图 44-2　声导抗-鼓室压力图

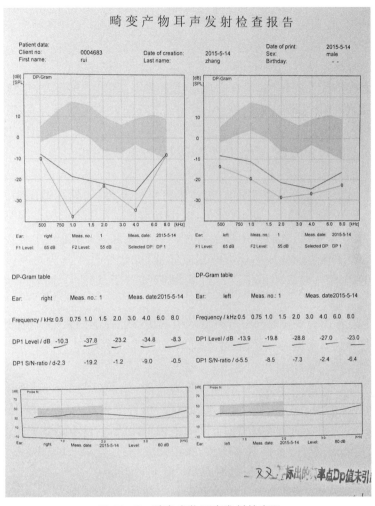

图 44-3 畸变产物耳声发射检查图

二、诊治经过

1. 初步诊断
双侧感音神经性聋(老年性聋)。

2. 诊治经过
患者5年前无明显诱因开始出现左耳听力下降,2年前开始右耳听力下降,1年前右耳出现间歇性耳鸣,呈蝉鸣音。在其他医院按照神经性聋给予扩血管药物及甲钴胺治疗两个多月,症状无明显改善,未进一步处理。近期愈发感觉耳聋不便、耳鸣烦恼才到专科医院来就诊。

三、病例分析

1. 病史特点
(1) 老年患者,发病前已有多年高血压病史。

(2) 两耳相继听力下降,病前无明显诱因,发展缓慢。

(3) 病程较长,左耳已发病5年,右耳2年。

（4）查体和辅助检查：①双耳外耳道通畅，鼓膜完整，色泽正常，标志清晰；②Rinne 试验为阳性，纯音测听提示双耳感音神经性聋，声阻抗提示双侧"A"型曲线，DPOAE 双耳各频率未引出。

2. 诊断与诊断依据

（1）诊断：双侧感音神经性聋（老年性聋）。

（2）诊断依据：①病前无明显诱因，但有高血压病史多年；②系老年患者，年龄已 72 岁；③病程长，耳聋逐渐加重，进展缓慢；④体格检查见双侧外耳道正常，双侧鼓膜无明显异常；⑤Rinne 试验为阳性，纯音测听提示双侧感音神经性聋，左、右耳气导 PTA 分别为 40 dBnHL、51 dBnHL，气骨导差较小，分别为 5 dBnHL、1 dBnHL，声导抗为"A"型，DPOAE 双耳各频率未引出。

3. 鉴别诊断

（1）传导性聋：①由于外耳道阻塞性病变或中耳病变所导致，如外耳道闭锁或狭窄、外耳道胆脂瘤、外耳道肿块占位、急性或慢性中耳炎、耳硬化症、中耳肿瘤、中耳畸形等。②外耳道阻塞病变者可同时伴有耳闷塞感、耳痛等症状，化脓性中耳炎者可伴有耳流脓等，分泌性中耳炎患者可有耳闷胀感等。③耳镜检查可发现外耳道病变或中耳炎的相应体征，如化脓性中耳炎可有鼓膜穿孔、鼓室脓液，分泌性中耳炎可见鼓膜内陷、鼓室积液征。④纯音测听气导听阈增大，而骨导听阈正常，气骨导差增大。

（2）混合性聋：①患者既有外耳道或中耳病变等引起传导性聋的因素，又存在感音神经性聋。②纯音测听可表现为气、骨导均有下降，同时气骨导差（ABG）＞15 dBnHL。

（3）可引起感音神经性聋的几种疾病鉴别：

① 老年性聋：这种耳聋的特点是双侧、对称性听力下降，见于中老年人群，发生年龄因人而异。主要原因为耳蜗或耳蜗神经的退行性病变。耳聋进展缓慢，可伴高音调耳鸣。此病初期听力图为高频音听力下降的斜坡型曲线，后期表现为各频率均下降的平坦型曲线，常伴言语分辨能力下降。

② 噪音性聋：因耳部遭受外界噪声刺激所致，噪声强度超过 80 dB 时，对听力多有损害。患者常有长期接触噪声史。纯音测听可于 4 000 Hz 处有一"V"型下降的曲线。

③ 药物、毒物等中毒性聋：受耳毒性药物或毒素刺激所致，如氨基糖苷类抗生素、某些利尿剂及抗肿瘤药物、铅中毒、磷中毒等。患者有使用耳毒性药物史或铅中毒、磷中毒等病史，可伴高频音调耳鸣，耳聋有时有潜伏期，可渐次加重。最初影响高频率音听力，继而低频率音听力亦减退。纯音测听主要为高频率音耳聋，如庆大霉素中毒性聋者听力曲线可呈"Z"形。

④ 突发性聋：为突然发生的、原因不明的感音神经性聋，部分患者病前有劳累、紧张或情绪波动等情况。多为单侧发病，极少数患者双侧发病，起病急，大多伴有耳鸣，部分患者伴有眩晕症状。耳聋程度轻重不一，但一般多较严重。检查鼓膜等可正常，测听检查提示感音神经性聋。

⑤ 梅尼埃病：以反复发作的眩晕为主要症状，可伴有波动性听力下降、耳胀满感、耳鸣等，眩晕发作持续时间从数分钟至数小时不等。患者眩晕发作时伴患耳听力下降，间歇期听力改善。眩晕发作期检查患者可有自发性眼震，纯音听阈测试早期患者表现为低频下降型感音神经性聋，即呈上坡型曲线，病程后期可渐呈平坦型及下坡型曲线。听力检查可有复聪现象。

⑥ 听神经瘤：患者有患侧听力减退及前庭功能紊乱症状，听力减退呈渐进性加重，听力检查为神经性耳聋。部分患者伴有耳鸣，多呈持续性。因病变发展甚缓，多无周围性平衡功能障碍现象。患者可伴有头痛，病变后期肿瘤较大时可出现小脑运动失调及平衡紊乱、侵及其他颅神经如三叉神经、外展神经及面神经等引起相应症状，肿瘤体积较大时亦可产生颅内压增高症状。磁共振检查可发现病灶。

四、处理方案和基本依据

1. 治疗原则

对因治疗,积极治疗原发病,如控制高血压、糖尿病等,避免耳毒性药物的使用,避免噪声的长期接触;病变早期及时干预,改善内耳血循环等。

2. 具体处理措施

(1) 病因治疗:首先要根据发病的原因,做好感音神经性聋的鉴别诊断。针对耳聋的具体病因,进行病因预防和治疗。如积极治疗高血压、糖尿病,减少噪音的接触,避免耳毒性药物的使用等。

(2) 非手术治疗:在发病早期即应及时治疗,可运用促进内耳血循环药物、神经营养类药物、高压氧治疗等。对于突发性聋,疗效往往与发病时间有密切关系,除运用上述治疗外,可同时采用糖皮质激素治疗。对于噪音性聋,高压氧治疗有减轻内耳声损害的作用。对于本例患者,为老年性聋,有长期高血压病史,除积极治疗高血压、注意饮食清淡、低盐饮食外,可适当运用促进内耳血循环药物、补充 B 族维生素等。

(3) 助听器:对于药物及高压氧等治疗效果不佳者,尤其病程较长的感音神经性聋,往往已难以恢复听力,可根据患者的听力损失情况,选配合适的助听器,帮助提高对外界声响的感知能力。

(4) 手术治疗:对于听神经瘤,如符合手术适应证,可手术摘除肿瘤,但术后听力往往不能改善甚或丧失。对于保守治疗无效的极重度感音神经性聋(纯音听阈>90 dBnHL),排除蜗后聋后,可行人工耳蜗植入术。

五、要点和讨论

1. 感音神经性聋的诊断依据

根据病史和临床表现,结合听力学检查结果,必要时做颞骨 CT、MRI 扫描,进而确诊。

(1) 病史和临床表现:根据患者的年龄情况,有无高血压、糖尿病等病史,有无耳毒性药物运用史,有无噪音接触或爆震音接触史,发病特点是缓慢发病还是突然发生,有无眩晕、头痛等伴随症状等。有无耳鸣,如伴蝉鸣音等高音调耳鸣,往往提示感音神经性聋。

(2) 查体:感音神经性聋者外耳道及鼓膜一般正常。

(3) 音叉试验:Rinne 试验为阳性,纯音测听:提示感音神经性聋,声导抗为"A"型,耳声发射可有异常,脑干电反应测听(BERA):听阈提高,可通过相关波形的出现与否以及潜伏期的改变判断病变部位。

(4) 影像学检查:颞骨 CT 及 MRI 检查可显示中、内耳结构无异常。但对于部分先天性神经性聋患者可显示内耳畸形,如 Mondini 畸形、Michel 畸形、大前庭导水管综合征等;对于听神经瘤患者,可显示内听道增宽、桥小脑角及内听道占位等。

2. 治疗措施

(1) 病因治疗:避免长期的紧张、劳累状态,避免爆震性声响刺激及长期噪音接触,避免耳毒性药物的使用,积极治疗高血压、糖尿病及慢性肾病等相关全身性慢性疾病。

(2) 及早采取有效的治疗:运用糖皮质激素、扩血管药物、神经营养药物等,以及高压氧治疗。

(3) 助听器选配:对于中、重度感音神经性聋,可选配合适的助听器,有利于保持与社会的沟通,对于部分老年性聋患者亦可延缓听力的下降。

(4) 人工耳蜗植入术:适用于蜗后神经通路正常的极重度感音神经性聋患者,中耳无感染性疾病,耳蜗无影响人工耳蜗电极植入的畸形。

六、思考题

1. 耳聋有哪几种类型?

2. 音叉检查有哪几种方法? 感音神经性聋的音叉检查及纯音听阈测试有哪些特点?

3. 通过本案例的分析你对感音神经性聋如何进行鉴别诊断?

七、推荐阅读文献

1. 黄选兆,汪吉宝,孔维佳.实用耳鼻咽喉头颈外科学[M].2版.北京:人民卫生出版社,2008.

2. 王正敏.王正敏耳显微外科学[M].上海:上海科技教育出版社,2004.

（陈泽宇）

混合性聋

一、病历资料

1. 现病史

患者,女性,43岁,因"听力下降数十年,加重2年"就诊。患者左耳听力逐渐下降近35年,曾有短暂左耳耳漏。自诉小学时游泳后出现短暂左耳痛伴左耳流水,应用过氧化氢滴耳后好转,但之后左耳听力较右侧差,且呈逐渐下降趋势,近2年来自觉左耳听力下降明显,偶伴有高频蝉鸣音。否认耳毒性药物应用史,否认左耳流脓病史,否认眩晕、恶心、呕吐等不适,否认耳聋家族史。因右耳听力正常,未予重视,未予正规治疗。发病以来,患者饮食、睡眠、大小便基本正常,体重无明显变化。

2. 既往史

既往无手术外伤史,无传染病和慢性疾病史,否认有药物过敏史。

3. 体格检查

T 36.7℃, P 90次/min, R 24次/min, BP 100 mmHg/65 mmHg。

神志清楚、对答切题、发音清晰,检查合作,自由体位。皮肤巩膜未见黄染。两肺呼吸音清,未闻及干湿啰音。HR 90次/min,律齐,各瓣膜区未闻及杂音。腹部平软,未见皮肤瘀斑,未见肠型及蠕动波。肝脾肋下未触及,双下肢无水肿,双侧外耳道通畅,双耳鼓膜完整,左侧鼓膜松弛部稍内陷,伴多处白色斑片状钙质沉着。双侧扁桃体Ⅰ度肿大,双侧鼻道畅,无明显分泌物。

4. 实验室及影像学检查

(1)纯音测听提示右耳正常听力,左耳混合性聋,平均言语频率气导65 dBnHL,气骨导差约50 dBnHL。如图45-1所示。

(2)声阻抗提示右侧"A"型曲线,左侧"Ad"型曲线。

(3)硬性耳内镜见:左耳鼓膜完整,鼓膜紧张部前方浑浊,伴多处岛状钙化斑沉着,如图45-2所示。

(4)双侧中内耳放大CT检查提示:左侧慢性中耳乳突炎表现、鼓窦和鼓室内低密度影,伴有鼓室硬化灶,如图45-3所示。

二、诊治经过

1. 初步诊断

排除外耳道疾病,初步诊断为慢性中耳乳突炎伴鼓室硬化症。

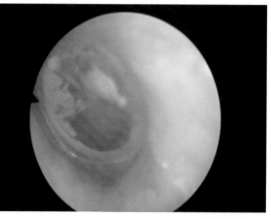

图 45-1　纯音测听示混合性聋　　　　图 45-2　左耳鼓膜钙化灶

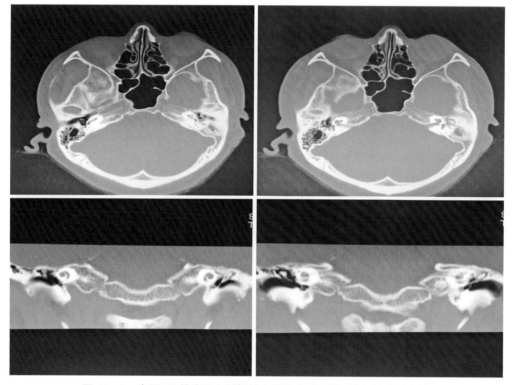

图 45-3　中耳 CT 检查示左侧慢性中耳乳突炎表现,伴有鼓室硬化灶

2. 诊治经过

患者少年时期曾有短暂左耳痛、耳漏,其后左耳听力逐渐下降,近 2 年出现高频耳鸣。未予正规诊治。

三、病例分析

1. 病史特点

(1) 成年患者,左耳进行性听力减退,伴有耳鸣。

(2) 少年时期曾有短暂耳痛、耳漏的中耳炎典型症状。

(3) 查体和辅助检查:①双外耳道畅。②左耳鼓膜完整,鼓膜紧张部前方浑浊,伴多处岛状钙化斑沉着。③纯音测听提示左耳混合性聋,气骨导差约 50 dBnHL,声阻抗提示左侧"Ad"型曲线。④影像学检查:左侧慢性中耳乳突炎表现,鼓窦和鼓室内低密度影,伴有鼓室硬化灶。

2. 诊断与诊断依据

(1) 诊断:左耳混合性聋(左鼓室硬化症)。

(2) 诊断依据:①既往中耳炎病史,左耳听力逐渐下降及耳鸣等临床表现。②左鼓膜完整、浑浊,有钙化灶,但与纯音测听图不相符。③纯音测听提示混合性聋,气骨导差大于 40 dBnHL,声导抗为"Ad"型。④CT 检查提示:左侧慢性中耳乳突炎表现,伴有鼓室硬化灶。

3. 鉴别诊断

外耳疾病或者中耳疾病合并内耳疾病都可表现为混合性聋,应该仔细加以鉴别。

(1) 外耳道疾病:

① 耵聍栓塞:大多患者表现为耳闷塞、听力下降,有时可有搏动性耳鸣,进水后可有耳胀痛,少数患者可伴有眩晕;查体可见团块状耵聍堵塞外耳道。

② 外耳道胆脂瘤:耳内堵塞感,耳鸣,听力下降;如继发感染可有耳痛,头痛,外耳道有分泌物,有臭味;外耳道深部为白色或黄色胆脂瘤堵塞,其表面可见肉芽;颞骨 CT 扫描可见耳道软组织阻塞,耳道骨壁有侵袭。

(2) 中耳疾病:外耳道疾病多可通过常规耳镜检查予以排除,混合性聋主要需要鉴别的是中耳疾病。

① 粘连性中耳炎:可由咽鼓管功能不良或鼻咽部物理堵塞引起,表现为耳闷、耳胀、听力下降、耳部异响等症状;查体可发现鼓膜琥珀色、橙红色或苍白,根据积液的多少可表现为有液平或无液平;声阻抗检查常表现为 B 型或 C 型;中耳 CT 检查可示中耳乳突腔软组织密度影,积水较少时积液可局限于乳突内。

② 中耳胆脂瘤:表现为耳流脓,脓液常有特殊臭味,胆脂瘤若破坏听骨链,可表现为听力下降;查体常可见鼓膜松弛部穿孔、痂皮或内陷袋;电测听提示传导性或混合性听力下降,中耳 CT 提示上鼓室、鼓窦或乳突区有骨质破坏。

③ 耳硬化症:无诱因双耳同时或先后出现缓慢进行性听力减退及低音性耳鸣,不伴耳闷、耳漏等其他耳部症状;部分病例查体可见后上象限透红区,为鼓岬活动病灶区黏膜充血的反映,称为 Schwartze 征;电测听提示传导性聋,部分硬化灶延及耳蜗时,可表现为混合性聋,典型的听力图提示可表现为 $0.5 \sim 2 \, \text{kHz}$ 不同程度下降,但 4 kHz 接近正常,称为卡哈切迹(Carhart Notch)。

④ 胆固醇肉芽肿:患者感听力下降,耳鸣,或有耳内流血;鼓膜成蓝色或蓝灰色;听力为传导性或混合性下降;声导抗图为 B 型;颞骨 CT 提示鼓室及乳突内有软组织影,少数有骨破坏;MRI 检查 T_1 加权与 T_2 加权均为高信号。

根据病史、耳镜检查及相关辅助检查可以排除上述中耳疾病。

四、处理方案和基本依据

1. 治疗原则

混合性聋,需结合病史、查体、辅助检查结果,初步确定病变是来自外耳道还是中耳合并内耳疾病,根据病变部位决定处理方式。

2. 具体处理措施

(1) 手术治疗:根据病变决定手术方式。就本病例而言,鼓室硬化症通常需耳外科手术去除中耳的硬化灶,并通过恢复中耳传音结构来提高气导途径的听力水平,骨导途径的听力改善尚不明确。

（2）非手术治疗：部分患者可佩戴助听器，植入骨锚式助听器 BAHA 或人工中耳来补偿听力。

五、要点和讨论

1. 混合性聋的诊断依据

根据病史和临床表现，结合听力学检查及音叉试验，必要时做颞骨 CT 扫描确诊。

（1）病史和临床表现：就表现为混合性聋的鼓室硬化症患者而言，常有长期慢性化脓性中耳炎的病史，病程中会出现缓慢进行性听力下降，多表现为传导性聋，当硬化灶导致圆窗龛堵塞时，亦可出现该病例中出现的混合性聋。

（2）查体：着重观察鼓膜有无中央性干性穿孔，残余鼓膜常有钙化灶导致浑浊，闭合型鼓室硬化症则可表现为鼓膜完整，但仔细通过硬性耳内镜可观察到鼓膜有穿孔痕迹，且原穿孔处常有瘢痕修复。总体上，耳镜所见与听力学结果不相符合。

（3）纯音测听提示混合性聋，存在明显气骨导差，通常在超过 30 dB。当硬化累计鼓膜或中耳传音结构时可达 50 dB。

（4）影像学检查：颞骨 CT 结合三维重建多可清晰提示病变部位，一般可发现明显的钙化灶位于鼓室内。

（5）鼓室硬化症多数是通过手术中发现硬化灶而明确诊断，术后的组织病理学检查可确诊。

2. 混合性聋的治疗措施

不同病因引起的混合性聋，治疗措施不同。

鼓室硬化症的治疗通常需根据硬化灶的部位等具体情况，行鼓室成形术去除中耳的硬化灶，并通过恢复中耳传音结构来提高气导途径的听力水平。

术中注意点：

（1）硬化灶通常从操作层面上不能彻底清除，一般需要至少将鼓膜、锤骨柄及上鼓室内的硬化灶清除。

（2）清除镫骨足板附近的硬化灶需小心细致，以防机械性损伤内耳导致术后重度以上感音神经性耳聋。

（3）人工听觉可作为术后听力康复的有力补充：助听器佩戴、BAHA 植入和人工中耳植入等。

六、思考题

1. 哪些疾病会引起混合性聋？
2. 混合性聋的主要鉴别诊断有哪些？

七、推荐阅读文献

1. 黄选兆，汪吉宝，孔维佳. 实用耳鼻咽喉头颈外科学［M］. 2 版. 北京：人民卫生出版社，2008：975 - 1010.

2. 王正敏. 王正敏耳显微外科学［M］. 上海：上海科技教育出版社. 2004：225 - 237.

（谢友舟）

案例 46

突发性耳聋

一、病历资料

1. 现病史

患者，女性，56 岁，因"左耳听力丧失 2 日"就诊。患者 3 天前无明显诱因下出现右耳耳鸣、耳闷，偶有头晕，未伴眩晕及恶心、呕吐。自行观察 2 日症状未有缓解，试接电话发现左耳辨音丧失，遂即刻来我院就诊。之前因家属患病，日夜陪护，身心俱疲。否认既往有类似发作史。发病以来，患者饮食、睡眠、大小便基本正常。

2. 既往史

既往无反复眩晕发作史、无反复耳流脓史、无长期噪音接触史、无传染病及慢性疾病史。否认药物过敏史。

3. 体格检查

T 36.7℃，P 70 次/min，R 15 次/min，BP 130 mmHg/85 mmHg。

神志清楚、对答切题、发音清晰、检查合作、自由体位。皮肤巩膜未见黄染。两肺呼吸音清，未闻及干湿啰音。HR 70 次/min，律齐，各瓣膜区未闻及杂音。腹部平软，未见皮肤瘀斑，未见肠型及蠕动波。肝脾肋下未触及，双下肢无水肿。四肢活动自如，无肌张力下降。双侧外耳道通畅，双耳鼓膜完整、光锥清晰。音叉(512 Hz)韦伯氏试验偏左。鼻咽喉部检查未见阳性体征。

4. 听力学及影像学检查

(1) 纯音测听：纯音测听(500 Hz、1 000 Hz、2 000 Hz 均值)，右耳 78 dB，骨导曲线消失，左耳 18 dB(见图 46-1)。

(2) 声阻抗：鼓室图双耳呈"A"型曲线，峰值在 0 daPa；蹬骨肌反射，同侧右耳给声均未引出、对侧左耳给声均引出(见图 46-2)。

(3) 耳声发射：右耳未引出 Dp 值，左耳引出。

(4) MRI 检查提示：双中内耳区域未见病变征。

上述检查中，纯音测听和声导抗是得到初步诊断的必查项目。MRI 检查可在疗效不佳，或怀疑同时有其他神经系统疾病时开展。

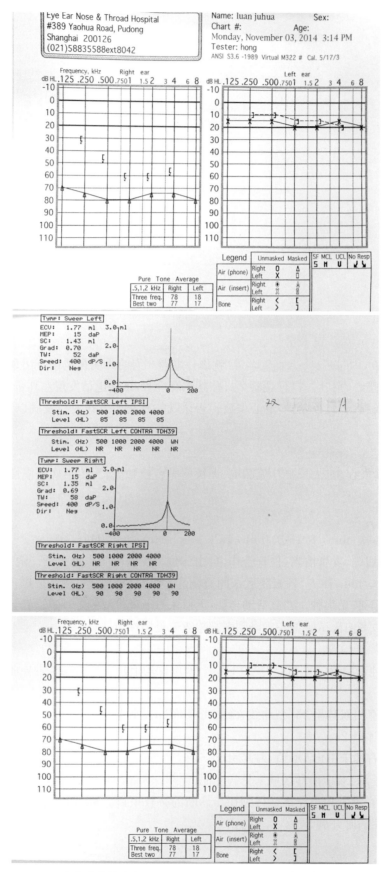

图 46 - 1　患者治疗前纯音测听,左耳听力正常,听阈 18 dB;右耳平坦型,骨导消失,气导听阈 78 dB

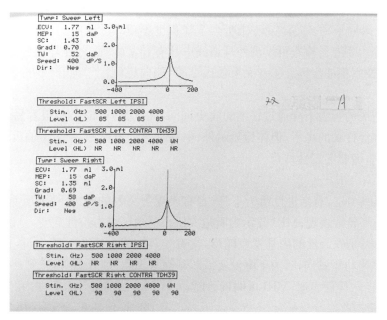

图 46-2　治疗前声导抗检查,双耳均为 A 型;镫骨肌反射,左耳给声双耳
均引出,右耳给声,双耳均未引出

二、诊治经过

1. 初步诊断

排除外耳、中耳疾病,初步诊断为右突发性耳聋。

2. 诊治经过

患者发病前除有过度劳累史外,无其他任何诱因。晨起突发右侧耳鸣,自觉听力异常。当时未去任何医院就诊,休息两天后症状无改善,期间试接听电话,右耳音量显著降低、音质异常且不能辨音。遂来我院就诊。

三、病例分析

1. 病史特点

（1）成年患者,发病前无明显诱因,但有过度劳累史。

（2）单耳发病,患耳突发耳鸣、耳闷、听力严重下降。

（3）发病急骤,在 24 h 内发生。

（4）查体和辅助检查:①双耳鼓膜正常,音叉韦伯氏试验偏左;②纯音测听提示右耳神经性聋,声阻抗鼓室图曲线为"A"型。

（5）影像学检查:MRI 未见中内耳区域病变征。

2. 诊断与诊断依据

（1）诊断:右突发性耳聋。

（2）诊断依据:①发病前除劳累外无任何诱因,起病急骤。突发听力下降的同时伴有耳鸣、耳闷;②查体未发现外耳中耳异常表现;③音叉韦伯氏试验偏向正常耳;④纯音测听提示患侧神经性耳聋,声导抗为"A"型。

3. 鉴别诊断

（1）造成听力下降的外耳、中耳疾病：①听力下降程度不重。②除听力下降外，还有其他主诉包括耳痛、耳流脓、耳痒等。③专科检查可发现外耳道或中耳有异常表现，有外耳道分泌物、耵聍栓塞、外耳道肿胀、鼓膜充血或鼓室积液症等。④音叉韦伯氏试验：偏向患侧。⑤纯音测听：表现为传导性的听力下降。

外耳中耳疾病造成的听力下降通过仔细的病史询问，尤其是耳部检查，很容易甄别。注意，在纯音测听检查显示轻度神经性聋的患者，但体检显示外、中耳有异常表现者，音叉韦伯氏试验尤其重要，偏向患侧考虑外中耳疾病，而非突发性耳聋。

（2）其他神经性耳聋：

① 听神经瘤：耳鸣为主，有渐进性听力下降，也有表现为突发的听力下降；听觉脑干诱发电位：Ⅰ、Ⅲ、Ⅴ波潜伏期延长等异常表现；MRI 显示内听道或桥小脑角区域占位性病变，是诊断的金标准。

② 大前庭导水管：是先天性的内耳发育畸形，常有一耳突发性听力下降主诉，但具下列特征：自幼听力差、口齿不清；多为幼年发病，听力下降反复或双耳交替发生；纯音测听，患侧神经性聋，同时对侧多有重度、极重度的神经性耳聋表现；MRI 可明确诊断，发现扩大的前庭导水管和内淋巴囊。

③ 中枢神经系统占位或炎症病变致突发性听力下降：临床不多见，此类疾病包括多发性硬化、梅毒、脑膜炎、中枢神经系统占位性病变等，通常在突发性听力损失同时还伴有其他系统疾病的主诉体征，听力损失也可能累及双耳，先后短期内出现；MRI 检查可发现异常，血液、脑脊液等检查可有异常表现。

④ 椎基底动脉缺血导致的听力下降：起病迅速，除听力下降外还有其他表现，如头晕/眩晕、肢体/头面部麻木、肢体无力、头痛、呕吐、复视、短暂意识丧失、视觉障碍、行走不稳或跌倒。常见体征：眼球运动障碍、肢体瘫痪、感觉异常、步态/肢体共济失调、构音/吞咽障碍、视野缺损、声嘶、Horner 综合征等。出现一侧脑神经损害和另一侧运动感觉损害的交叉表现是后循环缺血的特征表现；MRI 或 CT 血管造影是重要的排查手段。

⑤ 其他有明确病因的突发性听力下降：包括强声刺激后耳聋、药物性耳聋、外伤后致聋、其他内科疾病后期致聋等。前三者发病前均有明确病因，按突发性耳聋处理，后者要权衡利弊，谨慎接诊。

四、处理方案和基本依据

1. 治疗原则

尽早开展治疗，并综合治疗。一旦初诊为突发性聋，应即刻治疗，不能延误，此病的预后与发病的严重程度、病程等因素密切相关。综合治疗，包括药物治疗（静脉给药），有条件的情况下高压氧治疗也应在第一时间加入，疗效不佳或激素禁用的患者可考虑局部激素给药。

2. 具体处理措施

（1）药物治疗：本例来院即刻给予药物治疗。包括：0.9% NaCl 10 ml＋前列地尔 10 μg/iv，0.9% NaCl 250 ml＋金纳多 87.5 mg/ivgtt，0.9% NaCl 100 ml＋地塞米松 10 mg/iv×5 天→0.9% NaCl 100 ml＋地塞米松 5 mg/ivgtt×3 天。患者自诉在治疗第五天听力显著提高，治疗第十二天听力完全恢复，复查电测听，右耳听力达 23 dB。耳闷感消失、耳鸣显著减轻，仅安静时有轻度耳鸣。后续给予敏使朗 12 mg tid p.o.×2 周，金纳多 80 mg tid p.o.×2 周。

（2）高压氧治疗：来院当天给予高压氧治疗，2.2 个绝对大气压下吸纯氧 60 min（20 min 三次，休息两次，每次 5 min）。该患者正好完成了 10 次的高压氧治疗。

注：该患者经过上述治疗后基本痊愈，若静脉激素治疗后无好转，在继续药物治疗＋高压氧治疗的同时，须再加用鼓室内激素注射作为补救治疗。

五、要点和讨论

1. 突发性耳聋的诊断依据

根据病史和临床表现,结合听力学检查可得到初步诊断。必要时 MRI 检查可排除其他引起突发性聋的病因。

(1) 病史和临床表现:听力下降急骤,常在 72 h 之内发生,伴有耳鸣、耳闷、头晕,严重时有剧烈眩晕、伴恶心、呕吐。发病之前多无明显诱因。

(2) 查体:耳镜检查多无异常表现。音叉韦伯氏试验偏向健侧。

(3) 听力学检查:纯音测听显示神经性聋,声导抗为 A 型。

(4) 影像学检查:无异常征象。

2. 治疗措施

一旦得到初步诊断,即刻开展治疗。

(1) 药物治疗:原则是联合用药,激素＋扩血管改善循环药物为主。但对某些疾病,如糖尿病、高血压、严重的胃病、严重的骨质疏松等,激素类药物全身给药要慎选,可考虑局部(耳内或耳后激素给药)用药。

① 激素的应用:强调足剂量足疗程。激素可选口服途径也可静脉途径,选用的药物目前多为强的松、地塞米松、甲强龙,按照 1 mg/kg 的量给。地塞米松是长效制剂,强的松、甲强龙是中效制剂(药效比见表 46-1)。突发性耳聋的激素应用时程静脉多为 7～10 天,口服在 10～14 天,具体根据患者的病情恢复情况进行调整。

表 46-1　常用糖皮质激素剂量的换算及半衰期

药物	效价	常见剂量换算	血浆半衰期	组织半衰期
短效				
可的松	1	25 mg	30 min	8～12 h
氢化可的松	1.25	20 mg	100 min	8～12 h
中效				
强的松(泼尼松)	4～5	5 mg	60 min	12～36 h
强的松龙(氢化泼尼松)	5	5 mg	30 min	12～36 h
甲强龙	8.75	3 mg	60～120 min	12～36 h
长效				
倍他米松	50	0.5 mg	190 min	36～54 h
地塞米松	33.33	0.75 mg	190 min	36～54 h

② 扩血管及改善血液流变学药物:目前此类药物众多,大体分为降纤类(巴曲酶)、微小动脉扩张剂(前列地尔等)、改善血液流变学及微循环药物(银杏类制剂、灯盏、川芎嗪、葛根等中药制剂、硫辛酸等),上述药物根据各医院的情况联合用药,对重度极重度的患者,强烈建议巴曲酶或前列地尔的一种再加用其他改善微循环的药物联合用药。

③ 其他药物:包括神经生长因子、神经节苷脂、维生素 B_{12} 类制剂(甲钴胺、腺苷钴胺等)可酌情加用。

(2) 激素的局部应用:两种方式,耳内注射及耳后注射,近10年蓬勃发展,原则上在全身激素给药有禁忌的患者早期使用,或前期激素治疗疗效不佳的患者作为补救治疗。

(3) 高压氧治疗:众多发达国家的高气压医学会早已将突发性聋作为强烈推荐的高压氧适应证之一。美国2012年发布的突发性耳聋临床实践指南已将高压氧和激素治疗并列为同样权重。高压氧治疗通过高压下的物理作用,成倍提高血液中的游离氧并且成倍提高氧在组织中的弥散半径,迅速改善局部缺氧状况,从而改善病灶局部的微环境。尽管目前突发性聋的病因病机不明,但目前众多药物的应用目的离不开微环境的改善,高压氧的作用机制也符合这个目的。所以,有条件的单位,在接诊突发性耳聋患者,尤其是重度极重度的患者,在药物治疗的同时,尽早加用高压氧治疗。

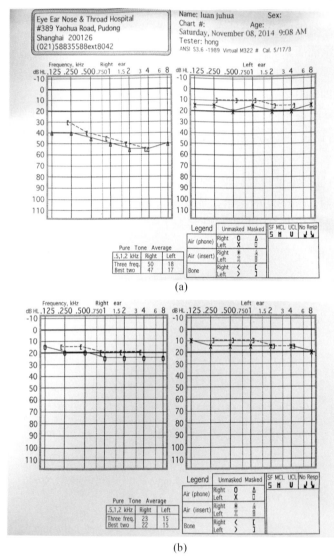

图46-3 (a)患者治疗第六天,纯音测听显示右耳听阈50 dB;(b)治疗第12天,右耳听阈达23 dB,基本恢复

六、思考题

1. 突发性耳聋的诊断要点是什么?

2. 突发性耳聋的治疗措施有哪些?

七、推荐阅读文献

1. 中华耳鼻咽喉头颈外科杂志编辑委员会,中华医学会耳鼻咽喉头颈外科学分会.突发性聋的诊断和治疗指南(2005年,济南)[J].中华耳鼻咽喉头颈外科杂志,2006,41(8):569.

2. Staehler RJ. Chandrasekhar SS,Archer SM,et al. American Academy of Otolaryngology—Head and Neck Surgery. Clinical practice guideline:sudden hearing loss [J]. American Academy of Otolaryngology-Head and Neck Surgery 2012;146(3 Suppl):S1-35.

3. 孔维佳.耳鼻咽喉头颈外科学[M].2版.北京:人民卫生出版社,2010:162-175.

（赵　晖）

案例 47

外耳道肿瘤(恶性)

一、病历资料

1. 现病史

患者,男性,43 岁,因"右耳反复疼痛伴血性分泌物半年"就诊。患者半年前无明显诱因下出现右耳反复疼痛,呈针刺样,逐渐加重,伴有流血性分泌物,听力逐渐下降,无耳鸣,无眩晕,无面部麻木等。曾在多家医院就诊,诊为"外耳道炎",予以滴耳剂治疗(具体不详),效果不佳。2 周前在当地医院行右外耳道新生物活检,报告为"右外耳道腺样囊性癌"。为求进一步治疗,来我院就诊,门诊拟诊为"右外耳道腺样囊性癌"收住入院。发病以来,患者神志清,精神可,胃纳可,夜眠一般,大小便自解,体重无明显变化。

2. 既往史

平素体健,无外伤史及传染病史,无药物过敏史,否认手术及输血史。

3. 体格检查

T 36.7℃,P 76 次/min,R 18 次/min,BP 110 mmHg/70 mmHg。

神志清醒,营养好,发育好,呼吸平稳;步入病房,查体合作。巩膜无黄染,气管居中,甲状腺未及肿大及结节,未扪及肿大淋巴结。双肺呼吸音清晰、对称,HR 76 次/min,心律整齐,心脏无杂音;腹部平、软,无压痛及反跳痛,肝脾肋下未及。四肢无畸形,关节活动自如。生理反射存在,病理反射未引出。专科检查:右侧外耳道肿胀,耳道深部见淡红色新生物,伴有血性分泌物,右侧鼓膜无法窥及。左侧外耳道通畅,鼓膜完整无充血。

4. 实验室及影像学检查

(1) 纯音测听提示右侧平均气导听阈为 50 dB,气骨导差为 20 dB。左耳正常(见图 47-1)。

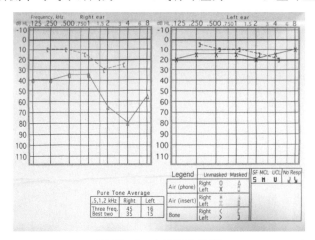

图 47-1　右耳混合性聋

（2）外院病理(本院会诊)：右外耳道腺样囊性癌。

（3）中内耳 CT 检查提示：右侧外耳道深部软组织影增厚，深达鼓膜，无明显骨质破坏，请结合临床或活检(见图 47-2)。

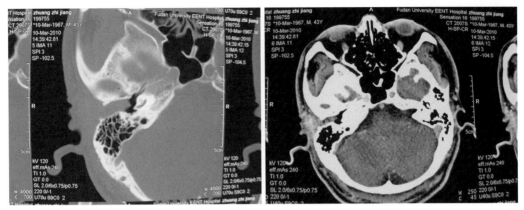

图 47-2　右侧外耳道软组织影增厚

（4）耳部 MRI 检查提示：右侧外耳道壁弥漫性软组织增厚，可为造影剂增强，侵及腮腺(见图 47-3)。

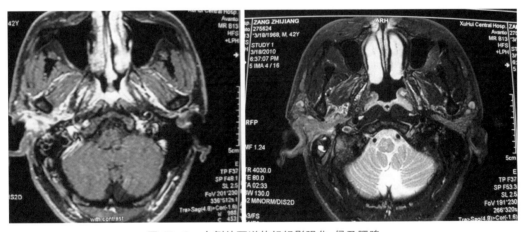

图 47-3　右侧外耳道软组织影强化,侵及腮腺

二、诊治经过

1. 初步诊断

右外耳道恶性肿瘤(腺样囊性癌)。

2. 诊治经过

患者半年前无明显诱因下出现右耳反复疼痛,呈针刺样,逐渐加重,伴有流血性分泌物,听力逐渐下降,无耳鸣,无眩晕,无面部麻木等。曾在多家医院就诊,诊为"外耳道炎",予以滴耳剂治疗(具体不详),效果不佳。2 周前在当地医院行右外耳道新生物活检,报告为"右外耳道腺样囊性癌"。为求进一步治疗,来我院就诊,门诊拟诊为"右外耳道腺样囊性癌"收住入院。

三、病例分析

1. 病史特点

（1）中年男性患者，右耳反复疼痛伴血性分泌物半年。

（2）多家医院就诊，诊为"外耳道炎"，治疗效果不佳。

（3）查体和辅助检查：①右侧外耳道肿胀，耳道深部见淡红色新生物，伴有血性分泌物，右侧鼓膜无法窥及；②纯音测听提示右耳混合性聋；③外院病理（本院会诊）：右外耳道腺样囊性癌。

（4）影像学检查：双侧中内耳 CT 检查提示右侧外耳道深部软组织影增厚，深达鼓膜，无明显骨质破坏，请结合临床或活检。耳部 MRI 检查提示：右侧外耳道壁弥漫性软组织增厚，可为造影剂增强，侵及腮腺。

2. 诊断与诊断依据

（1）诊断：右外耳道恶性肿瘤（腺样囊性癌）。

（2）诊断依据：①病史：右耳反复疼痛伴血性分泌物半年，多次诊为"外耳道炎"，治疗效果不佳。②查体：右侧外耳道肿胀，耳道深部见淡红色新生物，伴有血性分泌物，右侧鼓膜窥不见。③纯音测听提示右耳混合性聋。④影像学检查：耳部 CT 示右侧外耳道深部软组织影增厚，深达鼓膜，无明显骨质破坏，请结合临床或活检。耳部 MRI 检查提示右侧外耳道壁弥漫性软组织增厚，可为造影剂增强。侵及腮腺。⑤病理结果：外院病理（本院会诊）提示右外耳道腺样囊性癌。

3. 鉴别诊断

（1）坏死性外耳道炎：①持久剧烈耳痛和流脓，头痛、发热。②从耳道峡部底壁开始皮肤糜烂，肉芽增生，有脓液，并有组织坏死，恶臭，发展迅猛。③感染扩散可发生乳突红肿，耳廓软骨膜炎，深部感染发生乙状窦血栓性静脉炎，脑膜炎等。脑神经损害以面神经最多。④CT 检查：乳突感染坏死累及岩部、鼓部及颞颌关节。⑤细菌为铜绿假单胞菌。

（2）外耳道胆脂瘤：①耳内堵塞感，耳鸣，听力下降。②如继发感染可有耳痛，耳道红肿，外耳道有分泌物，恶臭。③外耳道深部为白色胆脂瘤堵塞，其表面可见肉芽，清理后可见骨性外耳道扩大，骨壁暴露。④颞骨 CT 扫描可见耳道软组织阻塞，外耳道骨壁有侵袭。

（3）慢性外耳道炎：①有耳痒或刺激感。②耳道皮肤暗红色肿胀、湿润、增厚，其上鳞屑附着，耳道狭窄，鼓膜增厚等。

（4）外耳道疖：①剧烈疼痛，张口咀嚼与打哈欠时加剧。②耳屏压痛，耳廓牵拉痛。③外耳道软骨部局限性红肿，顶部化脓黄点，破后脓流出，脓液量少稠厚、带血。

（5）外耳道良性肿瘤：①早期无症状，生长缓慢，除阻塞外耳道时引起听力减退和耳鸣外，无其他自觉症状。②外耳道肿块，表面皮肤一般光滑完整。③CT 检查无骨质破坏。

拟诊为外耳道炎的病例经一个疗程规范的抗感染治疗后，病情无好转者应高度怀疑外耳道恶性肿瘤的可能性。特别是当外耳道有血性分泌物，伴耳部疼痛，外耳道有肉芽状新生物时，应及早进行外耳道新生物活检。

（6）其他外耳道恶性肿瘤：根据上述患者病史特点，进行分析该患者外耳道恶性肿瘤诊断明确，但临床上也应注意不同外耳道恶性肿瘤之间的鉴别。

① 外耳道鳞癌：外耳道恶性肿瘤中比较常见的类型。常伴有慢性化脓性中耳炎病史，当病变发展时可出现因肿瘤溃烂而流血性分泌物并有疼痛，肿瘤堵塞外耳道或鼓室时可出现传音性聋，晚期破坏内耳可表现为感音性或混合性耳聋和耳鸣。肿瘤后期浸润周围组织可出现张口困难、面瘫、眩晕、耳后瘘管等。查体：肿瘤呈丘疹样小结至溃疡性肿块不等，可因耳道狭窄而早期不易被发现。

② 外耳道腺样囊性癌：肿瘤生长缓慢。早期可表现为皮肤小结节，继发感染后可有外耳道流血性

液体。易侵犯神经,常引起疼痛。肿瘤增大堵塞外耳道时可出现听力下降和耳鸣。检查可见外耳道肿物,多为灰白色,质地较硬。外耳道腺样囊性癌易复发,可发生远处转移。

③外耳道基底细胞癌:男女发病率为2:1。发生部位以外耳道软骨部多见。早期患者无明显症状,偶在挖耳时感到有小突起,检查可见外耳道皮肤小结节状肿物。病情发展可出现溃疡,并逐渐向四周发展,可穿破鼓膜进入鼓室,继发感染或破坏外耳道骨质,引起出血、听力下降、流脓性或脓血性分泌物和疼痛。转移罕见。

④外耳道耵聍腺癌:发生部位以外耳道软骨部多见。常表现为外耳道无痛性结节,继以耳堵感和传音性听力下降。合并外耳道炎时可有耳漏和耳痛。检查可见外耳道局限性肿块。

⑤外耳道恶性黑色素瘤:多见于外耳道外段,症状主要有瘙痒、烧灼感,可有耳痛,向内侵犯中耳可有堵塞及听力下降、耳鸣、和(或)周围性面瘫。检查可见外耳道色素斑块不规则,可有溃疡形成或出血。色素样的卫星灶可发生在原发灶周围。

⑥外耳道横纹肌肉瘤:儿童或少年诉有耳闷、堵塞感、听力下降、挖耳时易出血、合并感染可流脓血样分泌物。检查可见外耳道肿瘤,结节状或息肉样,大者可堵塞耳道。切除的肿物呈鱼肉样,无包膜。

⑦外耳道疣形癌:罕见,一般发生于老年男性。患者有耳慢性流脓病史,肿瘤表面皮肤粗糙不平、疣状、乳头状或菜花样以外生性为主的肿物,通常较表浅。

病理诊断是确诊外耳道恶性肿瘤的金标准,早期活检取样困难,必要时需反复活检确诊。

四、处理方案和基本依据

1. 治疗原则

经病理确诊的外耳道恶性肿瘤,应尽早手术切除,根据病变部位、范围及病理类型等确定手术范围。对早期患者多采用先手术,后放、化疗;晚期患者则采用先放、化疗,后手术治疗或保守治疗等综合治疗。

2. 具体处理措施

(1) 手术治疗:早期(T_1或T_2期)外耳道恶性肿瘤,行颞骨侧切除(外耳道完整切除)+腮腺浅叶切除。晚期(T_3或T_4期)外耳道恶性肿瘤,常规采取颞骨次全切除+髁状突切除+腮腺浅叶或全切除+功能性颈清扫术(见图47-4)。本例患者为T_3期外耳道恶性肿瘤,行右颞骨次全切除+腮腺浅叶切除。

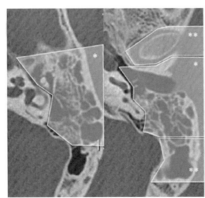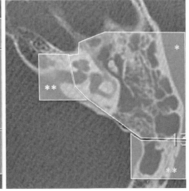

图47-4 手术范围示意图(* 为T_1、T_2期肿瘤;** 为T_3、T_4期肿瘤)

(2) 放射治疗:术后放疗疗效比单纯放疗的治疗效果佳。术后放疗主要针对T_3、T_4期肿瘤手术切缘阳性及有淋巴结转移患者。

（3）化学治疗：单纯化疗效果目前不理想。化疗药物依据病理诊断进行化疗方案制订。

五、要点和讨论

1. 外耳道恶性肿瘤的诊断依据

根据病史和临床表现，结合专科检查及辅助检查，CT 或 MRI 明确病变范围，活检病理结果为诊断的金标准。

（1）病史和临床表现：早期外耳道恶性肿瘤主要表现为耳痛、听力下降、耳流脓、耳堵塞感等非特异性症状，易漏诊和误诊。凡有以下表现者应及时进行影像学和（或）病理学检查：①外耳道或鼓室内有肉芽或息肉样新生物，切除后迅速复发或触之易出血；②慢性化脓性中耳炎耳流脓转变为流脓血性或血性分泌物；③耳深部持续疼痛，慢性化脓性中耳炎耳部检查结果不相称；④乳突根治术腔长期不愈并有顽固性肉芽生长；⑤慢性化脓性中耳炎症状突然加重或出现面瘫。

（2）查体：早期检查可见局部皮肤增厚，形成肿物后可呈结节状、硬斑、溃疡、出血等。晚期外耳道肉芽或菜花样肿物，周围可呈浸润性生长，边缘不清楚，可有耳前、耳后和（或）颈部淋巴结肿大。

（3）外耳道恶性肿瘤确诊的金标准是病理活检确诊。早期活检取样困难。对于高度怀疑病例需反复活检，同时参考颞骨 HRCT、MRI 确定活检部位，提高活检阳性率。外耳道肿物切除后应常规进行病理检查，以防止外耳道恶性肿瘤漏诊。外耳道肿块切除后短期内复发的病例应高度怀疑恶性肿瘤可能。

（4）影像学检查：在判断肿瘤范围方面，颞骨 HRCT 和 MRI 有互补的优势，CT 对骨组织的破坏显示清晰，而 MRI 能显示软组织受侵蚀的范围。当怀疑肿瘤累及腮腺、咽旁间隙和颞颌关节时，MRI 查必不可少。

2. 治疗措施

外耳道恶性肿瘤以手术切除为主，根据病变部位、范围及病理类型等确定手术范围。外耳道恶性肿瘤较少单纯放疗或化疗，可作为手术加放疗或化疗的综合性治疗方案。

（1）手术治疗：早期（T_1 或 T_2 期）外耳道癌，主张积极手术治疗，即颞骨侧切除（外耳道完整切除）＋腮腺浅叶切除。晚期（T_3 或 T_4 期）外耳道癌需行颞骨次全切除术＋腮腺浅叶切除或全切除以及上颈部淋巴清扫。当肿瘤累及颈静脉孔区时，需常规行颞下窝入路，采用面神经桥索技术能较好地保留面神经功能。当肿瘤累及耳廓时需同时行耳廓切除，切除后导致的创面缺损必须采用有效的修补重建方法。

（2）放射治疗：T_1、T_2 期肿瘤手术切除并获得安全切缘，辅助放疗并不能提高总体生存率。如遇肿瘤病变组织较大，可先给予一定剂量放疗缩小肿瘤体积后手术。对于肿瘤范围较大，手术无法取得安全切缘的患者，术后应放疗。对于 T_3 和 T_4 期肿瘤，或出现淋巴结转移的患者，常规建议放疗。化疗不影响生存率，很少进行化疗。

六、思考题

1. 外耳道恶性肿瘤的诊断和鉴别诊断。
2. 外耳道恶性肿瘤的治疗方法有哪些？
3. 通过本案例的分析你对外耳道恶性肿瘤早期诊断有何认识？

七、推荐阅读文献

1. 戴春富. 外耳道癌诊断和治疗思考[J]. 中国眼耳鼻喉科杂志. 2012,12(7):443-445.
2. Zhang T, Dai CF, Wang ZM. The misdiagnosis of external auditory canal carcinoma [J]. Eur

Arch Otorhinolaryngol. 2013,270:1607 - 1613.

3. Zhang T，Li W，Dai CF，et al. Evidence-based surgical management of T1 or T2 temporal bone alignancies [J]. Laryngoscope. 2012,123(1):244 - 8.

4. 于亚峰,张茹,戴春富.外耳道完整切除术治疗早期外耳道癌的临床研究[J].临床耳鼻咽喉头颈外科杂志.2009,23(7):313 - 315.

5. 张婷,戴春富,王正敏,等.累及耳廓的外耳道癌的手术治疗[J].临床耳鼻咽喉头颈外科杂志.2011,25(10):269 - 270.

6. 李添应.耳鼻咽喉头颈肿瘤学[M].北京:人民军医出版社.2007:63 - 78.

7. 舒怀.眼、耳鼻咽喉科疾病诊断标准[M].北京:科学出版社.2005:310 - 312.

8. Paul W Gidley. Managing malignancies of the external auditory canal [J]. Anticancer Ther. 2009,9(9):1277 - 1282.

（戴春富）

外耳道乳头状瘤

一、病历资料

1. 现病史

患者,男性,57岁,因"右耳鸣伴耳内堵塞感1月"就诊。患者1月前因右耳鸣伴耳内堵塞感到当地医院就诊,检查发现右外耳道邻近耳道口有一新生物。发病以来无听力下降,不伴耳部疼痛,不伴耳道流脓症状。无发热,无眩晕、恶心、呕吐,无口角歪斜、闭眼障碍。于当地医院行右外耳道新生物手术治疗。术后病理报告"鳞状上皮乳头状瘤伴局部鳞状上皮,上皮呈低级别上皮内瘤变"。今为进一步诊治来专科医院就诊,门诊行耳部增强CT检查显示:右侧外耳道前下壁、后壁弥漫性软组织增厚,中内耳未见明显异常。门诊拟"右外耳道新生物"收住入院。发病以来,患者神志清,精神可,胃纳可,夜眠一般,大小便自解,体重无明显变化。

2. 既往史

既往无手术外伤史,无传染病和慢性疾病史,否认有药物过敏史。

3. 体格检查

T 36.7℃, P 80次/min, R 20次/min, BP 130 mmHg/85 mmHg。

神志清晰,检查合作,自主体位。皮肤巩膜无黄染,瞳孔等大等圆,对光反射灵敏。颈软,气管居中,颈部未扪及肿块。听诊两肺呼吸音清,未闻及干湿啰音。HR 80次/min,律齐,各瓣膜区未闻及病理性杂音。腹部平,未见肠型及蠕动波。触诊腹部软,未触及异常肿块,肝脾肋下未触及,四肢无畸形,双下肢无水肿,关节活动自如。生理反射存在,病理反射未引出。左侧外耳道通畅,右外耳道新生物位于软骨段后壁、下壁,两处皮肤欠平,局部呈小片乳头状肉芽,大小0.5 cm×0.5 cm,外耳道下壁弥漫性增厚,表面不平整。双耳鼓膜完整,反射光锥清晰。双侧扁桃体Ⅰ度肿大,双侧下鼻甲不肿大。咽喉不红肿,声带活动正常,未见新生物。

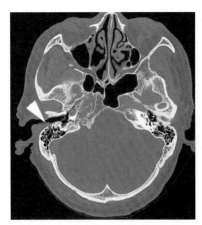

图48-1 CT平扫轴位:白色箭头所指处为外耳道后壁皮肤表面粗糙

4. 实验室及影像学检查

(1) 纯音听阈检查:右 AC 18 dB, BC 7 dB,左 AC 18 dB, BC 10 dB。

(2) 声阻抗提示双侧"A"型曲线。

(3) 耳轴位CT骨扫描放大+冠状面重建:右侧外耳道前下壁、后壁弥漫性软组织增厚,中内耳未见明显异常。如图48-1所示。

二、诊治经过

1. 初步诊断

右侧外耳道乳头状瘤。

2. 诊治经过

患者 1 月前因右耳鸣伴耳内堵塞感到当地医院就诊,检查发现右外耳道邻近耳道口有一新生物。在当地医院行右外耳道新生物手术治疗。术后病理报告"鳞状上皮乳头状瘤伴局部鳞状上皮,上皮呈低级别上皮内瘤变"。

三、病例分析

1. 病史特点及辅助检查

(1) 患者为 57 岁成人。

(2) 症状为耳内堵塞感。外院手术后病理检查报告:"鳞状上皮乳头状瘤伴局部鳞状上皮,上皮呈低级别上皮内瘤变"。

(3) 无听力下降,不伴耳部疼痛,不伴耳道流脓症状。无发热,无眩晕、恶心、呕吐,无口角歪斜、闭眼障碍。

(4) 查体和辅助检查:右外耳道新生物位于软骨段后壁、下壁,两处皮肤欠平,局部呈小片乳头状肉芽,大小 0.5 cm×0.5 cm,外耳道下壁弥漫性增厚,表面不平整。

(5) 影像学检查:耳轴位 CT 骨扫描放大+冠状面重建:右侧外耳道前下壁、后壁弥漫性软组织增厚,中内耳未见明显异常。双耳增强磁共振:右侧外耳道壁弥漫性软组织增厚,以软骨段为著,T_1WI 等信号,T_2WI 高信号,增强后中等强化,边界不清,表面稍不规则,双耳余未见异常。鼻咽部软组织增厚。如图 48 - 2、图 48 - 3、图 48 - 4、图 48 - 5 所示。

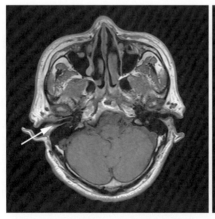 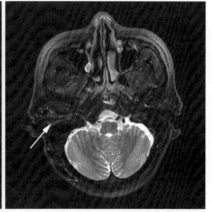

图 48 - 2　MRI 轴位 T_1WI:右侧外耳道壁。软组织增厚,以软骨段为著,T_1WI 等信号　　图 48 - 3　MRI 轴位 T_2WI:右侧外耳道壁。软组织增厚,以软骨段为著,T_2WI 高信号

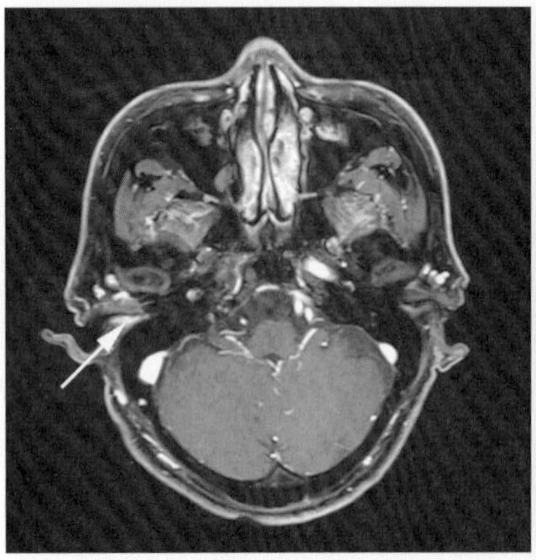

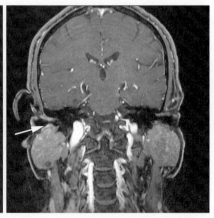

图 48-4 MRI 轴位:右侧外耳道壁弥漫性软组织增厚,以软骨段为著,T_1WI 增强后中等强化,边界不清,表面稍不规则

图 48-5 MRI 冠状位:右侧外耳道壁弥漫性软组织增厚,以软骨段为著,T_1WI 增强后中等强化,边界不清,表面稍不规则

2. 诊断与诊断依据

(1) 诊断:右侧外耳道新生物(乳头状瘤?)。

(2) 诊断依据:①症状为右耳内堵塞感。②检查:右外耳道新生物位于软骨段后壁、下壁,两处皮肤欠平,局部呈小片乳头状肉芽,大小 0.5 cm×0.5 cm,外耳道下壁弥漫性增厚,表面不平整。③影像学检查:耳轴位 CT 骨扫描放大+冠状面重建:右侧外耳道前下壁、后壁弥漫性软组织增厚,中内耳未见明显异常。双耳增强磁共振:右侧外耳道壁弥漫性软组织增厚,以软骨段为著,T_1WI 等信号,T_2WI 高信号,增强后中等强化,边界不清,表面稍不规则,双耳余未见异常。鼻咽部软组织增厚。④外院手术后病理检查报告:"鳞状上皮乳头状瘤伴局部鳞状上皮,上皮呈低级别上皮内瘤变"。我院病理科会诊外院病理切片报告为:鳞状上皮乳头状瘤伴局部鳞状上皮中度不典型增生。

3. 鉴别诊断

(1) 外耳道恶性肿瘤:

① 外耳道腺样囊性癌:表现为耳痛,检查表面不红肿,有可能局部增生隆起,也可能弥漫增厚,或者局部呈肉芽状突起,或多发肉芽样突起。表现为抗感染治疗无效的耳痛,主要为此肿瘤易侵犯神经,沿着神经生长,导致耳痛剧烈。增强磁共振有助于诊断,活检病理学检查为诊断的金标准。

② 外耳道耵聍腺癌:耵聍腺癌的表现是无痛性外耳道出血,挖耳易出血。可伴有耳痛。外耳道肿块呈肉芽型,红色或者苍白色,外耳道表面不平。可侵及腮腺,出血腮腺区肿块;偶有侵犯颞颌关节导致张口困难。检查 CT 有时显示外耳道骨性损害,MRI 增强明显,可向腮腺侵犯。

③ 外耳道鳞状细胞癌:多与外耳道乳头状瘤恶变有关,表现为耳痛,检查表面乳头状、菜花状局部增生,也可能弥漫增厚,表面不平,磁共振表现为增强明显,确诊依赖于病理学检查。

④ 外耳道黑色素瘤:外耳道痣在长期挖耳等刺激下,易出现破溃、疼痛,肿块局部溃烂渗血,变成恶性黑色素瘤。

⑤ 外耳道肉瘤:表现为外耳道不规则新生物,多与鼻咽癌放疗后辐射造成的外耳道恶变,确诊依赖病理学检查。

(2) 外耳道其他良性肿物:

① 外耳道痣:色素痣,又称痣。外耳道半球形黑褐色隆起的新生物,质软,早期无症状。可以缓慢增大。

② 外耳道耵聍腺瘤:好发于外耳道软骨部后下部,此区域耵聍腺旺盛,发病缓慢,变大的肿瘤常堵

塞外耳道。检查见外耳道局限性隆起，无压痛，CT检查无骨质破坏。磁共振显示肿块增强。

③外耳道骨瘤：骨瘤体积较小时无症状，体积增大时可有耳胀，堵塞外耳道可造成听力下降。检查可见外耳道骨性段有隆起，正常皮肤，触之质硬。CT检查显示外耳道骨性段有骨样密度的隆起。

（3）外耳道炎症性病变：

①恶性外耳道炎：50%以上发生在中老年糖尿病患者，也可发生在艾滋病、器官移植、急性白血病的患者。起病急，耳痛，渐加剧；流脓，外耳道可出现有肉芽，分泌物可呈脓血性；与绿脓杆菌感染有关，有的患者伴有颅神经损害。CT检查可显示外耳道骨皮质受累积，MRI显示 T_1、T_2 均为低信号，有时可观察到脑膜的增强和骨髓腔的改变。

②外耳道炎性肉芽：外耳道胆脂瘤往往合并外耳道炎性肉芽组织，检查肉芽组织往往位于胆脂瘤外面，外耳道胆脂瘤冲洗干净后，经过外耳道抗感染治疗肉芽往往会自动消退。如不消退需要活检。

四、处理方案和基本依据

1. 治疗原则

综合治疗，彻底切除病变组织，预防复发。

2. 具体处理措施

（1）请病理科会诊外院病理切片报告为：鳞状上皮乳头状瘤伴局部鳞状上皮中度不典型增生。

（2）行双耳增强磁共振检查显示：右侧外耳道壁弥漫性软组织增厚，以软骨段为著，T_1WI 等信号，T_2WI 高信号，增强后中等强化，边界不清，表面稍不规则，双耳余未见异常。鼻咽部软组织增厚。

（3）全麻下行右外耳道新生物切除，并行外耳道游离植皮术。手术过程：患者仰卧位，全身麻醉，左侧耳向上，消毒铺巾。左侧经外耳道入路。术中见两个外耳道新生物位软骨段后壁、前下壁，大小 0.5 cm×0.5 cm，外耳道下壁弥漫性增厚，表面不平整。完整切除新生物。鼓膜完整。外耳道植入游离皮片，填塞红霉素纱条，外耳道填塞明胶海绵。标本送病理检查。

（4）术后病理报告：右外耳道：皮肤及肉芽组织慢性炎，鳞状上皮增生，小区呈轻至中度不典型增生，表面见角化。切缘未见肿瘤细胞。

（5）门诊随访及治疗：术后半个月时复诊，更换耳道内红霉素纱条为碘仿纱条；术后一个月时，抽出耳道填塞物（碘仿纱条），术后2个月时随访，患者耳略痒，检查见外耳道仍弥漫性增厚及慢性充血状态，考虑合并外耳道霉菌炎症可能，给予氟康唑眼液滴耳，每日3次；硼酸洗眼液滴耳，每日3次。半月后复诊，检查外耳道光滑，不再红肿。术后5个月随访复查见外耳道畅，光滑无新生物复发及外耳道不红肿，鼓膜完整。如图48-6所示。

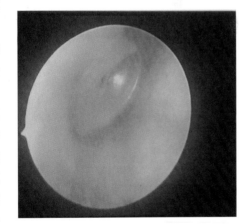

图48-6 耳窥镜：显示外耳道畅，无狭窄，皮肤表面光滑，未见隆起

五、要点和讨论

1. 外耳道乳头状瘤的诊断依据

根据病史和临床表现，结合颞骨CT扫描及增强磁共振检查，以及外耳道新生物活检病理学检查可以确诊。

（1）病史和临床表现：可有外耳道不适，闷胀，耳痒，挖耳易出血等症状。如果恶变可出现耳痛伴有易出血症状。

（2）查体：经典的外耳道乳头状瘤检查可见患耳有乳头状表面不平的新生物，可以一簇，也可以弥漫性生长或跳跃式岛状多处生长。

（3）耳轴位 CT 骨扫描放大＋冠状面重建显示外耳道局部或弥漫性软组织增厚。增强磁共振显示外耳道壁局限性或弥漫性软组织增厚，T_1WI 等信号，T_2WI 高信号，增强后中等强化，边界不清，表面稍不规则。

（4）外耳道乳头状瘤诊断的金标准是活检病理学检查。

2. 治疗措施

（1）局限的范围较小的乳头状瘤可以行激光（YAG 激光或者半导体激光）气化肿瘤，或液氮冷冻治疗，激光治疗需要注意不宜烧灼过深或范围过广，以免造成术后外耳道狭窄或闭锁，邻近鼓膜的乳头状瘤避免激光损伤鼓膜造成穿孔。

（2）手术治疗＋植皮术可以彻底切除肿瘤，而且可以保证切缘阴性，骨性部的乳头状瘤需要切除肿瘤以及其下的骨膜，减少复发。

六、思考题

1. 掌握外耳道新生物的诊断和治疗规范。

2. 分析外耳道新生物的鉴别诊断要点。

3. 通过本案例的分析，你认为外耳道新生物的处理要点有哪些？

七、推荐阅读文献

1. 孔维佳. 耳鼻咽喉头颈外科学[M]. 2 版. 北京：人民卫生出版社，2010：206.

2. Oliver F. Adunka，Craig A. Buchman. Otology，neurotology，and lateral skull-base surgery：an illustrated handbook [M]. New York：Thieme，2010.

（倪玉苏）

案例 49

中耳良性肿瘤—鼓室体瘤

一、病历资料

1. 现病史

患者,男性,59岁,因"右耳搏动性耳鸣3年"入院。患者3年前无明显诱因出现右耳搏动性耳鸣,为持续性,夜间明显,伴有右耳听力下降。发病以来无耳痛、无耳流水、流脓或流血、无眩晕、恶心或呕吐、无头晕头痛、无口角歪斜、无闭眼困难、无意识丧失或晕厥等病史。发病以来,患者神志清,精神可,胃纳可,夜眠一般,大小便自解,体重无明显变化。

2. 既往史

既往无手术外伤史,无传染病和慢性疾病史,否认有药物过敏史。

3. 查体

T 36.7℃, P 72次/min, R 16次/min, BP 110 mmHg/70 mmHg。

神志清楚,对答切题,发音清晰,检查合作,自由体位。皮肤巩膜未见黄染。两肺呼吸音清,未闻及干湿啰音。HR 72次/min,律齐,各瓣膜区未闻及杂音。腹部平软,未见皮肤瘀斑,未见肠型及蠕动波。肝脾肋下未触及,双下肢无水肿。双侧外耳道通畅,双鼓膜完整、无内陷,透过右鼓膜紧张部见右中鼓室下部为红色新生物占据(见图49-1)。双侧扁桃体Ⅰ度肿大,双侧下鼻甲稍肿大,双鼻腔未见新生物或黏脓涕。

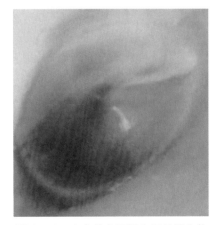

图49-1　右中鼓室下部为红色新生物

4. 实验室及影像学检查

(1) 纯音测听:右耳轻度聋,为混合性,平均言语频率气导28 dB,低频和中频区(250 Hz、500 Hz、1 000 Hz)气骨导差为15 dB,高频区为感音神经性聋。左耳高频区轻度感音神经性聋,平均言语频率气导25 dB。

(2) 声阻抗:双侧"A"型曲线。

(3) 耳部薄层(层厚0.75 mm)CT水平位+冠状位重建(见图49-2):右下鼓室内鼓岬表面可见软组织团块影。右颈静脉球窝区域骨质未见明显破坏。右乳突气化型,乳突气房透亮,听小骨及上鼓室未见明显骨质破坏,内耳形态正常。左乳突气化型,中耳乳突透亮,中内耳形态正常。

(4) 耳部增强MRI(见图49-3):右中下鼓室为软组织小结节,为10 mm×5 mm大小,T_1加权中等信号,T_2加权高信号,增强后强化明显,中耳和乳突透光可,内耳形态无异常。

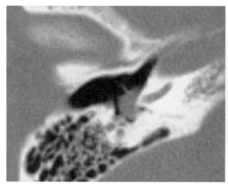

图 49 - 2　右下鼓室内鼓岬表面可见软组　　　图 49 - 3　右中下鼓室为软组织小结节,强化明显
　　　　　　织团块影

二、诊治经过

1. 初步诊断

右鼓室体瘤。

2. 诊治经过

患者此前未在医院就诊。

三、病例分析

1. 病史特点

(1) 成年患者,搏动性耳鸣为主诉,伴有听力下降。

(2) 无耳痛、无耳流水、流脓或流血,无眩晕、恶心或呕吐、无头晕头痛、无口角歪斜、无闭眼困难、无意识丧失或晕厥等病史。

(3) 病程 3 年。

(4) 查体和辅助检查:①查体:双鼓膜完整、无内陷,透过右鼓膜紧张部见右中鼓室下部为红色新生物占据;②纯音测听:右耳低频传导性聋;③声阻抗:双侧"A"型曲线。

(5) 影像学检查:①耳部薄层 CT 显示:右下鼓室内鼓岬表面可见软组织团块影。②耳部增强 MRI 显示:右中下鼓室为软组织小结节,为 10 mm×5 mm 大小,T_1 加权中等信号,T_2 加权高信号,增强后强化明显。

2. 诊断与诊断依据

(1) 诊断:右鼓室体瘤。

(2) 诊断依据:①成年患者,搏动性耳鸣 3 年,伴有听力下降;②查体:双鼓膜完整、无内陷,透过右鼓膜紧张部见右中鼓室下部为红色新生物占据;③纯音测听提示右耳低频传导性聋;④颞骨薄层 CT 显示:右下鼓室内鼓岬表面可见软组织团块影;⑤耳部增强 MRI 显示:右中下鼓室为软组织小结节,为 10 mm×5 mm 大小,T_1 加权中等信号,T_2 加权高信号,增强后强化明显。

3. 鉴别诊断

(1) 中耳胆固醇肉芽肿:①耳闷或听力下降常常一年以上,甚至数年。常常有多年分泌性中耳炎的病史。②查体:鼓膜完整,常常为蓝色,呈现内陷。紧张部光锥部反光增强。③纯音测听:多为传导性聋,少数伴有轻度感音神经性聋,气骨导差常常达 20 dB 以上。④声导抗:鼓室图多为"B"型。耳部薄层 CT:鼓室、鼓窦和乳突均为软组织影占据,为阻塞性炎症表现。⑤耳部增强 MRI:鼓室、鼓窦和乳突的软

组织影 T_1 加权和 T_2 加权均为高信号,增强后病变无强化征象。

(2) 分泌性中耳炎:①可能有感冒或乘坐飞机的病史,常常有耳痛、耳闷或听力下降等临床表现。②部分患儿有夜间睡眠打鼾的现象。③查体:鼓膜常常内陷,可呈现暗红色或琥珀色,有时可见鼓室内有液平面或气泡(见图 49-4)。④纯音测听为传导性聋,声导抗为"C"或"B"型。⑤耳部薄层 CT 显示:鼓室、鼓窦和乳突气房有软组织影,为中耳积液表现。⑥耳部增强 MRI:鼓室、鼓窦和乳突的积液 T_1 加权为中等信号,T_2 加权为高信号,增强后无强化征象。

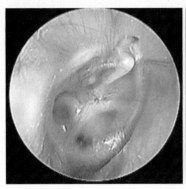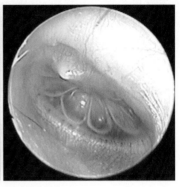

图 49-4　分泌性中耳炎鼓室积液

(3) 先天性中耳胆脂瘤:①常常以听力下降为主诉,侵犯面神经时伴有面瘫,合并迷路瘘管时可有眩晕。②查体:鼓膜完整,透过鼓膜可见鼓室内白色胆脂瘤。③纯音测听:多为传导性聋。④声导抗:鼓室图多为"B"型。⑤耳部薄层 CT:可见颞骨岩部或鼓室内有软组织影,常伴有周围骨质破坏如听骨链的吸收破坏。⑥耳部增强 MRI:胆脂瘤在 T_1 加权时为中等信号,在 T_2 加权时为高信号,增强后无强化征象。

(4) 慢性中耳炎:①病史:常常有耳道流脓伴有听力下降数月或数年。②查体:鼓膜紧张部穿孔,鼓膜紧张部上常常有钙化斑。③纯音测听:多为传导性聋,部分为混合性聋,少数为极重度感音神经性聋。④耳部薄层 CT:可见鼓室、鼓窦有软组织影,伴有中耳胆脂瘤时可出现听骨链的破坏和周围骨质的破坏。⑤耳部增强 MRI:胆脂瘤在 T_1 加权时为中等信号,在 T_2 加权时为高信号,增强后病变无强化征象。肉芽在增强后可有轻度或中度的强化征象。

(5) 后天性中耳胆脂瘤:①病史:常常以听力下降和/或耳道流脓数月或数年为主诉。合并迷路炎或者迷路瘘管时可有眩晕。胆脂瘤压迫面神经时可出现周围性面瘫。②查体:鼓膜松弛部内陷袋或穿孔,和/或紧张部穿孔,中鼓室、上鼓室可见胆脂瘤上皮。③纯音测听:多为传导性聋,部分为混合性聋,少数极重度感音神经性聋。④耳部薄层 CT:可见上鼓室、鼓窦、中鼓室、乳突有软组织影,周围骨质常常被破坏吸收,常常出现听骨链的破坏。⑤耳部增强 MRI:胆脂瘤在 T_1 加权时为中等信号,在 T_2 加权时为高信号,增强后病变无强化征象。肉芽在增强后可有轻度或中度的强化征象。

(6) 面神经瘤:①病史:面瘫常常是最早的症状,然后出现听力下降,病程数月至数年。②查体:鼓膜多是正常。③纯音测听:可以正常或传导性聋。④耳部薄层 CT:可见颞骨内面神经骨管增粗,以迷路段面神经增粗变大最为常见。面神经管常常呈现"串珠样"改变。水平段面神经瘤可能腐蚀听骨链,出现听骨链的破坏。⑤耳部增强 MRI:面神经瘤在增强后明显强化。部分合并腮腺面神经瘤可见腮腺内强化的肿瘤。

(7) 颈静脉球瘤:①病史:多以搏动性耳鸣伴有听力下降为主诉,病程数月至数年。②查体:鼓膜可能完整、正常,也可能穿孔(肿瘤从鼓室长入外耳道)。③纯音测听:多为传导性聋。④耳部薄层 CT:颈静脉孔区为中心软组织占位病变,伴有周围骨质破坏。⑤耳部增强 MRI:增强后颈静脉孔区的病变明显强化,可出现椒盐征,是肿瘤内血管流空造成的。⑥与鼓室体瘤属于同一种类型的肿瘤,起源于颈静脉球顶部。

　　(8) 外耳道癌:①病史:多有耳痛、耳流血的病史,可伴有听力下降,很少有搏动性耳鸣,病程数月至一年。②查体:外耳道不光滑或肿胀明显。鼓膜可能完整正常,伴有慢性中耳炎时鼓膜穿孔。③纯音测听:早期听力正常,阻塞外耳道时出现传导性聋。④耳部薄层 CT:可见外耳道软组织影,可伴有外耳道骨质的破坏吸收,呈现虫蚀状。⑤耳部增强 MRI:增强后可见外耳道局部强化的病灶。⑥病理:外耳道组织活检可以诊断。

　　(9) 听神经瘤:①病史:多以听力下降和耳鸣为主诉,部分患者以突发性耳聋发病,可有眩晕、面瘫。病程从几天到数月,甚至数年不等。②查体:鼓膜多为正常。③纯音测听:多为感音神经性聋。④耳部薄层 CT:内听道及桥小脑角区域可见软组织占位,可伴有周围骨质的破坏吸收如内听道扩大。⑤耳部增强 MRI:内听道及桥小脑角区域可见占位病变,增强后该病变明显强化。

　　(10) 中耳其他疾病:

　　① 脑脊液耳漏:颞骨骨折的患者合并脑脊液耳漏;听神经瘤手术等颅脑手术后合并脑脊液耳漏;根据病史和 CT 及 MRI 等检查可以鉴别。

　　② 外淋巴瘘(漏):不多见,多继发于先天性内耳畸形;镫骨手术后;气压损伤史;瘘孔多发于蜗窗和前庭窗;常常表现为脑脊液鼻漏或耳漏;多有感音神经性耳聋或混合性耳聋。

四、处理方案和基本依据

1. 治疗原则

手术治疗。

2. 具体处理措施

Fisch(1979)把发生在颞骨的体瘤统称为颞骨体瘤,并按照影像学所见以及术中发现,将颞骨体瘤分为 4 级:

A 级:局限于中耳腔。

B 级:局限于鼓室乳突区,无骨质破坏。

C 级:肿瘤侵犯颞骨迷路下区和岩锥。

C_1:以肿瘤侵犯颈静脉孔骨质和颈静脉球为主,颈内动脉管只有轻度受侵。

C_2:以迷路下区和颈动脉管垂直段的破坏为主。

C_3:有迷路下区、岩锥和颈动脉管水平段的破坏。

D 级:肿瘤侵犯颅内。

D_1:侵入颅内部分的直径<2 cm,可一次性切除。

D_2:直径>2 cm,可分两期手术切除。

D_3:肿瘤过大,已不能手术。

由于脑膜外肿瘤的处理同颅外相仿,故把已进入颅腔但在脑膜外的肿瘤仍归在 C 级,而 D 级是指侵入脑膜内的肿瘤。A 和 B 期肿瘤应用鼓室成形技术和保护中耳功能,$C_1 \sim C_3$ 肿瘤切除要进行面神经鼓室段向前移位方法。

五、要点和讨论

1. 鼓室体瘤的诊断依据

根据病史、查体、听力学检查结果、颞骨薄层 CT、颞骨增强 MRI,或者做鼓膜穿刺术而确诊。

(1) 病史和临床表现:常有搏动性耳鸣,可伴有听力下降,病程数月至数年。如果鼓膜穿孔,可以出现耳道流水、流脓或流血。

（2）查体：鼓膜完整，透过右鼓膜紧张部见右中鼓室下部为红色新生物占据。

（3）纯音测听：常为传导性聋。

（4）颞骨薄层 CT：鼓岬表面可见软组织团块影。

（5）耳部增强 MRI：鼓室有软组织影，T_1 加权中等信号，T_2 加权高信号，增强后病灶强化明显。

2. 治疗措施

手术治疗，根据肿瘤的位置和范围可以选择经耳道入路，耳道和乳突的联合入路，开放式手术。具体手术方案如上述。

六、思考题

1. 鼓室体瘤的临床特点是什么？

2. 鼓室体瘤需要与那些疾病相鉴别？

七、推荐阅读文献

1. Sweeney AD，Carlson ML，Wanna GB，et al. Glomus tympanicum tumors ［J］. OtolaryngolClin North Am. 2015；48（2）：293 - 304.

2. Carlson ML，Sweeney AD，Pelosi S，et al. Glomus Tympanicum：A Review of 115 Cases over 4 Decades ［J］. Otolaryngol Head Neck Surg. 2015；152（1）：136 - 142.

3. Oldring D，Fisch U et al. Glomus tumors of the temporal region：surgical therapy ［J］. Am J Otol. 1979；1（1）：7 - 18.

（杜　强）

案例 50

中耳肿瘤(恶性)

一、病历资料

1. 现病史

患者,男性,58 岁,因"听力下降 2 年余,口角歪斜、闭眼不能 1 月余"入院。患者 4 年前无明显诱因下出现左耳流水,给予对症治疗后好转。后反复发作,每次发作均给予抗生素滴耳液及口服抗炎药治疗(具体不详),症状稍缓解。病程中伴有耳鸣、头痛,偶有头晕感,无明显恶心、呕吐症状。2 年前感左耳听力下降,4 个月前感左侧头痛加重,未予重视及治疗。1 月前发现口角歪斜伴左闭眼不能,至当地医院住院治疗 2 周,给予静滴地塞米松及头孢类抗生素并口服止痛药治疗,无明显好转。今为进一步治疗,遂来我院就诊,检查后门诊拟"左中耳占位"为诊断收入院。发病以来,患者神志清,精神可,胃纳可,夜眠一般,大小便自解,体重无明显变化。

2. 既往史

平素体健,无外伤史及传染病史,无药物过敏史,否认手术及输血史。

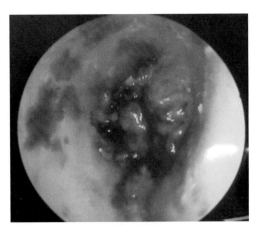

图50-1　左鼓室内肉芽样新生物,膨出至外耳道深部

3. 体格检查

T 37.0℃, P 72 次/min, R 17 次/min,BP 139 mmHg/80 mmHg。

神志清醒,营养好,发育好,呼吸平稳;步入病房,查体合作。巩膜无黄染,气管居中,甲状腺未及肿大及结节,未扪及肿大淋巴结。双肺呼吸音清晰、对称,HR 72 次/min,心律整齐,心脏无杂音;腹部平、软,无压痛及反跳痛,肝脾肋下未及。四肢无畸形,关节活动自如。生理反射存在,病理反射未引出。专科检查:左鼓室内肉芽样新生物,膨出至外耳道深部(见图 50-1)。左侧额纹消失,闭眼无明显裂隙,口角右偏。Fisch 评分:14+3+9+3+9=38 分。

4. 实验室及影像学检查

(1) 双侧中内耳 CT 检查提示:左侧中耳乳突软组织肿块伴广泛溶骨性破坏,临近颈静脉孔区,鼓室软组织病灶涉及外耳道深部,相应听骨链及面神经管破坏,外耳道后壁骨质破坏缺损,内听道无明显扩大。建议 MRI 进一步检查(见图 50-2)。

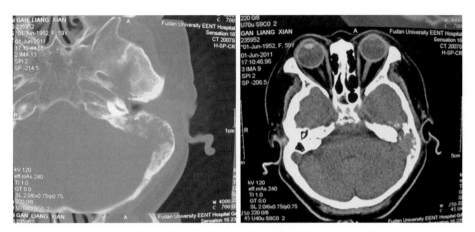

图 50 - 2　中内耳 CT 示左侧中耳乳突软组织肿块伴广泛溶骨性破坏

（2）耳部 MRI 检查提示：左侧颞骨鳞部、岩部及乳突部广泛团块状软组织肿块占位，涉及鼓室、外耳道深部、乳突、面神经垂直段和乙状窦，伴脑膜强化，结合 CT 骨质广泛虫蚀样破坏，考虑偏恶性病变（见图 50 - 3）。

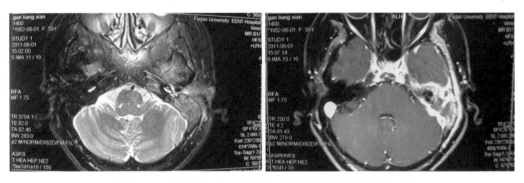

图 50 - 3　耳部 MRI 示左侧颞骨广泛团块状软组织肿块占位

（3）电测听提示：左侧平均气导听阈为 75 dB，气骨导差为 30 dB。右耳低频正常，高频下降至 90 dB。

（4）声导抗提示：右耳 A 型。

（5）面神经电图提示：变性结果为 77%。

（6）左耳鼓室及外耳道内肿物病理诊断：中-低分化鳞状细胞癌。

二、诊疗经过

1. 初步诊断

左中耳新生物（中耳恶性肿瘤）。

2. 诊治经过

患者 4 年前无明显诱因下出现左耳流水，给予对症治疗后好转。后反复发作，每次发作均给予抗生素滴耳液及口服抗炎药治疗（具体不详），症状稍缓解。病程中伴有耳鸣、头痛，偶有头晕感，无明显恶心、呕吐症状。2 年前感左耳听力下降，4 个月前感左侧头痛加重，未予重视及治疗。1 月前发现口角歪斜伴左闭眼不能，至当地医院住院治疗 2 周，给予静滴地塞米松及头孢类抗生素并口服止痛药治疗，无明显好转。今为进一步治疗，遂来我院就诊。

三、病例分析

1. 病史特点

(1) 患者长期左耳流水,反复发作,伴有耳鸣、头痛、头晕。

(2) 左耳听力下降 2 年,头痛加重 4 个月。

(3) 口角歪斜伴左闭眼不能 1 个月。

(4) 查体和辅助检查:①左鼓室内肉芽样新生物,膨出至外耳道深部;②左侧额纹消失,闭眼无明显裂隙,口角右偏;③纯音测听提示左耳感音神经性聋。④左耳鼓室及外耳道内肿物病理诊断:中-低分化鳞状细胞癌。

(5) 影像学检查:双侧中内耳 CT 检查提示:左侧中耳乳突软组织肿块伴广泛溶骨性破坏。耳部 MRI 检查提示:左侧颞骨鳞部、岩部及乳突部广泛团块状软组织肿块占位。

2. 诊断与诊断依据

(1) 诊断:左中耳新生物(中耳恶性肿瘤)。

(2) 诊断依据:①左耳长期反复流水史,有耳鸣、头晕、头痛、听力下降、口角歪斜伴左闭眼不能等临床表现。②左鼓室内肉芽样新生物,膨出至外耳道深部,左侧额纹消失,闭眼无明显裂隙,口角右偏。③纯音测听提示左耳感音神经性聋。④双侧中内耳 CT 提示:左侧中耳乳突软组织肿块伴广泛溶骨性破坏。耳部 MRI 检查提示:左侧颞骨鳞部、岩部及乳突部广泛团块状软组织肿块占位。⑤左耳鼓室及外耳道内肿物病理诊断:中-低分化鳞状细胞癌。

3. 鉴别诊断

(1) 慢性化脓性中耳炎:①间歇性或持续性耳部流脓,急性感染时流脓发作或脓液增多。脓液性质为黏液性或黏脓性,长期不清理可有臭味。炎症急性发作期或肉芽、息肉等受到外伤时可有血性分泌物。②患耳可有不同程度的传导性或混合性听力损失。听力下降的程度和性质与鼓膜穿孔的大小、位置、听骨链的连续程度、迷路破坏与否有关。③部分患者有耳鸣,多与内耳受损有关。④一般慢性中耳炎患者较少出现眩晕症状,当慢性中耳炎急性发作,出现迷路破坏时,患者可出现剧烈眩晕。

(2) 外耳道胆脂瘤:①耳内堵塞感,耳鸣,听力下降。②如继发感染可有耳痛,头痛,外耳道有分泌物,有臭味。③外耳道深部为白色胆脂瘤堵塞,其表面可见肉芽。④颞骨 CT 扫描可见耳道软组织膨胀性扩大并阻塞外耳道,耳道骨壁有侵袭。

(3) 中耳结核:①中耳结核好发于小儿,原发性结核性中耳乳突炎很少见,多为继发性,主要继发于肺结核,病菌可循咽鼓管侵入中耳,或经血液循环或淋巴系统传入中耳和乳突。②起病隐袭,可无耳痛,有耳溢液,早期即可出现明显的听力下降,并迅速加重,初为传导性,常达 $50\sim60$ dBnHL,病变侵及内耳则为混合性或感音神经性聋。③鼓膜的典型变化为多发性穿孔,但因穿孔迅速融合,故一般所见均为紧张部单个大穿孔,边缘可达鼓沟、鼓室黏膜灰白。鼓室内可有大量肉芽增生,面神经管及迷路骨质如有破坏,则并发面瘫及眩晕,乳突外侧骨壁破坏并向耳后穿破者有耳后瘘管形成。④乳突 CT 提示乳突气房模糊,可有死骨形成,病变若侵入颅内,易并发结核性脑膜炎。

(4) 颈静脉球体瘤:①单侧搏动性耳鸣,耳鸣与脉搏一致,如压迫患侧颈动脉,耳鸣立即消失,停止压迫,耳鸣迅即重现。②轻度传导性耳聋。③耳部闷胀感。④肿瘤压迫颈静脉球深面的后组颅神经时可出现吞咽困难、声嘶、误吸和构音障碍等。肿瘤侵入咽鼓管并沿管周气房或颈内动脉管生长可进入岩尖、海绵窦和中颅窝,出现面部麻木等症状。肿瘤沿颅底或迷路下气房生长可进入颅后窝,压迫小脑和脑干,可出现共济失调和走路不稳。⑤CT 检查可以清楚地显示颞骨破坏的范围。当颈静脉球窝和下鼓室之间的骨性分隔尚完整时,CT 可以分辨出肿瘤是来源于颈静脉球体窝还是中耳。颈静脉球体瘤的患者,可以看到病变明显增强。

(5) 外耳道恶性肿瘤:根据患者的病史特点,分析提示中耳恶性肿瘤可能性最大,但需要与外耳道恶性肿瘤做鉴别。

① 外耳道恶性肿瘤多起源于外耳道,早期表现为屑状斑丘疹,有痒感,搔抓易引起出血,逐步发展为硬结,之后表面糜烂、溃烂或形成菜花样肿物。初期无疼痛,晚期侵及软骨膜时疼痛较明显。而中耳恶性肿瘤多原发于中耳,外耳道多无明显改变,早期仅有耳内发胀感,稍晚出现疼痛,晚期疼痛剧烈。

② 外耳道恶性肿瘤的发病机制尚不明确,可能与长期阳光照射、从事放射专业人员或与慢性炎症的长期刺激有关。中耳恶性肿瘤的诱因,很可能是中耳的长期感染,据统计,多数中耳癌患者有慢性化脓性中耳炎的病史。

③ 外耳道恶性肿瘤以鳞状细胞癌最常见。其次为腺样囊性癌,其他恶性肿瘤如基底细胞癌、横纹肌肉瘤、恶性黑色素瘤均极少见。中耳恶性肿瘤以鳞状上皮细胞癌最常见,基底细胞癌和腺癌在中耳很少见。

④ 外耳道恶性肿瘤和中耳恶性肿瘤都有耳漏、出血、耳痛、听力减退、眩晕、面瘫和张口困难等临床表现,CT、MRI 可明确肿瘤侵犯范围,并可以协助制定治疗方案。

根据病史、专科检查和相关辅助检查可以排除外耳道恶性肿瘤。

四、处理方案和基本依据

1. 治疗原则

中耳恶性肿瘤,经病理确诊者,应争取尽早手术切除并辅以放、化疗。对每一病例的具体治疗方案的选择,应依据病变范围、患者状况和医疗条件进行综合考虑。对早期患者多采用先手术,后放、化疗;晚期患者则采用先放、化疗,后手术治疗或保守治疗等综合治疗。

2. 具体处理措施

(1) 手术治疗:针对 T_1、T_2 期肿瘤,常规采取颞骨侧切＋腮腺浅叶切除手术;针对 T_3、T_4 期肿瘤,常规采取颞骨次全切除＋髁切除＋腮腺全切除＋功能性颈清扫术。本例患者为 T_4 期中耳恶性肿瘤,伴有面瘫,采用颞骨次全切除＋腮腺全切除＋功能性颈清扫术。

(2) 放射治疗:术后放疗疗效比单纯放疗的治疗效果佳。主要因为中耳腔为感染灶,局部组织缺氧,放射线敏感度不理想,单纯放疗效果欠佳,剂量再大仍不易控制癌灶。我们的研究发现,T_1、T_2 期肿瘤手术切除并获得安全切缘,辅助放疗并不能提高总体生存率,反而极大地增加了创面愈合不佳和放射性骨坏死的概率。因此,我们建议术后放疗主要针对 T_3、T_4 期肿瘤。

(3) 化学治疗:单纯化疗效果目前不理想。化疗药物依据病理诊断进行化疗方案制订。

五、要点和讨论

1. 中耳恶性肿瘤的诊断依据

根据病史和临床表现,结合专科检查、电测听、中内耳 CT 及 MRI 检查,局部组织活检病理学诊断可作为确诊的金标准。

(1) 病史和临床表现:①多原发于中耳,外耳道多无明显改变,最早的症状为耳道出血或有血性分泌物,是中耳癌的一个重要信号。晚期癌肿侵袭骨质,破坏血管,可发生致命性大出血。②早期仅有耳内发胀感,稍晚出现疼痛,晚期疼痛剧烈,疼痛的特点是持续性耳道深部刺痛或跳痛,并向患侧颞额部、面部、耳后、枕部和颈侧部放射,在夜间和侧卧时加重。③早期为传导性耳聋,晚期迷路受侵犯后为混合性聋,多伴耳鸣。④癌肿侵犯面神经可引起同侧面神经瘫痪,侵犯迷路则引起迷路炎及感音神经性耳聋,晚期可侵犯第 V、Ⅳ、X、Ⅺ、Ⅻ颅神经,引起相应症状,并可向颅内转移。⑤早期可因炎症,疼痛而反射性引起下颌关节僵直导致张口困难,晚期则多因癌肿侵犯下颌关节、翼肌、三叉神经所致。⑥颈淋巴结转移可发生于患侧或双侧。

（2）专科检查:①外耳道深部或鼓室内有肉芽或息肉样新生物,切除后迅速复发或触之易出血。②慢性化脓性中耳炎耳流脓转变为流脓血性或血性分泌物。③耳深部持续疼痛与慢性化脓性中耳炎耳部体征检查不相称。④乳突根治术腔长期不愈并有顽固性肉芽生长。⑤慢性化脓性中耳炎症状突然加重或发生面瘫。

（3）影像学检查:中内耳 CT 及 MRI 检查有助于确定原发部位与破坏范围,包括有无颅底和颅内结构的侵犯和破坏,有无腮腺和面神经侵犯,腮腺区和颈上深处有无转移淋巴结等。

（4）中耳恶性肿瘤诊断的金标准是局部组织病理活检。

2. 治疗措施

中耳恶性肿瘤经病理确诊者,应依据病变范围、患者状况和医疗条件,尽早给予手术治疗,术后视肿瘤分期给予辅助放疗,一般不推荐化疗。

（1）手术治疗:临床上常用的术式有颞骨侧切除术、颞骨次全切除术和颞骨全切除术,根据影像学资料及术中所见,给予髁状突切除术、腮腺浅叶切除术或腮腺全切除术及功能性颈淋巴结清扫术。术中注意保护面神经及颈内动静脉,在完整切除病变组织的基础上尽量保留患者面神经功能。术后给予大剂量抗生素预防感染,交替静脉注射高渗葡萄糖、甘露醇、速尿及地塞米松等预防脑水肿。

（2）放射治疗:通常为术后放疗,疗效比单纯放疗的治疗效果佳。如遇肿瘤病变组织较大,可先给予一定剂量放疗缩小肿瘤体积后手术。经我们长期观察研究,早期中耳恶性肿瘤（T_1 和 T_2 期肿瘤）经手术完整切除病变组织并获得安全切缘后,辅助放疗并不能提高总体生存率,反而极大地增加了创面愈合不佳和放射性骨坏死的概率。所以我们建议早期中耳恶性肿瘤术后不进行辅助放疗,晚期中耳恶性肿瘤（T_3 和 T_4 期肿瘤）可进行辅助放疗。

（3）化学治疗:单纯化疗效果目前不理想,临床不推荐。

3. 预后

早期中耳恶性肿瘤的 3 年总体生存率明显高于晚期中耳恶性肿瘤,肿瘤分期、病理分化程度及是否伴发面瘫与中耳恶性肿瘤的总体生存率之间的相关性有统计学意义。

六、思考题

1. 中耳恶性肿瘤的临床表现和影像学改变,其诊断金标准是什么?
2. 中耳恶性肿瘤应与哪些疾病相鉴别?
3. 中耳恶性肿瘤的治疗原则?

七、推荐阅读文献

1. Zhang T, Li W, Dai CF, et al. Evidence-based surgical management of T1 or T2 temporal bone malignancies. Laryngoscope [J]. 2012, Jan, 123(1):244 - 8.

2. Li W, Zhang T, Dai C. Temporal Bone Malignancies Involvingthe Jugular Foramen: Diagnosis and Management. ORL Jotorhinolarynyol Relat Spec [J]. 2014,76:227 - 235.

3. Xie, B, Zhang T, Dai CF. Survival outcomes of patients with temporal bone squamous cell carcinoma with different invasion patterns [J]. Head & Neck. 2015,37(2):188 - 96.

（戴春富）

案例 51

听神经瘤

一、病历资料

1. 现病史

患者,男性,31岁,因"左耳听力下降2年,左侧肢体运动不协调3周"就诊。患者2年前无明显诱因下患者突感左耳听力下降,无耳鸣,无头晕,无恶心呕吐,数日后因听力无改善,于外院就诊,听力检查示左耳平均气导35 dB,骨导28 dB,右耳气骨导15 dB,予药物治疗后(具体不详),听力无明显改善。9月前患者出现头痛,未重视。3周前患者出现左耳持续性耳鸣,呈吹风样,安静时明显,同时出现左侧肢体运动不协调,偶有步态不稳,无眩晕,无恶心呕吐,遂来我院门诊就诊。发病以来,患者饮食、睡眠、大小便基本正常,体重无明显变化。

2. 既往史

既往无手术外伤史,无传染病和慢性疾病史,否认药物过敏史。

3. 体格检查

T 37.0℃, P 80次/min, R 20次/min, BP 110 mmHg/65 mmHg。

神志清楚、对答切题、发音清晰,检查合作,自由体位。皮肤巩膜未见黄染。两肺呼吸音清,未闻及干湿啰音。HR 80次/min,律齐,各瓣膜区未闻及杂音。腹部平软,未见皮肤瘀斑,未见肠型及蠕动波。肝脾肋下未触及,双下肢无水肿。双耳对称,外观无异常。鼻外观无畸形,鼻腔通气正常,未见有新生物和脓性分泌物,下鼻甲、中鼻甲正常,鼻中隔居中。咽部无充血,扁桃体(一),鼻咽部(一),会厌无充血,声带运动正常,无红肿。十二对颅神经检查:①嗅神经:无嗅觉减退和丧失,无嗅幻觉。②视神经:无视力减退,无瞳孔扩大,对光反射灵敏,视野无缩小。③动眼神经、滑车神经、外展神经:眼球活动正常,无复视。④三叉神经:无面部、口唇、舌等感觉异常,左侧角膜反射明显减弱,右侧无减弱。⑤面神经:双侧额纹存在、对称,眼睑闭合好,双侧鼻唇沟对称,鼓腮无漏气,嘴角无歪斜。⑥听神经:双耳 AC>BC,WT→右侧。向左凝视时可见水平旋转眼震,眼震向左。⑦舌咽神经:舌后1/3味觉、咽部感觉正常,悬雍垂居中,无吞咽困难。⑧迷走神经:无声嘶,声带活动正常。⑨副神经:双侧耸肩有力对称。⑩舌下神经:伸舌舌尖无偏斜。闭目直立试验(一),加强试验向右偏;轮替试验、指鼻试验左侧均减弱。

4. 实验室及影像学检查

(1) 纯音听阈测定:左耳平均气导90 dB,骨导>70 dB。右耳气骨导15 dB。

(2) 言语能力评定:左耳最大言语识别率60%,言语识别阈100 dB。

(3) 声导抗:双耳 A 型。

(4) 耳声发射检查(自发性):右耳引出,左耳未引出。

(5) 脑干听觉诱发电位：右耳Ⅰ、Ⅲ、Ⅴ波分化可，Ⅴ波潜伏期延长，Ⅰ～Ⅴ波间期明显延长，左耳各波均未见明显分化。

(6) 前庭功能：存在向左自发性眼震，4°/s。凝视试验见 Brun's 眼震。变温试验均为左向眼震。

(7) 电子喉镜检查：鼻咽部淋巴组织增生，咽炎。

(8) 耳纤维内镜检查：双耳耳道、鼓膜未见异常。

(9) CT：双侧乳突小房气化程度佳，外耳道通畅，听小骨形态正常，中耳鼓室内未见明显异常密度影，左侧内耳道增宽，内口扩大，双侧内耳形态正常（见图 51-1）。

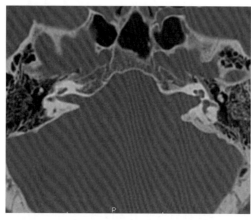

图 51-1　颞骨 CT(水平位)：左侧内听道扩大，骨质呈膨胀性改变，外耳、中耳、内耳结构未见明显异常

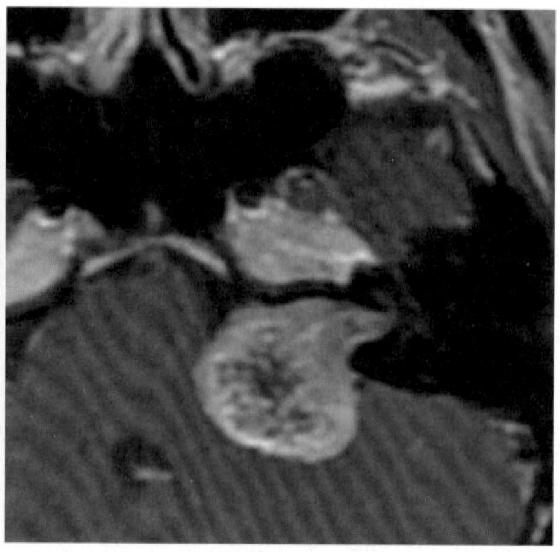

图 51-2　颞骨 MRI 增强(水平位)：左侧内听道、桥小脑角区肿块，桥小脑区最大径达 2.8 cm，呈 T_1W 等低、T_2W 混杂高信号影，增强后明显强化

(10) MRI 检查：左侧桥小脑角区可见大片 T_1W 等低信号、T_2W 混杂高信号影，增强后明显强化，向左侧内听道延伸，大小约为 2.8 cm×2.2 cm，边界尚清，左侧内听道增宽，脑干受压（见图 51-2）。

二、诊治经过

1. 初步诊断

左侧听神经瘤。

2. 诊治经过

患者 2 年前无明显诱因下患者突感左耳听力下降，当时无其他不适症状，数日后因听力无改善，于外院就诊，听力检查示左耳平均气导 35 dB，骨导 28 dB，右耳气骨导 15 dB，予药物治疗后，听力无明显改善。9 月前患者出现头痛，未重视。3 周前患者出现左耳持续性耳鸣，呈吹风样，安静时明显，同时出现左侧肢体运动不协调，偶有步态不稳，遂来我院门诊就诊。

三、病例分析

1. 病史特点

(1) 成年患者，有渐进性听力下降病史。

(2) 听力下降同时，逐渐出现耳鸣等症状。

（3）病程 2 年。

（4）查体和辅助检查：①双耳 AC>BC，WT→右侧。②左侧角膜反射减弱。③纯音测听提示左耳重度感音神经性聋。④耳声发射检查（自发性）：右耳引出，左耳未引出。⑤脑干听觉诱发电位：右耳 Ⅰ、Ⅲ、Ⅴ 波分化可，Ⅴ 波潜伏期延长，Ⅰ～Ⅴ 波间期明显延长，左耳各波均未见明显分化。

（5）影像学检查：①CT 检查：左侧内听道扩大。双侧乳突小房气化程度佳，外耳道通畅，听小骨形态正常，中耳鼓室内未见明显异常密度影，左侧内耳道增宽，内口扩大，双侧内耳形态正常。②MRI 检查：左侧桥小脑角区可见大片 T_1W 等低信号、T_2W 混杂高信号影，增强后明显强化，向左侧内听道延伸，大小约为 2.8 cm×2.2 cm，边界尚清，左侧内听道增宽，脑干受压。

2. 诊断与诊断依据

（1）诊断：左侧听神经瘤。

（2）诊断依据：①成年患者，渐进性听力下降，伴耳鸣等症状。②查体：双耳 AC>BC，WT→右侧。左侧角膜反射减弱。纯音测听提示左耳重度感音神经性聋。脑干听觉诱发电位：右耳 Ⅰ、Ⅲ、Ⅴ 波分化可，Ⅴ 波潜伏期延长，Ⅰ～Ⅴ 波间期明显延长，左耳各波均未见明显分化。③影像学检查：CT 检查：左侧内听道扩大。MRI 检查：左侧桥小脑角区可见大片 T_1W 等低信号、T_2W 混杂高信号影，增强后明显强化，向左侧内听道延伸，大小约为 2.8 cm×2.2 cm，边界尚清，左侧内听道增宽，脑干受压。

3. 鉴别诊断

（1）桥小脑角脑膜瘤：脑膜瘤多附着岩下窦、乙状窦部位硬脑膜，听力损害较轻，前庭功能损害不明显，内听道一般不扩大，MRI 增强呈均匀变化。

（2）面神经瘤：面神经瘤临床表现为多种多样，发展慢，因此常易忽视或误诊。主要早期症状有面部肌肉痉挛、面瘫等，其听力症状出现一般较晚。原发在内听道内的面神经瘤，仅凭影像学检查易和听神经瘤相混淆。面神经瘤可在面神经上呈跳跃式分布。

四、处理方案和基本依据

1. 治疗原则

患者听神经瘤的诊断较明确，且肿瘤已达Ⅲ期，应收入病房，进一步行术前检查，制定和实施手术治疗方案。

2. 具体处理措施

听神经瘤手术方式的选择，主要考虑两个问题：实用听力程度及肿瘤在内听道内的位置。针对该患者肿瘤较大，无实用听力，经扩大迷路径路是最佳的选择。同时，因径路所致局部颅骨及脑膜缺损，应取自体或人工材料填塞术腔，常见的有腹部脂肪等。因此，该患者选择"经扩大迷路径路左侧听神经瘤摘除术＋腹部取脂术"。

五、要点和讨论

1. 听神经瘤的诊断依据

根据病史和内耳受累症状（感音神经性听力下降、耳鸣、眩晕等），结合影像学检查结果，可确诊。

（1）病史和临床表现：常以感音神经性听力下降为首要主诉，可渐进性，也可突发性。同时，耳鸣、眩晕也是常见的症状。若肿瘤较大，压迫周围神经，可出现三叉神经症状（面部麻木）、面神经症状（面瘫）或后组颅神经症状（声嘶、呛咳）。

（2）查体：通常外耳、鼓膜检查可无异常。音叉试验根据听力下降可有不同表现。如有面神经、三叉神经、后组颅神经受累,可有相应表现。

(3)辅助检查:纯音测听提示感音神经性聋。声导抗为"A"型。脑干听觉诱发电位可以表现出Ⅴ波潜伏期延长,或Ⅰ~Ⅴ波间期明显延长,或各波未见明显分化。前庭功能可以发现患侧的前庭功能减退。

(4)影像学检查:MRI检查是目前诊断听神经瘤最敏感、最有效的方法,使用增强MRI已能发现小至1 mm的内听道内肿瘤。听神经瘤MRI的典型表现为:①肿瘤在T_1W显示为略低信号或等信号,T_2W上为高信号,当肿瘤内有囊变时在T_1W上为更低信号,T_2W上信号更高;②肿瘤呈类圆形或半月形,以内听道为中心,与岩骨背面成锐角,紧贴内听道处可见肿瘤呈漏斗状伸出,尖端指向内听道底;③注射GD-DTPA后肿瘤呈均匀、不均匀或环状强化,视肿瘤内部实质成分与囊性成分的比例及分布而异。CT检查在诊断上的意义不如MRI大,大听神经瘤常可导致内听道膨胀性扩大而被发现,而对内听道内或进入桥小脑角不超过5 mm的肿瘤,CT常易漏诊。不过,CT对于颞骨、内听道骨性结构的显示,有助于手术方式的选择。

2. 听神经瘤的分期

Ⅰ期(管内):肿瘤仅局限于内听道(IAC)内。

Ⅱ期(小):肿瘤进入桥小脑角(CPA),但不触及脑干,CPA处肿瘤最大直径≤15 mm。

Ⅲ期(中):肿瘤触及脑干,CPA处肿瘤最大直径16~30 mm。

Ⅳ期(大):肿瘤明显压迫脑干和小脑,CPA处肿瘤最大直径31~40 mm。

Ⅴ期(巨大):肿瘤明显压迫脑干并使之从中线移位,CPA处肿瘤最大直径>40 mm。

3. 治疗措施

(1)观察随访:主要针对Ⅰ~Ⅱ期听神经瘤,若随访过程大小稳定,则继续随访,反之需进行干预治疗。观察的第一年需每半年进行一次MRI检查,以后可改为每年一次。

(2)手术切除。主要适用于:Ⅰ~Ⅱ期听神经瘤,慢速生长(<2 mm/年),或有难治性眩晕和平衡失调;囊性听神经瘤;Ⅲ期以上的肿瘤。

(3)立体定向放射治疗:适用于70岁以上、全身条件差、无手术适应证的Ⅲ期以下肿瘤患者。

六、思考题

1. 听神经瘤的临床表现。
2. 听神经瘤的分期。
3. 听神经瘤的影像学特点。

七、推荐阅读文献

1. 中华耳鼻咽喉头颈外科杂志编辑委员会,中华医学会耳鼻咽喉头颈外科学分会. 听神经瘤诊断和治疗建议[J]. 中华耳鼻咽喉头颈外科杂志. 2014,49(3):181-186.

2. 王正敏. 耳显微外科学[M]. 上海:上海科技教育出版社. 2004. 303-324.

3. 黄选兆,汪吉宝,孔维佳. 实用耳鼻咽喉头颈外科学[M]. 北京:人民卫生出版社. 2008. 1092-1096.

(杨 军 贾 欢)

案例 52

急性咽炎

一、病历资料

1. 现病史

患者,男性,45岁,因"咽痛、低热2天"就诊。患者2天前因为洗澡受凉后开始出现咽干、灼热,继有咽痛,空咽时加剧,疼痛可放射至耳部。同时伴有低热,最高至38.2℃,伴有头痛、食欲减退、肌肉酸痛,自行服用阿莫西林治疗,未见明显好转。发病以来,患者神志清,精神可,胃纳可,夜眠一般,大小便自解,体重无明显变化。

2. 既往史

既往无手术外伤史,无传染病和慢性疾病史,否认有药物过敏史。

3. 体格检查

T 38.0℃,P 89次/min,R 23次/min,BP 100 mmHg/65 mmHg。

神志清楚、对答切题、发音清晰,检查合作,自由体位。皮肤巩膜未见黄染。两肺呼吸音清,未闻及干湿啰音。HR 89次/min,律齐,各瓣膜区未闻及杂音。腹部平软,未见皮肤瘀斑,未见肠型及蠕动波。肝脾肋下未触及,双下肢无水肿,双侧外耳道通畅,双耳鼓膜标志清晰。口咽部弥漫性充血,腭弓、悬雍垂水肿,咽后壁淋巴滤泡和咽侧索红肿;双侧扁桃体Ⅱ度肿大,未见脓性分泌物;间接喉镜下会厌未见红肿,声门区未见水肿,声带运动好;间接鼻咽镜下鼻咽部黏膜充血,未见新生物;双侧鼻黏膜淡红,诸鼻甲未见肿大,中鼻道未见积脓;双侧颌下淋巴结稍大,轻压痛。

4. 实验室及影像学检查

根据病史、体检特点考虑患者急性咽炎可能性大,尚需除外急性扁桃体炎、咽白喉等疾病,故需进行下列相关检查。

(1)急性咽炎多为病毒性感染,血常规检查白细胞计数多正常或偏低,伴淋巴细胞增高。细菌感染者可有中性粒细胞增多及核左移现象。

(2)怀疑细菌感染者,可行细菌培养判断细菌类型并做药物敏感试验,以指导临床抗生素使用。明确病毒类型对治疗急性咽炎无明显帮助,而且病毒种类繁多,确定较为困难,因此一般无须明确病原学检查。

(3)胸部X线检查不必常规检查,病情较重或病程较长者可行胸部X线检查以除外下呼吸道感染。

二、诊治经过

1. 初步诊断

急性咽炎。

2. 诊治经过

患者自行服用阿莫西林治疗,未见好转。遂至我院就诊。

三、病例分析

1. 病史特点

(1) 中年男性患者,病程 2 天,受凉后咽干、咽痛,空咽时加剧;继发低热。

(2) 查体:口咽黏膜呈急性弥漫性充血,腭弓、悬雍垂水肿,咽后壁淋巴滤泡和咽侧索红肿。双侧扁桃体Ⅱ度肿大,未见脓性分泌物。下颌淋巴结可出现肿大并伴有压痛。

(3) 血常规检查白细胞计数多正常或偏低,伴淋巴细胞增高。细菌感染者可有中性粒细胞增多及核左移现象。

2. 诊断与诊断依据

(1) 诊断:急性咽炎。

(2) 诊断依据:①受凉后出现咽干咽痛,并继发低热。②口咽黏膜呈急性弥漫性充血,腭弓、悬雍垂水肿,咽后壁淋巴滤泡和咽侧索红肿(见图 52-1)。③血常规检查白细胞计数多正常或偏低,伴淋巴细胞增高。

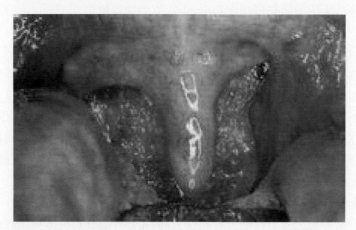

图 52-1　口咽黏膜呈急性弥漫性充血,腭弓、悬雍垂水肿,咽后壁淋巴滤泡和咽侧索红肿

3. 鉴别诊断

根据述患者病史特点,分析提示急性咽炎可能性最大,但也应与以下几种咽部疾病做鉴别:

(1) 猩红热:①一般为儿童多见。②早期可以出现寒战、高热。③可以出现典型的杨梅舌及猩红热样皮疹。

(2) 麻疹:①常见于儿童。②口腔及颊黏膜可以见麻疹斑。③低热 4 天左右全身皮肤出现红色斑丘疹。④伴有眼结膜炎症状。

(3) 急性扁桃体炎:①急性扁桃体炎的咽痛及全身症状均比急性咽喉炎严重。②检查可见扁桃体肿、表面可见脓性分泌物。③血常规检查白细胞计数明细增多,中性白细胞比例偏高。

(4)樊尚咽峡炎:①是一种溃疡性炎症,主要由厌氧梭形杆菌以及螺旋体感染引发。②临床表现多为一侧咽痛,伴有头痛及张口困难,以及全身不适症状。③咽拭子涂片检查发现梭形杆菌及樊尚螺旋体可以确诊。

(5)咽白喉:①咽白喉全身中毒症状明显,精神萎靡。②咽部可见灰白色假膜,取分泌物检查可找到白喉杆菌。

四、处理方案和基本依据

1. 治疗原则

由于目前尚无特效抗病毒药物,临床以对症处理为主,同时戒烟、注意休息、多饮水、保持室内空气流通和防治继发细菌感染。

2. 具体处理措施

(1)对症治疗:全身症状较轻可局部用药,复方硼砂溶液含漱,口服碘含片、银黄含片等,可局部使用1%~3%碘甘油、2%硝酸银涂抹咽后壁肿胀的淋巴滤泡,有消炎作用。

(2)抗菌药物及抗病毒药物治疗:感染较重,全身症状明显者,或伴有白细胞计数升高、咽部脓苔等细菌感染证据者,可根据经验选用抗生素,可选口服青霉素、第一代头孢菌素、大环内酯类或喹诺酮类。极少需要根据病原菌选用敏感的抗菌药物。患者如无发热,免疫功能正常,发病超过2天一般无需应用抗病毒药物。对于免疫缺陷患者,可早期常规使用。

(3)中药治疗:祖国医学认为本病多为外感风热,具有清热解毒和抗病毒作用的中药均可选用,有助于改善症状,缩短病程。

五、要点和讨论

1. 急性咽炎的诊断依据

(1)病史和临床表现:起病较急,初起时咽部干燥、灼热,继有咽痛,空咽时咽痛往往比进食更加明显,疼痛可放射到耳部。全身情况一般较轻,但因年龄、免疫力以及病毒、细菌毒力之不同而程度不一,严重者表现为发热、头痛、食欲减退和四肢酸痛等。病程一般在1周左右。

(2)查体:口咽黏膜呈急性弥漫性充血,腭弓、悬雍垂水肿,咽后壁淋巴滤泡和咽侧索红肿。双侧扁桃体Ⅱ度肿大,略充血。下颌淋巴结可出现肿大并伴有压痛。

(3)血常规检查:血常规检查白细胞计数多正常或偏低,伴淋巴细胞增高。细菌感染者可有中性粒细胞增多及核左移现象。

2. 治疗措施

(1)感染较重,全身症状较明显者,应卧床休息,多饮水及进流质饮食,选用抗病毒药和抗生素以及有抗病毒和抗菌作用的中药制剂。

(2)全身症状较轻可采用局部治疗:复方硼砂溶液含漱,口服碘含片、银黄含片等,可局部使用1%~3%碘甘油、2%硝酸银涂抹咽后壁肿胀的淋巴滤泡,有消炎作用;咽痛剧烈或体温较高者,可口服对乙酰氨基酚等。

(3)感染较重,全身症状明显者,应根据经验选用抗病毒药和抗生素以及有抗病毒和抗菌作用的中药制剂,多卧床休息,多饮水和清淡饮食。

(4)中药治疗:祖国医学认为本病多为外感风热,具有清热解毒和抗病毒作用的中药均可选用。

六、思考题

1. 急性咽炎的主要临床表现？
2. 急性咽炎需要与哪些疾病鉴别？

七、推荐阅读文献

孔维佳. 耳鼻咽喉头颈外科学. [M]. 2 版. 北京：人民卫生出版社. 2010：356.

（周义德　郑宏良）

案例 53

慢性咽炎

一、病历资料

1. 现病史

患者,女性,52岁,因"反复咽干、咽痛3年"就诊。患者于3年前始每遇着凉、过度劳累后即出现咽干、咽痛,无声嘶、咳血,无吞咽及呼吸困难。有时自服清喉利咽的中成药治疗,有时则到社区医院就诊,诊断为"慢性咽炎",给予清热解毒药物治疗,一周左右症状即可缓解消失。今天来院要求进一步诊治。发病以来,患者神志清,精神可,胃纳可,夜眠一般,大小便自解,体重无明显变化。

2. 既往史

既往无手术外伤史,无传染病和慢性疾病史,否认有药物过敏史。

3. 体格检查

T 36.7℃, P 76次/min, R 16次/min, BP 130 mmHg/80 mmHg。神志清楚、对答切题、发音清晰,检查合作,自由体位。皮肤巩膜未见黄染。两肺呼吸音清,未闻及干湿啰音。HR 90次/min,律齐,各瓣膜区未闻及杂音。腹部平软,未见皮肤瘀斑,未见肠型及蠕动波。肝脾肋下未触及,双下肢无水肿,双侧外耳道通畅,双耳鼓膜无穿孔,标识清晰。外鼻无畸形,鼻中隔不偏曲,各鼻甲无肿大,各鼻道清洁。咽黏膜充血,呈暗红色,充血区位于咽后壁,可见颗粒状增生的淋巴滤泡,周围有扩张成网状的小血管。双侧扁桃体Ⅰ度肿大,隐窝口无渗出,前后腭弓无充血。

专科检查:咽部检查(见图53-1)示咽黏膜充血,呈暗红色,干燥发亮,咽后壁少量淋巴滤泡及少许分泌物,周围有扩张成网状的小血管。双侧扁桃体I度肿大,隐窝口无渗出,前后腭弓无充血。

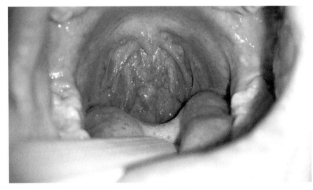

图53-1 咽部检查

4. 实验室及影像学检查

根据病史、体检特点考虑患者"慢性咽炎"可能性大,尚需排除鼻咽、喉咽及血液系统疾病,故需行下列相关检查。

(1)电子鼻咽喉镜检查:鼻咽部无异常。咽部慢性充血。会厌无红肿,双侧声带运动良好,杓会厌皱襞、梨状窝、室带、喉室无异常。

(2)血常规检查:白细胞和中性粒细胞可以正常或轻度升高。

（3）胸片检查：心肺无异常。

二、诊治经过

1. 初步诊断

慢性单纯性咽炎。

2. 诊治经过

患者有时自服清喉利咽的中成药治疗，有时则到社区医院就诊，诊断为"慢性咽炎"，给予清热解毒药物治疗，一周左右症状即可缓解消失。

三、病例分析

1. 病史特点

（1）中年，女性，52 岁。

（2）病程 3 年余。

（3）每遇着凉、过度劳累后即出现咽干、咽痛，无声嘶、咳血，无吞咽及呼吸困难，服用清喉利咽、清热解毒的药物治疗，一周左右症状即可缓解消失。

2. 诊断与诊断依据

（1）诊断：慢性单纯性咽炎。

（2）诊断依据：①患者为中年女性，病程长达 3 年，症状顽固。②反复咽干、咽痒、呛咯不止、咳嗽、恶心、轻度咽痛为慢性咽炎典型症状；③咽部检查见咽黏膜充血及咽后壁少许黏稠的分泌物，双侧扁桃体无慢性炎症表现；④电子喉镜检查：鼻咽部、咽部、喉部均无异常新生物。⑤胸片检查：心肺无异常。

3. 鉴别诊断

（1）不同类型慢性咽炎的鉴别：慢性咽炎多见于成年人，儿童也可出现。全身症状均不明显，以局部症状为主。各型慢性咽炎症状大致相似且多种多样，如咽部不适感、异物感、咽部分泌物不易咯出、咽部痒感、烧灼感、干燥感或刺激感，还可有微痛感。由于咽后壁通常因咽部慢性炎症造成较黏稠分泌物粘附，以及由于鼻、鼻窦、鼻咽部病变造成夜间张口呼吸，常在晨起时出现刺激性咳嗽及恶心。由于咽部异物感可表现为频繁吞咽。咽部分泌物少且不易咳出者常表现为习惯性的干咳及清嗓子咳痰动作，若用力咳嗽或清嗓子可引起咽部黏膜出血，造成分泌物中带血。

① 慢性单纯性咽炎：此类较常见。病变主要集中在咽部黏膜层，其血管周围有较多淋巴组织浸润，也可见白细胞及浆细胞浸润。黏膜及黏膜下结缔组织增生，可伴有黏液腺肥大，腺体分泌功能亢进，黏液分泌增多且较黏稠。检查可见咽黏膜慢性充血，小血管曲张，呈暗红色，表面有少量黏稠分泌物。

② 慢性肥厚性咽炎：慢性单纯性咽炎迁延不愈可形成慢性肥厚性咽炎，种类在临床中也很常见。咽部黏膜层充血增厚，黏膜及黏膜下有广泛的结缔组织及淋巴组织增生，在黏液腺周围的淋巴组织增生突起，黏液腺内的炎性渗出物可被封闭其中，在淋巴颗粒隆起的顶部形成囊状白点，破溃时可见黄白色渗出物。此型慢性咽炎常累及咽侧索淋巴组织，使其增生肥厚，呈条索状；咽后壁多个颗粒状淋巴滤泡，可呈慢性充血状，亦可多个淋巴滤泡融合为一体。

③ 萎缩性及干燥性咽炎：临床中较少见。发病初期黏液腺分泌减少，分泌物稠厚而干燥。继因黏膜下层慢性炎症，逐渐发生机化及收缩，压迫腺体与血管，使腺体分泌减少和营养障碍，致使黏膜及黏膜下层逐渐萎缩变薄。咽部附有干痂，伴有口臭。检查见咽黏膜干燥、菲薄，重者呈鳞状、发亮。可覆盖脓性干痂，病变延续到咽鼓管可引起耳鸣、听力减退。蔓延到喉部，可引起声音嘶哑。

④ 慢性过敏性咽炎：又称慢性变应性咽炎。为发生于咽部黏膜的由 IgE 介导的 I 型变态反应。多

伴发于全身变应性疾病或变应性鼻炎，亦可单独发病。季节性慢性过敏性咽炎，其症状可有季节性变化。如对食物过敏，可在进食致敏性食物后出现慢性咽炎的相关症状。

⑤ 慢性反流性咽炎：与胃食管反流相关。胃液由于胃食管反流直接损伤咽部黏膜或通过神经反射引起咽部黏膜及黏膜下的慢性炎症。咽部专科查体同慢性单纯性及肥厚性咽炎，咽喉反流可能伴有声带小结、声带息肉而出现声嘶。

（2）慢性咽炎与其他疾病的鉴别：

① 慢性扁桃体炎：也可表现为咽异物感、咽痒、干燥、疼痛、刺激性干咳等不适症状，可伴有间断于咽部咯出小米粒大小伴有臭味的黄色豆渣样物。慢性扁桃体炎的患者查体可见扁桃体有增生肥大、扁桃体表面瘢痕、凹凸不平、与周围组织粘连或扁桃体隐窝内可见栓塞物。

② 咽部或临近部位的良恶性肿物：良性肿物如口咽及下咽部乳头状瘤、纤维瘤、血管瘤、脂肪瘤、平滑肌瘤、神经鞘瘤等，口咽及下咽、鼻咽、喉、食管的恶性肿瘤如鳞状细胞癌、肉瘤、淋巴瘤等。口咽及下咽、鼻咽及喉部病变可通过耳鼻咽喉科专科查体、鼻内镜及纤维喉镜予以发现；早期的食管癌患者在出现吞咽功能障碍以前，常仅有咽部不适或胸骨后压迫感，较易与慢性咽炎混淆，应行食管造影、食管镜检查予以确诊。对中年以上的患者，若无既往明显咽炎症状，出现咽部不适时，应行相应的详细检查。

③ 茎突综合征、舌骨综合征及咽易感症：可有相同的咽部症状。通过触诊、茎突及舌骨 X 线片、颈椎 X 线片及 CT 扫描与慢性咽炎鉴别。

④ 肺结核：除伴发咽部结核以外，肺结核的患者通常也伴有慢性咽炎。

⑤ 丙种球蛋白缺乏症：此病好发于儿童及青年，有反复发生急性或慢性呼吸道炎症的病史，其咽部变化为淋巴组织明显减少或消失。

四、处理方案和基本依据

1. 治疗原则

消除病因，对症处理。

2. 具体处理措施

（1）去除病因：戒除烟酒、改善工作和生活环境（避免粉尘及有害气体）、积极治疗鼻和鼻咽部慢性炎症、纠正便秘和消化不良、治疗全身性疾病以增强抵抗力，对本病的防治甚为重要。

（2）生活方式改变：进行适当体育锻炼、正常作息、清淡饮食、保持良好的心理状态以通过增强自身整体免疫功能状态来提高咽部黏膜的局部功能状态。

（3）中医中药：中医认为慢性咽炎系阴虚火旺、虚火上扰，以致咽喉失养。治宜滋阴降火，用增液汤加减。亦可用双花、麦冬适量，加胖大海二枚，用开水泡代茶饮之。

（4）局部疗法

① 慢性单纯性咽炎：常用复方硼砂、呋喃西林溶液等含漱，保持口腔、咽部的清洁；或含服碘喉片、薄荷喉片等治疗咽部慢性炎症的喉片；中药制剂如对慢性咽炎也有一定疗效；局部可用复方碘甘油、5％的硝酸银溶液或 10％的弱蛋白银溶液涂抹咽部，有收敛及消炎作用；超声雾化可以缓解慢性咽炎的症状；一般不需要抗生素治疗。

② 慢性肥厚性咽炎：治疗较困难，可以参照慢性单纯性咽炎。除上述方法外，还可以对咽后壁隆起的淋巴滤泡进行治疗，可用化学药物或电凝固法、冷冻或激光治疗法等。化学药物多选用 20％的硝酸银或铬酸溶液，烧灼肥大的淋巴滤泡。电凝固法因副作用较多，目前已很少采用，多采用激光或射频治疗仪治疗咽后壁淋巴滤泡。上述处理淋巴滤泡的方法可能会增加黏膜瘢痕，有加重症状的可能。此外，超声雾化疗法、局部紫外线照射及透热疗法，对肥厚性咽炎也有辅助作用。

③ 萎缩性咽炎或干燥性咽炎：一般处理同慢性单纯性咽炎，但不可用烧灼法。可服用或咽部局部涂抹小剂量碘剂以促进黏膜上皮分泌增加；超声雾化治疗也可减轻干燥症状。服用维生素 A、B_2、C、E，可促进咽部黏膜上皮组织增长。对于干燥性咽炎的患者，考虑行扁桃体切除术时应慎重，以免术后病情加重。

④ 慢性变应性咽炎：避免接触各种可能的过敏原，应用抗组胺类药物或肥大细胞稳定剂，局部或短期内全身应用糖皮质激素及免疫调节剂等。

⑤ 慢性反流性咽炎：避免食用促进胃酸分泌的食物，如巧克力，辛辣刺激的食物等来减少咽喉部反流情况以减少对咽部黏膜的刺激；睡前 3～4 h 控制进食进水量。在慢性咽炎的一般处理基础上可用胃酸抑制剂及胃黏膜保护剂配合治疗。

五、要点和讨论

1. 慢性咽炎的诊断依据

（1）患者为中年女性，病程长达 3 年，症状顽固。

（2）反复咽干、咽痒、吭喀不止、咳嗽、恶心、轻度咽痛为慢性咽炎典型症状。

（3）咽部检查见咽黏膜充血及咽后壁少许黏稠的分泌物，双侧扁桃体无慢性炎症表现。

（4）电子喉镜检查：鼻咽部、咽部、喉部均无异常新生物。

（5）胸片检查：心肺无异常。

2. 治疗措施

（1）去除病因。

（2）生活方式改变。

（3）中医中药。

（4）局部疗法。

3. 预防

（1）避免急性咽炎反复发作。

（2）进行适当体育锻炼、保持健康规律的作息、清淡饮食、保持口腔清洁、避免烟酒刺激、保持良好的心态从而提高自身整体免疫力。

（3）避免接触粉尘、有害气体、刺激性食物空气质量差的环境等对咽黏膜不利的刺激因素。

（4）积极治疗可能引发慢性咽炎的局部相关疾病：如鼻腔、鼻窦、鼻咽部的慢性炎症；慢性鼻炎、鼻中隔偏曲、慢性鼻窦炎、腺样体肥大、鼾症等阻塞性疾病；慢性扁桃体炎；口腔炎症；胃食管反流。

（5）积极治疗可能引发慢性咽炎的全身相关疾病：如贫血，消化不良，胃食管反流，心脏病，慢性支气管炎，支气管哮喘，风湿病，肝、肾疾病等。

（6）避免长期过度用声。

（7）尽量避免接触导致慢性过敏性咽炎的致敏原。

六、思考题

1. 慢性咽炎的分型，各型的临床特点有哪些？

2. 对首次就诊的具有慢性咽炎症状和体征的患者是否可立即诊断为慢性咽炎？为什么？

3. 针对全身的治疗在慢性咽炎的治疗中有何意义？

七、推荐阅读文献

1. 李学佩. 耳鼻咽喉科学[M]. 北京：北京大学医学出版社，2003：102 - 104.

2. 黄选兆，汪吉宝，孔维佳. 实用耳鼻咽喉头颈外科学[M]. 北京：人民卫生出版社，2008：317 - 319.

3. 田勇泉. 耳鼻咽喉头颈科学（5 年制全国统编教材）[M]. 8 版. 北京：人民卫生出版社，2013：128 - 129.

（陈世彩　郑宏良）

案例 54

急性扁桃体炎

一、病历资料

1. 现病史

患者,男性,25岁,因"咽痛、发热3天"就诊。患者三天前因受凉后开始出现咽痛,吞咽痛,伴发热,最高体温38.2℃,否认声嘶,诉双耳部感疼痛,否认听力下降,否认双侧颈部触及肿物,伴夜眠打鼾,无憋气,否认呼吸困难。伴发头痛、乏力、全身关节酸痛,无腰痛不适。患者曾于内科门诊就诊,给予抗感染治疗,症状未见好转,遂到我科就诊。发病以来,患者神志清,精神可,胃纳可,夜眠一般,大小便自解,体重无明显变化。

2. 既往史

既往无手术外伤史,无传染病和慢性疾病史,否认有药物过敏史。既往急性扁桃体炎反复发作,3～4次/年。

3. 体格检查

T 38℃,P 90次/min,R 20次/min,BP 110 mmHg/70 mmHg。

急性病容,神志清楚、对答切题、发音清晰、检查合作,自由体位。皮肤巩膜未见黄染。两肺呼吸音清,未闻及干湿啰音。心率90次/min,律齐,各瓣膜区未闻及杂音。腹部平软,未见皮肤瘀斑,未见肠型及蠕动波。肝脾肋下未触及,双下肢无水肿。咽部黏膜充血,双侧扁桃体Ⅱ度肿大,黏膜充血,表面见白色脓性分泌物,双侧扁桃体周围黏膜无红肿,舌根淋巴滤泡增生,黏膜充血,表面见少许白色脓点,会厌充血,无肿胀,双侧声带边缘平整,无充血,活动可,闭合无裂隙。双侧外耳道通畅,双耳鼓膜完整,无充血及内陷。

4. 实验室检查

血常规提示:WBC 19.8×10^9/L,N 84.2%,LY 7.8%,MO 7.8%,$N_{\#}$ 16.69×10^9/L,$LY_{\#}$ 1.54×10^9/L,$MO_{\#}$ 1.54×10^9/L,RBC 4.38×10^{12}/L,Hb 125 g/L,PLT 242×10^9/L,CRP 16 mg/L。

二、诊治经过

1. 初步诊断

急性扁桃体炎。

2. 诊治经过

患者三天前因受凉后开始出现咽痛,吞咽痛,伴发热,最高体温38.2℃,否认声嘶,诉双耳部感疼痛,否认听力下降,否认双侧颈部触及肿物,伴夜眠打鼾,无憋气,伴发头痛、乏力、全身关节酸痛,无腰痛不适,否认呼吸困难。患者曾于内科门诊就诊,给予抗感染(青霉素针剂)治疗,症状未见好转,遂到我科就诊。

三、病例分析

1. 病史特点

(1) 患者为青年,发病前有受凉史。

(2) 出现咽痛,吞咽痛,伴发热,否认全身不适症状。

(3) 病程3天。

(4) 查体:咽部黏膜充血,双侧扁桃体Ⅱ度肿大,黏膜充血,表面见白色脓性分泌物,双侧扁桃体周围黏膜无红肿,舌根淋巴滤泡增生,黏膜充血,表面见少许白色脓点。

(5) 实验室检查:WBC 19.8×10^9/L, N 84.2%, LY 7.8%, MO 7.8%, $N_{\sharp}$ 16.69×10^9/L, $LY_{\sharp}$ 1.54×10^9/L, $MO_{\sharp}$ 1.54×10^9/L, RBC 4.38×10^{12}/L, Hb 125 g/L, PLT 242×10^9/L, CRP 16 mg/L。

2. 诊断与诊断依据

(1) 诊断:急性扁桃体炎。

(2) 诊断依据:①受凉后开始出现咽痛,吞咽痛,伴发热等临床表现;②双侧扁桃体Ⅱ度肿大,黏膜充血,表面见白色脓性分泌物(见图54-1);③血常规提示WBC明显增多,CRP增高。

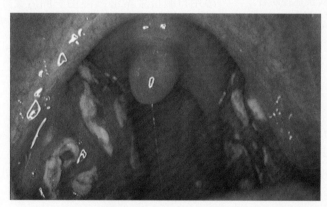

图54-1　急性扁桃体炎

3. 鉴别诊断

(1) 口咽部其他炎症

① 慢性扁桃体炎:患者有反复急性咽痛发作病史;检查发现扁桃体及舌腭弓慢性充血,扁桃体大小不定,扁桃体隐窝口有时可见黄、白色干酪样点状物,亦可见瘢痕形成;实验室检查往往正常。

② 扁桃体周围炎或周围脓肿:多见于青、中年患者;早期可见一侧舌腭弓明显充血或局部隆起,严重者有张口困难;实验室检查提示WBC增多;扁桃体周围脓肿可以穿刺抽脓确诊。

③ 喉白喉:咽痛较轻;检查见咽部灰白色假膜常超出扁桃体范围,假膜坚韧,不易擦去,强剥易出血;涂片提示白喉杆菌,血常规正常。

④ 樊尚咽峡炎:通常单侧咽痛;检查发现一侧扁桃体覆盖灰色或黄色假膜,擦去后可见下面有溃疡,牙龈常有类似病变;涂片提示梭形杆菌及樊尚螺旋菌,血常规提示WBC稍有增多。

⑤ 单核细胞增多症性咽峡炎:咽痛较轻;检查见扁桃体红肿,有时盖有白色伪膜,易擦去,全身淋巴结肿大,全身症状较重;涂片见阴性或查到呼吸道常见细菌,血常规提示异常淋巴细胞、单核细胞增多可

占 50% 以上,血清嗜异性凝集试验阳性。

（2）鼻咽部炎症:急性腺样体炎。多见儿童发病;常有鼻咽部隐痛,头痛、全身不适,鼻塞严重,常出现耳部不适;鼻咽镜检查可见腺样体充血肿大,表面渗出。

（3）喉咽部炎症:急性会厌炎,咽喉痛剧烈,吞咽痛,讲话语音含糊不清,严重时可出现呼吸困难,甚至窒息;间接喉镜下见会厌明显充血、水肿、严重时呈球形。

根据病史、查体及相关辅助检查可以排除上述疾病。

四、处理方案和基本依据

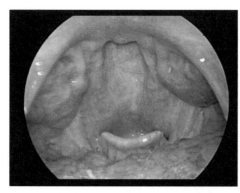

图 54-2　急性扁桃体炎炎症控制后

1. 治疗原则

控制感染为主,若本病反复发作,在急性炎症消退后施行扁桃体切除术。

2. 具体处理措施

（1）一般疗法:卧床休息,进流质饮食及多饮水。

（2）控制感染:考虑本例患者已于其他医院使用青霉素针剂治疗,疗效不佳,故改用头孢类抗生素及甲硝唑针剂,患者使用 2 天后发热消退,7 天后感染基本控制(见图 54-2),改用口服抗生素继续使用一周后炎症控制。

（3）局部用药:本例患者使用复方氯己定含漱。

（4）感染控制后建议该患者择期行双侧扁桃体切除术。

五、要点和讨论

1. 急性扁桃体炎的诊断依据

根据病史和临床表现,结合实验室检查不难确诊。

（1）病史和临床表现:剧烈咽痛为主,伴有吞咽疼痛,常放射至耳部。有时出现颌下区淋巴结肿大。该病往往起病急,伴有发热、头痛、乏力等全身不适。

（2）查体:急性病容,咽部黏膜呈弥漫性充血,以扁桃体及两腭弓最为严重,腭扁桃体肿大,表面可出现黄白色脓点,或在隐窝口处有黄白色或灰白色点状豆渣样渗出物,可连成一片形似假膜。

（3）实验室检查:WBC 增多。

2. 并发症

（1）局部并发症:炎症波及邻近组织,导致扁桃体周围脓肿;也可引起急性中耳炎、急性鼻炎、急性喉炎等。

（2）全身并发症:急性扁桃体炎可引起全身各系统许多疾病,如急性风湿热、急性关节炎、心肌炎、急性肾炎等。

3. 治疗措施

（1）一般疗法:卧床休息,进流质饮食及多饮水。本病有传染性,故患者要适当隔离。如有发热等症状,可给予对症治疗。

（2）控制感染:抗生素应用是治疗本病的主要方法,大多数病原菌是溶血性链球菌感染,因此,首选青霉素,若治疗数天后病情无好转,或青霉素过敏者,可考虑改用其他种类抗生素。或酌情使用糖皮质激素。

（3）局部用药：常用复方氯己定等药物漱口。

（4）手术治疗：如果有反复发作的倾向，或有并发症者，应在急性炎症消退后施行扁桃体切除术。

六、思考题

1. 急性扁桃体炎的诊断依据是什么？
2. 急性扁桃体炎的治疗原则及手术适应证是什么？

七、推荐参考文献

1. 田勇泉. 耳鼻咽喉头颈外科学[M]. 8版. 北京：人民卫生出版社，2013：130 - 131.

2. Pasha R. Pharyngeal and Adenotonsillar Disorders. Otolaryngology Head & Neck Surgery Clinical Reference Guide 2001 [M]. Chapter 4 General Otolaryngology. P158 - 164.

（龚静蓉）

案例 55
慢性扁桃体炎

一、病史资料

1. 现病史

患者,男性,18岁,因"反复咽痛2年"就诊。患者近2年来常无明显诱因反复出现咽部疼痛,平均4～5次/年,常伴发热、乏力。平素常伴咽干、咽痒、咽部异物感等不适。患者发病时就诊于社区医院或自行口服抗生素治疗,每次就诊时,医生检查后均按照急性扁桃体炎给予抗感染、对症治疗,治疗后好转。患者近期自觉咽痛发作频繁,影响正常的学习和生活,故到专科医院就诊。发病以来,患者饮食、睡眠、大小便基本正常,体重无明显变化,无胸闷心悸,无腰痛、双下肢水肿等现象。

2. 既往史

既往无手术外伤史,无传染病和慢性疾病史,否认有药物过敏史。

3. 体格检查

T 36.7℃, P 82次/min, R 20次/min, BP 100 mmHg/70 mmHg。

神志清楚、对答切题、发音清晰,检查合作,自由体位。皮肤巩膜未见黄染。两肺呼吸音清,未闻及干湿啰音。HR 90次/min,律齐,各瓣膜区未闻及杂音。腹部平软,未见皮肤瘀斑,未见肠型及蠕动波。肝脾肋下未触及,双下肢无水肿,四肢关节运动正常,无疼痛不适。咽部黏膜慢性充血,双侧扁桃体Ⅱ度肿大,隐窝口见微量黄、白色点状分泌物。双外耳道通畅,双鼓膜无充血、无内陷。双侧鼻腔黏膜轻红,鼻中隔居中,双侧鼻腔未见异常分泌物。

4. 实验室及影像学检查

血常规大致正常。

二、诊治经过

1. 初步诊断

慢性扁桃体炎。

2. 诊治经过

患者近2年来常无明显诱因反复出现咽部疼痛,平均4～5次/年,常伴发热、乏力。平素常伴咽干、咽痒、咽部异物感等不适。患者发病时就诊于社区医院或自行口服抗生素治疗,每次就诊时,医生检查后均按照急性扁桃体炎给予抗感染、对症治疗,治疗后好转。患者近期自觉咽痛发作频繁,影响正常的学习和生活,故到专科医院就诊。

三、病例分析

1. **病史特点**

（1）青年患者。

（2）无明显诱因反复出现咽部疼痛，平均 4～5 次/年，常伴发热、乏力。平素常伴咽干、咽痒、咽部异物感等不适。

（3）病程 2 年。

（4）查体和辅助检查：①咽部黏膜慢性充血，双侧扁桃体Ⅱ度肿大，隐窝口见微量黄、白色点状分泌物，见瘢痕、凹凸不平。②血常规大致正常。

2. **诊断与诊断依据**

（1）诊断：慢性扁桃体炎。

（2）诊断依据：①反复出现咽部疼痛，平均 4～5 次/年，常伴发热、乏力。②咽部黏膜慢性充血，双侧扁桃体Ⅱ度肿大，隐窝口见微量黄、白色点状分泌物，见瘢痕、凹凸不平（见图 55-1）。

3. **鉴别诊断**

（1）扁桃体生理性肥大：①多见于小儿和青少年，无自觉症状。②无反复炎性发作病史。③检查见：扁桃体光滑、色淡、隐窝口清洁、无分泌物储留，与周围组织无粘连，触之柔软。

（2）扁桃体角化症：①可有咽部不适或咽部异物感，也可无明显咽部自觉症状。②无反复急性炎性发作病

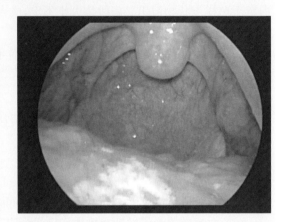

图 55-1　双侧扁桃体Ⅱ度肿大，隐窝口见黄、白色点状分泌物

史。③角化症为扁桃体隐窝口上皮过度角化所致。④查体：扁桃体隐窝口有白色砂粒样物，触之坚硬，附着牢固，不易擦拭掉，如用力擦之，则留有出血创面。类似角化物也可出现在咽后壁和舌根等处。

（3）扁桃体肿瘤：①无反复炎性发作病史。②可有咽部不适或咽部异物感。③检查见单侧扁桃体明显增大或扁桃体表面有溃疡，可伴有同侧颈部淋巴结增大。可通过病理活检确诊。

根据患者病史、体征及客观检查的特点可排除以上疾病。

四、处理方案和基本依据

1. **治疗原则**

综合治疗，包括加强体育锻炼、增强抵抗力，预防急性炎症反应的发生。

2. **具体处理措施**

（1）非手术治疗：①使用增强免疫力的药物；②局部淡盐水漱口；③若为链球菌感染，可用长效青霉素治疗；④加强体育锻炼，增强体质和抗病能力。

（2）手术治疗：本例患者病程 2 年，且严重影响患者的学习和生活，故予全麻下行双侧扁桃体切除术。

五、要点和讨论

1. 慢性扁桃体炎的诊断依据

根据病史和临床表现，结合局部检查可进行诊断。患者有反复急性发作的病史，为本病诊断的主要依据。扁桃体的大小并不表明其炎症程度，故不能以此做出诊断。

（1）病史和临床表现：有反复咽痛病史，常伴发热、乏力。平素常伴咽干、咽痒、咽部异物感等不适。可伴有夜眠打鼾、口臭等。小儿扁桃体过度肥大，可能出现呼吸不畅、睡时打鼾、吞咽或言语共鸣的状态，常同时伴有腺样体肥大。

（2）查体：扁桃体和舌腭弓呈慢性充血，黏膜呈暗红色，压舌板挤压舌腭弓时，隐窝口有时可见黄、白色干酪样点状物溢出。扁桃体大小不定，成人扁桃体多已缩小，但可见瘢痕、凹凸不平，常与周围组织粘连。患者常有下颌角淋巴结肿大。

（3）小儿可做鼻咽侧位片了解是否同时伴有腺样体肥大。伴打鼾患者可行睡眠呼吸监测了解其是否有阻塞性睡眠呼吸暂停综合征。

2. 治疗措施

多数慢性扁桃体炎患者通过加强锻炼、增强体质、提高抵抗力可减少急性炎症发作次数。部分可通过手术切除治愈。

扁桃体切除术的手术适应证：

（1）每年反复多次发作急性扁桃体炎3～4次以上，扁桃体周围炎或脓肿发作1次以上。

（2）扁桃体过度肥大，影响呼吸，引起夜间睡眠严重憋气导致缺氧。

（3）白喉带菌者或慢性扁桃体炎已成为引起其他脏器病变的病灶。

（4）各种扁桃体良性肿瘤。

扁桃体手术的禁忌证：

（1）扁桃体急性炎症期。

（2）妇女月经期前和月经期、妊娠期。

（3）造血系统疾病及有凝血功能障碍者。

（4）严重全身性疾病，如活动性肺结核、风湿性心脏病、肾炎等。

（5）脊髓灰质炎及流感等呼吸道传染病流行时或急性传染病流行时。

六、思考题

1. 慢性扁桃体炎的诊疗规范。

2. 慢性扁桃体炎的手术适应证有哪些？

3. 通过本案例的分析你对慢性扁桃体炎的手术时机的把握有何认识？

七、推荐参考文献

1. 田勇泉. 耳鼻咽喉头颈外科学［M］. 8 版. 北京：人民卫生出版社，2013：132.

2. Pasha R. Pharyngeal and Adenotonsillar Disorders. Otolaryngology Head & Neck Surgery Clinical Reference Guide 2001［M］. Chapter 4 General Otolaryngology. P158－164.

（龚静蓉）

案例 *56*

急性扁桃体周围炎继发咽旁脓肿

一、病历资料

1. 现病史

患者,女性,70 岁,因"咽痛、发烧四天"就诊。患者四天前开始出现咽喉疼痛,初起未给予特别关注,但症状逐渐加重,并出现发热、说话含糊、吞咽疼痛加剧导致不愿进食。故患者来本院耳鼻喉科就诊。追问病史,患者回忆发病前两天曾有误咽小鸡骨,但当时并没有出现吞咽疼痛等异物梗住症状。发病以来,患者神志清,精神可,夜眠一般,大小便自解,体重无明显变化。

2. 既往史

既往无手术外伤史,无传染病和慢性疾病史,否认有药物过敏史。

3. 体格检查

T 38.3℃, P 90 次/min, R 24 次/min, BP 145 mmHg/95 mmHg。

神清但精神萎靡,发音含糊,自由体位,不愿张大口,无呼吸困难。皮肤巩膜无黄染。全身浅表淋巴结未触及。颈软,气管居中,甲状腺未及肿大。两肺呼吸音清晰,未闻及干湿啰音。心律律齐,各瓣膜区未闻及杂音。腹部平软,肾区无叩击痛。肝脾未触及,双下肢无水肿。生理反射存在,病理反射未引出。

专科检查:

双侧鼓膜完整,鼓室无积液。双侧鼻道清洁,无新生物。

咽:急性充血;右侧软腭及扁桃体红肿内移,右侧软腭抬举运动差;悬雍垂左偏;右口咽侧壁肿胀,局部隆起,表面见脓点。左侧扁桃体基本正常(见图 56-1、图 56-2)。

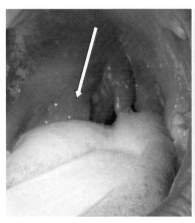 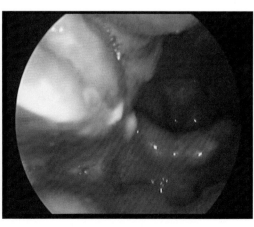

图 56-1 右侧扁桃体及软腭红肿内移,悬雍垂左偏(白色箭头所示)

图 56-2 右扁桃体下级及口咽侧壁肿胀,表面见脓点

喉：会厌及双侧声带运动均正常；声门裂大。

颈部：右颈部Ⅰ区和Ⅱ区肿胀，压痛明显，伴有淋巴结肿痛。

4. 实验室及影像学检查

（1）电子喉镜检查：右侧扁桃体及软腭红肿、内移；右口咽侧壁肿胀，局部隆起、表面有脓点；咽喉未见异物（见图56－2）。

（2）咽拭子培养及药敏：①草绿色链球菌（＋＋）；②奈瑟菌（＋）。

（3）实验室检查：WBC 16.26×10⁹/L，N# 13.2×10⁹/L，N 81.1%，Glu 6.6 mmol/L，ALT 68 IU/L，AST 81 IU/L。

（4）颈部增强 CT 扫描及重建：①颈部扫描范围内未发现异物。②右侧扁桃体周围软组织肿胀，将扁桃体及软腭等软组织推向内侧（见图56－3 a）。③右侧口咽旁间隙内蜂窝组织炎伴有多发小脓肿形成，部分脓肿破溃入口咽腔内（见图56－3 b）。④右侧上颈部淋巴结肿大（见图56－3 b、c）。

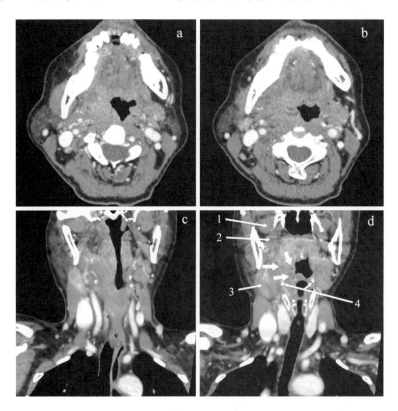

图56－3　a.右侧扁桃体及周围组织肿胀内移；b.右侧口咽旁间隙蜂窝组织炎，局部有多个低密度脓腔形成，部分脓腔破溃至口咽腔内；下颌角淋巴结肿大；c.d.冠状位置CT扫描见右侧整个咽旁间隙表现为蜂窝组织炎，局部有多个小脓肿形成（图56－3d中白色短箭头所示），未见实质性占位病灶；右侧上颈部淋巴结肿大，强化明显

（1翼外肌,2翼内肌,3下颌下腺,4舌骨）

二、诊治经过

1. 初步诊断

扁桃体周围炎继发咽旁脓肿。

2. 诊治经过

根据抗生素敏感试验结果,给予患者可乐必妥 500 mg,每日一次静脉滴注 7 天后,感染症状基本消失,每日再给予口服可乐必妥 500 mg,5 天后患者痊愈。

三、病例分析

1. 病史特点

(1) 老年女性。

(2) 发病前有误咽异物的情况。

(3) 起病急、病情重、发热。

(4) 剧烈咽痛、说话含糊、进食困难。

(5) 体征:单侧扁桃体及软腭红肿、内移、悬雍垂偏斜;同侧上颈部肿胀、淋巴结肿大压痛。

(6) 实验室及影像检查特点:血常规显示白细胞计数、中性粒细胞含量及中性粒细胞百分比均升高;咽拭子细菌培养为草绿色链球菌;CT 扫描显示右侧扁桃体周围及口咽旁间隙蜂窝组织炎,局灶小脓肿形成;电子喉镜及 CT 扫描检查均未发现咽喉及食道异物;无血糖异常升高等全身系统性疾病。

2. 诊断与诊断依据

(1) 诊断:扁桃体周围炎继发咽旁脓肿。

(2) 诊断依据:①急性起病,咽痛剧烈,伴发热。②单侧扁桃体及其周围组织红肿内移,咽侧壁局部隆起、表面脓点溃破。③影像学检查见单侧扁桃体周围及咽旁间隙蜂窝组织炎伴小脓肿形成。血常规符合细菌感染表现。

3. 鉴别诊断

(1) 糖尿病并发颈部感染:老年人颈部感染特别要关注是否为糖尿病的并发症。有些老年人由于平时对健康的忽视,往往并不知道自己有糖尿病,直到发生严重的感染才发现。因此,在问诊的时候要留意是否有糖尿病史,是否用药,控制得好不好。即便患者否认有糖尿病史,或者近期检查显示血糖正常,在诊治颈部感染时也要测空腹血糖。有时严重感染也会引起血糖升高,在治疗的时候需留意。该患者问诊时否认有糖尿病史,治疗前空腹血糖比正常值略高,考虑为颈部严重感染导致,可以排除颈深部感染为糖尿病并发。患者完全康复后复查血糖亦为正常,进一步排除了本次感染为糖尿病并发症。

(2) 传染性单核细胞增多症:传染性单核细胞增多症是一种由 EB 病毒感染所致的急性传染病。该病也常以咽喉部炎症、发热、颈部淋巴结肿大为主要表现而就诊于耳鼻喉科。该病多见于儿童和年轻人,常伴有肝脾肿大、肝功能异常;血液检查见 LY、MO 异常增多,可占 50% 以上;EB 病毒 IgM 为阳性。因此,在遇到咽喉部急性炎症伴有颈部多发淋巴结肿痛的病患时,一定要做血液学检查,明确为细菌感染再给予抗生素治疗。若已经怀疑为病毒感染,特别是考虑传染性单核细胞增多症时,予肝功能、EB 病毒抗体等检查。而本病例中,患者虽然有颈部淋巴结肿大,肝功能有轻度异常;但患者为老年人,血常规见白细胞及中性粒细胞升高,细菌培养为草绿色链球菌,故可以排除传染性单核细胞增多症。

(3) 咽旁间隙肿瘤伴感染:有些情况患者先存在咽旁间隙肿瘤,由于咽旁间隙有一定的空间,因此不容易早期发现生长在期间的肿瘤。当肿瘤生长过快,液化时容易继发感染。对于咽旁间隙肿瘤的诊断主要依赖影像学检查发现实质性占位病灶的。该患者 CT 扫描并没有发现实质性占位病灶,可以排除改咽旁间隙肿瘤继发感染。

(4) 急性扁桃体炎与急性扁桃体周围炎:刚入门的耳鼻喉科医师一定要明白,急性扁桃体炎和急性扁桃体周围炎是两个不同的概念。这两个疾病虽然都表现为扁桃体的急性感染,但病因及体征并不相同。急性扁桃体炎都是双侧发病,往往还合并急性咽炎,此类情况称为急性咽-扁桃体炎;而急性扁桃体周围炎都是单侧发病。这两类疾病的发病原因亦不完全相同,急性扁桃体炎是双侧扁桃体的急性病原菌感染;而急性扁桃体周围炎,可能为扁桃体上隐窝阻塞,特别可能为Weber腺体或导管阻塞导致感染。故急性扁桃体周围炎都单侧发病,炎症中心在扁桃体周围间隙,所以将扁桃体及软腭推向内侧,而扁桃体表面并没有脓性渗出表现。在本病例中,患者单侧扁桃体及软腭红肿、内移,而红肿的扁桃体表面并没有脓点(见图56-1),因此符合急性扁桃体周围炎的诊断。

(5)咽部异物继发感染:有时咽部的异物是颈深间隙感染的原因,因此在询问病史时要特别追问是否有误咽异物史。该患者发病前2天有误咽鸡骨史,但当时并没有吞咽疼痛的情况。电子喉镜及CT扫描都要留意咽喉部位及颈段食道有无异物影。鉴于鸡骨为不透光异物,所以特别要留意CT扫描是否看到咽腔及食道以外的异物影。患者发病前虽然有误咽异物史,但通过电子喉镜检查及颈部增强CT扫描,可以排除异物继发感染的可能。

四、处理方案和基本依据

1. 治疗原则

(1)针对病原菌的抗感染治疗。

(2)抗感染治疗后脓肿形成,难以吸收者行切开引流。

2. 具体处理措施

(1)感染初期的药物治疗:在感染初期,炎症局限在扁桃体周围组织,尚未在扁桃体周围及颈深间隙内形成脓肿的时候,要尽早针对病原菌给予足量的抗生素治疗。在细菌培养及药敏试验结果出来前,先经验用药;然后根据细菌培养及药敏的结果,对抗生素进行调整。扁桃体周围炎及其继发的颈深部脓肿在耳鼻喉科属于比较严重的感染,因此,除尽早选用敏感抗生素,还需按体重静脉给药;要根据不同抗生素在体内的代谢情况决定给药次数。抗生素使用的疗程也非常重要,一般临床中根据感染的控制情况采取续贯治疗的方式。静脉使用抗生素将感染基本控制后(如体温、白细胞均正常,感染部位红肿压痛消退等),再给予口服抗生素5~7天巩固治疗。在本病例中,患者虽然颈深部已经有小脓肿形成,但我们根据药敏结果,给予患者可乐必妥500 mg,每日一次静脉滴注7天后,感染症状基本消失,再每日给予口服可乐必妥500 mg,5天后患者痊愈。由于口腔及咽部常合并有厌氧菌感染,因此在治疗这些部位的感染时,常经验性加用抗厌氧菌的抗生素,如甲硝唑、奥硝唑等。

在个别病例中,会出现常用抗生素耐药的情况,导致患者感染无法控制,甚至进一步扩散。这种棘手的情况往往超出我们耳鼻喉科医生处理的能力,因此要及时请感染科的专家会诊,一起研究制定治疗方案。

急性扁桃体周围炎及其继发的扁桃体周围脓肿和颈深部脓肿常会导致咽喉部位的水肿,严重时会引起患者咽喉阻塞及呼吸困难。因此,需要根据患者咽喉部的水肿情况给予类固醇激素治疗。静脉使用大剂量的类固醇激素治疗可以有效地消除咽喉部位的水肿,有利于进食,缓解呼吸困难,避免气管切开。同时,类固醇激素治疗也可以帮助患者改善全身症状,如发热、剧烈咽痛等。类固醇激素使用的剂量及疗程并非千篇一律,而是应该根据患者水肿的严重度、全身情况、感染的控制好坏及时调整。在大剂量类固醇激素冲击治疗的时候,要注意其对全身的不良反应。在老年患者中,要特别关注激素冲击对血糖的影响,严重感染本身也会引起血糖升高。

在针对病因治疗的同时,也要进行必要的支持治疗,缓解患者的病痛。病情严重的患者应该收治入院;有咽喉部位水肿的患者应该开注意呼吸的医嘱,必要备床旁气切包;根据患者进食能力,予软食、半流质、流质饮食,鼻饲饮食一般不需要;进食少、时间长的患者,应该注意其电解质情况,预防电解质紊乱;可给予漱口水保持口腔及咽部的清洁;发热的患者,可给予物理降温或退热药物;疼痛剧烈的患者应给予止痛药;有些患者经抗生素治疗后出现炎症局限机化,但不能很好消退的情况,可以在适当的时机予局部物理治疗,帮助颈部炎症消退。

(2) 脓肿形成后的手术治疗:脓肿形成后如果能得以很好的引流对控制感染非常重要。无法引流的大脓肿通过药物治疗痊愈是比较困难的。但并非所有的脓肿都需要通过手术切开达到引流的目的。比如该病例中,患者咽旁脓肿已经自己向咽腔溃破,达到了引流的效果(见图56-2、图56-3)。建议如下4种情况要考虑手术干预以利于脓肿引流:①影像学检查发现有液-气平面,或提示病原菌为产气微生物;②颈深部脓肿被颈部筋膜包裹无法自行破溃和吸收;③颈深部脓肿导致气道狭窄;④抗生素静脉使用48~72 h无明显效果。此外,手术干预除了利于脓肿引流外,一定不能忘记,应取脓液做细菌培养和药敏试验,以更有的放矢地选用抗生素治疗。

手术切开引流通常有颈侧切开径路和经口切开径路。采用哪一个径路取决于脓肿的位置、哪一个径路更容易到达脓腔以及周边血管、神经损伤的风险而定。通常来说,如果颈部皮肤可以明显地摸到脓肿引起的波动感,那么采用颈侧切开径路比较合适。相对经口切开径路而言,颈侧切开暴露更好;更容易控制出血;更便于各个小脓腔打通引流;可以进行脓腔的冲洗和放置引流管。经口穿刺或者切开主要用于没有合并牙关紧闭的成人扁桃体周围脓肿患者。该脓肿通常位于扁桃体外上方,触诊有波动感即考虑扁周脓肿已经形成。引流出来的脓液用于细菌培养及药敏,脓腔可再用生理盐水冲洗。

除了开放式手术切开引流外,超声引导脓肿穿刺引流也是一个选择。有经验的超声科医师可以发现脓肿的形成和位置,并在超声的引导下,避开血管,用特别设计的穿刺针和引流管,穿刺到脓肿腔引流脓液。这个方式特别适合一些小脓肿,以及全身情况差,不能耐受手术切开的患者。

五、要点和讨论

1. 急性扁桃体周围炎迁延扩散是导致咽旁脓肿的一个主要原因

患者单侧扁桃体及软腭明显红肿、内移、悬雍垂偏斜是扁桃体周围炎的典型体征(见图56-1);结合患者逐渐加重的发病过程,可以推断患者初起为扁桃体周围炎,因年老抵抗力低,未及时就诊治疗,导致扁桃体周围炎演变为扁桃体周围脓肿,进而发展为口咽旁间隙的脓肿。

2. 耳鼻喉科医生必须要掌握一定的影像读片能力

从该患者的增强CT扫描可以看到,右侧扁桃体周围软组织炎性肿胀明显(见图56-3 a);整个蜂窝组织炎的范围上起软腭,下达会厌游离缘上方的整个口咽旁间隙,但没有明显的实质性占位病灶;CT检查示右侧颈部Ⅱ区有一个明显肿大淋巴结,增强后强化明显,这个淋巴结的位置应该是下颌角淋巴结,主要引流口咽部区域,与口咽部急性感染的表现相符合(见图56-3 c)。除了CT扫描外,颈部的磁共振检查以及超声检查均可以帮助该病的诊断及治疗。

3. 对于该病的诊断必须熟悉咽旁间隙这个解剖概念

咽旁间隙为一个倒置圆锥形状的间隙,锥底上达颅底,锥尖向下至舌骨,外侧为下颌下腺和腮腺。咽旁间隙内以茎突、茎突咽肌和茎突舌肌为界分为前隙和后隙。从患者的增强CT扫描可见,感染位于右侧咽旁间隙的前隙,上方与扁桃体直接相邻,向下达舌骨(见图56-3 d)。在影像片上熟悉了咽旁间隙这个解剖位置,并且能够辨别出低密度的脓腔,那么咽旁间隙脓肿的诊断就很容易得出,也不会与咽后脓肿混淆。

4. 草绿色链球菌是扁桃体周围炎、咽旁脓肿最常见的致病菌

对于感染性疾病,送验血常规、分泌物或血液的细菌培养是必要的。一方面,通过这两项检查可以提示病原菌是细菌、病毒还是其他微生物;另一方面,通过细菌培养可以找到敏感的抗生素,在治疗效果不佳时可以及时换用敏感抗生素。当然,这两项检查最好是在开始治疗前,以防药物治疗后对结果的影响。在该病例中,患者咽拭子细菌培养和血常规检查均支持扁桃体周围炎引起颈深部感染的诊断。

六、思考题

1. 在对扁桃体周围炎患者采取治疗前,你要考虑做哪些诊断性检查?

2. 请详述扁桃体周围间隙、咽旁间隙、咽后间隙这三个颈部间隙的具体解剖位置。

3. 通过本案例的分析,你对扁桃体周围炎继发脓肿的手术时机及方式如何把握?

七、推荐阅读文献

1. 黄选兆、汪吉宝. 实用耳鼻咽喉科学[M]. 2 版. 北京:人民卫生出版社,2008:331 - 337.

2. Larawin V, Naipao J, Dubey SP, et al. Head and neck space infections [J]. Otolaryngol Head Neck Surg, 2006,135:889 - 893.

3. Paul W. Flint, Bruce H. Haughey, Valerie J. Lund. Cummings Otolaryngology: Head and Neck Surgery [M]. 5th edition. Philadelphia: Mosby Elsevier, 2010:201 - 208.

(刘丹政　黄新生　周　雷)

案例 57
扁桃体周围脓肿

一、病历资料

1. 现病史

患者,男性,50岁,因"咽痛、发热6天"就诊。患者6天前受凉后出现右侧咽痛,伴低热,在社区医院以"急性扁桃体炎"给予静脉抗生素(头孢呋辛)输液治疗,咽痛无明显好转,仍有发热,最高39.0℃。1天前开始右侧咽痛加重,吞咽时明显,伴张口、进食困难,遂至我院就诊。既往患者曾有反复咽痛发作史。病程中患者无咳嗽、咯痰、咯血,无呼吸不畅,无声音嘶哑。发病来,患者饮食、睡眠不佳,大小便正常,体重无明显变化。

2. 既往史

糖尿病史10年,口服二甲双胍,血糖控制可,无手术外伤史,否认青霉素、头孢类等药物过敏史。

3. 体格检查

T 38.5℃,P 80次/min,R 20次/min,BP 130 mmHg/70 mmHg。

神志清楚、言语含糊不清,检查合作,自主体位。皮肤巩膜未见黄染。两肺呼吸音清,未闻及干湿啰音。HR 80次/min,律齐,各瓣膜区未闻及杂音。腹部平软,未见皮肤瘀斑,未见肠型及蠕动波。肝脾肋下未触及,双下肢无水肿。咽部黏膜急性充血,双侧扁桃体Ⅱ度肿大,右侧扁桃体充血明显,右侧腭舌弓及软腭红肿,腭舌弓上方隆起,悬雍垂水肿,会厌无充血肿胀,双侧声带光滑,无充血红肿,活动好(见图57-1)。双侧下鼻甲无肿大,鼻腔通畅,无异常分泌物。双侧外耳道通畅,双耳鼓膜完整,无充血、内陷。

4. 辅助检查

(1) 血常规:WBC 12.5×10^9/L,N 80%。

(2) 影像学检查:咽部CT示右侧扁桃体周围可见低密度区,考虑脓肿形成(见图57-2)。

二、诊治经过

1. 初步诊断

右侧扁桃体周围脓肿。

2. 诊治经过

患者6天前受凉后出现右侧咽痛,伴低热,在社区医院以"急性扁桃体炎"给予静脉抗生素(头孢呋辛钠)输液治疗,症状无明显好转,咽痛症状加重,伴有张口困难,遂至我院就诊。

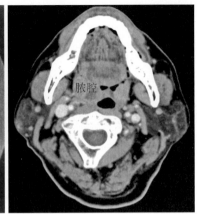

图 57 - 1　咽部窥镜检查　　　　　　图 57 - 2　咽部 CT 检查

三、病例分析

1. 病史特点

（1）中老年患者,发病前有受凉史,既往有反复咽痛史,有糖尿病史。

（2）右侧咽痛 6 天,加重 1 天伴张口困难,吞咽疼痛剧烈。

（3）查体:咽部黏膜急性充血,双侧扁桃体Ⅱ度肿大,右侧扁桃体充血明显,右侧腭舌弓及软腭红肿,腭舌弓上方隆起,悬雍垂水肿明显(见图 57 - 1)。

血常规:WBC 12.5×10⁹/L, N 80%。

（4）影像学检查:咽部 CT 示右侧扁桃体周围可见低密度区,考虑脓肿形成(见图 57 - 2)。

2. 诊断与诊断依据

（1）诊断:右侧扁桃体周围脓肿。

（2）诊断依据:①受凉后出现右侧咽痛 6 天,加重 1 天,伴张口困难,吞咽痛明显。②咽部黏膜急性充血,双侧扁桃体Ⅱ度肿大,右侧扁桃体充血明显,右侧腭舌弓及软腭红肿,腭舌弓上方隆起,悬雍垂水肿明显。③血常规:WBC 12.5×10⁹/L, N 80%。

（3）影像学检查:咽部增强 CT 示右侧扁桃体周围可见低密度区,考虑脓肿形成。

3. 鉴别诊断

（1）急性会厌炎:表现为剧烈咽痛,吞咽时加重,检查口咽无明显异常,间接喉镜下可见会厌充血、肿胀。

（2）咽旁脓肿:为咽旁隙的化脓性炎症,脓肿位于咽侧至同侧颈外下颌角处,伴有颈侧上部压痛;也可出现张口困难,患侧扁桃体和咽侧壁被推向咽中线,但扁桃体本身无明显病变。

（3）咽后脓肿:为咽后隙的化脓性炎症,咽后壁一侧隆起,黏膜充血,较大的脓肿可将病侧的腭咽弓和软腭向前推移,扁桃体、腭舌弓及腭咽弓一般无肿胀。

（4）扁桃体脓肿:为扁桃体本身的脓肿,可在扁桃体内抽出脓液,扁桃体肿大,扁桃体隐窝内可见脓液溢出,患者多无张口困难。

（5）智齿冠周炎:常发生于阻生的下颌第三磨牙周围,检查可见牙冠上覆盖肿胀组织,牙龈红肿、触痛,可有溃疡和化脓,炎症可波及舌腭弓,但扁桃体及悬雍垂一般不受累。

（6）脓性颌下炎:为口底的急性炎症,形成弥漫性蜂窝织炎,在口底及颏下有痛性硬块,张口受限但非牙关紧闭,感染可扩散至喉部,引起呼吸困难。软腭、腭舌弓、腭咽弓无充血隆起。

（7）扁桃体恶性肿瘤:一般无明显咽痛,一侧扁桃体迅速增大或扁桃体肿大而有溃疡,均应考虑肿瘤的可能,活检可确诊。

四、处理方案和基本依据

1. 治疗原则

综合治疗,包括积极给予足量抗生素及适量的糖皮质激素控制炎症,并给予补液对症处理,积极穿刺抽脓或切开排脓,保证脓液引流通畅,防止感染扩散。

2. 具体处理措施

给予足量抗生素及适量的糖皮质激素控制炎症,本例患者病程已 6 天,单纯药物治疗效果不明显,且疼痛加重 1 天伴有张口困难,检查扁桃体周围局部隆起明显,考虑脓肿已形成,丁卡因表面麻醉后于最隆起处穿刺抽脓,穿刺出脓液,进一步明确扁桃体周围脓肿诊断,于穿刺抽脓处,切开黏膜及浅层组织后,用长弯血管钳向后外方顺肌纤维走向撑开软组织,进入脓腔,扩张切口,充分排脓。术后继续予足量抗生素及适量的糖皮质激素控制感染,次日复查,用血管钳再次撑开切口处排脓,至术后第 3 天撑开切口处无脓液排出,患者咽痛明显好转,无张口困难,继续抗生素治疗一周。

五、要点和讨论

1. 扁桃体周围脓肿的诊断依据

根据病史、临床表现和检查,必要时做影像学检查,或者穿刺抽脓而确诊。

(1)病史和临床表现:多有受凉史,初起咽痛、发热,3～4 日后,发热仍持续,一侧咽痛加剧,吞咽时尤甚。再经 2～3 天后,疼痛更剧,吞咽困难,唾液在口内潴留,甚至外溢。患者头偏向患侧,颈项呈假性僵直;口微张,流涎,言语含糊不清,严重者张口困难,不能进食。

(2)查体:一般患者呈急性病容,表现痛苦,早期可见一侧腭舌弓显著充血。若局部隆起明显,甚至张口困难时,提示脓肿已形成。属前上型者,患侧腭舌弓及软腭红肿,悬雍垂水肿,偏向对侧,腭舌弓上方隆起,扁桃体被遮盖且被推向下方。后上型者,腭咽弓红肿呈圆柱状,扁桃体被推向前下方。

(3)实验室检查:血常规有助于评估炎症的严重程度;脓液的细菌培养和药敏实验有助于指导治疗。

(4)影像学检查:经口腔超声检查、MRI 和 CT 检查都有助于判断脓肿是否形成,以及与其他颈深部脓肿或肿块的鉴别和了解是否有并发症发生。

2. 治疗措施

(1)药物治疗:包括足量的抗生素和适量的糖皮质激素,抗生素的抗菌谱应覆盖 A 组乙型溶血性链球菌和厌氧菌,必要时根据药敏试验选择抗生素,疗程 10～14 天。

(2)非药物治疗:

① 穿刺抽脓:1%～2%丁卡因表面麻醉后,用 16～18 号粗针头于脓肿最隆起处刺入。穿刺时,应注意方位,进针不可太深,以免误伤咽旁隙大血管,针刺入脓腔,即有脓液抽出。

② 切开排脓:切开部位,前上型者,可在穿刺抽脓处,或者选择最隆起和最软化处切开,也可选择悬雍垂根部作一假想水平线,从腭舌弓游离缘下端(与舌根交接处)作一假想垂直线,二线交点稍外即为切口处,切开黏膜及浅层组织后,用长弯血管钳向后外方顺肌纤维走向撑开软组织,进入脓腔,充分排脓;后上型者,在腭咽弓处切开排脓。术后第 2 天复查伤口,必要时可再次撑开排脓。

③ 扁桃体切除:扁桃体周围脓肿确诊后,在抗生素的有效控制下,可施行患侧的扁桃体切除,具有排脓彻底,恢复快,且无复发的优点。对多次脓肿发作者,应在炎症消退 2 周后将扁桃体切除。

六、思考题

1. 通过本病例分析,你对扁桃体周围脓肿形成时间有何认识?
2. 请描述扁桃体周围脓肿切开排脓的部位。
3. 扁桃体周围脓肿治疗原则是什么?

七、推荐参考文献

1. Chau JK, Seikaly HR, Harris JR, et al. Corticosteroids in peritonsillar abscess treatment: a blinded placebo-controlled clinical trial [J]. Laryngoscope 2014,124:97.

2. Powell, Emily L, Powell, Jason, Samuel, Julie R, et al. A review of the pathogenesis of adult peritonsillar abscess: time for a re-evaluation [J]. Journal of Antimicrobial Chemotherapy. 2013,68 (9):1941 - 1950.

3. Page C, Chassery G, Boute P, et al. Immediate tonsillectomy: indications for use as first-line surgical management of peritonsillar abscess (quinsy) and parapharyngeal abscess [J]. Journal of Laryngology & Otology. 2010,124(10):1085 - 1090.

4. Galioto NJ. Peritonsillar abscess [J]. Am Fam Physician 2008,77:199.

5. Lamkin RH, Portt J. An outpatient medical treatment protocol for peritonsillar abscess [J]. Ear Nose Throat J. 2006,85(10):658 - 660.

6. Herzon FS, Martin AD. Medical and surgical treatment of peritonsillar, retropharyngeal, and parapharyngeal abscesses [J]. Curr Infect Dis Rep 2006,8:196.

7. Knipping S1, Passmann M, Schrom T, et al. Abscess tonsillectomy for acute peritonsillar abscess [J]. Rev Laryngol Otol Rhinol (Bord). 2002,123(1):13 - 16.

8. Schraff S, McGinn JD, Derkay CS. Peritonsillar abscess in children: a 10-year review of diagnosis and management [J]. Int J Pediatr Otorhinolaryngol. 2001,57:213.

(徐江红)

案例 58

急性喉炎

一、病历资料

1. 现病史

患儿,女,2岁,因"咳嗽、高热3h"就诊。患者3h前开始出现阵发性犬吠样咳嗽,声音嘶哑,伴发热,最高39℃,在社区医院按照上呼吸道感染给予对症治疗,症状无明显好转,1h前开始呼吸急促。患儿家长立即前来我院。发病以来,患者拒食,烦躁,眠差,大小便基本正常,体重无明显变化。

2. 既往史

既往无手术外伤史,无传染病和慢性疾病史,否认有药物过敏史。

3. 体格检查

T 38.5℃, P 100次/min, R 24次/min, BP 100 mmHg/65 mmHg。

神志清楚、发音清晰、检查不合作,自由体位。皮肤巩膜未见黄染。口唇发绀,吸气性呼吸困难,三凹征,可闻及喉鸣音,两肺呼吸音清,未闻及干湿啰音。HR 90次/min,律齐,各瓣膜区未闻及杂音。腹部平软,未见皮肤瘀斑,未见肠型及蠕动波。肝脾肋下未触及,双下肢无水肿,咽红,黏膜充血,双侧扁桃体Ⅰ度肿大(因直接喉镜检查时,患儿会剧烈挣扎,为防止诱发患儿喉痉挛,因此直接喉镜检查时需要特别慎重)。双侧外耳道通畅,双耳鼓膜完整,光锥存在。双侧下鼻甲肿大,中鼻道内少量黏性分泌物。

4. 实验室及影像学检查

无。

二、诊治经过

1. 初步诊断

初步诊断为急性喉炎。

2. 诊治经过

患儿,2岁,3h前开始出现阵发性犬吠样咳嗽,声音嘶哑,伴发热,最高39℃,在社区医院按照上呼吸道感染给予对症治疗,症状无明显好转,1h前开始呼吸急促。患儿家长立即前来我院,发病以来,患者拒食,烦躁,眠差,大小便基本正常,体重无明显变化。

三、病例分析

1. 病史特点

（1）儿童患者，起病急。

（2）患者主要症状为犬吠样咳嗽、声音嘶哑并出现呼吸急促，伴发热。

（3）病程 3 h。

（4）查体和辅助检查：口唇发绀，吸气性呼吸困难，三凹征，可闻及喉鸣音。咽红，黏膜充血，双侧扁桃体Ⅰ度肿大。

2. 诊断与诊断依据

（1）诊断：急性喉炎。

（2）诊断依据：①儿童患者，起病急。②主诉为犬吠样咳嗽、声音嘶哑 3 h 并出现呼吸急促 1 h，伴发热。③查体和辅助检查：口唇发绀，吸气性呼吸困难，三凹征，可闻及喉鸣音。咽红，黏膜充血。

3. 鉴别诊断

（1）呼吸道异物：①多有异物吸入史。②可伴有剧烈咳嗽、呼吸困难。③听诊闻及支气管拍击音或患侧呼吸音减低或消失。④胸部透视提示纵隔摆动、肺气肿或肺不张。颈侧位片有时可以看到气管中的异物影。肺部 CT 及支气管重建可明确有无异物及异物的部位。

（2）喉白喉：①犬吠样干咳，声嘶。有时可有吸气性呼吸困难，喉喘鸣。②查体可见咽喉部灰白色假膜，不易擦拭，强行分离，可留下初学创面。③假膜做细菌学检查及培养阳性。

（3）喉痉挛：①突然发生的吸气性后喘鸣，吸气性呼吸困难。但无声嘶及空空样咳嗽。②吸气性呼吸困难骤然缓解。

四、处理方案和基本依据

1. 治疗原则

治疗的首要重点是解除喉梗阻，尽早使用足量、有效的抗生素控制感染。

2. 具体处理措施

（1）改善喉梗阻：①对于有喉梗阻症状的，予以地塞米松肌注或者静脉滴注 0.2 mg/（kg・d），可以使水肿的喉部黏膜消肿，改善喉梗阻的症状。②对于重度喉梗阻及药物治疗后症状仍旧未改善者，应及时行气管切开术。

（2）抗生素的应用：及早使用抗生素控制感染，首选青霉素类和头孢类。

（3）如有重度喉梗阻者，药物治疗无好转的，应及时行气管切开术。

（4）尽量保持患儿安静，避免哭吵。补充体液，维持电解质平衡。

五、要点和讨论

1. 急性喉炎的诊断依据

根据病史和临床表现，必要时可行喉镜检查：

（1）病史和临床表现：患儿多在 6 月到 3 岁左右，起病急。

（2）主诉为犬吠样咳嗽、声音嘶哑，呼吸急促。

（3）查体：口唇发绀，吸气性呼吸困难，三凹征，可闻及喉鸣音。咽红，黏膜充血，喉部黏膜充血，肿胀,声带为粉红色或红色,有时可见声门处附有黏脓痰(因直接喉镜检查时,患儿会剧烈挣扎,为防止诱发患儿喉痉挛,因此直接喉镜检查时需要特别慎重)。

(4) 辅助检查:当疑似气道异物时,可行胸透或颈部侧位片检查。必要时可行肺部 CT 检查,支气管重建排除。

2. 治疗措施

治疗的首要重点是解除喉梗阻,尽早使用足量、有效的抗生素控制感染。

(1) 改善喉梗阻:①对于有喉梗阻症状的,予以地塞米松肌注或者静脉滴注 0.2 mg/(kg·d),可以使水肿的喉部黏膜消肿,改善喉梗阻的症状。②对于重度喉梗阻及药物治疗后症状仍旧未改善者,应及时行气管切开术。

(2) 抗生素的应用:及早使用抗生素控制感染,首选青霉素类和头孢类。

(3) 如有重度喉梗阻者,药物治疗无好转的,应及时行气管切开术。

(4) 尽量保持患儿安静,避免哭吵。补充体液,维持电解质平衡。

六、思考题

1. 急性喉炎的诊断和治疗规范有哪些?
2. 如果怀疑气道异物时,应该如何进行鉴别诊断?
3. 通过本案例的分析你对急性喉炎手术时机的把握有何认识?

七、推荐阅读文献

Reveiz L, Cardona AF. Antibiotics for acute laryngitis in adults [J]. Cochrane Database Syst Rev. 2013,28:3.

(黄一波)

案例 59
急性会厌炎

一、病历资料

1. 现病史

患者,男性,35岁,因"咽喉痛3天"入急诊。患者因受凉出现咽喉疼痛(呈渐进性加重)伴发热、全身不适3天,当地卫生服务中心给予抗炎、对症治疗3天,症状不见好转,出现吞咽时疼痛加重、轻度呼吸困难。来我院就诊,门诊间接喉镜检查:咽部黏膜充血,会厌急性充血、水肿。急诊收住院治疗。

2. 既往史

既往无手术外伤史,无传染病和慢性疾病史,否认有药物过敏史。

3. 体格检查

T 38.1℃,P 90次/min,R 24次/min,BP 100 mmHg/65 mmHg。

神志清楚、对答切题、发音清晰、检查合作、自由体位。皮肤巩膜未见黄染。两肺呼吸音清,未闻及干湿啰音。HR 90次/min,律齐,各瓣膜区未闻及杂音。腹部平软,未见皮肤瘀斑,未见肠型及蠕动波。肝脾肋下未触及,双下肢无水肿。

专科检查:咽部黏膜轻度充血,双侧扁桃体一度肿大,轻度充血;间接喉镜:会厌舌面弥漫性充血肿胀,呈球形,室带、杓状突黏膜充血肿胀(见图59-1),鼻、耳正常。

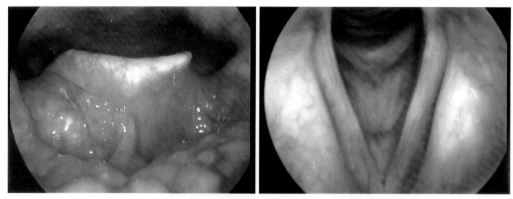

图 59-1 会厌舌面黏膜充血水肿。声带无充血,声门裂正常

4. 实验室及影像学检查

WBC 12.5×10⁹/L,N 85%,有核左移现象。

二、诊治经过

1. 初步诊断

急性会厌炎。

2. 诊治经过

患者 3 天前因受凉出现咽喉疼痛、发热、全身不适,在当地卫生服务中心给予抗炎、对症治疗不见好转;咽喉疼痛减轻,但是吞咽疼痛加重,伴有轻度呼吸困难。来我院就诊,门诊间接喉镜检查:咽部黏膜充血,会厌急性充血、水肿。急诊收住院治疗。入院后给予足量强有力抗生素和糖皮质激素,局部雾化吸入,对症药物治疗;3 天后咽喉疼痛、吞咽疼痛明显好转,6 天后痊愈出院。

三、病例分析

1. 病史特点

(1) 3 天前因受凉出现咽喉疼痛、发热、全身不适,在当地卫生服务中心给予抗炎、对症治疗不见好转。

(2) 咽喉疼痛减轻,但是吞咽疼痛加重,伴有轻度呼吸困难。

(3) 门诊间接喉镜检查:咽部黏膜充血,会厌急性充血、水肿。

(4) WBC $12.5 \times 10^9/L$,N 85%,有核左移现象。

2. 诊断与诊断依据

(1) 诊断:急性会厌炎。

(2) 诊断依据:① 3 天前因受凉出现咽喉疼痛、发热、全身不适,在当地卫生服务中心给予抗炎、对症治疗不见好转。② 咽喉疼痛减轻,但是吞咽疼痛加重,伴有轻度呼吸困难。③ 门诊间接喉镜检查:咽部黏膜充血,会厌急性充血、水肿。④ WBC $12.5 \times 10^9/L$,N 85%,有核左移现象。

3. 鉴别诊断

(1) 急性喉气管支气管炎:多见于 3 岁以内的婴幼儿,常先有轻微咳嗽,随后出现哮吼性干咳、喘鸣、声音嘶哑及吸气性呼吸困难。检查可见鼻腔、咽部和声带黏膜充血,声门下及气管黏膜亦显著充血肿胀,会厌及杓状软骨正常。

(2) 喉白喉:常见于儿童,约占白喉的 20%,起病较缓慢,全身中毒症状较重,常有"空空"声咳嗽,进行性呼吸困难,声嘶或失声。白喉杆菌外毒素可致上皮坏死,白细胞浸润,渗出的大量纤维蛋白和细菌一起在咽喉部形成片状灰白色白膜,不易擦去,强行剥离易出血。颈部淋巴结有时肿大,重者呈"牛颈"状。咽喉部拭子涂片及培养可找到白喉杆菌。

(3) 会厌囊肿:发病缓慢,无全身症状。检查会厌无炎症或水肿表现,多见于会厌舌面。会厌囊肿合并感染时,局部有脓囊肿表现,宜切开排脓治疗。

四、处理方案和基本依据

1. 治疗原则

成人急性会厌炎较危险,可迅速发生致命性呼吸道梗阻。欧美国家均将急性会厌炎患者安置在监护病房内观察和治疗,必要时行气管切开或气管插管,后者应取半坐位。治疗以抗感染及保持呼吸道通畅为原则。门诊检查应首先注意会厌红肿程度、声门大小和呼吸困难程度等。重者应急诊收入住院治疗,床旁备置气管切开包。

2. **具体处理措施**

(1) 控制感染:足量使用强有力抗生素和糖皮质激素:5%葡萄糖 500 ml+阿奇霉素 0.5 g 静脉点滴,左氧氟沙星 0.6 g(200 ml)静脉点滴,0.9% NS 100 ml+地塞米松 15 mg 静脉点滴。

(2) 局部用药:a.雾化吸入:生理盐水 10 ml+庆大霉素 8 万 IU,地塞米松 5 mg,α-糜蛋白酶 5 mg;超声雾化吸入,每日 2~3 次。b.给予咽立爽局部含化,漱口水保持口腔清洁。

(3) 保持呼吸道通畅:注意呼吸变化,床头准备气管插管包和或气管切开包。

(4) 其他:保持水电解质酸碱平衡,注意口腔卫生,防止继发感染,鼓励进流汁饮食,补充营养。

五、要点和讨论

1. 急性会厌炎的诊断依据

对急性喉痛、吞咽时疼痛加重,口咽部检查无特殊病变,或口咽部虽有炎症但不足以解释其症状者,应考虑到急性会厌炎,并做间接喉镜检查。咽痛和吞咽困难是成人急性会厌炎最常见的症状,呼吸困难、喘鸣、声嘶和流涎在重症患者中出现。成人急性会厌炎亦有缓慢型和速发型之分。呼吸道梗阻主要见于速发型,在病程早期出现,一般在起病后 8 h 内。由于危及生命,早期诊断十分重要。明确诊断后,应行咽、会厌分泌物及血液细菌培养和药敏试验,选用敏感的抗生素。

2. 急性会厌炎的治疗措施

以保持呼吸道通畅及抗感染、大量激素的应用为原则,一般将患者收住院治疗。

六、思考题

急性会厌炎的治疗措施有哪些?

七、推荐阅读文献

1. 田勇泉,韩东一,迟放鲁,等.耳鼻咽喉头颈外科学[M].8 版.北京:人民卫生出版社.2013:178-188.
2. 黄选兆,汪吉宝.实用耳鼻咽喉科学[M].北京:人民卫生出版社.1998:456-458.

(王建波)

案例 60
小儿急性喉气管支气管炎

一、病历资料

1. 现病史

患儿，男，7 月龄，因"声嘶、喉喘鸣 1 天"入急诊。患儿于 1 日前无明显诱因下出现声嘶，当时无呼吸困难，无口唇青紫，未予重视。今日患儿家长诉患儿声嘶、喉喘鸣较前明显加重，呼吸费力，咳嗽时可及空空样或犬吠样咳嗽，无口唇发绀、四肢无力，为求诊治遂来我院急诊就诊。

发病以来，患儿病程中进食尚可，精神、睡眠不佳。

2. 既往史

既往无手术外伤史，无传染病和慢性疾病史，否认有药物过敏史。

3. 体格检查

T 38℃，P 130 次/min，R 30 次/min，BP 90 mmHg/50 mmHg。

神志清楚，精神一般，呼吸急促，检查欠合作，自由体位。皮肤巩膜未见黄染。两肺呼吸音稍粗，未闻及湿啰音。心律齐，各瓣膜区未闻及杂音。腹部平软，未见皮肤瘀斑，未见肠型及蠕动波。肝脾肋下未触及，双下肢无水肿。

专科检查：一般可，无烦躁不安，无口唇青紫，无面色苍白，声音嘶哑，可闻及喉鸣音，吸气时可见明显三凹征，咳嗽时可及空空样或犬吠样咳嗽。咽部稍充血，双侧扁桃体 Ⅱ 度肿大，无充血，无脓性渗出，陷窝口稍扩大。下咽检查不配合。双鼻黏膜无充血，下甲略肿，鼻道清。鼻咽部窥不清。双侧外耳道畅，双鼓膜完整。

4. 辅检检查

血常规：WBC 13.5×10^9/L，N 80.1%，CRP 13 mg/L。

胸片：双肺纹理增多。

二、诊治经过

1. 初步诊断

急性喉气管炎，喉梗阻 Ⅱ 度。

2. 诊治经过

来院就诊前未进行系统治疗。

三、病例分析

1. 病史特点

(1) 幼儿,首发症状为声嘶,后逐渐出现喉鸣、呼吸困难、空空样咳嗽。

(2) 未经治疗,声嘶、喉鸣、呼吸困难等症状逐渐加重。

(3) 病程 1 日。

(4) 体格检查:神志清楚,精神一般,呼吸急促,无烦躁不安,无口唇青紫,无面色苍白,低热。声音嘶哑,可闻及喉鸣音,吸气时可见明显三凹征,咳嗽时可及空空样或犬吠样咳嗽。咽部稍充血,双扁Ⅱ度肿大,无充血,无脓性渗出,陷窝口稍扩大。下咽检查不配合。

(5) 辅助检查:白细胞计数升高,中性粒细胞比例升高。胸片:两肺纹理增多。

2. 诊断与诊断依据

(1) 诊断:急性喉气管炎,喉梗阻Ⅱ度。

(2) 诊断依据:①幼儿,主要症状为声嘶、喉鸣、呼吸困难、空空样咳嗽。②体格检查:神志清楚,精神一般,呼吸急促,无烦躁不安,无口唇青紫,无面色苍白,低热。声音嘶哑,可闻及喉鸣音,吸气时可见明显三凹征,咳嗽时可及空空样或犬吠样咳嗽。咽部稍充血,双扁Ⅱ度肿大,无充血,无脓性渗出,陷窝口稍扩大。下咽检查不配合。

(3) 辅助检查:白细胞计数升高,中性粒细胞比例升高。胸片:两肺纹理增多。

3. 鉴别诊断

(1) 气道异物:气道异物可以表现出喉梗阻的症状,并且起病较急,亦多见于小儿。但一般病史询问可有典型的异物呛咳史,或在进食花生、瓜子等食物后出现。影像学检查可见纵隔摆动,肺气肿,肺不张,异物影等表现。

(2) 声带肿物:声带良性肿物如声带小结、声带息肉、乳头状瘤等也可表现为声音嘶哑,但上述病变声音嘶哑病史较长,病程通常超过 3 个月,喉部检查可见相应的声带病变。而急性喉气管炎起病急,多在 1 日至 1 周内出现,可伴有发热,喉部检查主要发现声带充血、肿胀。

(3) 声带运动障碍:声带运动障碍如声带麻痹、喉肌病变、环杓关节炎或环杓关节脱位时,可表现为声音嘶哑。一般可有外伤史、手术史或相关病史。喉部检查可见声带运动障碍,如吸气时患侧声带不能外展,发声时声门不能闭合等。

四、处理方案和基本依据

1. 治疗原则

患儿急性喉气管炎的诊断较明确,并且出现Ⅱ度喉梗阻,应收入病房,给予监护,密切观察患儿血氧、心率、精神、神智等情况,予以吸氧等对症支持,并予抗炎、消肿治疗,可采用雾化、静脉输液等方式。并告知家属相关信息及病情变化可能。

2. 具体处理措施

心电监护,对症吸氧支持,床边备气管插管,定期巡房观察病情。采用糖皮质激素如地塞米松 $0.25\sim0.5$ mg/kg加入抗生素(头孢类)补液中静脉滴注,必要时可先予激素肌注。并采用布地奈德＋异丙托溴铵每日 3 次吸入雾化。完善相关检查,如胸片、血常规、心电图等排除其他疾病或了解并发症情况。

五、要点和讨论

1. 急性喉气管支气管炎的诊断依据

根据病史(急性发作,否认异物呛咳史等)、呼吸情况(空空样咳嗽、喉鸣、吸气性呼吸困难等)可基本确诊。

(1)病史和临床表现:常以声嘶、空空样咳嗽、喉鸣、吸气性呼吸困难等为首要主诉,多为突发性。

(2)查体:患儿通常呼吸急促,吸气时可见三凹征,可闻及喉鸣音,咳嗽时可及空空样声。双肺听诊粗,可及啰音。声带检查可见声带活动好,充血、水肿(小儿通常难以完成声带检查)。

(3)辅助检查:血象通常可见细菌性感染表现。喉镜检查可以明确声带病变,如充血、水肿等(部分患儿行喉镜检查时会引起喉痉挛,加重呼吸困难,因此可酌情进行)。

(4)影像学检查:胸片、胸部 CT 可以排除气道异物等可能;气道三维重建可发现声门部位明显肿胀、狭窄。

2. 治疗措施

(1)积极对症处理:应用激素是缓解急性喉气管炎喉部肿胀的首要措施,应用抗生素也能对局部的感染进行控制。由于局部用药能直接作用于病变区域,因此激素、支扩药物的雾化吸入是一种非常好的选择。

(2)加强监护:由于小儿喉部解剖位置狭小,局部水肿的变化能迅速引起梗阻症状,因此急性喉炎有时病变迅速,易突发严重的呼吸困难。因此,良好的监护、定期巡视、吸氧、床边备气管插管非常必要。同时,应就病情及可能的进展与患儿家属进行良好解释。

(3)完善相关检查:由于小儿喉炎表现为声嘶、呼吸困难,起病急、进展快,而且患儿查体配合度欠佳,并且部分检查会引起小儿惊恐、局部痉挛,加重症状,故有时无法及时完善相关检查。但在病情稳定后,仍需完善血液学、影像学检查,以排除其他疾病可能。

六、思考题

1. 急性喉炎的临床表现有哪些?
2. 喉梗阻如何分度?
3. 急性喉炎的治疗原则是什么?

七、推荐阅读文献

周梁,许庚,王斌全,等.耳鼻咽喉头颈外科学[M].2 版.北京:人民卫生出版社,2010:353 - 355.

(杨　军)

案例 61

慢性喉炎

一、病例资料

1. 现病史

患者,男性,54 岁,因"反复声音嘶哑 5 年加重 3 月"就诊。患者 5 年感冒后声音嘶哑,咳嗽及咽喉部疼痛,就诊当地医院,考虑"急性咽喉炎",给予抗炎对症治疗(具体药物不详),症状好转,后自诉每次"感冒"后或说话过多,即出现声音嘶哑咽喉部疼痛不适,自服"阿莫西林"、"金嗓子喉宝"等药物症状好转,3月前因饮酒过多,再次出现声音嘶哑,喉部剧烈疼痛,就诊当地医院,考虑"慢性喉炎急性发作",予抗炎消肿对症治疗(具体不详),疼痛症状改善,但声音持续嘶哑,现为进一步诊治,就诊我科门诊。病程中,无发热,时有咳嗽,无明显咳痰,无咯血,无呼吸不畅,无心慌胸闷,饮食可,睡眠差,二便正常,体重未见明显减轻。

2. 既往史

既往无手术外伤史,无传染病和慢性疾病史,否认有药物过敏史,有饮酒史 20 年,每天 3 两,吸烟史 20 年,每天 1 包。

3. 体格检查

T 36.6℃, P 70 次/min, R 18 次/min, BP 120 mmHg/86 mmHg。

神志清楚、精神可,皮肤巩膜未见黄染。两肺呼吸音清,未闻及干湿啰音。HR 70 次/min,律齐,各瓣膜区未闻及杂音。腹部平软,未见皮肤瘀斑,未见肠型及蠕动波。肝脾肋下未触及,双下肢无水肿。间接喉镜示喉部黏膜充血肥厚,双侧声带黏膜略肥厚,表明粗糙,运动对侧,会厌及双侧梨状窝未见明显新生物。双侧扁桃体正常,咽部黏膜光滑。双侧外耳道通畅,鼓膜无明显穿孔及充血,标志清,双侧鼻腔黏膜光滑,无脓性分泌物。

4. 辅助检查

喉镜检查提示喉黏膜广泛增厚,杓状软骨处黏膜及杓会厌襞增厚,以杓间区最为显著,声带充血,边缘圆厚,表面粗糙不平,会厌及双侧梨状窝未见明显新生物(见图 61-1)。

二、诊治经过

1. 初步诊断

排除声带小结、息肉及占位性病变,初步诊断慢性喉炎。

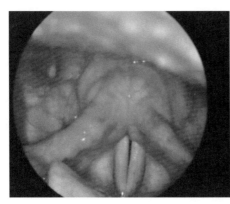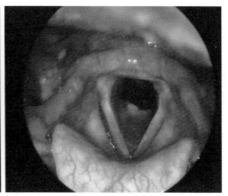

图 61-1　双侧声带慢性充血,边缘圆厚

2. 诊治经过

患者 5 年前感冒后声音嘶哑,咳嗽及咽喉部疼痛,就诊当地医院,考虑"急性咽喉炎",给予抗炎对症治疗(具体药物不详),症状好转,自诉每次"感冒"后或说话过多后,即出现声音嘶哑咽喉部疼痛不适,自服"阿莫西林"、"金嗓子喉宝"等药物症状好转,3 月前因饮酒过多,再次出现声音嘶哑,喉部剧烈疼痛,就诊当地医院,考虑"慢性喉炎急性发作",予抗炎消肿对症治疗(具体不详),疼痛症状改善,但声音持续嘶哑,现为进一步诊治,就诊我科门诊。

三、病例分析

1. 病史特点

(1) 成年男性,感冒后出现,用声过度、感冒后加重。

(2) 有吸烟及饮酒史,睡眠差;病程 5 年。

(3) 间接喉镜示喉部黏膜充血肥厚,双侧声带黏膜略肥厚,表明粗糙,运动对侧,会厌及双侧梨状窝未见明显新生物。

(4) 喉镜检查提示喉黏膜广泛增厚,杓状软骨处黏膜及杓会厌襞增厚,以杓间区显著,声带充血,边缘圆厚,表面粗糙不平,会厌及双侧梨状窝未见明显新生物。

2. 诊断与诊断依据

(1) 诊断:慢性喉炎(肥厚型)。

(2) 诊断依据:①成年男性,感冒及用声多度后出现,有吸烟及饮酒史,睡眠差;②查体喉部黏膜充血肥厚,双侧声带黏膜略肥厚,表面粗糙;③喉镜检查提示喉黏膜广泛增厚,杓状软骨处黏膜及杓会厌襞增厚,以杓间区显著,声带充血,边缘圆厚,表面粗糙不平,会厌及双侧梨状窝未见明显新生物。

3. 鉴别诊断

(1) 声带良性病变:

① 声带小结:多由于用声不当所致。早期主要症状是发声易疲倦和间歇性声嘶,声嘶每当发高音时出现。病情发展时声嘶加重,由沙变哑,由间歇性变为持续性,在发较低调音时也出现。喉镜检查初起时可见声带游离缘前、中 1/3 交界处,发声时有分泌物附着,此后该处声带逐渐隆起,成为明显小结,小结一般对称,也有一侧较大,对侧较小或仅单侧者。

② 声带息肉:主要症状为声嘶,因声带息肉大小、形态和部位的不同,音质的变化、嘶哑的程度也不同。轻者为间歇性声嘶,发声易疲劳,音色粗糙,发高音困难,重者沙哑甚至失声。喉镜检查常在声带游离缘前中份见有表面光滑、半透明、带蒂如水滴状新生物。息肉多呈灰白或淡红色,偶有紫红色,大小如绿豆、黄豆不等。声带息肉一般单侧多见,亦可两侧同时发生。

（2）喉癌前病变：

① 声带白斑和声带角化：患者主要症状有喉异物感，可有声音嘶哑，有时喉痒，剧烈咳嗽可咳出白色角化物质。喉镜下见声带表面或前边缘的前、中三分之一处有表面平整的白色斑片状隆起，或者表面有呈白色点状锥形的突起，范围局限，不易去除，声带运动良好。

② 喉乳头状瘤：儿童者常为多发性，易复发；而发生在成年人者有恶变倾向。成年型者病程发展较缓慢，常见症状为进行性声嘶，肿瘤大者甚至失声，亦可出现咳嗽、喉喘鸣和呼吸困难。儿童型者常为多发性，生长较快，表现为进行性加重的声嘶甚至失声，易发生喉阻塞。喉镜检查可肿瘤呈苍白、淡红或暗红色，表面不平，呈乳头状增生。儿童患者的基底甚广，成人者以单个带蒂较为常见，可发生于声带、室带及声门下区。亦可蔓延到下咽及气管。

（3）喉部恶性病变：

① 喉部恶性肿瘤包括喉鳞状细胞癌、腺癌、基底细胞癌、低分化癌、淋巴瘤等，其中以喉鳞状细胞癌（喉癌）最为常见。

② 喉恶性肿瘤在发病初期也表现为声嘶、喉部不适感，查体可见喉部新生物。

③ 影像学资料可以辅助诊断，明确性质还应行病理学检查。

（4）声带运动障碍：

① 出现支配声带的运动神经发生麻痹、喉肌病变、环杓关节炎或环杓关节脱位时，声带运动能力将不同程度受限，声带将同时发生变位，表现为声嘶。②单侧声带麻痹时，间接喉镜、纤维喉镜或电子喉镜检查可见发生病变的声带运动障碍，吸气时声带不能外展，而健侧声带外展正常，发声时声门仍能闭合；双侧声带麻痹时双侧声带运动受限，出现严重呼吸困难。③根据患者的病史及查体表现可初步明确诊断。

四、处理方案和基本依据

1. 治疗原则

去除病因，改善生活习惯，对症治疗，并可进行言语治疗。

2. 具体治疗措施

（1）去除病因：戒除烟酒、改善工作和生活环境（避免粉尘及有害气体）。

（2）局部抗感染治疗，雾化吸入，必要时加用抗生素和激素雾化。

（3）发声矫治：包括有声练习和发声练习等。

五、要点和讨论

1. 慢性喉炎的诊断依据

一般根据症状及体征可作出诊断，但应考虑鼻、咽、肺部及全身情况，查出病因。对声嘶持续时间较长者，应与喉结核、早期喉癌等鉴别，必要时行硬管喉镜和电子纤维喉镜检查或活检。

（1）病史和临床表现：本病是最常见的喉科疾病之一，主要表现为双侧声带黏膜炎性病变。近年随着人们沟通和语言交流的增多等因素，发病率有增加趋势。临床表现多以不同程度的声音嘶哑为其主要症状，初为间歇性，逐渐加重成为持续性，如累及环杓关节，则在晨起或声带休息较久后声嘶反而显著，但失声者甚少。喉部微痛及紧缩感、异物感等，常做干咳以缓解喉部不适。而慢性萎缩性喉炎以阵发性咳嗽为其主要症状。

（2）查体：①慢性单纯性喉炎：检查可见喉黏膜弥漫性充血，两侧对称。声带失去原有的珠白色而呈浅红色,声带表面常见舒张的小血管,与声带游离缘平行。黏膜表面可见有稠厚黏液,常在声门间形成黏液丝。杓间区黏膜充血增厚,在发音时声带软弱,振动不协调,两侧声带闭合不好。②慢性肥厚性喉炎:除慢性喉炎的表现外,喉黏膜广泛增厚,杓状软骨处黏膜及杓会厌襞常增厚,以杓间区显著,其中央部隆起或呈皱褶,常有稠厚的黏液聚集。声带充血,边缘圆厚,表面粗糙不平,可呈结节状或息肉样。如病变发展至声门下区,两侧声带后端靠拢受阻而出现裂隙。室带亦常肥厚,粗糙不平,有时轻压于声带上,掩蔽声带。③慢性萎缩性喉炎检查可见喉黏膜慢性充血、发干,喉腔增宽,黄绿色脓痂常覆于声带后端、杓间区及喉室带等处,去除后可见喉黏膜呈深红色,干燥发亮如涂蜡状。如喉内肌萎缩,声带变薄、松弛无力,发音时两侧闭合不全,故发声漏气,声音沙哑,说话费力。少数患者气管上端亦显相同病变。继发于萎缩性鼻炎、咽炎者可见鼻腔、咽腔增宽,黏膜干燥。

2. 治疗措施

(1) 慢性单纯性喉炎及慢性肥厚性喉炎:

① 病因治疗:积极治疗鼻炎、鼻窦炎、咽炎、肺部及全身疾病,对发音不当者,可进行发音训练。

② 局部使用抗炎药物。

③ 改变不良的生活习惯,去除刺激因素,包括戒除烟酒、声带休息。

④ 氧气或超声雾化吸入,必要时加用抗生素和地塞米松雾化。

⑤ 理疗:直流电药物离子(碘离子)导入或音频电疗、超短波、直流电或特定电磁波(TDP)等治疗。

⑥ 发声矫治:包括有声练习和发声练习等。

⑦ 如合并有反流性咽喉炎的患者可口服质子泵抑制剂治疗。

⑧ 慢性肥厚性喉炎如果病变重者可酌情考虑手术治疗。

(2) 慢性萎缩性喉炎:应积极寻找病因,进行病因治疗。一般治疗可予碘化钾口服,刺激喉黏液分泌,减轻喉部干燥。蒸气雾化或用含有芳香油的药物,口服维生素 A、E、B_2 等。有痂皮贴附时可在喉镜下湿化后取出。

六、思考题

1. 慢性喉炎的诊断及治疗原则是什么?

2. 诊断慢性喉炎需排除哪些疾病?

七、推荐阅读文献

1. Stein DJ, Noordzij JP. Incidence of chronic laryngitis [J]. Ann Otol Rhinol Laryngol. 2013,122(12):771 - 774.

2. 田勇泉. 耳鼻咽喉头颈外科学[M]. 8 版. 北京:人民卫生出版社,2013:182.

(方　锐)

案例 62
腺样体肥大

一、病历资料

1. 现病史

患者,女性,5岁,因"鼻塞、打鼾一年余"就诊。患儿家长诉患儿1年前无明显诱因下出现睡眠时打鼾,伴张口呼吸,仰卧位明显、侧卧略好转。平时有明显鼻塞。在当地医院诊断为鼻炎给予鼻喷剂等治疗后,患儿打鼾症状较前略好转。近3月患儿打鼾症状较前加重,伴憋气,再次予以鼻喷剂治疗无明显效果,故来我院就诊。患儿家长否认患儿反复急性扁桃体炎发作病史,无耳闷、耳鸣、听力下降等病史。发病以来,患者饮食、睡眠、大小便基本正常,体重无明显变化。

2. 既往史

否认手术外伤史,否认传染病和慢性疾病史,否认药物过敏史。

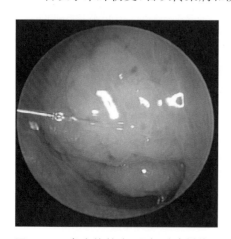

图62-1 鼻内镜检查:吸气时腺样体几乎完全阻塞后鼻孔

3. 体格检查

T 36.7℃,P 90次/min,R 24次/min,BP 100 mmHg/65 mmHg。

神志清楚、对答切题、发音清晰,检查合作,自由体位。皮肤巩膜未见黄染。两肺呼吸音清,未闻及干湿啰音。HR 90次/min,律齐,各瓣膜区未闻及杂音。腹部平软,未见皮肤瘀斑,未见肠型及蠕动波。肝脾肋下未触及,双下肢无水肿,双侧外耳道通畅,双耳鼓膜完整。双侧扁桃体I度大,双侧下鼻甲肿大,中鼻道内少量黏性分泌物。

4. 实验室及影像学检查

(1) 鼻内镜示腺样体肥大(阻塞后鼻孔约4/5),鼻炎(见图62-1)。

(2) 声阻抗提示双侧"A"型曲线。

二、诊治经过

1. 初步诊断

排除中枢神经系统疾病导致打鼾,初步诊断为腺样体肥大。

2. 诊治经过:患儿家长诉患儿1年前无明显诱因下出现睡眠时打鼾,伴张口呼吸,平时有明显鼻

塞。在当地医院按鼻炎给予鼻喷剂等治疗后,患儿打鼾症状较前略好转。患儿近 3 月余打鼾症状较前加重,伴憋气。用药无明显效果。患儿家长因患儿打鼾憋气明显担心缺氧才到专科医院前来就诊。

三、病例分析

1. 病史特点
(1) 儿童患者,发病前无明显诱因。
(2) 夜间睡眠打鼾伴张口呼吸,严重时伴憋气现象,平时有鼻塞。
(3) 病程 1 年余。
(4) 查体和辅助检查:①双侧扁桃体Ⅰ度肿大,略充血。双侧下鼻甲肿大,中鼻道内少量黏性分泌物;②声阻抗提示双侧"A"型曲线。
(5) 影像学检查:鼻内镜示腺样体肥大(阻塞后鼻孔约 4/5),鼻炎。

2. 诊断与诊断依据
(1) 诊断:腺样体肥大。
(2) 诊断依据:①夜间睡眠打鼾伴张口呼吸,严重有憋气,伴鼻塞;②发病年龄 5 岁;③鼻内镜提示腺样体肥大。

3. 鉴别诊断
(1) 先天性脑膜脑膨出:为较为常见的小儿先天性疾病之一,可伴或不伴有颅面及身体其他部位的畸形,阻塞后鼻孔时可有夜间睡眠打鼾表现,但白天也会出现持续性鼻塞,鼻内镜检查及影像学检查可鉴别。
(2) 单纯鼾症:患儿一般有夜间睡眠打鼾,但无明显憋气及张口呼吸,鼻内镜检查可排除腺样体肥大。
(3) 后鼻孔闭锁:较为少见的小儿先天性畸形之一,可单侧或双侧,一般单侧多见,可伴有其他颅面部发育畸形。夜间睡眠时可出现持续性打鼾并张口呼吸,进食时需换气。鼻内窥镜检查及影像学检查可鉴别。

根据上述患者病史特点,进行分析提示腺样体肥大可能性大,可进一步完善耳内镜、PSG 等检查排除中枢性睡眠呼吸暂停综合征。

四、处理方案和基本依据

1. 治疗原则
注意营养,预防感冒,积极治疗鼻炎、鼻窦炎及上呼吸道感染等疾病。保守治疗不佳患儿、出现分泌性中耳炎或颌面发育畸形等并发症的患儿应考虑积极手术治疗。

2. 具体处理措施
患儿长期夜间睡眠打鼾伴有张口呼吸,可导致患儿分泌性中耳炎或颌面发育畸形等,上呼吸道感染导致打鼾症状加重时应积极处理上呼吸道疾病,减轻患儿症状,可短期应用鼻用减充血剂减轻鼻部阻塞并通畅后鼻孔。保守治疗可考虑使用半胱氨酸-白三烯受体拮抗剂减轻淋巴组织增生。

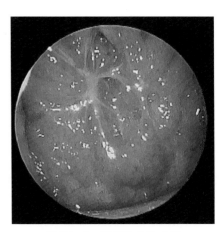

图 62-2　腺样体切除术后

五、要点和讨论

1. 腺样体肥大的诊断依据

根据病史和临床表现,结合口咽部、间接鼻咽镜、鼻咽部触诊、纤维鼻咽镜、鼻咽部 X 线侧位片或 CT 检查结果确诊。

(1) 病史和临床表现:

① 局部症状。鼻部症状:鼻塞为该病的主要症状。如伴有鼻炎、鼻窦炎,可加重鼻塞,同时可有鼻涕等表现。说话时带闭塞性鼻音,睡时发出鼾声,严重者出现阻塞性睡眠呼吸暂停低通气综合征 (OSAHS)。耳部症状:咽鼓管咽口受阻,引起分泌性中耳炎,导致听力减退和耳鸣。咽、喉和下呼吸道症状:因分泌物向下流并刺激呼吸道黏膜,引起咽部不适、阵咳,以及支气管炎性刺激症状。

② 全身症状:主要为慢性中毒、营养发育障碍和反射性神经症状。患儿全身发育和营养状态差,并有睡眠多梦易惊醒、磨牙、反应迟钝、注意力不集中和性情暴躁等表现。

③ OSAHS 相关症状:腺样体肥大是儿童 OSAHS 最常见的病因之一。鼾声过大和睡眠时憋气为两大主要症状,睡眠期张口呼吸、汗多、晨起头痛、白天嗜睡、学习困难等也是常见的症状。

(2) 查体:

① 腺样体面容:由于长期张口呼吸,致使面骨发育发生障碍,颌骨变长,腭骨高拱,牙列不齐,上切牙突出,唇厚,缺乏表情,出现所谓"腺样体面容"。

② 口咽检查:可见口咽后壁有来自鼻咽部的分泌物附着,常伴有腭扁桃体肥大。

③ 前鼻镜检查:鼻黏膜充分收敛后,在部分患儿可见鼻咽部红色块状隆起。

④ 间接鼻咽镜或纤维/电子鼻咽镜以及鼻内镜检查:可见鼻咽顶后壁红色块状隆起,表面多呈橘瓣状,有纵行的沟。该检查可观察后鼻孔的阻塞程度和咽鼓管口的压迫状况。

⑤ 鼻咽部触诊手指触诊,可触及鼻咽顶后壁除柔软组织。

⑥ 鼻咽部 X 线侧位片和 CT 检查:可见鼻咽部软组织增厚。

2. 治疗措施

腺样体肥大并引起睡眠呼吸暂停者为手术适应证,此外伴有反复发作或慢性渗出性中耳炎和鼻窦炎者,应尽早行腺样体切除术。儿童分泌性中耳炎和鼻窦炎与腺样体肥大关系密切,腺样体切除术已成为治疗儿童分泌性中耳炎和慢性鼻窦炎的常规手术。如小儿鼾症患者伴有扁桃体肥大,可与扁桃体切除术同时进行。

六、思考题

1. 腺样体肥大诊断和治疗规范是什么?

2. 腺样体肥大需要哪些检查?

3. 通过本案例的分析你对腺样体手术时机的把握有何认识?

七、推荐阅读文献

周梁,许庚,王斌全,等. 耳鼻咽喉头颈外科学[M]. 2 版. 北京:人民卫生出版社,2010:353 - 355.

(杨　军)

案例 63
声带表皮样囊肿

一、病历资料

1. 现病史

患者,男性,48 岁,因"声音嘶哑、音调低 30 年"就诊。患者声音嘶哑、音调低 30 年,逐渐加重。在当地医院曾给予对症治疗,但是声音嘶哑一直存在,未进一步处理。近一段时间发现与人交流费力,声嘶进一步加重才到专科医院前来就诊。以前未有类似情况发生。发病以来,患者饮食、睡眠、大小便基本正常,体重无明显变化。

2. 既往史

既往无手术外伤史,无传染病和慢性疾病史,否认有药物过敏史。

3. 体格检查

T 36.5℃, P 68 次/min, R 16 次/min, BP 120 mmHg/68 mmHg。

神志清楚、对答切题、发音嘶哑、检查合作、自由体位。皮肤巩膜未见黄染。两肺呼吸音清,未闻及干湿啰音。HR 68 次/min,律齐,各瓣膜区未闻及杂音。腹部平软,未见皮肤瘀斑,未见肠型及蠕动波。肝脾肋下未触及,双下肢无水肿,双侧外耳道通畅,双耳鼓膜淡灰色,无液平。双侧扁桃体Ⅰ度肿大,双侧下鼻甲肿大,中鼻道内少量黏性分泌物。左侧声带见黏膜下有局部淡白色隆起新生物,基底较宽。

4. 辅助检查

(1) 间接喉镜检查:左侧声带见黏膜下有淡白色新生物,基底较宽,发音时声门有缝隙,双侧声带运动正常。

(2) 电子喉镜检查:左侧声带前中部见有淡白色囊性新生物,黏膜表面有小血管增生,基底较宽,发音时声门关闭不严,双侧声带运动正常(见图 63 - 1)。

(3) 动态喉镜检查:双侧声带振动不对称,左侧声带振动幅度明显减小,声带黏膜波减弱。

二、诊治经过

1. 初步诊断

排除声门上及声门下疾病,初步诊断为左侧声带

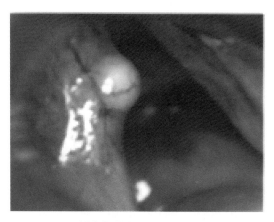

图 63 - 1　左侧声带前中部见有淡白色囊性新生物
(黏膜表面有小血管增生,基底较宽)

囊肿。

2. 诊治经过

声音嘶哑、音调低 30 年,逐渐加重。在当地医院曾给予对症治疗,但是声音嘶哑一直存在,未进一步处理。近一段时间发现与人交流费力,声嘶进一步加重才到专科医院前来就诊。

三、病例分析

1. 病史特点

(1) 成年患者,发病前无明确诱因。

(2) 声音嘶哑、音调低,与人交流费力。

(3) 病程 30 年。

(4) 查体和辅助检查:①左侧声带见黏膜下有局部淡白色隆起新生物,基底较宽;②电子喉镜检查示:左侧声带前中部见有淡白色囊性新生物,黏膜表面有小血管增生,基底较宽,发音时声门关闭不严;③动态喉镜检查:双侧声带振动不对称,左侧声带振动幅度明显减小,声带黏膜波减弱。

2. 诊断与诊断依据

(1) 诊断:左侧声带囊肿。

(2) 诊断依据:①声音嘶哑、音调低 30 年,逐渐加重;②左侧声带见黏膜下有局部淡白色隆起新生物,基底较宽;③电子喉镜检查:左侧声带前中部见有淡白色囊性新生物,黏膜表面有小血管增生,基底较宽,发音时声门关闭不严;④动态喉镜检查:双侧声带振动不对称,左侧声带振动幅度明显减小,声带黏膜波减弱。

3. 鉴别诊断

(1) 声带黏液潴留囊肿:①病史相对较短。②囊肿可在短期内迅速增大而加重嗓音障碍的程度。③鉴别比较困难时,需在手术摘除后行病理检查。

(2) 声带息肉:①多有不良用声习惯,有职业特点,常见于教师、售货员等。②呈红色、淡红色或灰白色水肿型。③单侧或双侧均较常见。

(3) 声带白斑:①声带黏膜表面白色斑片状隆起。②不规则覆有厚角质层的黏膜隆起。③与吸烟、用嗓不当及慢性炎症刺激有关。

(4) 喉部乳头状瘤:①有较特别的外观,表现为声带上的苍白、粉色或暗红色的肿瘤,表面粗糙不平。②多位于一侧或双侧声带表面,也常见于室带、喉前庭或声门下区。③常与乳头状瘤病毒感染有关。

(5) 早期声带癌:①声带表面外突状隆起,表面粗糙。②也可见不规则向声带深层侵润的溃疡,边界不清。③与吸烟、用嗓不当及慢性炎症刺激有关。

根据病史及相关辅助检查可以排除上述疾病。

四、处理方案和基本依据

1. 治疗原则

综合治疗,包括发声训练、嗓音外科手术摘除囊肿等。

2. 具体处理措施

(1) 发声训练:由于存在囊肿病变致使患者以不当的方法进行发声,从而进一步损害嗓音。因此,发声训练目的是消除患者的过度用力发声行为。

（2）手术治疗：选择合适的喉显微外科器械，做声带黏膜外侧微瓣，分离声带黏膜层及声韧带，手术完整摘除囊肿（见图63-2）。如果声带黏膜瓣超过声带全程2/3，建议做声带黏膜瓣对位缝合（见图63-3）。

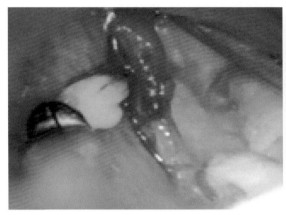 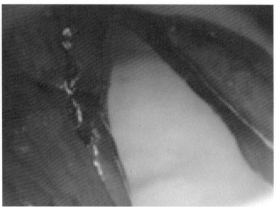

图63-2　完整摘除囊肿　　　　　　　　　　图63-3　声带黏膜瓣对位缝合

五、要点和讨论

1. 声带表皮样囊肿

根据病史和临床表现，结合电子喉镜、动态喉镜检查结果而确诊。

（1）病史和临床表现：病史时间长，声音嘶哑、音调低，发声易疲劳及与人交流费力等。

（2）查体：左侧声带见黏膜下有淡白色新生物，基底较宽，发音时声门有缝隙，双侧声带运动正常。

（3）电子喉镜检查示：左侧声带前中部见有淡白色囊性新生物，黏膜表面有小血管增生，基底较宽，发音时声门关闭不严。

（4）动态喉镜检查：双侧声带振动不对称，左侧声带振动幅度明显减小，声带黏膜波减弱。

（5）声带表皮样囊肿诊断的金标准是囊肿完整切除或按压时有瓷白色液体样物流出。

2. 治疗措施

多数声带表皮样囊肿需要手术，围手术期进行发声训练可以治愈。

（1）发声训练：发声训练目的是消除患者的过度用力发声行为，避免进一步损害嗓音。

① 局部放松训练：重点是颈部和喉部的放松练习。

② 呼吸训练：学习控制和调节呼吸深度、呼气量；高强度发声时，维持膈-腹肌的平衡，保证有效的呼吸支持。

③ 发声"位置"练习：借助于塑料管，发辅音【s】、【ch】，元音【a】、【o】、【i】等，帮助调节和寻找好的发音位置。

④ 起音练习：减少硬起音。

⑤ 音调扩展练习：通过向高音区的滑音练习，增加声带组织的弹性。

（2）嗓音外科：声带表皮样囊肿是嗓音外科的适应证。只有手术摘除囊肿才能达到改善和恢复嗓音的目的。可选择喉显微外科手术器械和激光技术，外科显微手术器械较激光更精细和安全，可减少或避免损伤声韧带。

六、思考题

1. 声带表皮样囊肿诊断和治疗规范是什么?
2. 声带表皮样囊肿一般需要哪些检查?
3. 通过本案例的分析你对声带表皮样囊肿手术有何认识?

七、推荐阅读文献

于萍,王荣光.嗓音疾病与嗓音外科学[M].北京:人民军医出版社,2009.321-324.

（孙广滨）

案例 64
声带小结

一、病历资料

1. 现病史

患者,女性,26 岁,因"间歇性声嘶 2 年,加重呈持续性声嘶 3 月"就诊。患者 2 年前感冒后出现声音嘶哑,开始发声易于疲劳,声嘶时好时坏,多在发高音时出现。无发热、喉痛、呛咳。曾在外院诊断为慢性喉炎,予以黄氏响声丸等药物治疗,效果不明显。近三个月讲话多,声嘶加重,呈持续性,遂来院就诊。发病以来,精神佳,一般情况好,饮食、睡眠、大小便未见异常。

2. 既往史

平素身体健康,工作讲话多。无其他系统疾病,预防接种按计划完成,无食物、药物过敏史,无手术外伤史。

3. 个人及家族史

无烟酒嗜好。父母健在,家族无类似疾病。

4. 体格检查

T 37.0℃, P 80 次/min, R 19 次/min, BP 115 mmHg/75 mmHg。发育正常,营养中等,神志清楚,对答切题,发音嘶哑,自主体位,查体合作。皮肤巩膜无黄染,浅表淋巴结无肿大,双瞳孔等大等圆,光反应灵敏。胸廓对称,饱满,双肺叩清,呼吸音清,未闻及干湿啰音。心界不大,HR 80 次/min,律齐,各瓣膜区未闻及杂音。腹部平软,无抵抗,未见肠型及蠕动波,肝脾肋下未触及,肠鸣音 6 次/min。脊柱四肢无畸形,活动自如,膝腱反射灵敏。双侧外耳道通畅,双耳鼓膜完整、标志清晰,听力好。鼻中隔基本居中,双侧下鼻甲不肿大,中鼻道内未见异常分泌物及肿物,双侧扁桃体Ⅰ度肿大,隐窝口未见异常分泌物。咽后壁淋巴滤泡散在,会厌不红肿,梨状窝对称、无积液。双声带游离缘前、中 1/3 交界处黏膜小突起,色白,光滑,对称。

5. 电子鼻咽喉镜或硬管喉镜检查

硬管喉镜检查提示:双声带游离缘前、中 1/3 交界处黏膜小突起,色白,光滑,对称(见图 64 - 1)。

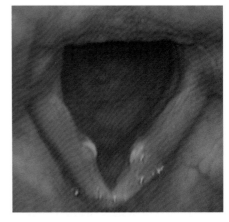

图 64 - 1　双声带缘前、中 1/3 交界处对称性灰白色黏膜小突起

二、诊治经过

1. 初步诊断

声带小结。

2. 诊治经过

患者2年前感冒后出现声音嘶哑,开始发声易于疲劳,声嘶时好时坏,多在发高音时出现。无发热、喉痛、呛咳。曾在外院诊断为慢性喉炎,予以黄氏响声丸等药物治疗,效果不明显。近三个月讲话多,声嘶加重,呈持续性,遂来院就诊。

三、病例分析

1. 病史特点

(1) 青年女性患者,感冒后发病,客服工作,讲话较多。

(2) 间歇性声嘶2年,加重呈持续性声嘶3月。

(3) 查体和辅助检查:双声带游离缘前、中1/3交界处黏膜小突起,色白,光滑,对称。

2. 诊断与诊断依据

(1) 诊断:声带小结。

(2) 诊断依据:①青年女性,讲话较多;②间歇性声嘶2年,加重呈持续性声嘶3月;③硬管喉镜检查提示:双声带游离缘前、中1/3交界处黏膜小突起,色白,光滑,对称(见图64-1)。

3. 鉴别诊断

(1) 声带白斑:

① 多见于成年男性嗜烟酒者,以声嘶为主要表现。

② 喉镜检查:一侧或双侧声带表面白色增生隆起,声带活动多正常(见图64-2)。

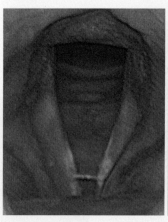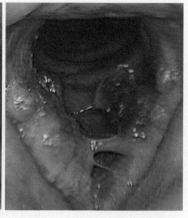

图64-2　双侧声带前部表面及边缘见白色斑片状物　　图64-3　双声带弥漫性增生肥厚,右侧显著,表面见稠厚分泌物及结痂

(2) 慢性喉炎:

① 慢性喉炎的声嘶初为间歇性,后为持续性,禁声或休息后声嘶可缓解。

② 除声嘶外,常有喉部微痛、紧缩或异物感,喜干咳清嗓。

③ 喉镜检查:可见双侧喉黏膜弥漫性慢性充血,较为对称,声带呈浅红色,表面常见扩张小血管、稠厚分泌物等,影响声带闭合(见图64-3)。

（3）声带息肉：

① 较小的声带息肉症状常与声带小结无异，初起发声易疲劳，声嘶呈间歇性，发高音困难。但随着息肉增大，声嘶常加重，甚者完全失音，可有呼吸困难和喘鸣。带蒂下垂的息肉刺激声门下腔可有咳嗽。

② 喉镜检查：多见单侧声带前中份游离缘淡红色、灰白色，表面光滑，带蒂大如绿豆或米粒的新生物；抑或基底较宽的梭形鱼腹样息肉样变；抑或两侧同时发生。带蒂悬垂的巨大息肉，可随呼吸气流上下活动，偶有嵌顿窒息危险（见图64-4）。

（4）喉乳头状瘤：

① 成人喉乳头状瘤大多病程较长，呈进行性声嘶，甚者可失声，并伴有咳嗽、喉喘鸣和呼吸困难。

② 喉镜检查：一侧或两侧声带、室带或声门下灰白或淡红色乳头状新生物，表面不平，单个者可带蒂（见图64-5）。

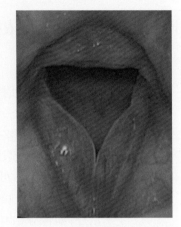

图64-4 双声带膜部全长呈梭形鱼腹样肿胀，基底广

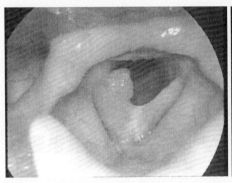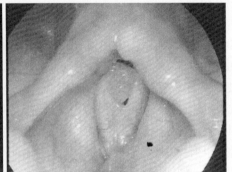

图64-5 喉乳头状瘤的喉镜表现

（5）喉癌：

① 喉癌中年以上男性多见。

② 初起为发声易倦或声嘶，易于忽视。随着病情发展，声嘶呈进行性加重，可有呼吸困难、咳痰带血、咽下困难、喉痛等症状。

③ 喉镜检查：病变主要累及右室带、右喉室及右披裂，致右声带仅显示后1/3，右声带运动受限，左室带增厚，如图64-6所示。

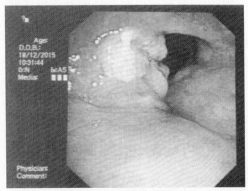

图64-6 喉癌的喉镜表现

④ 影像学检查：喉部增强CT或MRI检查有助于明确肿瘤的范围。

依据病史、体检及辅助检查可以基本排除上述喉部疾病。

四、处理方案和基本依据

1. 治疗原则

以声带休息、发声训练为主，必要时手术。注意纠正不良生活习惯，如烟酒、用声过度等。

2. 具体处理措施

（1）声带休息：建议禁声 2 周以上。经 2～3 周发声休息，声带小结常可变小或消失。

（2）发声训练：建议接受发声训练，忌冷饮和辛辣刺激性食物。由语言疾病学家指导的发声训练，持续 3 个月以上，声带小结常可自行消失。

（3）药物治疗：可口服金嗓散结丸，每次 120 粒，一日 2 次。

（4）手术治疗：如保守治疗 3 个月，声嘶症状明显，声带小结较大者，可考虑行喉显微手术摘除小结。

五、要点和讨论

1. 声带小结的诊断依据

根据病史和临床表现，结合间接喉镜和硬性喉镜检查结果。

（1）病史和临床表现：可能与用声过度和上呼吸道感染有关。声嘶是其主要临床表现，严重程度与小结大小、软硬度密切相关，声带小结越大、越硬，声嘶越显著。

（2）查体：咽后壁黏膜常慢性充血，淋巴滤泡增生。双声带游离缘前、中 1/3 交界处黏膜小突起，色白，光滑，对称；也有声带小结一侧较大，另一侧较小者。

（3）辅助检查：如间接喉镜下无法窥清，可借助纤维或电子喉镜、硬管喉镜、支撑喉镜检查。

（4）病理学检查：声带小结外观呈灰白色小突起，为黏膜上皮局限性棘细胞增生，上皮表层角化过度或不完全角化，继发纤维组织增生、透明样变性，基底细胞增生活跃。

2. 治疗措施

声带小结以保守治疗为主，包括声带休息、发声训练和中药治疗等，如果上述治疗难以奏效，可考虑喉显微手术。

（1）声带休息：发声休息是声带小结的有效治疗方法。经 2～3 周发声休息，声带小结常可变小或消失。如改善不明显，需采取其他治疗手段。

（2）发声训练：发声训练对声带小结有效。由语言疾病学家指导的发声训练，持续 3 个月以上，声带小结常可自行消失。忌冷饮和辛辣刺激性食物是很有必要的。

（3）药物治疗：可口服金嗓散结丸，每次 120 粒，一日 2 次。

（4）手术治疗：声带小结不宜首选手术。如保守治疗 3 个月，声嘶症状明显，声带小结较大者，可考虑行喉显微手术摘除小结。手术切除标本常规送病理检查。

六、思考题

1. 声带小结的诊断和治疗规范有哪些？

2. 声带小结和声带息肉在病理表现上有何异同？

3. 通过本案例分析你对声带小结诊治有何新的认识？

七、推荐阅读文献

1. James B. Snow Jr. P. Ashley Wackym. 耳鼻咽喉头颈外科学喉与支气管食管病学分册[M]. 17 版. 北京：人民卫生出版社,2012:444 - 445.

2. 汪吉宝,孔维佳,黄选兆. 实用耳鼻咽喉头颈外科学[M]. 2 版. 北京：人民卫生出版社,2008: 986 - 993.

（张治军）

案例 65

声带息肉

一、病历资料

1. 现病史

患者,男性,42 岁,因"反复声嘶 3 个月,加重数天"就诊。患者 3 个月前无明显诱因出现声音嘶哑,时好时坏,发声易疲劳,发高音较困难,无发热、喉痛,无气急、呛咳,无咳嗽,未曾诊治。近日声嘶无好转迹象,反而有所加重,呈持续性,遂来我院就诊。发病以来,精神佳,一般情况好,饮食、睡眠、大小便未见异常。

2. 既往史

平素身体健康,无其他系统性疾病,预防接种按计划完成,无食物、药物过敏史,无手术外伤史。

3. 个人及家族史

有烟酒嗜好,吸烟史 20 年,20 支/天。不规律饮酒 20 年,白酒 2 两至半斤/天。父母健在,家族无类似疾病。

4. 体格检查

T 36.8℃,P 78 次/min,R 20 次/min,BP 120 mmHg/80 mmHg。

发育正常,营养中等,神志清楚,对答切题,发音嘶哑,自主体位,查体合作。皮肤巩膜无黄染,浅表淋巴结无肿大,双瞳孔等大等圆,光反应灵敏。胸廓对称,饱满,双肺叩清,呼吸音清,未闻及干湿啰音。心界不大,HR 78 次/min,律齐,各瓣膜区未闻及杂音。腹部平软,无抵抗,未见肠型及蠕动波,肝脾肋下未触及,肠鸣音 5 次/min。脊柱四肢无畸形,活动自如,膝腱反射灵敏。双侧外耳道通畅,双耳鼓膜完整、标志清晰,听力好。鼻中隔基本居中,双侧下鼻甲无肿大,中鼻道未见异常分泌物及肿物,双侧扁桃体 I 度肿大,隐窝口未见异常分泌物。咽后壁淋巴滤泡散在,会厌无红肿,梨状窝对称、无积液。左声带游离缘前、中 1/3 交界处米粒大小新生物,暗红色,带蒂,表面光滑。右侧相应声带缘黏膜稍突起。

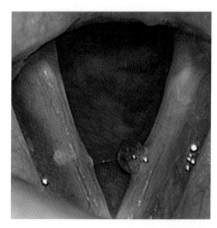

图65-1 左声带缘前、中 1/3 交界处米粒大小暗红色带蒂光滑息肉

5. 电子鼻咽喉镜或硬管喉镜检查

硬管喉镜:左声带游离缘前、中 1/3 交界处米粒大小新生物,暗红色,带蒂,表面光滑。右侧相应声带缘黏膜稍突起(见图 65-1)。

二、诊治经过

1. 初步诊断

左声带息肉。

2. 诊治经过

患者 3 个月前无明显原因出现声音嘶哑，开始呈间歇性，后为持续性，无发热、喉痛，无气急、呛咳，无咳嗽，由于患者自觉无其他不适，危害不大，因而未曾诊治。近日声嘶无好转迹象，反而有所加重，遂来院就诊。

三、病例分析

1. 病史特点

（1）中年男性患者，发病原因不清，有烟酒嗜好。

（2）声嘶 3 月，开始呈间歇性，近日转为持续性。

（3）查体和辅助检查：左声带游离缘前、中 1/3 交界处米粒大小新生物，暗红色，带蒂，表面光滑。右侧相应声带缘黏膜稍突起。

2. 诊断与诊断依据

（1）诊断：左声带息肉。

（2）诊断依据：①中年男性，有烟酒嗜好。②声嘶 3 月，开始呈间歇性，近日转为持续性。③硬管喉镜：左声带游离缘前、中 1/3 交界处米粒大小新生物，暗红色，带蒂，表面光滑。右侧相应声带缘黏膜稍突起（见图 65－1）。

3. 鉴别诊断

（1）声带囊肿：

① 有声嘶或咳嗽，甚者可发生喉阻塞或窒息。

② 喉镜检查：一侧声带缘或表面呈半球形灰白色或微黄光滑肿物（见图 65－2）。

（2）慢性喉炎：

① 慢性喉炎的声嘶初为间歇性，后为持续性，禁声或休息后声嘶可缓解。

② 除声嘶外，常有喉部微痛、紧缩或异物感，喜干咳清嗓。

③ 喉镜检查：可见双侧喉黏膜弥漫性慢性充血，较为对称，声带呈浅红色，表面常见扩张小血管、稠厚分泌物等，影响声带闭合（见图 65－3）。

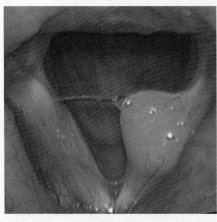 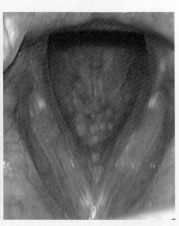

图 65－2　左声带声带中部类球形灰白色光滑囊性肿物　　图 65－3　双侧声带黏膜弥漫性慢性充血

（3）声带小结：

① 声带小结多见于发音不当或发音过度的儿童、教师、歌唱者、商贩等人群。

② 早期表现为发声易疲劳，声嘶呈间歇性，发高音困难，随着病情进展，声嘶变为持续性。

③ 喉镜检查：双侧声带游离缘前、中 1/3 交界处黏膜局限性光滑小突起，灰白色，质地致密。一般两侧对称，或略有差异（见图 65-4）。

（4）喉乳头状瘤：

① 成人喉乳头状瘤大多病程较长，呈进行性声嘶，甚者可失声，并伴有咳嗽、喉喘鸣和呼吸困难。

② 喉镜检查：一侧或两侧声带、室带或声门下灰白或淡红色乳头状新生物，表面不平，单个者可带蒂（见图 65-5）。

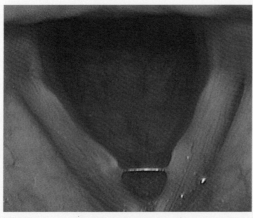

图 65-4　双声带缘前、中 1/3 交界处对称性灰白色黏膜小突起及黏液丝　　图 65-5　左声带前中部灰白色乳头状增生，基底较广，表面不平

（5）喉癌：

① 喉癌中年以上男性多见。

② 初起为发声易倦或声嘶，易于忽视。随着病情发展，声嘶呈进行性加重，可有呼吸困难、咳痰带血、咽下困难、喉痛等症状。

③ 喉镜检查：喉部有菜花样、结节样或溃疡性新生物，声带受限或固定等（见图 65-6）。

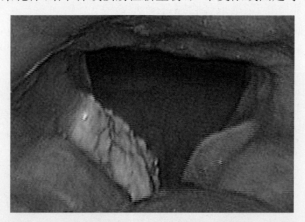

图 65-6　右声带膜部全长灰白色菜花样新生物，表面不平，声带活动受限

④ 影像学检查：喉部增强 CT 或 MRI 检查有助于明确肿瘤的范围。

依据病史、体检及辅助检查可以基本排除上述喉部疾病，最后确诊需依据术后病理诊断。

四、处理方案和基本依据

1. 治疗原则

以手术切除为主,药物为辅。术后注意声带休息,纠正不良生活习惯,如烟酒、用声过度等。

2. 具体处理措施

(1) 手术治疗:经口气管插管,静脉复合麻醉支撑喉镜下声带息肉摘除术。亦可在局麻间接喉镜、纤维或电子喉镜下声带息肉摘除。有条件者还可借助显微镜、CO_2 激光手术。值得注意的是,对于双侧近前联合病变,宜分次手术,以防粘连;手术切除标本均应常规送病理检查,以免误诊和漏诊。

(2) 辅助治疗:术后适当予以糖皮质激素超声雾化吸入,禁声 2 周。注意纠正不良发声习惯,矫治嗓音。

五、要点和讨论

1. 声带息肉的诊断依据

根据病史和临床表现,结合间接喉镜、硬性喉镜或电子鼻咽喉镜检查结果,可临床诊断。确诊有赖于切除标本的病理组织学检查。

(1) 病史和临床表现:可能与用声不当,或某次强烈发声,或上呼吸道感染有关,但大多无确切原因。声嘶是其主要临床表现,严重程度与息肉大小、位置密切相关,轻者间歇性声嘶,发声易疲劳,发高音困难,甚者可失音,呼吸困难,喉喘鸣。

(2) 查体:咽后壁黏膜常慢性充血,淋巴滤泡增生。声带游离缘见有表面光滑、灰白半透明、带蒂如水滴状的新生物,抑或淡红、紫红色,大小如米粒、黄豆或绿豆不等(见图 65-7)。有时一侧或两侧声带游离缘见基底较宽的梭形息肉样变,抑或呈弥漫性肿胀如鱼腹样者。巨大息肉可垂入声门下,抑或随呼吸上下活动,嵌顿声门者有窒息可能。

(3) 辅助检查:如间接喉镜下无法窥清,可借助纤维或电子喉镜、硬管喉镜、支撑喉镜检查。

(4) 病理学检查:声带息肉病理学主要表现在黏膜固有层弹力纤维和网状纤维破坏、间质充血水肿、出血、血浆渗出、血管扩张、毛细血管增生、血栓形成、纤维蛋白物沉着黏液样变性、玻璃样变性和纤维化等。病理可分 4 型:出血型、玻璃样变性型、水肿型及纤维

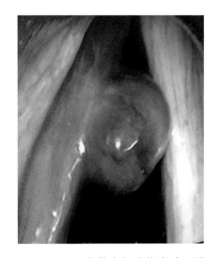

图 65-7　左声带中部边缘半球形紫红色肿物,黄豆大小,表面光滑

型。少数早期的声带癌在外观形态上与声带息肉非常相似,容易造成误诊。切除的息肉均应常规送病理检查。

2. 治疗措施

声带息肉以手术切除为主,必要时辅以糖皮质激素、抗生素及超声雾化吸入治疗等。

(1) 病因治疗:由于确切病因不清,减少声带损伤是必要的,如避免不当和过度发声,防治慢性上呼吸道炎症等。

(2) 行为干预与发声训练:纠正不良发声习惯,积极治疗喉咽反流等。

(3) 手术治疗:声带息肉手术可选择全麻或局麻。可在纤维或电子喉镜、硬管喉镜、支撑喉镜下摘除息肉。喉显微手术切除病变更精准。近年来普遍开展的喉显微 CO_2 激光手术,对广基鱼腹样息肉疗

效更佳。

（4）药物治疗：单纯糖皮质激素、抗生素疗效不佳，仅限于术后短期使用。

六、思考题

1. 声带息肉的诊断和治疗规范有哪些？

2. 声带息肉的病理类型有哪些？

3. 通过本案例分析，你对声带息肉治疗有何体会？

七、推荐阅读文献

1. 汪吉宝. 实用耳鼻咽喉头颈外科学[M]. 2 版. 北京：人民卫生出版社，2008：444.

2. 程雷. 耳鼻咽喉-头颈外科疾病诊断流程与治疗策略[M]. 北京：科学出版社，2008：426 - 429.

3. James B. Snow Jr. P. Ashaley WackymBallenger. 耳鼻咽喉头颈外科学[M]. 17 版. 李大庆主译. 北京：人民卫生出版社，2012：986 - 993.

（张治军）

案例 *66*

喉角化病

一、病历资料

1. 现病史

患者,男性,76岁,因"持续性声音嘶哑4个月"就诊。患者四个多月前,无明确诱因下出现声音嘶哑,伴有咽喉异物感。经休声及服用中成药治疗无好转。声音嘶哑为持续性表现。遂来就诊,经过电子喉内镜检查发现左侧声带有新生物而收治入院。患者发病以来无呼吸困难、无吞咽困难、无唾液及痰中带血、无胃酸反流不适等症状。神志清,精神可,胃纳可,夜眠一般,大小便自解,体重无明显变化。

2. 既往史

既往有长期吸烟及饮酒史。有高血压史,口服降压药控制尚好。无手术外伤史,无传染病史。否认有药物过敏史。

3. 体格检查

T 36.5℃,P 70次/min,R 20次/min,BP 140 mmHg/90 mmHg。

神志清楚,自由体位,检查配合。

耳:双侧鼓膜完整,鼓室无积液。

鼻:双侧鼻道清洁,无新生物。

咽:鼻咽部黏膜光滑,结构对称;口咽部黏膜慢性充血伴血管扩张,双侧扁桃体Ⅰ度肿大、无红肿及新生物;喉咽黏膜光滑无新生物,双侧梨状窝无积液。

喉:喉部黏膜慢性充血;左侧声带前段表面和游离缘均有局限的白色锥形突出物;双侧声带运动正常(见图66-1)。喉体活动度正常。

颈部:双侧颈部未触及异常淋巴结。

4. 实验室及影像学检查

电子喉镜检查显示:左侧声带前1/3段表面及游离缘均有局限的白色圆锥状突起物;白色新生物未累及前联合及后2/3声带;对侧声带无新生物;双侧声带运动正常,但闭合时有缝隙(见图66-1a)。

二、诊治经过

1. 初步诊断

声带角化病(上皮内瘤变可能,恶性肿瘤待排)。

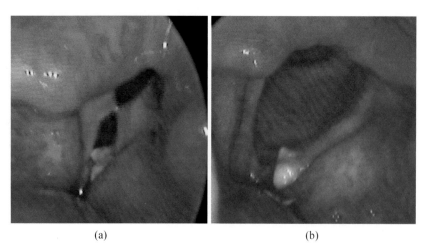

(a)   (b)

图66-1 括双侧声带在内的喉部黏膜均表现为慢性充血;左侧声带前段表面和游
离缘均有局限的白色锥形突出物;双侧声带运动正常。喉体活动度正常

(a)声门闭合有缝;(b)双声带张开图

2. 诊治经过

患者四个多月前,无明确诱因下出现声音嘶哑,伴有咽喉异物感。经休声及服用中成药治疗无好转。声音嘶哑为持续性表现。遂来就诊,经过电子喉内镜检查发现左侧声带有新生物而收治入院。

三、病例分析

1. 病史特点

(1)老年男性。

(2)有吸烟及酗酒史。

(3)持续性轻中度声嘶,病程4月多。

(4)没有呼吸及吞咽困难。

(5)体征:新生物局限在单侧声带前段,呈局限、白色圆锥状突起,未累及声带运动,未触及颈部异常增大淋巴结。

2. 诊断与诊断依据

(1)诊断:声带乳头状角化病(上皮内瘤变低级别)。

(2)诊断依据:

① 病史特点:老年男性,有吸烟及酗酒史。持续性轻中度声嘶,病程4月多。没有呼吸及吞咽困难。

② 新生物的形态特点:新生物局限在单侧声带前段,呈局限、白色圆锥状突起,未累及声带运动,未触及颈部异常增大淋巴结。

③ 病理诊断明确为鳞状上皮乳头状增生,伴部分区域鳞状上皮轻-中度异型增生。如图66-2所示。

3. 鉴别诊断

(1)喉乳头状角化增生与喉乳头状瘤的鉴别:喉乳头状角化增生和喉乳头状瘤的鉴别诊断可以整理归纳如表66-1所示。

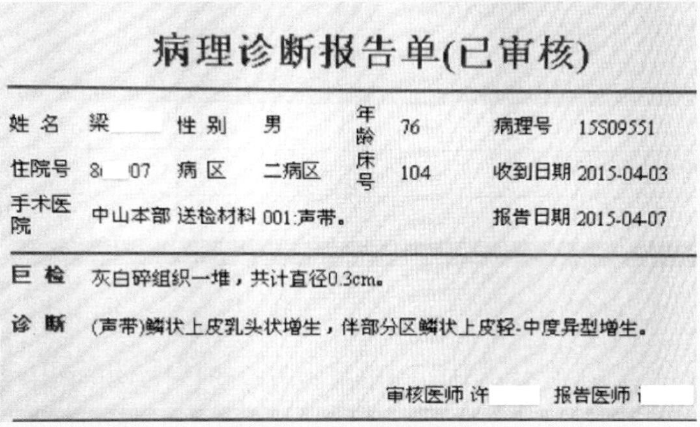

病理诊断报告单(已审核)

姓名 梁　性别 男　年龄 76　病理号 15S09551

住院号 8_07　病区 二病区　床号 104　收到日期 2015-04-03

手术医院 中山本部 送检材料 001:声带。　报告日期 2015-04-07

巨检 灰白碎组织一堆，共计直径0.3cm。

诊断 (声带)鳞状上皮乳头状增生，伴部分区鳞状上皮轻-中度异型增生。

审核医师 许　报告医师

图 66－2　术后病理结果

表 66－1　喉乳头状角化增生与乳头状瘤鉴别诊断

	乳头状角化增生	乳头状瘤
病因	吸烟、酗酒	乳头状瘤病毒感染
发病年龄	多>50 岁	多<5 岁或 20～40 岁
症状	呼吸困难少见	可发生呼吸困难
	病灶小、单个多见	病灶大、成簇多见
体征	白色	灰白色、粉色至红色
	表面尚光滑	表面细颗粒状
	单个乳头状突起	分支状突起、纤维血管轴心
镜下	无挖空细胞	鳞状上皮表层见挖空细胞
	常伴随细胞异形	偶见细胞异形

(2) 喉恶性肿瘤：良性喉肿物的声嘶通常表现为间歇性或持续性。喉恶性肿瘤引起的声音嘶哑往往表现为进行性加重。因为恶性肿瘤进行性生长，累及周围组织，导致声带固定、声带质地改变、发音漏气不断加重。所以，渐进性声嘶持续数月是喉恶性肿瘤的一个典型临床症状。在本病例中，患者表现为持续性声嘶，提示喉新生物生长缓慢，对周边组织的侵袭性弱，符合良性病变的临床表现。

喉恶性肿瘤常会伴有其他一些症状，如痰、唾液中带血、吞咽困难、呼吸困难等。在本病例中，患者均没有以上这些临床表现。

喉肿物的形态对临床医生判断其性质至关重要。良性肿物往往比较局限、边界清晰，肿物表面相对比较光滑、干净，质地感觉并非完全的实质性；相反，恶性肿瘤呈蔓延状生长，与正常组织之间没有明显的界限，表面不光滑易渗血、看上去比较污秽。在本病例中，患者外生型的喉肿物局限于单侧声带的前段，未累及前联合，肿物颜色较白，形状为圆锥形突起(见图 66－1)。

此外，当颈部触诊可及肿大、无痛、质硬、固定的淋巴结时，要高度怀疑喉肿物为恶性肿瘤。在本病例中，患者双侧颈部均未触及异常增大的淋巴结；喉体活动度正常，均不支持喉部恶性肿瘤的表现。

四、处理方案和基本依据

1. 治疗原则

（1）纠正吸烟酗酒等不良生活习惯。

（2）药物治疗。

（3）手术彻底切除病灶。

（4）临床密切随访

2. 具体处理措施

（1）密切随访：有些患者病灶比较小而且局限，表现为声带上小面积的白斑样病灶，而非圆锥状角化突起。对于这样的情况，要与患者充分交流沟通，告知患者病情的各种可能性及转归，在患者同意，且具备随访条件，可以采取密切随访的方式，同时戒除烟酒和刺激性饮食，保持良好的生活习惯，适当用一些中成药。经过以上措施，部分患者的病灶会完全消失。

（2）支撑喉镜下切除新生物：对于范围较广的病灶，在临床体征上又无法确定为单纯的角化增生、癌前病变、原位癌、抑或是早期浸润性癌，因此手术切除病理明确诊断是首选的治疗措施。

喉角化病的手术，虽然彻底清除病灶很重要，但也不能忘记保护嗓音质量，过度切除声带黏膜，甚至声韧带、肌肉都应该避免。患者在全身麻醉后，经口导入支撑喉镜，在显微镜辅助下，既能够清楚地观察病变范围，也能够避免切除不必要的组织。

（3）病理结果决定下一步治疗方案：切除下来的组织送常规石蜡切片病理检查，由病理结果来指导下一步治疗方案。一般轻度、中度的异型增生可以密切随访；而重度异型增生、原位癌、早期浸润癌，都有必要再次手术，目前显微支撑喉镜 CO_2 激光手术切除是主要方法。如果术前制定好周密的手术方案，并与患者及家属充分沟通，有经验丰富的病理医师条件下，也可以考虑术中冰冻切片检查，根据冰冻报告一次性完成根治手术。

在本病例中，手术后病理报告为轻-中度异型增生，因此，可以采取密切随访的策略。

五、要点和讨论

1. 喉角化病、癌前病变及异型增生之间的关系

"喉角化病"只是一个临床诊断。在显微镜下表现为鳞形上皮过度角化伴不同程度的异型增生。不同程度的异型增生是喉角化病、白斑病等喉癌前病变共同的组织学表现。

喉癌前病变（premalignant lesion）在病理上常表现为鳞状上皮增生（hyperplasia）、角化（keratosis）及不同程度（轻-中-重度）的异型增生（dysplasia）。在显微镜下表现为正常的鳞状上皮细胞数目增多（hyperplasia）、过度角化（嗜伊红染色组织比例增高）、角化不全、角化不良等异型上皮结构；同时也有细胞大小不一形态多样、核/浆比增大、核仁大小不一及形态多样、核仁深染、病理性核分裂象等异型上皮细胞。所有的癌前病变在显微镜下的共同特点是：病变未突破基底层；换句话说，异型增生突破基底层就是浸润性癌了。因此，当前的病理界将不同程度的异型增生及原位癌均归类为上皮内瘤变（intraepithelial neoplasia）；轻-中度的异型增生为上皮内瘤变低级别，中-重度异型增生和原位癌为上皮内瘤变高级别。

2. 喉癌前病变的诱因及转归

喉癌前病变主要发生在成人，尤其是在 50 岁以后，男性多于女性。与吸烟、酗酒密切相关。也可能与人类乳头状瘤病毒感染、胃酸反流性疾病、镍、石棉等职业暴露等因素有关。

所谓癌前病变，就是病变有一定的概率会转变为癌。不同临床名称的喉癌前病变其组织学表现均为不同程度的异型增生(在以往通常习惯称为不典型增生)。异型增生的程度分为轻度、中度和重度。如果异型增生局限在上皮基底层以上 1/3 范围内,为轻度;如果异型增生范围超过基底层上 2/3,为重度异型增生;如果介于两者之间为中度异型增生。"上皮异型增生(dysplasia)的程度"是考量病灶癌变风险的指标。此外,恶变的机会还与病灶范围有关,病灶范围越大,恶变机会就越高。

回到这个病例来讲,患者喉肿物表现为白色圆锥状突起,局限在单侧声带的前段,未累及前联合和声带运动(见图 66-1)。作为临床诊断,可以考虑为"声带乳头状角化病";从病理诊断角度,应为"上皮内瘤变低级别"。该患者术后病理为鳞状上皮轻-中度不典型增生(见图 66-2),结合患者的病灶非常局限,所以预后是乐观的。

六、思考题

1. 在没有病理诊断情况下,临床上如何判断喉肿物的良恶性质?

2. 请从病理角度来阐述过度角化、轻度异形增生、中度异形增生、重度异形增生、原位癌、上皮内瘤变这些概念。

3. 请阐述喉角化病的诊治策略。

七、推荐阅读文献

1. 黄选兆.汪吉宝.实用耳鼻咽喉科学[M].2 版.北京:人民卫生出版社,2008.487-488.

2. Paul W. Flint, Bruce H. Haughey, Valerie J. Lund. Cummings Otolaryngology: Head and Neck Surgery [M]. 5th edition. Philadelphia: Mosby Elsevier, 2010.

3. 刘红刚.头颈部病理学[M].北京:北京大学医学出版社,2008:1-32.

(刘丹政 黄新生 周 雷)

案例 67

喉白斑

一、病历资料

1. 现病史

患者,男性,44 岁,因"声音嘶哑 4 个月"就诊。患者 4 个月前因用声过度后开始出现声音嘶哑,伴发音疲劳感、咽喉疼痛、咽部异物感,不伴咳嗽、咳痰,不伴痰中带血、气急、胸闷、呼吸困难、进食梗阻感。在当地医院按照慢性咽喉炎给予对症治疗,服用黄氏响声丸、喉疾灵胶囊等药物治疗,声音嘶哑无明显好转。患者前来我院就诊,门诊查硬管喉镜示:双侧声带白斑样物,右侧声带中段突起。拟诊"双侧声带白斑",建议手术治疗,收住入院。发病以来,患者饮食、睡眠、大小便基本正常,体重无明显变化。

2. 既往史

既往无手术外伤史,无传染病和慢性疾病史,否认有药物过敏史。吸烟史 20 年,每天 10 支左右。

3. 体格检查

T 36.9℃, P 84 次/min, R 20 次/min, BP 125 mmHg/80 mmHg。

神志清楚,精神可,营养一般,发育良好,呼吸平稳,步入病房,查体合作。皮肤巩膜未见黄染,气管居中。颈部未扪及包块。双肺呼吸音清、对称,未闻及干湿啰音,无哮鸣音。HR 84 次/min,律齐,各瓣膜区未闻及杂音。腹壁平软,无压痛及反跳痛。未见肠型及蠕动波。肝脾肋下未触及。四肢无畸形,关节活动自如。生理反射存在,病理反射未引出。口咽慢性充血,双扁桃体不大。间接喉镜检查:会厌光滑,双室带光滑,双侧声带中段白斑样物,闭合时有裂隙。

4. 实验室及影像学检查

喉硬管窥镜:会厌舌面光滑,会厌后面光滑,左室带光滑,右室带光滑,左披裂光滑,右披裂光滑,左声带慢性充血,肥厚,白斑样物,活动好,右声带慢性充血,肥厚,白斑样物,中段突起,活动好。双声带闭合时有裂隙。左梨状窝光滑,右梨状窝光滑。

二、诊治经过

1. 初步诊断

声带白斑。

2. 诊治经过

患者 4 个月前因为用声过度后开始出现声音嘶哑,伴发音疲劳感、咽喉疼痛、咽部异物感,不伴咳嗽、咳痰、痰中带血、气急、胸闷、呼吸困难、进食梗阻感。在当地医院按照慢性咽喉炎给予对症治疗,服用黄氏响声丸、喉疾灵胶囊等药物治疗,声音嘶哑无明显好转,患者前来我院就诊。

三、病例分析

1. 病史特点

(1) 中年男性患者,有吸烟史及用声过度史。

(2) 因为用声过度后开始出现声音嘶哑,伴发音疲劳感,伴咽喉疼痛,伴咽部异物感。

(3) 病程4个月。

(4) 体检和辅助检查:①口咽慢性充血,双扁桃体不大。间接喉镜检查:会厌光滑,双室带光滑,双侧声带中段白斑样物,闭合时有裂隙。②喉硬管窥镜:会厌舌面光滑,会厌后面光滑,左室带光滑,右室带光滑,左披裂光滑,右披裂光滑,左声带慢性充血,肥厚,白斑样物,活动好,右声带慢性充血,肥厚,白斑样物,中段突起,活动好。双声带闭合时有裂隙。左梨状窝光滑,右梨状窝光滑。

2. 诊断与诊断依据

(1) 诊断:声带白斑。

(2) 诊断依据:①用声过度后开始出现声音嘶哑,伴发音疲劳感、咽喉疼痛、咽部异物感。②间接喉镜检查:双侧声带中段白斑样物,闭合时有裂隙。

(3) 喉硬管窥镜:左声带慢性充血,肥厚,白斑样物,活动好,右声带慢性充血,肥厚,白斑样物,中段突起,活动好。双声带闭合时有裂隙(见图67-1)。

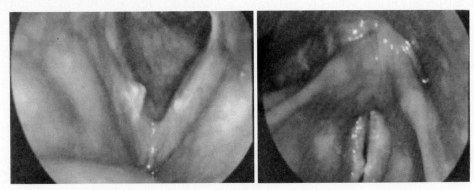

图67-1 双侧声带白斑(双声带慢性充血肥厚,前中段白斑样物,双声带活动好)

3. 鉴别诊断

(1) 声带囊肿:①亦表现为持续声嘶,多无明显用声过度及其他诱因。②查体多见声带表面淡黄色隆起,圆形或椭圆形,较饱满。③术中可见声带黏膜下囊肿样物。

(2) 喉乳头状瘤:①多表现为渐进性声嘶,病程长者可出现呼吸困难。②喉镜下见喉部淡红色或暗红色新生物,表面不平,呈乳头状,多为单发。③术后病理可鉴别。

(3) 慢性肥厚性喉炎:①多表现为持续声嘶,部分患者可伴有咽喉反流症状。②查体无明显新生物,可有双声带慢性充血,肥厚。③部分患者声休及药物治疗后可缓解。

(4) 喉癌(声门型):①初始以声嘶为主要症状,后期可伴痰中带血,呼吸困难,声带固定,颈部包块等症状。②查体可见一侧或双侧声带新生物,表面不光滑,呈乳头状或菜花状。③部分声带白斑患者已有癌变,病理可鉴别。

四、处理方案和基本依据

1. 治疗原则

综合治疗,包括去除致病诱因,去除口腔、鼻窦、扁桃体等病灶,避免局部用刺激性药物。对于久治不愈的可疑病例,建议显微喉镜下去除病变,以及支撑喉镜下行冷冻和激光治疗等。

2. 具体处理措施

(1) 非手术治疗:去除致病诱因,如避免用声过度、戒烟等。因声带白斑系癌前病变,故应定期检查。

(2) 手术治疗:全麻下行显微喉镜声带白斑钳除及激光术。将 CO_2 激光器与手术显微镜耦合。使其激光光束与显微镜的光束同轴,并有红色瞄准光点,能随意调整其方向及灼击部位。故此可用于癌前病变——声带白斑的治疗。

五、要点和讨论

1. 喉白斑的诊断依据

根据病史和临床表现,结合硬管喉窥镜或纤维喉镜结果;必要时做病理活检可确诊。

(1) 病史和临床表现:常有吸烟、用声不当、慢性炎性刺激或维生素缺乏有关。主要临床表现是用声过度后出现声音嘶哑,伴发音疲劳感,可伴咽喉疼痛及咽部异物感。

(2) 查体及喉镜检查:声带表面或其边缘的前、中 1/3 相交部位有表面平整的白色斑片状隆起,范围局限,不易除去,声带活动良好。

(3) 喉白斑的确诊应根据疾病的过程、治疗反应、定期随访观察和反复活检来决定。主要病理变化是喉黏膜上皮增生,并有不全角化,黏膜下组织有轻度增生。

2. 治疗措施

(1) 病因治疗:戒烟戒酒,避免用声过度,去除口腔、鼻窦、扁桃体等病灶,避免环境刺激因素,均衡饮食,适时补充维生素等。

(2) 显微喉镜声带白斑钳除术:在显微喉镜下仔细钳除声带白斑样物。

(3) 支撑喉镜下冷冻及激光治疗:如病变发展较快,可在支撑喉镜下行冷冻或者激光治疗。

(4) 喉裂开术:反复复发的喉白斑患者,可行喉裂开术。

(5) 因喉白斑为癌前病变,可演变为癌,故应密切随访。

六、思考题

1. 喉白斑的诊断?

2. 通过本案例的分析如何选择喉白斑的治疗方式?

七、推荐阅读文献

1. 黄选兆,王吉宝. 实用耳鼻咽喉科学[M]. 北京:人民卫生出版社,1998:496-549.

2. 王正敏. 临床耳鼻咽喉科学[M]. 上海:上海医科大学出版社,1996:55-59.

3. 吴学愚. 耳鼻咽喉科全书:喉科学[M]. 2 版. 上海:上海科学技术出版社,2000:195-197.

4. M. Anniko, Manuel Bernal-Sprekelsen, Patrick J. Bradley. European Manual of Medicine:Otorhinolaryngology, Head and Neck Surgery [M]. Springer-Verlag Berlin and Heidelberg GmbH & Co. K, 2010:461-552.

(王　斌)

案例 68
单侧声带麻痹

一、病历资料

1. 现病史

患者,女性,44岁,因"声嘶,伴发呛咳7个月"就诊。患者7个月前行右侧甲状腺腺瘤切除术后当日出现声嘶,伴发呛咳,饮水时尤甚,伴咳嗽咳痰、胸闷、咽部异物感,无咽部疼痛、痰中带血、呼吸困难。曾服用一些神经营养药物(具体不详),两月后呛咳消失,咳嗽、胸闷有改善,但声嘶症状无变化。为进一步治疗,来我院就诊。门诊硬管喉窥镜检查:双声带表面光滑,左声带活动好,右声带固定于旁正中位,发声时声门缝隙较大,双梨状窝无积液;声学测试示最长发声时间(MPT)2.28 s;嗓音障碍指数(VHI)109分。头颈部和胸部 CT 检查无占位性病变。拟诊为"右声带麻痹",收住入院手术。患者自发病以来,饮食、睡眠、两便基本正常,体重无明显变化。

2. 既往史

除7个月前右侧甲状腺腺瘤切除术外,既往无手术外伤史,无传染病和慢性疾病史,否认药物过敏史,无吸烟饮酒史。

3. 体格检查

T 36.7℃, P 90 次/min, R 24 次/min, BP 100 mmHg/65 mmHg。

神志清楚、对答切题、发音嘶哑,气息声。检查合作,自由体位。皮肤巩膜未见黄染,颈部可见横行的手术瘢痕,甲状腺区无肿块触及。两肺呼吸音清,未闻及干湿啰音。HR 90 次/min,律齐,各瓣膜区未闻及杂音。腹部平软,未见皮肤瘀斑,未见肠型及蠕动波。肝脾肋下未触及,双下肢无水肿。双侧外耳道通畅,双耳鼓膜完整,无积液。双侧下鼻甲稍肿大,中鼻道内无明显分泌物。双侧扁桃体Ⅰ度肿大。间接喉镜下可见双侧声带表面光,左侧声带活动好,右侧声带固定于旁正中位,发声时声门缝隙较大。双侧梨状窝黏膜光滑,无积液。

4. 实验室及影像学检查

(1) 硬管喉窥镜检查:双声带表面光滑,左声带活动好,右声带固定于旁正中位,发声时声门缝隙较大,双梨状窝无积液。

(2) 声学测试:最长发声时间(MPT)2.28 s;基频(F_0)208.94 Hz;基频微扰(Jitter)2.49%;振幅微扰(Shimmer)6.92%。嗓音障碍指数量表(VHI):总分109分(功能35分;生理36分;情感38分)。

(3) 头颈部和胸部 CT 检查:无占位性病变。

二、诊治经过

1. 初步诊断

(1) 右声带麻痹。

(2) 右甲状腺瘤术后。

2. 诊治经过

患者 7 个月前行右侧甲状腺腺瘤切除术后当日出现声嘶,伴有呛咳,饮水时尤甚,伴咳嗽咳痰、胸闷、咽部异物感,无咽部疼痛、痰中带血、呼吸困难。曾服用一些神经营养药物(具体不详),两月后呛咳消失,咳嗽、胸闷有改善,但声嘶症状无变化,为求进一步治疗,遂来我院。

三、病例分析

1. 病史特点

(1) 女性患者,右侧甲状腺手术后立即出现声嘶、呛咳。

(2) 经保守治疗后患者声嘶症状无明显改善。

(3) 病程 7 个月。

(4) 查体和辅助检查:间接喉镜和硬管喉窥镜检查可见双侧声带表面光滑,左侧声带活动好,右侧声带固定于旁正中位,发声时声门缝隙较大,双侧梨状窝无积液。

声学测试:最长发声时间(MPT) 2.28 s。嗓音障碍指数量表(VHI) 109 分。

(5) 头颈部和胸部 CT:无占位性病变。

2. 诊断与诊断依据

(1) 诊断:右声带麻痹,右甲状腺瘤术后。

(2) 诊断依据:①患者右侧甲状腺手术当日出现声嘶、呛咳等症状;②硬管喉窥镜检查可见双侧声带表面光滑,左侧声带活动好,右侧声带固定于旁正中位,发声时声门缝隙较大,双侧梨状窝无积液(见图 68-1)。③声学测试示:最长发声时间(MPT) 2.28 s。嗓音障碍指数(VHI) 109 分(见图 68-2)。④头颈部和胸部 CT 检查无占位性病变。

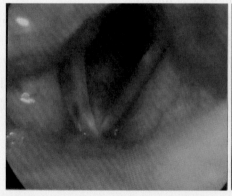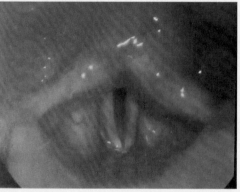

图 68-1 右侧声带麻痹

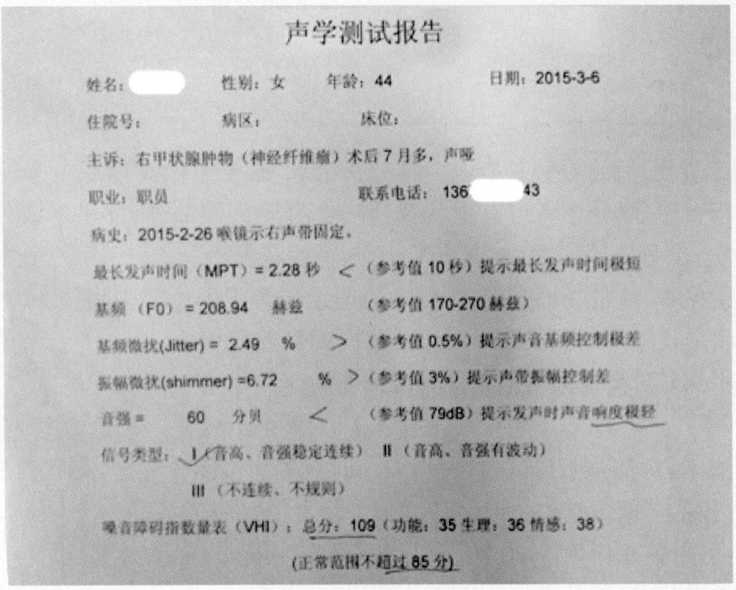

声学测试报告

姓名：　　　　性别：女　年龄：44　　　日期：2015-3-6

住院号：　　病区：　　床位：

主诉：右甲状腺肿物（神经纤维瘤）术后7月多，声哑

职业：职员　　　　　　联系电话：136　　43

病史：2015-2-26喉镜示右声带固定.

最长发声时间（MPT）= 2.28 秒　＜　（参考值10秒）提示最长发声时间极短

基频（F0）= 208.94　赫兹　　（参考值170-270赫兹）

基频微扰(Jitter) = 2.49　%　＞　（参考值0.5%)提示声音基频控制极差

振幅微扰(shimmer) =6.72　%　＞　（参考值3%)提示声带振幅控制差

音强 =　60　分贝　＜　（参考值79dB）提示发声时声音响度极轻

信号类型：I（音高、音强稳定连续）　II（音高、音强有波动）

III（不连续、不规则）

嗓音障碍指数量表（VHI）：总分：109（功能：35 生理：36 情感：38）

（正常范围不超过85分）

图 68 - 2　声学测试

3. 鉴别诊断

（1）环杓关节源性声带麻痹：

① 环杓关节脱位：有经咽喉部的气道、消化道的插管病史。部分患者患侧披裂可红肿。薄层CT有时可见环杓关节脱位。如行喉肌电图检查，喉内肌呈现神经支配的动作电位。

② 环杓关节炎：常合并有风湿性关节炎等自身免疫性疾病或有创伤感染等病史。咽喉部疼痛症状明显，吞咽或说话时加重。患侧杓状软骨区黏膜红肿，触之疼痛，慢性期固定不动。经抗生素或激素治疗症状可缓解。

（2）肌源性声带麻痹：肿瘤、特异性感染等导致的声带麻痹。患者无明显手术史，声嘶症状缓慢发生，渐进性加重。声带表面可见病变或新生物。必要时可行病理学检查。

（3）肿瘤压迫喉返神经所致声带麻痹：患者声嘶症状逐渐出现，无相关手术后立即声嘶的病史。CT或者磁共振检查可在中枢或者迷走/喉返神经路径处发现肿瘤。

根据病史、喉镜检查及相关辅助检查可以排除上述疾病。

四、处理方案和基本依据

1. 治疗原则

声带麻痹患者，首先需寻找病因，主要是排除头颈部和胸腔等部位的肿瘤。治疗上包括病因治疗和对症治疗（声嘶、呛咳）。

2. 具体处理措施

（1）非手术治疗：早期可给予抗病毒、神经营养剂和补中益气类中药。发声训练可单独或作为协同措施改善患者发音状况。

（2）手术治疗：部分声带麻痹患者，对侧声带可代偿，使得发声时双侧声带闭合完全。经保守治疗无效或随访半年以上，声嘶和/或呛咳症状无改善者，可施行声带注射填充术或接近性喉成形术。

五、要点和讨论

1. 单侧声带麻痹的诊断依据

根据病史和临床表现,结合喉镜检查及声学分析结果,必要时做 CT、肌电图等检查。

(1)病史和临床表现:部分患者可有甲状腺、肺、食道等头颈部、胸部手术或外伤史,部分患者患病前有上呼吸道感染史,部分不明原因,出现声嘶、呛咳等症状。

(2)查体和喉镜检查:声带表面光滑,单侧声带固定于旁正中位或中间位。

(3)声学测试示最长发声时间(MPT)明显缩短,VHI 指数升高。

(4)头颈部和胸部 CT 检查可明确或排除占位性病变。

2. 治疗措施

部分声带麻痹患者,对侧声带可代偿,使得发声时双侧声带闭合完全,症状消失。

(1)病因治疗:包括早期抗感染、神经营养剂、去除占位性病变等。

(2)发声训练:可单独或作为协同措施改善患者发音状况。

(3)补中益气类中药:目的是提高肺活量,增强发声能力。

(4)手术治疗:包括声带注射填充术、接近性喉成形术(内移性甲状软骨成形术和杓状软骨内收术)、神经肌蒂手术等。

六、思考题

1. 单侧声带麻痹的病因有哪些? 需做哪些检查?

2. 成年单侧声带麻痹的治疗原则是什么?

3. 通过本案例的分析你对单侧声带麻痹手术时机的把握有何认识?

七、推荐阅读文献

1. 田勇泉. 耳鼻咽喉头颈外科学[M]. 8 版. 北京:人民卫生出版社,2013:186 - 187.

2. 斯诺. Ballenger 耳鼻咽喉头颈外科学[M]. 李大庆译. 北京:人民卫生出版社,2012:1033 - 1042.

3. Pasha R. Neurogenic and Other Vocal Pathologies. Otolaryngology Head & Neck Surgery Clinical Reference Guide 2001 [M]. Chapter 3 Laryngology. P114 - 120.

（魏春生）

案例 69
阻塞性睡眠呼吸暂停低通气综合征

一、病历资料

1. 现病史

患者,男性,48岁,因"睡眠时打鼾10年,加重伴憋气1年"就诊。患者10年前开始出现睡时打鼾,一直未行处理,近1年来患者睡眠打鼾症状明显加重,偶有夜间憋醒、睡觉不能恢复精力、日间极度嗜睡、频繁清晨头痛、注意力和记忆力差、血压升高。同居室人诉其鼾声大,有憋气现象,影响他人睡眠,故督促其前来就诊。发病以来,患者饮食、睡眠、大小便基本正常,体重稍有增加,目前体重指数 28.5 kg/m²。

2. 既往史

既往无手术外伤史,无传染病和慢性疾病史,否认药物过敏史。

3. 体格检查

T 36.7℃, P 90 次/min, R 20 次/min, BP 138 mmHg/72 mmHg。

神志清楚、对答切题、发音清晰,检查合作,自由体位。皮肤巩膜未见黄染。两肺呼吸音清,未闻及干湿啰音。HR 78/min,律齐,各瓣膜区未闻及杂音。腹部平软,未见皮肤瘀斑,未见肠型及蠕动波。肝脾肋下未触及,双下肢无水肿。耳鼻喉科检查:双侧扁桃体Ⅰ度肿大,无充血,舌体较肥大,咽腔较小,双侧舌腭弓、咽腭弓及咽侧索较肥厚,悬雍垂肥大。鼻中隔居中,双下鼻甲肥大。双侧外耳道通畅,双耳鼓膜好。

4. 实验室检查

多导睡眠监测(Polysomnogram,PSG)显示:呼吸暂停低通气指数(Apnea Hypopnea Index,AHI)为 79.4/h,最低血氧饱和度(SaO₂)为 80%,为重度 OSAHS 合并中度低氧血症。

二、诊治经过

1. 初步诊断

阻塞性睡眠呼吸暂停低通气综合征。

2. 诊治经过

患者10年前始出现睡时打鼾,一直未行处理。近一年来,打鼾加重,由于鼾声影响他人睡眠,故前来就诊。

三、病例分析

1. 病史特点

(1) 中年男性患者,肥胖。

（2）睡眠打鼾，有憋气，白天嗜睡。

（3）查体：双侧扁桃体Ⅰ度肿大。

（4）辅助检查：多导睡眠监测显示：呼吸暂停低通气指数为79.4/h，最低血氧饱和度80％。

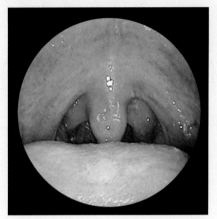

图69-1 口咽部检查

2. 诊断与诊断依据

（1）诊断：阻塞性睡眠呼吸暂停低通气综合征。

（2）诊断依据：

① 患者夜间睡眠打鼾，有憋气，白天嗜睡，注意力和记忆力差、血压升高。

② 查体发现双侧扁桃体Ⅰ度肿大，无充血，舌体较肥大，咽腔较小，双侧舌腭弓、咽腭弓及咽侧索较肥厚，悬雍垂肥大（见图69-1）。

③ 多导睡眠监测显示：呼吸暂停低通气指数为79.4/h，最低血氧饱和度80％。

多导睡眠监测是诊断OSAHS的金标准，监测指标包括下述项目（见图69-2）：

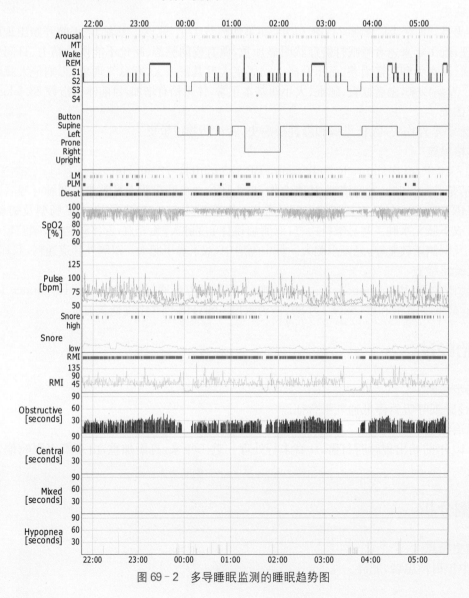

图69-2 多导睡眠监测的睡眠趋势图

　　A. 脑电图、眼动电图和颏下肌群肌电图：用于记录患者的睡眠情况，包含觉醒（Wake）和睡眠。睡眠分为非眼球快速运动睡眠（NREM）和眼球快速运动睡眠（REM）。NREM 阶段可以分 4 期，第 1 期为入睡期（S_1），第 2 期为浅睡期（S_2），第 3 期为中度睡眠期（S_3），第 4 期为深度睡眠期（S_4）。通过统计得出该患者睡眠信息，如表 69-1 所示。该患者睡眠监测时间超过 7 个小时，符合监测需要。

表 69-1　睡眠信息

	S_1	S_2	S_3	S_4	快动眼期	清醒期
时间(min)	32.4 min	359.5 min	24 min	0 min	54.5 min	2.5 min
占总睡眠时间(TST)%	6.90%	76.40%	5.10%	0.00%	11.60%	0.00%

　　B. 胸、腹传感器：用于分析判断呼吸事件，结合口鼻气流可以判断其呼吸暂停或低通气是中枢性还是阻塞性（见下述）。胸、腹传感器还可以判断患者的睡眠体位，主要包括仰卧（Supine）、俯卧（Prone）、左侧卧（Left）和右侧卧（Right）。体位对于 AHI 及 SaO_2 的影响也是显著的，侧卧可以降低 AHI，提高 SaO_2。

　　C. 胫前肌肌电图，用于鉴别不宁腿综合征、周期性腿动。不宁腿综合征夜间腿动（legs movements，LM）频繁，可引起多次睡眠觉醒，导致嗜睡。周期性腿动（periodic legs movements，PLM）常与不宁腿综合征同时存在，频繁的周期性腿动的出现则造成整晚的睡眠质量下降。

　　D. 口鼻气流，用于监测呼吸状态，有无呼吸暂停及低通气。结合胸、腹传感器可以判断其呼吸暂停或低通气是中枢性还是阻塞性：a. 阻塞性睡眠呼吸暂停（hypopnea），是指口鼻气流消失，胸腹式呼吸仍然存在。系因上气道阻塞而出现呼吸暂停，但是中枢神经系统呼吸驱动功能正常，继续发出呼吸运动指令兴奋呼吸肌，因此胸腹式呼吸运动仍存在。b. 中枢性睡眠呼吸暂停（central），指口鼻气流与胸腹式呼吸同时消失。是由中枢神经系统功能失常引起，中枢神经不能发出有效的指令，呼吸运动消失，口鼻气流停止。c. 混合性睡眠呼吸暂停（mixed），是指 1 次呼吸暂停过程中，开始口鼻气流与胸腹式呼吸同时消失，数秒或数十秒后出现胸腹式呼吸运动，仍无口鼻气流。即在 1 次呼吸暂停过程中，先出现中枢性呼吸暂停，后出现阻塞性呼吸暂停。

　　睡眠呼吸暂停是指睡眠过程中口鼻呼吸气流消失或明显减弱（较基线幅度下降 ≥90%），持续时间 ≥10 s。低通气是指睡眠过程中口鼻气流较基线水平降低 ≥30% 并伴 SaO_2 下降 ≥4%，持续时间 ≥10 s；或者是口鼻气流较基线水平降低 ≥50% 并伴 SaO_2 下降 ≥3%，持续时间 ≥10 s。

　　E. 血氧饱和度（SaO_2）：监测与呼吸暂停相关的 SaO_2 变化，SaO_2 是睡眠监测的重要指标。

　　根据 AHI 和 SaO_2 将 OSAHS 分为轻、中、重。如表 69-2 所示。

表 69-2　成人 OSAHS 病情程度分度

	AHI	最低 SaO_2/%
轻度	5～15	85～90
中度	15～30	80～85
重度	>30	<80

　　由于临床上有些 OSAHS 患者的 AHI 增高和最低 SaO_2，降低程度并不平行，目前推荐以 AHI 为标准对 OSAHS 病情程度评判，注明低氧血症情况。如本患者呼吸暂停低通气指数为 79.4/h，最低 SaO_2 为 80.0%，则为重度 OSAHS 合并中度低氧血症。

　　F. 其余的监测指标还有脉搏（pulse），鼾声（Snore）等，用于 OSAHS 的辅助诊断。

3. 鉴别诊断

（1）单纯鼾症：夜间有不同程度鼾症，AHI<5/h，白天无症状。

（2）上气道阻力综合征：夜间可出现不同频度、程度鼾症，虽上气道阻力增高，但 AHI<5 次/h，白天嗜睡或疲劳，试验性无创通气治疗有效支持诊断。

（3）肥胖低通气综合征：过度肥胖，清醒时 CO_2 潴留，$PaCO_2$>45 mmHg，多数患者合并 OSAHS。

（4）发作性睡病：主要临床表现为难以控制的白天嗜睡、发作性猝倒、睡眠瘫痪和睡眠幻觉，多在青少年起病，主要诊断依据为 MSLT 时异常的 REM 睡眠。鉴别时应注意询问发病年龄、主要症状及 PSG 监测的结果，同时应注意该病与 OSAHS 合并的可能性很大，临床上不可漏诊。

（5）不宁腿综合征和睡眠中周期性腿动：不宁腿综合征患者日间犯困，晚间强烈需求腿动，常伴异样不适感，安静或卧位时严重，活动时缓解，夜间入睡前加重，PSG 监测有典型的周期性腿动，应和睡眠呼吸事件相关的腿动鉴别。后者经 CPAP 治疗后常可消失。通过详细向患者及同室睡眠者询问患者睡眠病史，结合查体和 PSG 监测结果可以鉴别。

根据病史、体格检查及相关辅助检查可以排除上述疾病。

四、处理方案和基本依据

1. 病因治疗

纠正引起 OSAHS 或使之加重的基础疾病，如应用甲状腺素治疗甲状腺功能减低等。

2. 一般性治疗

对 OSAHS 患者均应进行多方面的指导，包括：①减肥、控制饮食和体重、适当运动；②戒酒、戒烟、慎用镇静催眠药物及其他可引起或加重 OSAHS 的药物；③侧卧位睡眠；④白天避免过度劳累。

3. 手术治疗

目的在于减轻和消除气道阻塞，防止气道软组织塌陷。选择何种手术方法要根据气道阻塞部位、严重程度、是否有病态肥胖及全身情况来决定。常用的手术方法有以下几种：

（1）扁桃体、腺样体切除术：儿童 OSAHS 患者排出其他病因，可采用扁桃体、腺样体切除术，术后一般能明显解决呼吸暂停低通气症状。此手术也适用于有扁桃体增生的成人患者，但成人患者一般术后短期有效，随着年龄的增长，患者仍然可复发。

（2）鼻腔手术：由于鼻中隔弯曲、鼻息肉或鼻甲肥大引起鼻气道阻塞者，可行鼻中隔成形术，鼻息肉或鼻甲切除，以减轻症状。

（3）舌成形术：由舌体肥大、巨舌症、舌根后移、舌根扁桃体增大者，可行舌成形术。

（4）腭垂、腭、咽成形术：此手术是切除腭垂过长的软腭后缘和松弛的咽侧壁黏膜，将咽侧壁黏膜向前拉紧缝合，以达到缓解软腭和口咽水平气道阻塞的目的，但不能解除下咽部的气道阻塞，因此一定要选好适应证。

（5）正颌外科：正颌外科治疗主要用于因颌骨畸形引起的口咽和下咽部气道阻塞的 OSAHS。

需要说明的是，手术治疗的有效率并不是很高，而且随着患者年龄的增大，患者的 AHI 指数会逐渐升高。

4. 非手术治疗

（1）口腔矫正器：睡眠时佩戴口腔矫治器可以抬高软腭，牵引舌主动或被动向前，以及下颌前移，达到扩大口咽及下咽部，是治疗单纯鼾症的主要手段或 OSAHS 非外科治疗的重要辅助手段之一，但对中重度 OSAHS 患者无效。

（2）无创气道正压通气治疗（CPAP）：是成人 OSAHS 患者的首选治疗方法。此法是目前治疗中重度 OSAHS 最有效的治疗方法,大部分患者通过 CPAP 治疗,都可以达到满意的治疗效果。

　　该患者扁桃体肥大程度较轻,无明显的鼻腔阻塞,加之其担忧手术风险,所以给予 CPAP 治疗,效果满意。

五、要点和讨论

　　1. 阻塞性睡眠呼吸暂停低通气综合征的诊断依据

　　(1) 临床表现:包括打鼾,白天嗜睡,睡眠中发生呼吸暂停,夜尿增多,头痛,性格变化和其他系统并发症等。

　　(2) 多导睡眠监测是诊断 OSAHS 的金标准。监测主要由三部分组成:①分析睡眠结构、进程和监测异常脑电。②监测睡眠呼吸功能,以发现睡眠呼吸障碍,分析其类型和严重程度。③监测睡眠心血管功能、肢体活动等。

　　2. 治疗措施

　　OSAHS 的治疗除侧卧,戒烟酒,肥胖者减重,分为手术治疗和非手术治疗两类。手术治疗是采用外科技术解除上气道(鼻腔-咽腔-喉腔)存在的手术可解除的堵塞因素。非手术治疗包括口腔矫正器和 CPAP。儿童 OSAHS 患者首选扁桃体、腺样体切除术。中重度 OSAHS 成人患者首选经鼻持续气道正压呼吸(CPAP),大部分患者通过 CPAP 治疗,都可以达到满意的治疗效果。

六、思考题

　　1. 阻塞性睡眠呼吸暂停低通气综合征的病情程度如何分度?

　　2. 阻塞性睡眠呼吸暂停低通气综合征的处理方案是什么?

七、推荐阅读文献

　　1. 中华耳鼻咽喉头颈外科杂志编辑委员会,中华医学会耳鼻咽喉头颈外科学分会咽喉学组. 阻塞性睡眠呼吸暂停低通气综合征诊断和外科治疗指南[J]. 中华耳鼻咽喉头颈外科杂志,2009.44(2):95-96.

　　2. 中华医学会呼吸病学分会睡眠呼吸障碍学组,阻塞性睡眠呼吸暂停低通气综合征诊治指南(2011 年修订版)[J]. 中华结核和呼吸杂志,2012.35(1):9-12.

(肖宽林)

案例 70

咽部异物

一、病历资料

1. 现病史

患者,女性,30岁,因"误咽鸡骨后左颈部疼痛1周"入院。患者1周前进食时和他人说笑不慎将鸡骨咽下后咽痛明显,以食物下噎无效,吐出一口血痰。在社区医院行食道钡餐透视检查未见明显异常,按照咽部擦伤给予头孢菌素类抗生素治疗4天后,仍持续有咽部隐痛,口内分泌物增多,影响进食。后至外院电子喉镜检查见左下咽后壁及梨状窝黏膜红肿,未见异物。患者因症状不能缓解而到专科医院进一步就诊。以前未有类似情况发生。发病以来,患者睡眠不佳,只能进少量流质,大小便次数减少。

2. 既往史

既往无手术外伤史,无传染病和慢性疾病史,否认有药物过敏史。

3. 体格检查

T 37.0℃,P 80次/min,R 20次/min,BP 110 mmHg/70 mmHg。

神志清楚、对答切题、发音清晰,检查合作,自由体位。皮肤巩膜未见黄染。两肺呼吸音清,未闻及干湿啰音。HR 90次/min,律齐,各瓣膜区未闻及杂音。腹部平软,未见皮肤瘀斑,未见肠型及蠕动波。肝脾肋下未触及,双下肢无水肿,双侧外耳道通畅,双耳鼓膜形态好。双侧下鼻甲无肿大,中、下鼻道清洁。双侧扁桃体Ⅰ度肿大,口咽部及扁桃体无红肿,会厌无红肿,扁桃体区及舌根未见异物,间接喉镜会厌谷及梨状窝暴露差。

4. 实验室及影像学检查

(1) 硬管喉镜:会厌谷及右侧梨状窝光滑未见异物,左侧梨状窝黏膜充血肿胀,组织拥挤。

(2) 颈部侧位X线片提示左侧喉咽部异物伴感染可能(见图70-1)。

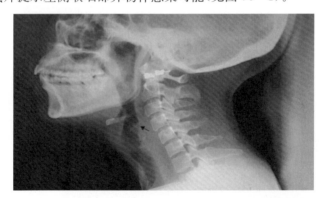

图70-1 颈部侧位X线片:喉咽后壁、披裂及环后区弥漫性软组织肿胀,喉咽部(C_3/C_4间隙水平)见一条状高密度影(箭头所示),长约2 cm

（3）颈部 CT 检查提示左侧喉咽部异物（主要位于梨状窝区）伴炎症感染（见图 70 - 2）。

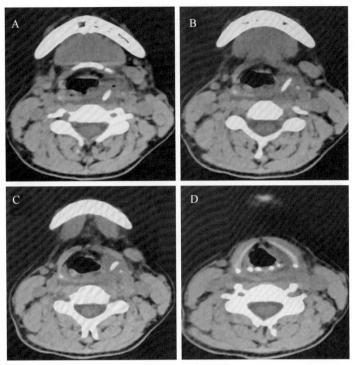

图 70 - 2　颈部 CT：喉咽后壁、左侧壁、左梨状窝、披裂、喉旁间隙弥漫
性软组织增厚，密度较低，边界模糊欠清，涉及咽后间隙；左
侧梨状窝区见一条状高密度异物影，长约 2.0 cm，斜置，周
围见小圆形透亮积气影。下咽腔及咽部软组织内高密度条
状异物影

二、诊治经过

1. 初步诊断

排除咽炎、扁桃体炎、扁桃体周围炎、会厌炎，初步诊断为咽部异物。

2. 诊治经过

患者 1 周前和他人说笑时不慎误咽鸡骨，后感咽痛，以食物下噎无效。在社区医院以咽部擦伤给予
抗感染治疗 4 天，症状无缓解后到专科医院前来就诊。

三、病例分析

1. 病史特点

（1）年轻患者，有明确异物误咽史。

（2）异物误咽后咽痛，口腔分泌物增多，吞咽痛明显，不能进食。

（3）起病急，发病 2 天。

（4）查体和辅助检查：①扁桃体无红肿，会厌无红肿，扁桃体区及舌根未见异物，间接喉镜会厌谷及
梨状窝暴露差。②电子喉镜会厌谷及右侧梨状窝光滑未见异物，左侧梨状窝黏膜充血肿胀、组织拥挤。

（5）颈部侧位 X 线片提示左侧喉咽部异物伴感染可能。颈部 CT 提示左侧喉咽部异物（主要位于
梨状窝区）伴炎症感染。

2. 诊断与诊断依据

(1) 诊断:咽部异物。

(2) 诊断依据:①误咽鸡骨后咽痛 1 周。进食痛明显,口水增多,不能进食。②推动喉体咽痛加剧。③颈部侧位 X 线片提示左侧喉咽部异物伴感染可能。④颈部 CT 提示:左侧喉咽部异物(主要位于梨状窝区)伴炎症感染。

3. 鉴别诊断

(1) 咽部擦伤:①咽痛。有质硬或热烫食物、异物等吞服史。②咽部黏膜有擦伤、肿胀、瘀血、血泡的表现。③抗炎、对症等治疗症状逐渐缓解。

(2) 急性咽炎:①可有乏力、肌肉酸痛、发热等上感症状。②咽痛,空咽时明显。③咽部黏膜充血,表面可有分泌物。咽侧索增生充血。扁桃体表面无分泌物,会厌形态好。

(3) 急性扁桃体炎:①可有疲劳、上感等病史。②咽痛明显,往往伴有发热。③扁桃体充血明显,隐窝口或扁桃体表面有黄白色脓性分泌物。

(4) 扁桃体周围炎周围脓肿:①咽痛通常超过 3 天。吞咽痛明显,口腔分泌物多。②咽痛通常表现为一侧,有抗感染治疗史,且通常效果不佳。③可有张口受限。④扁桃体前上或后上软组织充血肿胀、膨隆。

(5) 急性会厌炎:①咽痛,吞咽痛非常明显,不愿进食。②口咽部无急性炎症表现或口咽部体征无法解释患者剧烈的咽痛。③可有呼吸不畅。④间接喉镜检查会厌舌面充血肿胀明显。

(6) 颈段食道异物:①有异物吞服史。②吞咽痛,疼痛位置较深。③颈根部、胸骨上窝区有压痛。咽部无急性炎症表现,未见异物。梨状窝往往有积液。④食道钡餐透视检查有助排查。

四、处理方案和基本依据

1. 治疗原则

(1) 确定与尽早取出异物:判断有无异物。若有异物,明确异物位置后,尽早采取创伤小的方法取出异物。

(2) 抗感染治疗:有急性化脓感染较重者,先控制感染,待感染局限后择期手术取出异物;感染症状较轻者,可先行异物取出,再行术后抗感染治疗。

(3) 注意营养支持:异物未取前,需禁食,加强静脉补液。需禁食时间长者,鼻饲是有必要的。异物误咽时间较长的患者由于不能正常进食,注意排查血电解质紊乱,及时补充。

2. 具体处理措施

(1) 抗感染治疗:有发热和局部红、肿、热、痛等急性感染等表现者需行有效的抗感染治疗。本例术前感染症状不重,抗感染治疗的同时急诊异物取出,术后继续抗感染治疗 3 天。

(2) 手术治疗:本例患者颈侧位片、颈部 CT 提示咽部有明显高密度异物影,部分凸向咽腔,遂行全麻支撑喉镜+可视内镜下异物取出术(见图 70-3)。术后 1 天复查咽部 CT 检查提示左侧喉咽区异物较前片已取出,现左后侧喉咽软组织肿厚。

(3) 进食:本例咽部创面小,炎症轻。术后静脉补液、禁食 2 天,复查食道碘油透视:"食道无穿孔征象",即改半流质饮食。

(4) 出院:术后抗感染治疗 3 天,经影像学检查提示异物已取出,食道无穿孔征象后出院。出院后嘱继续口服头孢类抗生素 1 周,半流质饮食 1 周。嘱有局部肿痛反复等及时复诊。

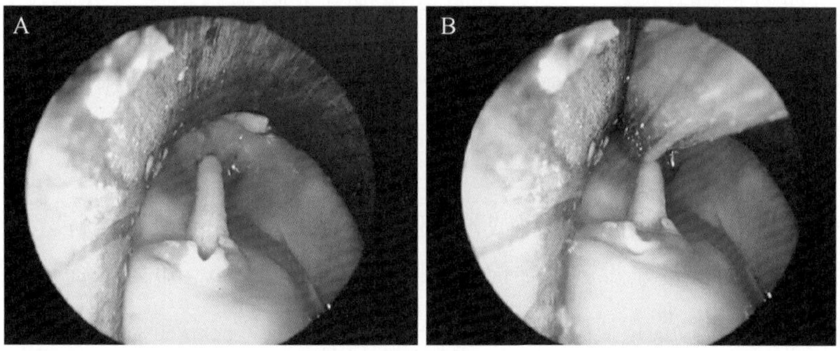

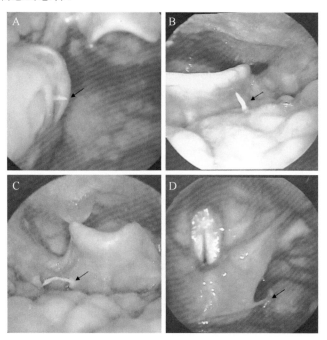

图 70-3 可视内镜下见左侧梨状窝异物,异物后段插入左侧喉咽后壁(A)。异物钳夹持异物,将其前移后取出(B)

五、要点和讨论

1. 咽部异物的诊断依据

根据病史和临床表现,结合内镜检查结果;必要时做颈部侧位 X 线片,或者咽部 CT 扫描而确诊。

(1)病史和临床表现:常有明确异物误咽史,咽痛、吞咽痛明显,常有口水增多、不愿进食等现象。

(2)查体:口咽检查可发现扁桃体区异物;轻压前拉的舌体往往能发现扁桃体下极、后面及舌根等部位的细小异物;间接喉镜检查重点查看舌根、会厌谷、梨状窝及咽后壁和侧壁、扁桃体上极和后面等处异物;下咽异物推动喉体时可有咽痛加剧现象。对于咽部敏感、咽反射明显者,充分的 1% 地卡因咽部表面麻醉非常重要。

(3)硬管喉镜检查:适用于舌体厚、会厌过度上翘及间接喉镜检查舌根、会厌谷、梨状窝等部位(见图 70-4 B～D)暴露不满意的患者。

图 70-4 硬管喉镜检查发现存在于扁桃体(A)、舌根部(B)、会厌谷(C)和梨状窝(D)的鱼刺异物

（4）电子喉镜、纤维喉镜等软镜检查：对于硬管喉镜检查下咽暴露不满意或咽反射明显的患者，可行经鼻-鼻咽软镜检查。

（5）影像学检查：颈部侧位 X 线片或颈部薄层 CT 检查可发现咽部软组织内的异物。食道钡透排除颈段食道异物。

2. 治疗措施

多数咽部异物可在口咽检查时、间接喉镜或硬管喉镜下取出，而无须其他治疗。对于口咽及内镜检查阴性而患者症状明显者，需要进一步影像学检查，排查一些隐匿部位，如会厌谷、梨状窝、环后区等处的异物。

（1）口咽部检查及异物取出术：应用枪状镊可取出扁桃体区、舌体后近舌根的异物。轻压前拉的舌体往往有助于取出扁桃体下极、后面及舌根等部位的细小异物，对于误咽异物 3 天至 1 周以上而口咽部异物感明显的患者尤其需要仔细检查这些部位（见图 70-4 A）。

（2）间接喉镜下异物取出术：患者自行拉舌，术者一手持镜，一手拿咽喉部异物钳可取出舌根、会厌谷、梨状窝及咽后壁和侧壁等处异物。充分的表麻，根据异物长径走行方向选择前—后或左—右开的异物钳对成功取出异物非常重要。

（3）硬管喉镜下异物取出术：硬管喉镜下可较好地暴露舌根、会厌谷、梨状窝等部位异物及扁桃体区细小异物，使用可调节钳唇的异物钳更有助于异物取出。

（4）电子喉镜、纤维喉镜等软镜检查：经鼻-鼻咽软镜适用于下咽暴露不满意或咽反射明显患者的下咽异物取出。操作时需要检查者和异物取出者 2 人相互配合。

（5）支撑喉镜或食道镜下异物取出术：对于硬管喉镜或软镜难以暴露的下咽异物，可行支撑喉镜或食道镜下钳除异物。

（6）颈侧切开异物取出术：对于咽腔内不可见的咽部软组织内异物可考虑行颈侧切开异物取出术。必要时在介入引导下手术寻找异物。

六、思考题

1. 咽部异物的辅助检查手段有哪些，如何选择？
2. 咽部异物手术方式有哪些，各有哪些优缺点？
3. 通过本案例的分析你对咽部异物的处理流程有何认识？

七、推荐阅读文献

1. 田勇泉. 耳鼻咽喉头颈外科学［M］. 8 版. 北京：人民卫生出版社，2013：150.

2. Bennett AM，Sharma A，Price T，et al. The management of foreign bodies in the pharynx and oesophagus using transnasal flexiblelaryngo-oesophagoscopy（TNFLO）［J］. Ann R Coll Surg Engl. 2008 Jan；90（1）：13-6.

3. Li ZS，Sun ZX，Zou DW，et al. Endoscopic management of foreign bodies in the upper-GI tract：experience with 1088 cases in China［J］. Gastrointest Endosc. 2006 Oct；64（4）：485-92.

4. 黄选兆，汪吉宝. 实用耳鼻咽喉科学［M］. 北京：人民卫生出版社，1998：596.

案例 71
喉外伤

一、病历资料

1. 现病史

患者,男性,79岁,因"高处坠落外伤2h、呼吸困难1h"就诊。患者2h前不慎自二楼楼梯踏空滚落至一楼,触地时右侧额部撞击地面,当时致头面部、颈部多处外伤。即时自觉颈部肿胀、颈部咽部异物感,同时有鼻腔出血,出血量少,须臾即止。当时无昏迷,无意识障碍,无恶心呕吐,无视物模糊,无大小便失禁,无肢体活动障碍。家属即将患者救护车送至急诊,期间患者颈部不适、颈部肿胀感逐渐加重,出现胸闷、轻度呼吸困难,有发声声嘶。来院后即行全身多处CT检查,结果示:"右侧额窦前后壁骨折伴气颅,右侧眼眶外侧壁骨折,第3~7颈椎退行性变,颈椎前方血肿形成。右侧甲状软骨骨折。"完善CT检查期间,患者逐渐呼吸困难加重,颈部肿胀明显加重,随即至抢救室予快速经皮穿刺气管切开术,术后患者呼吸困难明显好转,但颈部肿胀感无好转。遂收治入院,诊断为:"颈部血肿、喉外伤、额窦骨折、鼻腔出血"收治入院,进一步治疗。发病以来,患者精神焦虑,食欲下降,大小便正常。

2. 既往史

既往无手术外伤史,无传染病和慢性疾病史,否认有药物过敏史。

3. 体格检查

T 36.5℃,P 78次/min,R 22次/min,BP 116 mmHg/68 mmHg。

神志清楚、对答切题、发音清晰,检查合作,自由体位。皮肤巩膜未见黄染。两肺呼吸音清,未闻及干湿啰音。HR 78次/min,律齐,各瓣膜区未闻及杂音。腹部平软,未见皮肤瘀斑,未见肠型及蠕动波。肝脾肋下未触及,双下肢无水肿。颈部增粗明显,肿胀,局部无明显压痛。头面部及颈部皮肤多处擦伤,无明显裂伤。额部皮下肿胀明显,有压痛,皮肤淤青。双侧鼻腔有较多血块,未见明显活动性出血。咽部无充血,双侧扁桃体无肿大。

4. 实验室及影像学检查

(1) 血常规:Hb 96 g/L,RBC 3.12×10^{12}/L,WBC 14.1×10^9/L,PLT 115×10^9/L。CRP 102 mg/L。

(2) 入院时CT检查:①额骨骨折伴气颅,右侧上颌窦、筛窦积血、鼻骨骨折、右侧眶壁骨折。②左侧放射冠腔隙性梗死灶。③颈椎前及后纵隔巨大血肿,致鼻咽、口咽、喉咽腔闭塞。右侧甲状软骨骨折(见图71-1)。

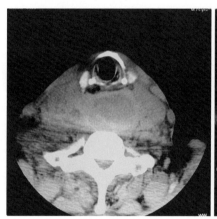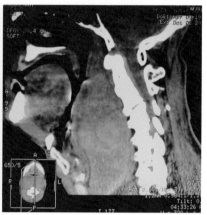

图 71-1　颈部巨大血肿 CT 影像

二、诊治经过

1. 初步诊断

喉外伤、甲状软骨骨折、颈部巨大血肿(椎前及颈部多发巨大血肿)、颌面部外伤(额窦骨折、鼻骨骨折、眶壁骨折)、脑外伤(气颅)、呼吸困难(Ⅲ度喉梗阻)

2. 诊治经过

患者急诊就诊,检查期间呼吸困难逐渐加重,即在抢救室局麻下行经皮穿刺气管切开术,术后呼吸困难好转。但颈部肿胀感无好转,逐渐出现头痛、颈部胀痛等不适。予收治入院后即刻全麻下行颈部血肿清除止血术,术中清理了颈部及椎前巨大血肿,清理血肿约 150 ml,术中发现右侧甲状软骨下结节处骨裂,裂口有活动性出血。椎前间隙内活动性出血,为第 6 颈椎椎体前壁有骨折,骨折裂口内活动性出血。分别予电凝止血后血止。术后患者进重症监护室进一步观察,予抗菌、止血、维持水电解质平衡等治疗。

三、病例分析

1. 病史特点

(1) 老年患者,突发高处坠落外伤,头面部颈部多发外伤,呼吸困难 1 h。

(2) 发病后颈部肿胀及呼吸困难进行性加重,进展迅速,来院后出现Ⅲ度喉梗阻。颈部无开放性裂伤。

(3) 查体和辅助检查:①颈部肿胀明显,呈进行性加重;②血常规显示为贫血,考虑急性失血。

(4) 影像学检查:CT 显示为颈部及椎前间隙巨大血肿,额部、眶壁、鼻骨多处骨折,甲状软骨骨折。

2. 诊断与诊断依据

(1) 诊断:喉外伤、甲状软骨骨折、颈部巨大血肿(椎前及颈部多发巨大血肿)、颌面部外伤(额窦骨折、鼻骨骨折、眶壁骨折)、脑外伤(气颅)、呼吸困难(Ⅲ度喉梗阻)。

(2) 诊断依据:①老年患者,突发高处坠落外伤,头面部颈部多发外伤 2 h,呼吸困难 1 h;②查体发现颈部增粗明显,肿胀,局部无明显压痛。头面部及颈部皮肤多处擦伤,无明显裂伤;③CT 检查显示多发骨折,颈部巨大血肿。

3. 鉴别诊断

（1）开放性喉外伤：①多有颈部直接外伤史，多有锐器喉部外伤史。②颈部有皮肤裂伤，有开放性伤口及出血。③易出现出血性休克，但较少出现颈部进行性血肿。

（2）甲状腺恶性肿瘤：①甲状腺恶性肿瘤随着疾病发展也会出现颈部肿瘤浸润引起的颈部肿胀不适，但病程较长，非外伤引起。②甲状腺恶性肿瘤晚期肿瘤压迫气管会引起呼吸困难，严重者甚至出现Ⅲ度至Ⅳ度喉梗阻。查体颈部肿瘤质地较硬，影像学检查可出现甲状腺肿瘤浸润表现。可有气管长期受压或包绕呈扁平状表现。③颈部肿块一般位于甲状腺水平，较局限，质地硬，非因血肿引起全颈部肿胀。

（3）喉癌：①喉镜可见喉部肿瘤，多呈菜花型，可有溃疡。②起病缓慢，多有逐渐加重声嘶症状。③肿瘤可突破甲状软骨至喉外，影像学 CT 可见骨质侵蚀性破坏。

（4）急性喉水肿：①该病急性起病，为血管神经性水肿，为喉部黏膜松弛处如会厌、杓会厌皱襞等的黏膜下有组织液浸润。喉镜检查可见明显喉部水肿。②该病多有感染性与非感染性之分，感染引起可在病程中有明显的咽喉部肿痛症状，严重者可出现脓肿。非感染性可由变态反应引起或遗传性血管神经性水肿引起。

（5）颈深部感染：①该病多由咽喉部、口腔、呼吸道等的感染源感染颈深筋膜浅层以下的组织引起。多表现为颈深部脓肿。该病多有原发感染，起病迁延，脓肿严重者引起周围组织如气管受压，也可出现呼吸困难症状。②同时该病因感染多引起发热等全身症状，局部疼痛明显。

根据患者病史、体征及客观检查的特点可排除以上疾病。

四、处理方案和基本依据

1. 治疗原则

患者已经Ⅲ度喉梗阻，争分夺秒，改善呼吸。立即局麻下予快速经皮穿刺气管切开术或常规气管气管切开术。随后进手术室全麻下行颈部血肿清创手术。术后抗感染，止血，维持水电解质平衡等治疗。

2. 具体处理措施

（1）解除喉梗阻：患者血肿主要位于椎前间隙，为气管后方，尚有气管切开条件，予快速经皮穿刺气管切开术或常规气管切开术，快速解除呼吸困难的症状。予补液纠正休克、抗菌、止血等治疗，同时吸氧。

（2）手术治疗：气管切开后即至手术室全麻下行颈部血肿清创止血术。手术取颈侧纵向切口，切开皮肤，自右侧胸锁乳突肌前缘分离进入，充分游离胸锁乳突肌并向后牵拉，暴露颈动脉鞘。在颈动脉鞘后方进入椎体前间隙，清理其中巨大血肿，共清理出约 300 ml 血肿（见图 71 - 2）。清理后见第 6 颈椎椎体骨裂，裂口处活动性出血，予电凝止血，血止。术后置放引流，逐层缝合（见图 71 - 3）。

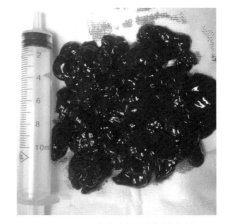

图 71 - 2　手术中清理出的血块

五、要点和讨论

1. 喉外伤的诊断依据

根据病史和临床表现，结合影像学检查结果确诊。

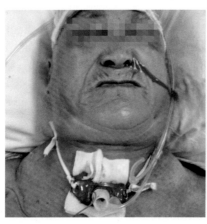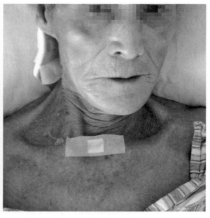

图71-3   患者颈部情况比较:颈部血肿清理术前与清理术后一周比较

（1）病史和临床表现:有外伤史,表现为颈部开放性或闭合性损伤。严重者引起血肿可有呼吸困难。喉部损伤可出现声嘶、咽痛、吞咽痛。

（2）查体:开放性外伤可有反复伤口活动性出血,闭合性外伤可因出现血肿而有颈部肿胀,严重者出现喉梗阻。

（3）影像学检查:颈部CT可明确颈部及喉部损伤程度,明确闭合性外伤出现颈部血肿的位置与程度,如果颈部没有血肿要明确甲状软骨和气管软骨是否有骨折。

2. 治疗措施

喉外伤治疗需争分夺秒,以保证呼吸道通畅与积极止血为首要解决问题。

（1）保证呼吸道通畅。正确的呼吸道处置非常重要,喉外伤时往往气管插管不易成功,并且喉部损伤不明确的情况下贸然插管会加重喉外伤或插入损伤形成的假道。所以条件允许首先考虑气管切开。气管切开后注意维持吸氧,打足气囊,防止血液流入气道,保证气道通畅。

（2）积极止血。开放性喉外伤时候,应急诊室紧急清创,找到出血点,予缝扎、结扎等止血方式止血。对于大血管出血,需紧急压迫,进入手术室全麻后行清创止血手术。对于闭合性喉外伤引起颈部血肿,应及时进入手术室全麻后行清创止血手术。

（3）对于开放性喉外伤出现喉部软骨缺损或离断者,应及时行喉成形术,尽快恢复喉组织结构的完整性,这是治疗成功和预防喉狭窄的关键。

（4）术后综合治疗,包括控制感染(抗生素)、止血、维持水电解质平衡,纠正贫血等。

（5）注意有颅脑、胸腹部等复合伤的患者及时会诊处置。

六、思考题

1. 喉外伤的分类有哪些?
2. 喉外伤出现呼吸困难首选气管插管还是气管切开?
3. 通过本案例的分析你对喉外伤时是否手术以及手术时机的把握有何认识?

七、推荐阅读文献

苏振忠.耳鼻咽喉创伤学[M].北京:人民卫生出版社,2004:412-449.

（龚静蓉）

一、病历资料

1. 现病史

患者,男性,56岁,因"声嘶、咽痛2个月,呼吸困难1个月,加重1周"就诊。患者2月前无明显诱因下出现声嘶,有明显咽喉异物感,有咽喉疼痛,有咳嗽、咳痰,未予医院诊治。近一个月开始出现呼吸困难,逐渐加重,目前安静休息有呼吸困难,活动后加重,平卧时呼吸困难加重。近一周开始吞咽困难明显,不能吞咽硬物,仅能吞咽流质半流质饮食。就诊于外院,喉镜检查示:双侧披裂见菜花状新生物,表面粗糙,双声带固定,声门极小。患者为求进一步诊治,就诊于我院。发病以来呼吸差,纳眠差,长期酗酒,体重有减轻。

2. 既往史

既往无手术外伤史,无传染病和慢性疾病史,否认有药物过敏史。

3. 体格检查

T 36.7℃,P 90次/min,R 28次/min,BP 130 mmHg/75 mmHg。

神志清楚、对答切题、声音嘶哑、检查合作,不能平卧。皮肤巩膜未见黄染。两肺呼吸音清,未闻及干湿啰音。HR 90次/min,律齐,各瓣膜区未闻及杂音。腹部平软,未见皮肤瘀斑,未见肠型及蠕动波。肝脾肋下未触及,双下肢无水肿,双侧外耳道通畅,双耳鼓膜正常,双侧扁桃体Ⅰ度肿大,间接喉镜检查见会厌:舌面光滑,喉面光滑。声带:未窥及。室带:未窥及。披裂:可窥及,双侧可见新生物。声门:未窥及。双侧下鼻甲肿大,中鼻道内少量黏性分泌物。双侧颈部可触及肿大淋巴结,左侧2 cm×2 cm大小,右侧2 cm×2.5 cm大小,活动差。吸气时三凹症明显,伴有喉喘鸣声(见图72-1)。

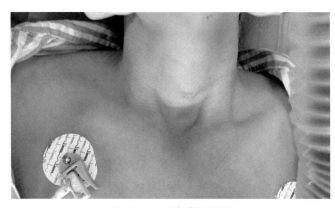

图72-1 吸气期三凹征

4. 实验室及影像学检查

喉镜:双侧披裂见菜花状新生物,表面粗糙,双声带固定,声门极小(见图72-2)。

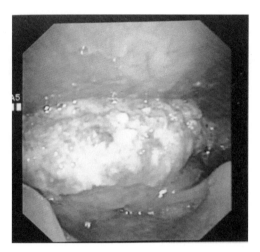

图72-2 喉镜:双侧披裂见菜花样新生物,双声
带固定,声门极小

二、诊治经过

1. 初步诊断

喉阻塞Ⅲ度。

2. 诊治经过

患者2月前无明显诱因下出现声嘶,有明显咽喉异物感,有咽喉疼痛,有咳嗽、咳痰,未予医院诊治。近一个月开始出现呼吸困难,逐渐加重,目前安静休息有呼吸困难,活动后加重,平卧时呼吸困难加重。近一周开始吞咽困难明显,不能吞咽硬物,仅能吞咽流质半流质饮食。就诊于外院,喉镜检查示:双侧披裂见菜花状新生物,表面粗糙,双声带固定,声门极小。患者为求进一步诊治,就诊于我院。

三、病例分析

1. 病史特点

(1) 中老年患者,有长期酗酒史。

(2) 2月前开始出现声音嘶哑,咽喉疼痛,近1月出现呼吸困难。

(3) 病程2个月。

(4) 查体和辅助检查:间接喉镜检查见双侧披裂新生物,声门无法窥视清楚,双颈部可及肿大淋巴结,活动度差,不能平卧,吸气时三凹症明显,伴有喉喘鸣声。

(5) 喉镜检查:双侧披裂见菜花状新生物,表面粗糙,双声带固定,声门极小。

2. 诊断与诊断依据

(1) 诊断:喉阻塞Ⅲ度。

(2) 诊断依据:①2月前出现声音嘶哑,近1月出现呼吸困难。②间接喉镜检查见双侧披裂新生物,声门无法窥视清楚,双颈部可及肿大淋巴结,活动度差,不能平卧,吸气时三凹症明显,伴有喉喘鸣声(见图72-1)。③喉镜检查:双侧披裂见菜花状新生物,表面粗糙,双声带固定,声门极小(见图72-2)。

④喉阻塞根据吸气期呼吸困难的程度分为四度。

Ⅰ度:安静时无呼吸困难表现。活动或哭闹时,有轻度吸气期呼吸困难。

Ⅱ度:安静时也有轻度吸气期呼吸困难,吸气期喉鸣和吸气期胸廓周围软组织凹陷,活动时加重,但不影响睡眠和进食,亦无烦躁不安等缺氧症状。脉搏尚正常。

Ⅲ度:吸气期呼吸困难明显,喉鸣音甚响,胸骨上窝、锁骨上、下窝、上腹部、肋间等软组织吸气期凹陷显著。并因缺氧而出现烦躁不安,不易入睡,不愿进食,脉搏加快等症状。

Ⅳ度:呼吸极度困难。由于严重缺氧和二氧化碳蓄积增多,患者坐卧不安,手脚乱动,出冷汗,面色苍白或发绀,定向力丧失,心律不齐,脉搏细弱,血压下降,大小便失禁等。如不及时抢救,可因窒息、昏迷及心力衰竭而死亡。

3. 鉴别诊断

(1) 呼气期呼吸困难:①病因为小支气管阻塞性疾病,如支气管哮喘,肺气肿等。②呼气运动增强延长,吸气运动稍加强。③无吸气期三凹症,无吸气期喉喘鸣,伴有呼气期哮鸣。

(2) 混合性呼吸困难:①病因为气管中、下段阻塞性疾病,或上、下呼吸道同时有阻塞性疾病,如喉气管支气管炎、气管肿瘤等。②吸气和呼气均有增强。③无明显三凹症,一般不伴明显的声音,除上呼吸道伴有病变者外。

四、处理方案和基本依据

1. 治疗原则

呼吸困难的程度是选择治疗方法的主要依据,该患者为喉阻塞Ⅲ度,并且可能因喉部恶性肿瘤引起,因立即行气管切开术。

2. 喉阻塞的具体处理措施

(1) Ⅰ度:明确病因后,一般通过针对病因的积极治疗即可解除喉阻塞,不必做急诊气管切开术。

(2) Ⅱ度:对症治疗及全身治疗(如吸氧等)的同时积极治疗病因。

(3) Ⅲ度:在严密观察呼吸变化并做好气管切开术准备的情况下,可先试行对症治疗和病因治疗。若经保守治疗未见好转,应及早手术,以免造成窒息或心力衰竭。因恶性肿瘤所引起的喉阻塞,应行气管切开术。

(4) Ⅳ度:立即行气管切开术。若病情十分紧急时,可先行环甲膜切开术。

五、要点和讨论

1. 喉阻塞的诊断依据

根据病史和临床表现,结合体征;喉阻塞的诊断并不困难。

(1) 病史和临床表现:常有炎症、外伤、异物、水肿、肿瘤、畸形、声带麻痹等病史,表现为声音嘶哑,吸气期呼吸困难,吸气期喉喘鸣,可伴有缺氧症状。

(2) 查体:除了原发疾病的体征外,可见吸气期三凹症和吸气期喉喘鸣。

(3) 喉阻塞的诊断一旦明确,首先要判断的是喉阻塞的程度。至于病因,应视病情轻重和发展快慢而定。轻者和发展较难,病程较长者,可做间接喉镜或纤维喉镜检查明确喉部病变情况和声门裂大小。重者和发展较快的,应首先进行急救处理,解除喉阻塞后再做进一步检查。明确病因。做检查时要注意,咽喉部麻醉后分泌物不易咳出,可加重呼吸困难,有诱发喉痉挛的可能,故应做好气管切开的准备。

2. 治疗措施

喉阻塞的诊断一旦明确,应按照不同的喉阻塞分度进行治疗。Ⅰ度:明确病因后,一般通过针对病因的积极治疗即可解除喉阻塞,不必做急诊气管切开术。Ⅱ度:对症治疗及全身治疗(如吸氧等)的同时积极治疗病因。Ⅲ度:在严密观察呼吸变化并做好气管切开术准备的情况下,可先试行对症治疗和病因治疗。若经保守治疗未见好转,应及早手术,以免造成窒息或心力衰竭。因恶性肿瘤所引起的喉阻塞,应行气管切开术。Ⅳ度:立即行气管切开术。若病情十分紧急时,可先行环甲膜切开术。

对于Ⅲ度和Ⅳ度喉阻塞的患者,在解除喉阻塞后应对原发疾病进行治疗。

六、思考题

1. 喉阻塞诊断和分度及治疗原则。
2. 引起喉阻塞的病因包括哪些?
3. 喉阻塞的主要临床表现是什么?

七、推荐阅读文献

1. 田勇泉.耳鼻咽喉头颈外科学[M].8版.北京:人民卫生出版社,2013:202-203.

2. Pasha R. Upper Airway Obstruction. Otolaryngology Head & Neck Surgery Clinical Reference Guide 2001 [M]. Chapter 3 Laryngology. P92-97.

(杜怀栋)

案例 73

支气管异物

一、病历资料

1. 现病史

患儿，男性，2岁，因"误吸花生仁后剧烈咳喘、气促一天余"收治入院。29 h前，患儿在吃花生仁时，忽然哭闹，随即出现呛咳、吸气性喘鸣及呼吸困难等症状，半小时后呼吸困难暂时缓解，家长未予重视，未行任何处理。以后，患儿仍然有阵发性呛咳伴喘鸣，家长感觉患儿可能仍有异物存留，遂来我院就诊。患儿自发病以来，神志清，精神可，大小便无异常。

2. 既往史

患儿顺产出生，无先天性遗传病史。无手术外伤史，无传染病和慢性疾病史，否认有药物过敏史。

3. 体格检查

T 37.7℃，P 152 次/min，R 28 次/min，BP 100 mmHg/64 mmHg。

神志清楚、发音清晰，略显烦躁不安，自由体位。皮肤巩膜未见黄染。轻度呼吸困难，双肺呼吸音减弱，右侧更明显，可闻及湿啰音。HR 152 次/min，律齐，各瓣膜区未闻及杂音。腹部平软，未见皮肤瘀斑，未见肠型及蠕动波。肝脾肋下未触及，双下肢无水肿。专科检查：双侧外耳道通畅，双耳鼓膜标志物清。双侧扁桃体Ⅰ度肿大，双侧鼻腔通畅，无明显分泌物。

4. 实验室及影像学检查

(1) 血常规：WBC 12.5×10^9/L，N♯ 7.6×10^9/L，PLT 195×10^9/L；出凝血时间在正常范围；肝、肾功能在正常范围。

(2) 胸部 X 线透视：有纵隔摆动，呼气时，心脏纵隔向左侧，吸气时，向右侧。

二、诊治经过

1. 初步诊断

右侧支气管异物(花生仁)。

2. 诊治经过

患儿于1天前因误吸花生后出现咳喘、气促。1天前患儿在吃花生仁时，忽然哭闹呛咳，即刻出现呛咳、吸气性喘鸣及呼吸困难等症状，半小时后呼吸困难暂时缓解，家长未予重视，未行任何处理。以后，患儿仍然有阵发性呛咳伴喘鸣，才来我院就诊。

三、病例分析

1. 病史特点

(1) 婴幼儿患者,常常难以自行表述清楚病史,往往靠家长代述有异物误吸史。

(2) 误吸花生仁后一天余,有阵发性咳喘。

(3) 误吸花生仁前一切正常。

(4) 查体和辅助检查:T 37.7℃,轻度呼吸困难,双肺呼吸音减弱,右侧更明显,可闻及湿啰音。血常规:WBC $12.5×10^9/L$, $N_\#$ $7.6×10^9/L$。

(5) 影像学检查:胸部 X 线透视检查,显示有纵隔摆动:呼气时,心脏纵隔移向左侧,吸气时,移向右侧。

2. 诊断与诊断依据

(1) 诊断:右支气管异物。

(2) 诊断依据:

① 误吸花生仁病史,伴有咳喘等临床表现,之前一切正常。

② T 37.7℃,轻度呼吸困难,双肺呼吸音减弱,右侧更明显,可闻及湿啰音;血常规:WBC $12.5×10^9/L$, $N_\#$ $7.6×10^9/L$。

③ 胸部 X 线透视检查,显示有纵隔摆动:呼气时,心脏纵隔移向左侧;吸气时,移向右侧。

④ 胸部 CT 重建显示右侧支气管内有异物。

3. 鉴别诊断

(1) 气管异物:①多为婴幼儿患者,有误吸异物病史。②误吸异物后,即刻发生剧烈咳嗽,憋喘,伴有明显呼吸困难,与支气管异物早期异物进入期症状相似。③查体:呼吸音减弱,有明显的呼吸困难,临床上可以出现典型的异物"拍击音",有的伴有"三凹症"。④气管异物 X 线检查无纵隔摆动,可有肺不张或者肺气肿。

(2) 食道异物:①有误咽异物病史。②吞咽疼痛伴梗阻感为主诉,一般无呼吸困难,异物特别大压迫气道可出现呼吸困难。③影像学检查有食道异物的表现。

(3) 支气管肺炎:①无明显误吸史。②病程较长,查体可闻及两肺啰音。③影像学检查示双肺有阴影。

(4) 其他气道疾病:根据述患者病史特点,进行分析提示支气管异物可能性最大,但也应与气管肿瘤鉴别:

① 儿童气道肿瘤比较少见,一般病程较长,无明显的异物误吸史。

② 有呼吸困难的症状。

③ 影像学检查可显示有占位性表现。

根据患儿病史、体征及客观检查的特点可排除气管异物、食管异物、支气管肺炎及气道肿瘤。

四、处理方案和基本依据

1. 治疗原则

及时确定诊断,尽早取出异物,以保持呼吸道通畅。

支气管异物可在经口直达喉镜暴露声门下导入支气管镜路径,在个别情况下可经气管切开术,导入支气管镜径路取异物。通过支气管镜确实无法取出的异物,可行开胸手术取异物。

2. 具体处理措施

（1）支气管镜检查及异物取出术的麻醉：气管、支气管异物是危及患者生命的危重急症，在紧急情况下，可不用任何麻醉，适合于支气管异物伴有明显呼吸窘迫危及生命者或中小型气管、支气管异物，但无麻下手术，容易加重患儿的氧耗量，加重呼吸功能障碍，易诱发心跳骤停等严重并发症。现多数选择全麻下手术，通过乙醚、γ-羟基丁酸钠静脉复合麻醉等方法，术中采用高频喷射通气（HFJV）是一种安全、有效的通气给氧技术。

（2）支气管镜检查及异物取出术：麻醉生效后，取仰卧头低位，在上切齿垫之软布加以保护，先用侧开直达喉镜挑起会厌，暴露声门，以粗细型号适当的支气管镜于患者吸气时越过声门裂，导入气管内，然后取下直达喉镜，以隆嵴为标志，变化头位，顺势插入到右侧支气管，窥见异物在距隆嵴 1 cm 的右侧支气管内，完全堵塞支气管。将支气管镜镜唇远端接近异物，察看并根据露出可视部分的形状、位置及周围黏膜肿胀情况及空隙，伸入适配的异物钳夹取异物，夹持异物后，缓缓退回支气管远端镜唇内，夹持异物的异物钳连同支气管镜缓缓一起退出。检查花生仁异物有半个绿豆大小，表面不规则。再次插入支气管镜检查，见右侧支气管完全通畅，充分吸引支气管内黏液分泌物后，退出支气管镜。术毕。手术持续 12 min。待患儿麻醉复苏后，安返病房。

（3）术后处理：间断经鼻给氧，抗生素＋激素静脉滴注 2 天。复查血常规：WBC 9.2×10^9/L，$N_\#$ 5.1×10^9/L。其他生命体征均正常。痊愈出院。住院 3 天。

五、要点和讨论

1. 支气管异物的诊断依据

根据病史和临床表现，结合影像学检查结果；必要时做支气管镜检查而确诊。

（1）病史和临床表现：婴幼儿患者，有误吸异物病史。误吸花生仁一天余、并伴有咳喘，之前一切正常。

（2）查体：T 37.7℃，轻度呼吸困难，双肺呼吸音减弱，右侧更明显，闻及湿啰音。血常规：WBC 12.5×10^9/L，$N_\#$ 7.6×10^9/L。

（3）影像学检查：胸部 X 线透视检查显示有纵隔摆动：呼气时，心脏纵隔移向左侧，吸气时，移向右侧。

根据以上病史、体检及医学影像检查，诊断确立。

误吸气管、支气管异物的种类很多，大致可以分为四类：植物类、动物类、金属类、矿物类、化学类等。

根据异物停留在支气管内时间和堵塞程度，可发生如下病理改变：

① 不全阻塞：异物较小，刺激性较小，反应较轻，时间短。此时，支气管虽然变窄，但吸气时仍可进气，但呼气受阻，远端肺叶出现阻塞性肺气肿，如图 73-1 所示。

② 完全阻塞：异物较大，刺激性大，反应严重，时间长。此时支气管完全阻塞，远端肺叶空气逐渐吸收，导致阻塞性肺不张。病程长可导致引流受阻，导致发炎和脓疡，如图 73-2、图 73-3 所示。

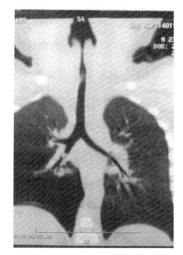

图 73-1　气道异物的 CT 重建表现

③ 支气管异物的早期症状同气管异物，当异物刚刚误吸入气管时，异物随呼吸气流上下活动，即刻出现剧烈呛咳，憋气及不同程度的呼吸困难，之前一切正常。在一段时间以后，异物落入支气管内，活动相对减少，咳嗽症状可减轻，会造成假象，常被患儿家长们忽视，以为平安无事了，这是延误诊治的主要原因。

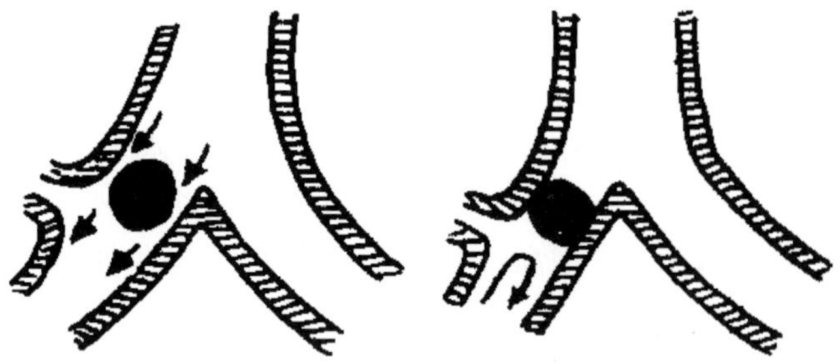

| (1) 吸入(口径增宽) | (2) 呼出(口径缩小) | (1) 吸入 | (2) 呼出 |

图 73-2 不完全阻塞至阻塞性肺气肿　　　　　　图 73-3 完全阻塞至阻塞性肺不张

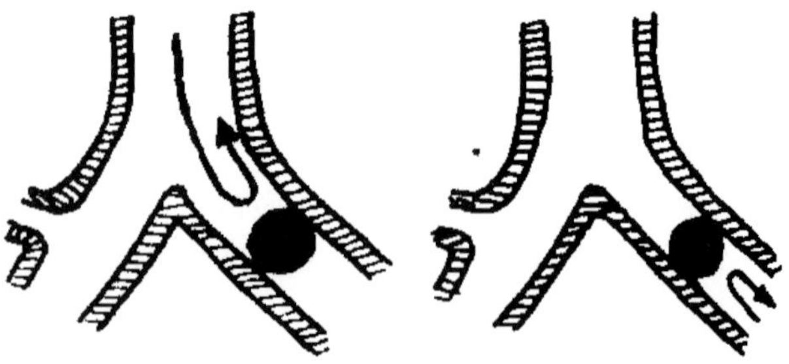

确定诊断非常重要。对于有明确异物误吸病史的,通过典型的临床症状体征和影像学获得证据不难。对于病史不详者不能放松警惕,经过临床抗感染治疗无效,反而加重者,必须想到需除外支气管异物。由于异物种类不同、异物大小各异、误吸时间长短、异物落入部位及个体反应均有差异,应该因人而异,个体化评估和制订诊治措施。影像学可以直接或间接获得异物证据,有纵隔摆动时可以确诊,没有纵隔摆动不能完全排除异物,有的小异物可以暂时不出现一侧支气管完全阻塞,因此,支气管镜检查是最后确诊和唯一的治疗方法。

2. 支气管异物的治疗措施

治疗原则:及时诊断,尽早取出,分秒必争,因地制宜。

(1) 气管异物:可采用黏膜表面麻醉,慎用全麻,术前最好禁食 4 h,若情况紧急,无须禁食,用直接喉镜挑起会厌,直视暴露的声门,插入气管鳄鱼嘴异物钳,采用"守株待兔"法钳取,直接喉镜大小根据年龄而异。须当机立断,稳、准、快地钳取。

(2) 支气管异物:用直接法或侧开直接喉镜引导的间接法导入硬性支气管镜,根据年龄大小选用口径适配的支气管镜。

操作步骤:插入支气管镜后,视隆嵴为标志,缓缓进入支气管,检查右侧时,头偏左;检查左侧时,头偏右。发现异物时,顶住异物,找到异物最大直径和与支气管黏膜壁的缝隙。然后将支气管镜稍稍后退,用适配的异物钳环抱夹持;须夹住异物多半,向外钳取。如异物较硬较大,可将其钳碎裂后,分次钳取。如异物滞留时间较长,炎症反应明显者,应先行抗感染治疗,控制炎症;有肉芽的,可用蘸有 0.1% 肾上腺素溶液的小棉球充分止血,再取异物。取出异物后,需用足量抗生素和激素。密切观察呼吸,注意喉水肿。

六、思考题

1. 气管支气管异物的诊断和鉴别诊断?
2. 确定支气管异物诊断需要做哪些检查?
3. 气管异物手术处理原则和注意事项?
4. 支气管异物手术处理原则和注意事项?

七、推荐阅读文献

孔维佳. 全国高等学校统编供 8 年及 7 年临床医学专业教材:耳鼻咽喉头颈外科学[M]. 2 版. 北京:人民卫生出版,2010:509-514.

(葛荣明)

案例 74
食管异物（鱼骨刺）

一、病历资料

1. 现病史

患者，女性，45 岁，因"喉咙下部疼痛，吞咽加重 2 天"就诊。患者口内有多个义齿，2 天前因误食鱼骨刺后，开始出现喉咽梗阻刺痛感，伴吞咽疼痛加重。自行试图吞醋、吞咽饭团均无效，反而疼痛位置下移。临床检查：无发热、咳嗽、咳痰、咯血、胸痛，无腹痛、腹泻、黑便。间接喉镜检查：口咽及喉咽部未见异物。行食管钡絮造影检查：显示 C_7T_1 水平有高密度钡絮倒挂影。颈部 CT 扫描并三维重建：可见食管入口内有一 L 形高密度影，两头尖锐，长度 25 mm，宽度 3 mm。患者难以进食饮水，睡眠欠佳、大小便基本正常，体重无明显变化。

2. 既往史

既往健康。无手术外伤史，无传染病和慢性疾病史，否认有药物过敏史。

3. 体格检查

T 36.7℃，P 82 次/min，R 21 次/min，BP 120 mmHg/84 mmHg。

神志清楚、痛苦面容、对答切题、发音清楚、检查合作。皮肤巩膜无黄染。两肺呼吸音清晰，未闻及干性湿性啰音。HR 82 次/min，律齐，各心脏瓣膜区未闻及杂音。腹部平软，未见皮肤瘀斑，未见肠型及蠕动波。肝脾肋下未触及，双下肢无水肿。

专科检查：双侧外耳道通畅，双耳鼓膜正常，听力正常。双侧腭扁桃体不肿大，双侧鼻腔通畅，下鼻甲无肥厚，中鼻道无明显分泌物。间接喉镜检查：喉咽部黏膜灶状充血，会厌无红肿，抬举良，披裂及声带运动对称，闭合及发音良好；双侧梨状窝有唾液积聚；喉咽部未见异物。

4. 实验室及影像学检查

（1）血常规结果显示：WBC 6.5×10^9/L，$N_\sharp$ 6.8×10^9/L，PLT 130×10^9/L，出凝血时间在正常范围；肝、肾功能在正常范围。

（2）食管钡絮造影检查提示：食管絮剂通过欠畅，相当于颈 6 水平有高密度钡絮倒挂影，动态吞咽动作观察钡絮仍可见（见图 74-1）。

（3）颈部 CT 并三维重建：可见食管入口内有一点状高密度影（见图 74-2）。

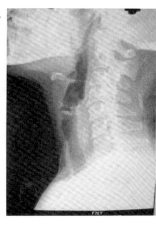 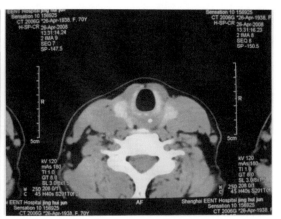

图 74 - 1 食道异物的钡絮 　　图 74 - 2 　食道异物的CT影像
造影 X 线片

二、诊治经过

1. 初步诊断
排除咽喉部其他疾病，食管异物（鱼骨刺）。

2. 诊治经过
患者误食鱼骨后开始出现吞咽疼痛梗阻感有 2 天，并伴吞咽疼痛加重。当时患者曾自行吞醋，饭团等均无济于事，反而使疼痛下移加重，未采取其他治疗措施，因为进食饮水困难才来医院就诊。在此之前未做其他处理。

三、病例分析

1. 病史特点
（1）患者女性，口内有多个义齿，有误食鱼骨史。
（2）病程 2 天，未经检查治疗。
（3）误食鱼骨后开始出现咽喉疼痛梗阻感，自行试图吞醋、吞饭团均无济于事，反而疼痛位置下移。
（4）查体和辅助检查：①间接喉镜见喉咽部黏膜充血，未见异物；②双侧梨状窝有唾液积聚，未见异物。
（5）影像学检查：食管钡絮检查提示：絮剂通过欠畅，有钡絮倒挂影，动态观察钡絮存留食管入口内。颈胸部 CT 并三维重建常有助于发现异物形态和定位。

2. 诊断与诊断依据
（1）诊断：食管异物（鱼骨刺）。
（2）诊断依据：①病史：误食鱼骨刺后才出现喉咽疼痛梗阻感，吞咽时疼痛加重等临床表现；②间接喉镜检查喉咽腔无异物，而梨状窝有积液；③影像学检查：食管钡絮造影可见钡剂通过欠畅、钡絮倒挂影，动态观察钡絮仍存留。需要特别注意的是：如果可疑患者有食管穿孔，禁忌行食管钡絮检查，否则钡剂外溢，后果严重！颈胸部 CT 并三维重建：往往可有助于发现食管异物、定位和了解形态。

3. 鉴别诊断
（1）喉咽腔异物：①喉咽腔异物也有吞咽疼痛梗阻感。②查体及间接喉镜检查可发现喉咽部异物，常见位于舌根、会厌谷或梨状窝。③仅需黏膜表面麻醉，在间接喉镜下钳取异物。

（2）气管异物：①有误吸异物病史。②异物一旦进入气管内，即刻有剧烈呛咳等气道反应。③呼吸不畅，连续或阵发性咳嗽。④在儿童由于咳嗽冲击力量较差，异物不容易自行排出，必须及早行气管镜支气管镜下钳取异物。

（3）食管肿瘤：①一般以吞咽障碍为主诉，病史较长，无异物误咽病史。②食管钡絮造影可提示有食管区占位性改变。③胸部CT检查多可发现食管肿瘤存在。

本病例根据病史、体征及客观检查的特点可排除喉咽部异物、气管异物及食管肿瘤等疾病。

四、处理方案和基本依据

1. 治疗原则

食管镜检查、异物取出术是唯一的治疗路径和手段。一旦确诊，尽早手术钳取。

2. 具体处理措施

（1）手术治疗：必须要有患者及家属签署的知情同意书。必须常备齐全手术设备和消毒有效期限内的所有手术器械。一般要求术前6 h禁食水，紧急情况下除外。麻醉可采取黏膜表面麻醉或者全麻。根据患者年龄、身高、体态选择不同口径和长度的硬性食管镜，上切齿垫放软纱布，经口内顺沿喉咽及梨状窝缓缓插入硬性食管镜，在镜下窥见异物时，先除去表面覆盖的钡絮（如果钡絮紧密包缠异物，可以连同异物一并取出），尽可能充分暴露异物全貌，特别需要看清异物两头是否均扎入食管黏膜壁，术者需要评估异物扎入的深度、周围黏膜组织损伤、血肿或炎症反应情况以及是否有食管穿孔的可能性。对于两头均扎入食管黏膜内的鱼骨刺异物，须先将扎入浅的鱼骨刺一头缓缓退出，取直，再顺势退出另一头，钳取时尽量将异物长度与食管壁纵轴平行后取出，不得盲目强行直接钳抓外拽，造成黏膜大面积撕裂受损、感染甚至穿孔。

（2）异物取出后治疗：术后禁食期间给予补液、支持疗法。局部有感染者，适量给予抗生素。减轻水肿可加用激素。积脓较多者，应考虑行切开引流排脓。如疑有食道穿孔，应予以鼻饲流质。

（3）对于本例患者，在影像学辅助下明确诊断后，即刻决定采取硬性食管镜下食管异物取出术。首先与患者及家属进行沟通：充分告知病情、食管异物本身可能造成的危险、异物取出手术中可能出现的风险及并发症，征得患者及家属完全知情了解并且签署书面知情同意书后，实施手术治疗：术前6 h禁食水（实际上该患者已近1天食水未进），咽喉黏膜表面麻醉或全麻下（该患者采用全麻），平卧头低位，上切齿垫放软纱布，经口内沿顺喉咽及梨状窝插入硬性食管镜（10 mm×14 mm×300 mm），在食管入口内10 mm处窥见异物，表面覆盖有钡絮，去除钡絮后，暴露鱼骨横行嵌顿，两头尖端扎入食管黏膜内（3点钟、10点钟处），周围食管壁黏膜有血肿。选取带齿扁形鳄鱼嘴食管异物钳，经硬性食管镜缓缓导入，直视下顺达异物处，手术先将扎入浅的鱼骨刺一头退出食管壁黏膜，取直与食管镜平行，再拦腰抱钳鱼骨中段将另一头还纳出黏膜，与食管镜一并退出。当即检查鱼骨刺完整无缺（见图74-3）。术毕。术

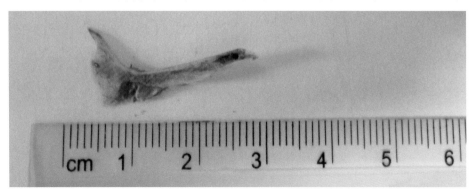

图74-3 手术取出的鱼骨

中出血极少,待患者麻醉复苏后安返病房。考虑到该患者误咽鱼骨 2 天、异物周围黏膜有血肿、异物较大、质地较硬,两头尖锐,术后仍需禁食、补液 24 h,同时密切观察病情变化。然后,试进食流质、半流、软食,再普食。痊愈出院。住院 2 天。

五、要点和讨论

1. 食道异物的诊断依据

咽喉部解剖示意图如图 74 - 4 所示,上切牙至食管各平面距离如图 74 - 5 所示。

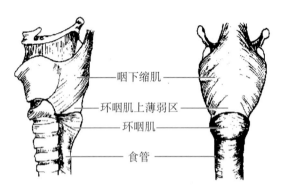

图 74 - 4　咽喉部解剖示意图

若怀疑食道异物,应根据病史和临床表现,结合影像学检查结果;必要时做食道镜检查或者电子胃镜检查而确诊。

（1）病史和临床表现:有明确的异物误食史。原因往往是:①进食匆忙或注意力不集中。②囫囵吞食。③牙脱落缺如或义齿,咀嚼功能差,口感欠灵敏。④小儿喜口含物品等不良习惯。食管异物种类繁多,诸如:鱼骨刺、枣核、肉骨、鸡鸭骨、义齿、硬币、坚果、蹄筋、小玩具、别针、竹筷、牙刷、体温表、首饰、带硬壳的食品等等。当误食异物后,出现吞咽困难与吞咽疼痛;异物较大时可有呼吸道压迫症状;继发感染时可出现全身发热,全身不适,局部肿胀,有脓液;血常规检查有 WBC 升高,中性粒细胞比例升高等。

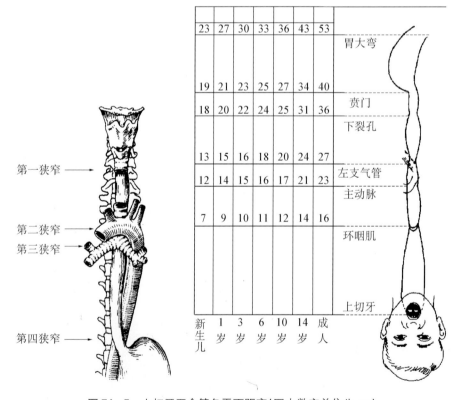

新生儿	1岁	3岁	6岁	10岁	14岁	成人	
23	27	30	33	36	43	53	胃大弯
19	21	23	25	27	34	40	贲门
18	20	22	24	25	31	36	下裂孔
13	15	16	18	20	24	27	左支气管
12	14	15	16	17	21	23	主动脉
7	9	10	11	12	14	16	环咽肌
							上切牙

图 74 - 5　上切牙至食管各平面距离(图中数字单位为 cm)

（2）专科检查：间接喉镜检查喉咽部无异物，梨状窝有积液。

（3）影像学检查：金属类异物可以在 X 线透视下直接获得证据；有的非金属类异物需要通过食道钡絮造影间接获得证据；吞服钡剂可提示钡絮通过食管欠畅，有钡絮倒挂影，动态观察钡絮仍存留。对可疑有食管穿孔者，禁忌行食管钡絮造影检查，改用碘油或泛影葡胺等造影剂。颈胸部 CT 和三维重建可提示异物形态和定位。

2. 治疗措施

对于中小型或边缘光滑的食管异物可选择在黏膜表面麻醉下用电子胃镜钳取异物。以下介绍的是用硬性食管镜钳取异物。

（1）手术治疗：术前禁食水 6 h。患者体位：仰卧头低位，适当肩下垫高。黏膜表面麻醉或全麻，在上列牙门齿及侧切齿须垫之软纱布垫加以保护。经口插入内径和长度合适的硬性食管镜。术者操作动作须轻柔缓慢；操作步骤有两种方法：①经梨状窝导入法；②中线导入法。在接近食管入口处须放慢食管镜推进速度，待该处环咽肌松弛，暴露出食管入口或患者做吞咽动作时顺势导入，在食管镜推进过程中要求必须始终能够看到前方有管腔。在镜下窥见异物时，分清异物与食管壁的关系，须根据不同的异物选用适配的异物钳，尽量将异物长度调整至与食管壁纵轴平行后取出，不得盲目生拉硬拽。较大的或无法调整方位的异物在钳取时可连同食管镜一起缓缓退出，退出食管入口时务必再缓慢。取出的异物须检查其完整性。

（2）异物取出后治疗：术后禁食期间给予补液、支持疗法。局部有感染者，适量给予抗生素。减轻水肿可加用激素。积脓较多者，应考虑行切开引流排脓。如疑有食道穿孔，应予以鼻饲流质。

六、思考题

1. 食管的生理狭窄、构成和距离门齿多远（成人）？
2. 食管异物的诊断和鉴别诊断。
3. 确定食管异物诊断需要做哪些检查？
4. 如何把握食管异物取出术的治疗原则？

七、推荐阅读文献

孔维佳. 全国高等学校统编供 8 年及 7 年临床医学专业教材：耳鼻咽喉头颈外科学[M]. 2 版. 北京：人民卫生出版社出版. 2011：515 - 518.

（葛荣明）

案例 75
颈部外伤(开放性和闭合性)

一、病历资料

1. 现病史

患者,男性,61 岁,因"颈部贯通伤 2 h"入急诊。患者 2 h 前在工地施工时右侧颈部被钢筋刺穿。伤后即自行将钢筋拔出,出现右侧颈部剧痛、无法发音,同时呼吸困难,不能平卧,并伴有颈部大量出血,在工地进行局部伤口压迫后出血控制,具体出血量不详,送至我院急诊。病程中患者无昏迷、意识丧失、吐血、呕血等情况。

2. 既往史

既往无手术外伤史,无传染病和慢性疾病史,否认有药物过敏史。

3. 体格检查

T 36.7℃, P 95 次/min, R 24 次/min, BP 100 mmHg/65 mmHg。

神志清楚、检查合作。皮肤巩膜未见黄染。两肺呼吸音清,未闻及干湿啰音。HR 95 次/min,律齐,各瓣膜区未闻及杂音。腹部平软,未见皮肤瘀斑,未见肠型及蠕动波。肝脾肋下未触及,双下肢无水肿。

专科检查:右侧胸锁乳突肌前缘甲状软骨上缘平面可见 3 cm×2 cm 大小创面,左侧颌下可见 3 cm×4cm 大小创面,两处伤口贯通,创面可见大量凝血块,未见活动性出血。患者呈急诊面容,神志清、口唇发紫,呈吸气性呼吸困难,无法平卧。

4. 实验室及影像学检查

(1) 血常规检查:WBC $10.28×10^9$/L, N 90.9%, Hb 104 g/L,余未见明显异常。血气、生化、肝功未见明显异常。

(2) CT 检查提示脑部未见明显异常,右侧颈部软组织损伤,颈部皮下及肌肉间隙广泛积气,右侧甲状软骨骨折。电子喉镜提示喉腔黏膜淤血肿胀,右侧声带固定。如图 75-1、图 75-2 所示。

(3) 胸片检查未见明显异常。

(4) 腹部超声未见异常。

二、诊治经过

1. 初步诊断

颈部开放性外伤;呼吸困难 3 度;甲状软骨骨折。

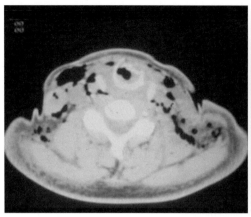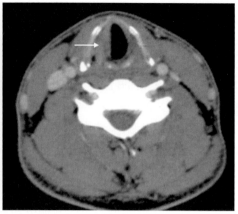

图 75‐1 CT 颈部外伤(左图:开放性;右图:闭合性)

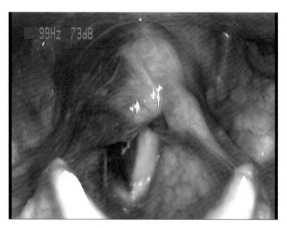

图 75‐2 外伤后右侧喉腔黏膜淤血肿胀

2. 诊治经过

(1)心电监护观察生命体征变化。

(2)吸氧、输液、抗休克等支持治疗。

(3)紧急气管切开。

(4)手术清创、探查止血,喉软骨复位,喉膜置入术(见图 75‐3)。

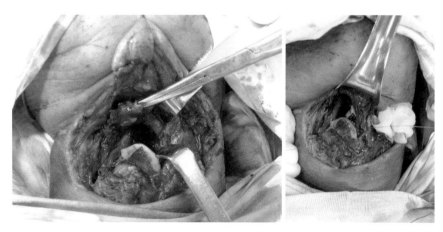

图 75‐3 清创缝合、喉膜置入

三、病例分析

1. 病史特点

（1）老年患者，明确颈部开放性外伤史。

（2）起病急，病程 2 h。

（3）主要症状：颈部出血、声音嘶哑，呼吸困难，无昏迷等神经系统症状。

（4）查体：神智清楚、右侧颈部可见 3 cm×2 cm 大小创面，左侧颌下可见 3 cm×4 cm 大小创面，两者贯通；吸气性呼吸困难，无法平卧；全身情况可。

（5）血常规提示感染，轻度失血性贫血。

（6）CT 检查提示颈部开放性外伤，右侧甲状软骨骨折。

（7）既往体健，无其他慢性系统性疾病及手术外伤病史。

2. 诊断与诊断依据

（1）诊断：颈部开放性外伤；呼吸困难 3 度；甲状软骨骨折。

（2）诊断依据：①老年，男性，61 岁。②病史 2 h。③颈部开放性外伤后出血。④呼吸困难，不能平卧。⑤无神经等其他系统症状。⑥无休克表现。⑦CT 检查提示颈部开放性外伤，右侧甲状软骨骨折。

3. 鉴别诊断

（1）排除其他系统外伤：

① 颅脑外伤：明确脑部外伤史；头痛、意识丧失或障碍、昏迷等症状；颅神经、血管损伤相应表现；CT、MRI 等检查可明确诊断。

② 胸腹部外伤：明确的胸腹部外伤史；胸闷、呼吸困难、咯血、腹部疼痛等临床表现；各器官损伤相应临床表现；B 超、胸片、CT、MRI 等检查可明确。

（2）其他颈部外伤：

① 气管外伤：明确颈部外伤史；气管损伤处疼痛，呼吸困难、声音嘶哑、咳嗽、咯血；皮下气肿；CT 检查、纤维支气管镜可明确诊断。

② 咽及食管损伤：明确颈部外伤史；疼痛、吞咽时加剧；吐血、呕血。

③ 皮下气肿，颈深部感染：食道 X 线造影、纤维食管镜可明确。

④ 颈动脉创伤性栓塞：明确颈部外伤史；颈动脉三角区血肿；神经受压、脑缺血症状；DSA 可明确诊断。

四、处理方案和基本依据

1. 治疗原则

保证呼吸道通畅，抗感染及休克，控制出血，排除其他系统外伤，手术探查修复受损器官。

2. 具体处理措施

（1）密切观察血压、脉搏、呼吸等生命体征情况变化。

（2）压迫止血、迅速输液、输血，纠正休克及酸碱平衡紊乱。

（3）若存在呼吸困难应立即气管插管或气管切开。

（4）排除神经系统、消化系统等外伤，必要时请相关科室会诊处理。

（5）根据颈部损伤的范围进行必要的手术清创、探查及修复。

五、要点和讨论

1. 颈部开放性外伤的诊断依据

(1)病史和临床表现:有明确的颈部外伤病史,不同的颈部器官损伤有不同的临床症状,主要包括颈部出血、颈部血肿、声音嘶哑、呼吸困难、吞咽疼痛、吐血呕血等。

(2)查体:颈部受创处开放性伤口或皮下淤血。如喉、气管损伤可表现为皮下气肿、纵隔气肿、吸气性呼吸困难等。如血管损伤可产生颈部血肿、迷走、舌下、舌咽神经受压表现;咽部及食道损伤可发现患者吞咽时疼痛加剧,吞咽时颈部伤口有气体溢出等。

(3)辅助检查:

① 喉气管损伤:X线、CT 及纤维喉气管支气管镜检查了解损伤部位及损伤情况,排除有无纵隔肺部气肿。

② 咽部及食道损伤:食管 X 线造影、纤维食道镜检查可明确食管破裂部位及大小。

③ 颈部血管损伤:DSA、CT 及 MRI 检查明确损伤血管的情况。

2. 治疗措施

(1)血管开放性损伤:压迫止血,补充血容量纠正休克;保持呼吸道通畅,给予气管切开或插管;抗生素控制感染;根据损伤程度行探查、止血、血管重建等手术。

(2)喉、气管开放性损伤:解除呼吸困难行气管切开;出血较多者立即探查止血;根据创伤大小及范围选择相应的修复手术。

(3)咽部及食道开放性损伤:禁食、大剂量抗生素抗炎、及时清创缝合。

本例患者有颈部血管损伤合并喉软骨骨折,故行紧急气管切开后急诊手术行颈部清创、探查止血,喉软骨复位,喉膜置入术。

六、思考题

1. 颈部外伤引起呼吸困难的原因有哪些?

2. 闭合性和开放性颈部外伤治疗原则分别是什么?

3. 通过本案例的分析你对颈部外伤诊治有何认识?

七、推荐阅读文献

1. 田勇泉.耳鼻咽喉头颈科学(5 年制全国统编教材)[M].8 版.北京:人民卫生出版社,2013:404-408.

2. 黄选兆,汪吉宝,孔维佳.实用耳鼻咽喉头颈外科学[M].2 版.北京:人民卫生出版社,2008:317-319.

(朱敏辉　郑宏良)

案例 76

喉乳头状瘤

一、病历资料

1. 现病史

患者,男性,2岁,因"声音嘶哑伴呼吸不畅一个月"入院。患儿1个月前无明显诱因出现声音嘶哑,无呼吸困难,无发热。一周前家长发觉患儿声嘶渐加重,并出现呼吸不畅,不伴喘鸣。来我院就诊,颈部侧位片示:声门及声门下区前壁软组织结节增生,考虑乳头状瘤可能。遂以"喉乳头状瘤"急诊收入院。患儿自患病以来,饮食可,睡眠可,体重未见明显下降。

2. 既往史

既往无手术外伤史,无传染病和慢性疾病史,否认有药物过敏史。

3. 体格检查

神志清醒,精神可,营养一般,发育中等,呼吸急促;抱入病房,查体欠合作。巩膜无黄染,气管居中。未扪及左侧颈部肿块。未扪及右侧颈部肿块。双肺呼吸音清、两侧对称,未闻及干湿啰音,无哮鸣音。HR 110次/min,心律齐,心脏杂音未闻及。腹壁平、软,无压痛及反跳感。瘢痕无。肝脏肋下未及。脾脏肋下未及。四肢无畸形,关节活动自如。生理反射存在,病理反射未引出。

4. 专科检查

会厌:不配合。声带:不配合。室带:不配合。披裂:不配合。声门:未窥见。

5. 实验室及影像学检查

颈部侧位片:声门下区前壁软组织结节增生,考虑乳头状瘤可能。

二、诊治经过

1. 初步诊断

喉乳头状瘤。

2. 诊治经过

患者2岁患儿一月前无明显诱因出现声音嘶哑,无呼吸困难,无发热。一周前家长发觉患儿声嘶渐加重,并出现呼吸不畅,不伴喘鸣。

三、病例分析

1. 病史特点

（1）儿童患者，无异物吸入史。

（2）声音嘶哑，无呼吸困难，无发热。一周前家长发觉患儿声嘶渐加重，并出现呼吸不畅，不伴喘鸣。

（3）病程 1 个月，渐进性加重。

（4）颈部侧位片：声门及声门下区前壁软组织结节增生。

2. 鉴别诊断

（1）先天性喉蹼：为胚胎喉 23 期（8 周）喉前部未能打开所致。多表现为声嘶、呼吸费力。可有哮喘，小儿哭声微弱甚至失声等。检查可见喉部蹼样突起，色泽淡红，长度和厚度各不相同。

（2）气道异物：一般患者有明确的异物呛入史，查体可见呼吸促，有时可见三凹征及口唇紫绀，肺部听诊可及呼吸音较弱。胸透检查可见胸部伴有纵隔摆动。CT 检查可以确定异物的位置。

四、处理方案和基本依据

1. 治疗原则

综合治疗，吸氧，急诊直接喉镜下乳头状瘤切除术，定期随访。

2. 具体处理措施

手术治疗：支撑喉镜下应用 CO_2 激光切除肿瘤是最有效的治疗手段。

五、要点和讨论

1. 喉乳头状瘤的诊断依据

（1）可发生于任何年龄，甚至新生儿，但以 10 岁以下儿童多见。发生在儿童的乳头状瘤常为多发性，生长较快，易复发。

（2）间接喉镜和纤维喉镜检查可肿瘤呈苍白、淡红或暗红色，表面不平，呈乳头状增生。儿童患者的基底甚广，成人者以单个带蒂较为常见，可发生于声带、室带及声门下区。可蔓延到下咽及气管（见图 76-1）。

（3）颈部侧位片：声门及声门下区前壁软组织结节增生。

2. 治疗措施

（1）支撑喉镜下应用 CO_2 激光切除肿瘤是最有效的治疗手段，儿童患者易复发，常需多次手术治疗。手术时应注意保护喉内正常黏膜，防止瘢痕粘连。儿童患者一般到 7~8 岁以后复发时间逐渐延长，病情缓解。

（2）若非必要尽可能避免气管切开，因气管切开可能使肿瘤播散到低位的气管。

（3）有报道应用干扰素和其他抗病毒药物治疗喉乳头状瘤在临床上取得较好的疗效，但疗效并不确切。

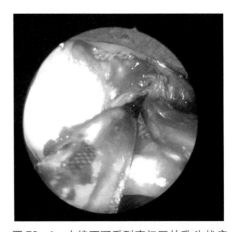

图 76-1　内镜下可看到声门区的乳头状瘤

（4）定期随访，密切观察。

六、思考题

1. 儿童喉乳头状瘤诊断和治疗规范是什么？

2. 成年喉乳头状瘤如何处理？

3. 儿童乳头状瘤治疗的有哪些新进展？

七、推荐阅读文献

1. 孔维佳.耳鼻咽喉头颈外科学（全国高等医药院校八年制教材）[M].2 版.北京：人民出版社，2010：459.

2. Current treatment for laryngeal papillomatosis [J]. Curr Opin Otolaryngol Head Neck Surg. 2004 Jun；12（3）：157－9.

（王云峰）

案例 77

扁桃体癌

一、病历资料

1. 现病史

患者,男性,65 岁,因"咽部异物感、咽痛 2 月余"就诊。患者 2 个多月前无明显诱因出现右侧咽部异物感伴晨起口干、痰中带血,偶有轻微咽痛,不伴发热,不伴咽痒。不伴咳嗽、咳痰。于外院应用抗生素和中成药治疗后,症状有所缓解。近来右侧舌面感觉异常,伸舌障碍。病程中,不伴肾炎、关节炎发作史。来我院就诊,门诊检查见右侧扁桃体表面不规则软组织新生肿物,左侧扁桃体 Ⅱ 度肿大,双侧下颌及多处右侧颈部多处淋巴结肿大。门诊行活检,病理结果为:右扁桃体黏膜不典型增生,小区癌变。拟诊"右扁桃体恶性肿瘤伴颈淋巴结转移"收住入院。病程中,患者精神佳,睡眠及二便均可,近日纳差,体重无明显改变。

2. 既往史

既往无手术外伤史,无传染病和慢性疾病史,否认有药物过敏史。

3. 体格检查

T 36.7℃, P 76 次/min, R 20 次/min, BP 120 mmHg/80 mmHg。

神志清醒,精神可,营养一般,发育良好,呼吸平稳,步入病房,查体合作。巩膜无黄染,气管居中。扪及右颌下淋巴结肿大约 2 cm×1 cm,左颌下淋巴结肿大约 2 cm×1 cm,右上中颈部 Ⅱ、Ⅲ 区多个淋巴结肿大,约 1.5 cm×1.8 cm。双肺呼吸音清、两侧对称,未闻及干湿啰音,无哮鸣音。HR 76 次/min,心律齐,心脏杂音未闻及。腹壁平、软,无压痛及反跳感。瘢痕无。肝脏肋下未及。脾脏肋下未及。四肢无畸形,关节活动自如。生理反射存在,病理反射未引出。口咽慢性充血,右侧扁桃体不规则软组织新生物,累及右侧舌腭弓、部分软腭及右侧舌根,触之质地较硬。左侧扁桃体 Ⅱ 度肿大。鼻咽部、喉部及下咽部未见明显异常。

4. 实验室及影像学检查

(1) 活检病理结果示:(右扁桃体)鳞状上皮细胞癌。

(2) 口咽及颈部增强 CT 检查示:右侧口咽扁桃体弥漫性不规则软组织肿块增生,约 2.2 cm×2.0 cm×3.5 cm,增强扫描不均匀强化,边界欠清晰,向前达右侧腭舌沟,下达右侧舌根,向内侵犯右侧软腭,外端咽旁间隙,双侧颌下区淋巴结肿大,右侧为著伴液化,约 2 cm×1 cm,右上中颈部 Ⅱ、Ⅲ 区多个肿大淋巴结,约 1.2~1.8 cm,伴液化坏死。右侧口咽扁桃体不规则软组织肿块增生,侵犯右腭舌沟、舌根、软腭和咽旁间隙,右颌下和上中颈 Ⅰ b、Ⅱ、Ⅲ 区多发淋巴结转移,左侧颌下可疑淋巴结转移(见图 77 - 1)。

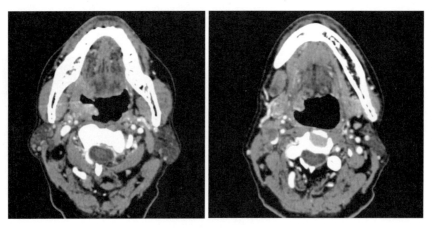

图 77 - 1　右侧口咽扁桃体不规则软组织肿块增生,侵犯局部邻近组织,伴右侧颌下和
　　　　　上中颈Ⅰb、Ⅱ、Ⅲ区多发淋巴结转移

（3）口咽及颈部增强 MRI:右侧扁桃体区软组织肿块,侵犯同侧软腭、口咽侧壁、舌根部,伴右侧咽后、颌下、颈部淋巴结转移;左侧中下颈部小淋巴结(见图 77 - 2)。

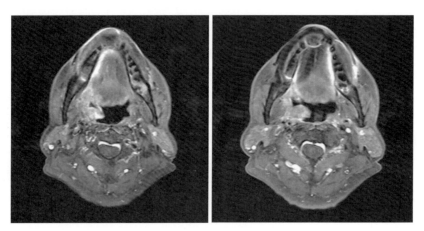

图 77 - 2　右侧扁桃体区软组织肿块,侵犯同侧软腭、口咽侧壁、舌根部,伴右侧咽后、颌
　　　　　下、颈部淋巴结转移;左侧中下颈部小淋巴结

二、诊治经过

1. 初步诊断
病理诊断明确,初步诊断为右扁桃体鳞状细胞癌。

2. 诊治经过
2 个多月前无明显诱因出现右侧咽部异物感伴晨起口干、痰中带血,偶有轻微咽痛,不伴发热、咽痒,不伴咳嗽、咳痰。于外院应用抗生素治疗后,症状有所缓解。近来右侧舌面感觉异常,伸舌障碍。病程中,不伴肾炎、关节炎发作史。来我院就诊,门诊检查见右侧扁桃体表面不规则软组织新生肿物,左侧扁桃体Ⅱ度肿大,双侧下颌及多处右侧颈部多处淋巴结肿大。门诊行活检,病理结果为:右扁桃体黏膜不典型增生,小区癌变。拟诊"右扁桃体恶性肿瘤伴颈淋巴结转移"收住入院。

三、病例分析

1. 病史特点

（1）老年患者，发病前无明显诱因。

（2）2个多月前无明显诱因出现右侧咽部异物感伴晨起口干、痰中带血，偶有轻微咽痛，不伴发热、咽痒，不伴咳嗽、咳痰。于外院应用抗生素和中成药治疗后，症状有所缓解。近来右侧舌面感觉异常，伸舌障碍。

（3）查体和辅助检查：口咽慢性充血，右侧扁桃体不规则软组织新生物，累及右侧舌腭弓、部分软腭及右侧舌根，触之质地较硬。

（4）影像学检查：

① 口咽及颈部增强 CT 检查示：右扁桃体癌病例，右侧口咽扁桃体不规则软组织肿块增生，侵犯右腭舌沟、舌根、软腭和咽旁间隙，右颌下和上中颈Ⅰb、Ⅱ、Ⅲ区多发淋巴结转移，左侧颌下可疑淋巴结转移。

② 口咽及颈部增强 MRI 检查示：右侧扁桃体癌病例，右侧扁桃体区软组织肿块，侵犯同侧软腭、口咽侧壁、舌根部，伴右侧咽后、颌下、颈部淋巴结转移；左侧中下颈部小淋巴结。

（5）病理学检查：右扁桃体黏膜不典型增生，小区癌变。

2. 诊断与诊断依据

诊断：右侧扁桃体鳞状细胞癌。

诊断依据：

（1）短时间内无明显诱因出现咽部异物感、痰中带血、咽痛等症状，并进行性出现右侧舌面感觉异常，伸舌障碍。

（2）右侧扁桃体不规则软组织新生物，累及右侧舌腭弓、部分软腭及右侧舌根，触之质地较硬。

（3）口咽及颈部增强 CT 及 MRI 提示右侧口咽扁桃体不规则软组织肿块增生，侵犯局部邻近组织，伴右侧颌下和上中颈Ⅰb、Ⅱ、Ⅲ区多发淋巴结转移。

（4）病理学检查确诊右扁桃体黏膜不典型增生，小区癌变。

3. 鉴别诊断

（1）扁桃体炎性增生：有反复急性发作、高热、咽痛等病史，扁桃体大，触之软。扁桃体恶性肿瘤呈实质性肿胀，较正常扁桃体硬，生长迅速。

（2）扁桃体良性肿瘤：如乳头状瘤、脂肪瘤、神经鞘膜瘤、涎腺混合瘤等，生长多较缓慢，质软或韧，活检病理可明确。

（3）扁桃体肉瘤：有扁桃体淋巴瘤、网织细胞肉瘤、横纹肌肉瘤、恶性血管内皮瘤、恶性黑色素瘤等。扁桃体淋巴瘤多为单侧。咽部淋巴环，特别是扁桃体组织，是淋巴瘤的好发部位。一般瘤体较大外表光滑近似球形，多在黏膜下淋巴组织中生长，除非晚期，很少破溃。多伴有淋巴结转移，并常发生远处转移，如纵隔、腹膜后以及肝、脾等处。活检可以鉴别。淋巴瘤活检组织取材太小时不容易确诊，通常活检组织要大，扁桃体组织有时需行一侧全切。

（4）转移性肿瘤：最常见是肾肿瘤的转移灶。扁桃体转移性肿瘤容易造成难以控制的出血。

（5）口咽部结核：口咽结核多伴有疼痛，表现为黏膜表浅溃疡，无浸润，界限不清，表面有灰黄色伪膜，常并发颈淋巴结核或肺结核。

（6）咽旁肿瘤：表现为咽侧壁或一侧软腭黏膜下肿物，黏膜正常，表面平滑、韧。以腮腺深叶肿瘤和神经鞘瘤居多。影像学检查可显示肿瘤部位。

四、处理方案和基本依据

1. 治疗原则

早期扁桃体癌（Ⅰ～Ⅱ期）可以选择放射治疗或手术治疗，两者生存率相近。放射治疗对早期肿瘤有较高的治愈率并能够较好的保留功能，故多选择放射治疗。如有颈部淋巴结转移，应行颈清后放疗。

对于晚期的肿瘤（Ⅲ～Ⅳ期），应选择综合治疗，即手术＋术后放疗或术前放疗＋手术。治疗方案还不完全统一。

2. 具体处理措施

（1）手术治疗：本例患者为Ⅳ期（$T_{4a}N_2M_0$）患者。全麻行下颌骨裂开右扁桃体癌切除术＋双颈淋巴结清扫＋游离股外侧皮瓣修复术。手术在下颌骨裂开后切除右侧扁桃体周围以及累及软腭、舌根的肿瘤，肿瘤切除后的缺损用游离前臂皮瓣修复，下颌骨复位后用钛板固定。

（2）放射治疗：术后予放射治疗 60 Gy。

五、要点和讨论

1. 扁桃体癌的临床分期

根据国际抗癌联盟（UICC）第 6 版（2002）和美国癌症联合会（AJCC）第 5 版（2002）的标准，扁桃体癌的分期如表 77－1 所示。

表 77－1　扁桃体癌的临床分期

0 期	T_{is}	N_0	M_0
Ⅰ期	T_1	N_0	M_0
Ⅱ期	DT_2	N_0	M_0
Ⅲ期	T_3	N_0	M_0
	T_1，T_2，T_3	N_1	M_0
ⅣA 期	T_{4a}	N_0，N_1	M_0
	T_1，T_2，T_3，T_{4a}	N_2	M_0
ⅣB 期	任何 T	N_3	M_0
	T_{4b}	任何 N	M_0
ⅣC 期	任何 T	任何 N	M_1

1）原发肿瘤（T）

T_1：肿瘤最大直径≤2 cm。

T_2：肿瘤最大直径＞2 cm，≤4 cm。

T_3：肿瘤直径＞4 cm。

T_4：肿瘤侵及邻近组织，如翼肌、下颌骨、硬腭、舌肌深部、喉。

T_{4a}：肿瘤侵及喉、舌肌深层、翼内肌、硬腭或下颌骨。

T_{4b}：肿瘤侵及翼外肌、翼板、鼻咽侧壁或颅底和（或）包裹颈总动脉。

2）区域淋巴结（N）

N_x：不能评估有无区域淋巴结转移。

N_0：无区域淋巴结转移。

N_1：同侧单个淋巴结转移，直径≤3 cm。

N_2：同侧单个淋巴结转移，直径＞3 cm，但≤6 cm；或同侧多个淋巴结转移，但其中最大直径≤6 cm；或双侧或对侧淋巴结转移，其中最大直径≤6 cm。

N_{2a}：同侧单个淋巴结转移，直径＞3 cm，但≤6 cm。

N_{2b}：同侧多个淋巴结转移，但其中最大直径≤6 cm。

N_{2c}：双侧或对侧淋巴结转移，其中最大直径≤6 cm。

N_3：转移淋巴结最大直径＞6 cm。

注：中线淋巴结肿大作为同侧转移考虑。

3) 全身转移(M)

M_x：不能评估有无远处转移。

M_0：无远处转移。

M_1：有远处转移。

2. 扁桃体癌的诊断依据

根据病史和查体，结合 CT 和 MRI 表现，通过活检病理而确诊。

(1) 病史和临床表现：患者常有长期吸烟、饮酒史，可出现咽部不适感、异物感，有时因发现颈部有肿块而来就诊。随着肿瘤发展，可出现出血、放射性耳痛等。长期咽部不适、异物感，持续性咽痛，经抗炎不愈或症状加重者，应考虑肿瘤可能。

(2) 查体：一侧扁桃体肿大充血伴经久不愈溃疡或增大变硬、吞咽痛，并有淋巴结肿大，无高热与炎症者，肿瘤可能性大。扁桃体与下颌骨升支、舌根、咽旁间隙相近，扁桃体癌可扩展到这些区域，侵犯舌体时有舌运动障碍。扁桃体癌易出现淋巴结转移，最常见部位是Ⅱ区。

(3) 影像学检查对确定肿瘤侵犯范围和有无颈部淋巴结转移很有帮助，增强 CT 和 MRI 扫描是常用的检查方法。

(4) 最终确诊靠肿瘤活检和病理学诊断。

3. 治疗措施

早期扁桃体癌(Ⅰ～Ⅱ期)可以选择放射治疗或手术治疗，两者疗效相似。放射治疗对早期肿瘤有较高的治愈率并能够较好的保留功能，故多选择放射治疗。如有颈部淋巴结转移，应行颈清后放疗。放射野的设计应包括原发灶和同侧颈部，还应包括咽后淋巴结。如采用手术治疗，则经下颌骨口咽部分切除术，如发现肿瘤侵及下颌骨骨膜，则应行部分下颌骨切除。对于 N_0 病例，应行Ⅱ～Ⅲ区的择区性颈清。

对于晚期的肿瘤(Ⅲ～Ⅳ期)，应选择综合治疗，即手术＋术后放疗或术前放疗＋手术。治疗方案还不完全统一。手术包括颈淋巴结清扫、经下颌骨扁桃体肿瘤的切除和咽部缺损的修复。通常行下颌骨裂开扁桃体癌切除术及颈淋巴结清扫术，咽部组织缺损用游离股外侧皮瓣或胸大肌皮瓣修复。手术在下颌骨裂开后切除患侧扁桃体周围以及累及咽侧、软腭、舌根的肿瘤，需距肿瘤边缘 1～2 cm 行广泛切除，肿瘤切除后的缺损用游离前臂皮瓣修复，下颌骨复位后用钛板固定。

六、思考题

1. 扁桃体癌的诊断和治疗规范是什么？
2. 诊断扁桃体癌需行哪些检查？

七、推荐阅读文献

1. 周梁,董频. 临床耳鼻咽喉头颈肿瘤学[M]. 上海：复旦大学出版社,2008.
2. 屠规益. 现代头颈肿瘤外科学[M]. 北京：科学出版社,2004.

（高春丽）

案例 78

喉癌

一、病历资料

1. 现病史

患者,男性,65 岁,因"持续性声嘶 6 个月,加重 1 个月"就诊。患者半年前无明显诱因下出现声嘶,曾在当地社区医院接受局部雾化吸入、口服抗生素等治疗,效果不明显,声嘶持续,患者未予以重视。近一个月来声嘶加重,并伴有咳嗽,无咽痛、痰中带血、呼吸困难、吞咽困难。前往当地省立医院就诊,查体发现左声带新生物,遂行新生物活检术,术后病理结果为左声带鳞状细胞癌。故患者来到专科医院就诊,为求进一步治疗。发病以来,患者胃纳、睡眠可,两便正常,体重无明显变化。

2. 既往史

既往无手术外伤史,无传染病和慢性疾病史,否认有药物过敏史。吸烟史 40 年,每天 1 包左右。无嗜酒史。

3. 体格检查

T 36.8℃, P 86 次/min, R 16 次/min, BP 130 mmHg/70 mmHg。

神志清楚,对答切题,检查合作,自由体位。皮肤巩膜未见黄染。两肺呼吸音清,未闻及干湿啰音。HR 86 次/min,律齐,各瓣膜区未闻及杂音。腹部平软,未见皮肤瘀斑,未见肠型及蠕动波。肝脾肋下未触及,双下肢无水肿。鼻咽部光整。口咽部无充血,双侧扁桃体 I 度大。会厌光整、无红肿,双侧室带光,左声带新生物,累及前联合,活动略差,右声带慢性充血肥厚,活动可,双侧梨状窝光。双侧鼻甲无肿大,各鼻道通畅。双侧外耳道通畅,双耳鼓膜完整,无充血。颈部触诊未及明显肿大淋巴结。

4. 实验室及影像学检查

(1) 纤维喉镜检查示双侧室带、喉室光滑,左声带新生物,累及前联合,活动略差,右声带慢性充血肥厚,活动可,双侧梨状窝光滑(见图 78 - 1)。

(2) 食道钡透未见明显异常。

(3) 喉增强 CT 示左侧声带弥漫性软组织增厚,表面欠光滑,中等强化,边界不清楚,涉及左喉旁间隙,稍涉及前联合、左侧声门下,右侧声带形态饱满。喉软骨无破坏。双颈部未见明显肿大淋巴结(见图 78 - 2)。

(4) 胸部 CT 未见明显异常。

(5) 肝胆胰脾肾 B 超未见明显异常。

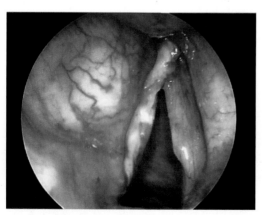

图 78 - 1 纤维喉镜检查结果

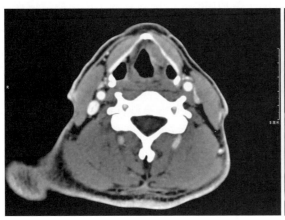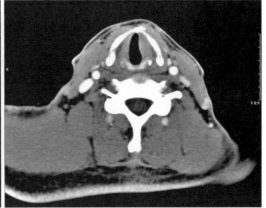

图 78 - 2　喉增强 CT

二、诊治经过

1. 初步诊断

喉癌（声门型，$T_2N_0M_0$）。

2. 诊治经过

患者声嘶史半年，曾在当地社区医院接受药物治疗，效果不明显，声嘶持续。近一个月来声嘶加重，并伴有咳嗽。在当地省立医院就诊，查体发现左声带新生物，活检病理结果为左声带鳞状细胞癌。故患者为求进一步治疗，来到专科医院就诊。

三、病例分析

1. 病史特点

（1）老年患者，长期吸烟史。

（2）持续性声嘶，进行性加重。

（3）病程 6 个月。

（4）查体和辅助检查：①喉镜检查示左声带新生物，累及前联合，活动略差，右声带慢性充血肥厚，活动可；②颈部触诊未及明显肿大淋巴结。

（5）影像学检查：喉增强 CT 检查示左侧声带弥漫性软组织病灶，涉及左喉旁间隙，稍涉及前联合、左侧声门下。双颈部未见明显肿大淋巴结。

（6）喉新生物活检病理结果为左声带鳞状细胞癌。

2. 诊断与诊断依据

（1）诊断：喉癌（声门型，$T_2N_0M_0$）。

（2）诊断依据：①老年患者，长期吸烟史，持续性声嘶 6 个月，加重 1 个月；②喉镜检查示左声带新生物，累及前联合，活动略差，右声带慢性充血肥厚，活动可；③喉增强 CT 示左侧声带弥漫性软组织病灶，涉及左喉旁间隙，稍涉及前联合、左侧声门下。双颈部未见明显肿大淋巴结；④喉新生物活检病理结果为左声带鳞状细胞癌。

3. 鉴别诊断

（1）喉结核：①主要症状为声嘶和喉痛。②喉镜可表现为喉腔广泛性水肿和浅表溃疡。③胸部影像学检查多有进行性肺结核。④痰的结核菌检查有助于鉴别诊断。⑤确诊有赖于活检病理检查。

（2）喉乳头状瘤：①主要表现为持续性声嘶。②喉镜检查示肿瘤呈乳头状，单发或多发。③需依靠活检与喉癌鉴别。

（3）喉白斑：①表现为声嘶，喉异物感。②喉镜检查病变多位于声带，呈斑块状。轻者，边界清楚，稍高出于黏膜表面；重者，呈疣状或颗粒状。③需依靠活检与喉癌鉴别。

（4）喉梅毒：①虽声嘶，但仍粗而有力，喉痛轻。②有性病史。③喉镜检查病变多见于喉前部，黏膜红肿，常有隆起的梅毒结节和深溃疡，破坏组织较多。④血清学检查和喉部活检可确诊。

（5）喉淀粉样变：①主要表现为声嘶，症状一般呈缓慢进行性。②喉镜检查可见声带、喉室或声门下有肿块，色泽多与正常黏膜无异，偶见有显黄色，表面光滑。③病理检查可确诊。

四、处理方案和基本依据

1. 治疗原则

在彻底根除肿瘤的前提下，尽可能保留或重建喉功能，旨在提高患者的生存质量。

2. 具体处理措施

手术治疗：本例患者为声门型喉癌累及前联合，向声门下侵犯前部不超过 1 cm，声带未固定，符合喉额侧部分切除术指征，遂在全麻下行左喉额侧部分切除术。

五、要点和讨论

1. 喉癌的诊断依据

根据病史和临床表现，结合喉镜和颈部影像学检查结果；需依据活检病理学结果而确诊。

（1）病史和临床表现：无明显诱因下出现声嘶，持续，进行性加重。长期吸烟史与本病发生关系密切，饮酒与吸烟具有协同致癌效应。

（2）查体和辅助检查：凡年龄超过 40 岁，声嘶或咽喉不适、异物感超过 2 周者，均应行喉镜检查，以免漏诊。间接喉镜为专科基本检查，对可疑病例建议常规进行喉硬窥镜或纤维喉镜检查，特别应注意会厌喉面、前联合、喉室、声门下区等比较隐蔽的部位，应注意观察声带运动是否受限或固定，因为声带运动情况对本病的临床分期和治疗方案的选择很重要。颈部触诊应仔细触摸喉体是否增大，颈部有无肿大的淋巴结，甲状腺有无肿块。

（3）影像学检查：喉增强 CT 有利于评估肿瘤的范围，包括会厌前间隙、声门旁间隙、声门下等部位是否有累及，喉软骨是否有破坏，以及颈部淋巴结的转移情况。

（4）活检病理学检查：为本病的确诊依据。

2. 治疗措施

对于早期喉癌病例手术和放射治疗的效果相当，晚期病例主张采取手术、放疗和化疗的综合治疗措施。

（1）手术治疗：是治疗喉癌的主要手段。由于激光手术安全性好、创伤小、无需作气管切开、术后恢复快、治疗费用低，而且能较好地保留喉功能，因此 CO_2 激光切除术已经被证明是一种治疗早期喉癌的理想选择。适应证的选择与支撑喉镜下喉的暴露程度、肿瘤侵犯的范围和深度密切相关。喉癌开放性的手术包括喉全切除术和各种喉部分切除术。喉部分切除术的术式很多，例如喉垂直部分切除术、喉额侧部分切除术、喉声门上水平部分切除术、环状软骨上喉部分切除术等。不同术式的选择主要根据肿瘤的部位、分期以及患者的全身状况等因素决定。

对于颈部淋巴结阳性(cN+)的喉癌病例应行颈淋巴结清扫术。由于声门上型喉癌潜在淋巴转移的可能性较大,因此对声门上型和跨声门型 CN₀ 喉癌患者施行颈淋巴结清扫术是必要的。颈清扫术的术式包括全颈清扫术、改良性颈清扫术、择区性颈清扫术和扩大颈清扫术。术式的选择应根据肿瘤的原发部位、大小和组织病理类型以及淋巴结的状况而确定。

（2）放射治疗:根治性放疗适用于早期(T_1、T_2)病变。对于晚期喉癌(T_3、T_4)多主张手术联合放疗。对于手术无法切除的病变或患者情况差,不适宜手术治疗的病例可采用姑息性放疗。

（3）化疗:不能作为喉癌的首选治疗方法。采用的化疗方式有诱导化疗、辅助化疗和姑息化疗。

（4）免疫治疗:疗效未肯定。

六、思考题

1. 喉癌如何诊断?
2. 喉癌的 TNM 分期如何划分?
3. 不同解剖部位和临床分期喉癌的治疗规范。

七、推荐阅读文献

1. 田勇泉. 耳鼻咽喉头颈外科学[M]. 8 版. 北京:人民卫生出版社,2013:191-195.

2. Pasha R. Laryngeal Cancer. Otolaryngology Head & Neck Surgery Clinical Reference Guide 2001 [M]. Chapter 8 Head and Neck Trauma. P248-258.

（谢　明）

案例 79

下咽癌

一、病历资料

1. 现病史

患者,男性,60岁,因"声嘶、咽部异物感5个月"就诊。患者5个月前出现声音嘶哑,休息后可缓解;同时伴有咽喉部异物感,外院按慢性咽喉炎中成药治疗,症状不能缓解;偶伴有痰中少量血丝,外院抗生素药物治疗后无效。来我院检查,纤维喉镜检查发现右侧梨状窝新生物,遂以"右梨状窝新声物"收治入院,拟行显微喉镜活检明确病理后,再行后续治疗。发病以来,患者饮食食量略有下降,睡眠、大小便基本正常,体重无明显变化。

2. 既往史

既往无手术外伤史,无传染病和慢性疾病史,否认有药物过敏史。喜烟嗜酒,烟30支/天×30年,白酒半斤/天×20年。

3. 体格检查

T 36.7℃,P 80次/min,R 24次/min,BP 145 mmHg/85 mmHg。

神志清楚、对答切题、发音清晰,检查合作,自由体位。皮肤巩膜未见黄染。两肺呼吸音清,未闻及干湿啰音。HR 80/min,律齐,各瓣膜区未闻及杂音。腹部平软,未见皮肤瘀斑,未见肠型及蠕动波。肝脾肋下未触及,双下肢无水肿。间接喉镜见右侧梨状窝新生物,累及右侧会披皱襞,双侧声带尚光滑,活动好,左侧梨状窝未见异常。

4. 实验室及影像学检查

(1) 纤维喉镜提示右侧梨状窝菜花样新生物,新生物累及右侧,双侧声带尚光,活动好,左侧梨状窝未见异常(见图79-1)。

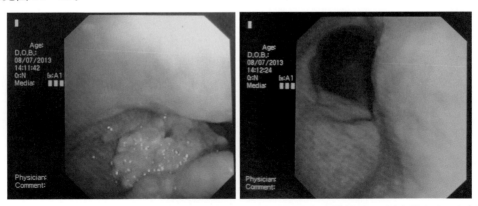

图79-1 纤维喉镜示右侧梨状窝菜花样新生物,新生物累及右侧会披皱襞,双侧声带尚光,活动好

（2）颈部增强 CT 提示右侧会披皱襞、披裂、梨状窝强化软组织肿块大小约 1.5 cm×2.1 cm,符合恶性肿瘤表现,右上颈部淋巴结可见(见图 79-2)。

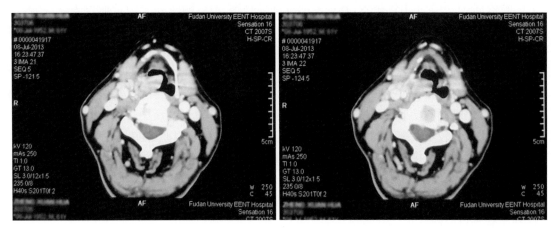

图 79-2　颈部增强 CT 示右侧会披皱襞、披裂、梨状窝强化软组织肿块,右上颈部可见淋巴结

（3）食道钡透提示右侧梨状窝占位伴黏膜破坏,涉及右侧会披皱襞,食道入口及颈、胸段食道未见明显病变征。

二、诊治经过

1. 初步诊断
因右侧梨状窝可见新生物,恶性不能排除,初步诊断为右梨状窝新生物,恶性待排。

2. 诊治经过
患者 5 个月前出现声音嘶哑,休息后可缓解;同时伴有咽喉部异物感,外院未发现咽喉部异常,按慢性咽喉炎中成药治疗,症状不能缓解;患者有时出现痰中少量血丝,外院给予抗生素药物治疗,症状未能缓解;因进一步求医检查发现下咽右侧梨状窝处有新生物,遂入院明确诊断和后续治疗。入院后经术前完善检查和准备后行全麻下显微喉镜手术,取右侧梨状窝新生物组织数块送病理检查。病理证实为送检黏膜为鳞状细胞癌,部分区域呈重度不典型增生。

三、病例分析

1. 病史特点
（1）中老年男性患者,有反复咽喉部异物感、声音嘶哑和痰中带血丝表现。

（2）中成药物和抗生素药物治疗后未见症状好转。

（3）病程≥5 个月。

（4）查体和辅助检查:①间接喉镜提示右侧梨状窝新生物,累及右侧会披皱襞;②纤维喉镜再次提示右侧梨状窝菜花样新生物,新生物累及右侧会披皱襞,双侧声带尚光滑,活动好,左侧梨状窝未见异常。

（5）影像学检查:①颈部增强 CT 提示右侧会披皱襞、披裂、梨状窝强化软组织肿块大小约1.5 cm×2.1 cm,符合恶性肿瘤表现,右上颈部淋巴结可见;②食道钡透提示右侧梨状窝占位伴黏膜破坏,涉及右侧会披皱襞,食道入口及颈、胸段食道未见明显病变征。

（6）病理检查:送检黏膜为鳞状细胞癌,部分区域呈重度不典型增生。

2. 诊断与诊断依据

（1）诊断：下咽癌，梨状窝型，$T_2N_1M_0$，Ⅲ期。

（2）诊断依据：①中老年男性患者，有反复咽喉部异物感、声音嘶哑和痰中带血丝表现；②喉镜示右侧梨状窝菜花样新生物（见图 79-1）；③颈部增强 CT 示右侧会披皱襞、披裂、梨状窝强化软组织肿块，右上颈部淋巴结可见（见图 79-2）；④病理检查：送检黏膜为鳞状细胞癌，部分区域呈重度不典型增生。

3. 鉴别诊断

（1）咽炎和咽易感症：下咽癌早期常表现为咽异物感、吞咽梗死感。肿瘤增大，表面发生溃烂时，可引起吞咽疼痛，并出现同侧反射性耳痛，常伴有进行性吞咽困难，流涎及痰中带血和咽喉疼痛，同时由于喉咽部位隐蔽，原发灶较难发现，因而极易误诊为咽炎和咽易感症。因此，如咽部症状持续，或出现进行性吞咽困难者，应常规做间接喉镜或纤维喉镜检查，必要时需做食道钡透或纤维食管镜检查以排除下咽或食管恶性肿瘤。

（2）喉咽部良性肿瘤：下咽部良性肿块病理类型还包括血管瘤、脂肪瘤、神经纤维瘤及食管平滑肌瘤等。活检＋病理可明确诊断。

（3）颈部原发灶不明的颈部转移淋巴结：颈部原发灶不明的颈部转移淋巴结，常因下咽肿瘤位置隐蔽，原发灶不易发现而漏诊，因此，以颈部转移淋巴结就诊时，应仔细检查原发灶好发部位鼻咽、口咽、下咽及食管等处。同时还应关注颈部淋巴结核这一疾病，常规行胸部 X 线拍片、结核菌素试验及病理活检以鉴别。

四、处理方案和基本依据

1. 治疗原则

手术结合放化疗的综合治疗是最佳选择，而手术彻底切除肿瘤是提高疗效的关键。

2. 具体处理措施

（1）颈部淋巴结清扫：根据淋巴结术前评估，行单侧（双侧）功能性（根治性）颈部淋巴结清扫（见图 79-3）。

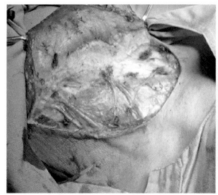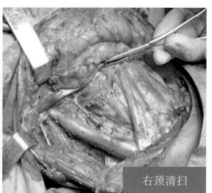

图 79-3　右侧功能性颈清扫

（2）切除肿瘤：切除部分舌骨，翻带状肌瓣，游离患侧梨状窝（见图 79-4）。进入梨状窝，直视下切除右侧梨状窝肿瘤以及肿瘤累及的右侧会披皱襞、室带以及部分会厌（见图 79-5）。切缘送冰冻病理切片，充分保证肿瘤彻底切除。

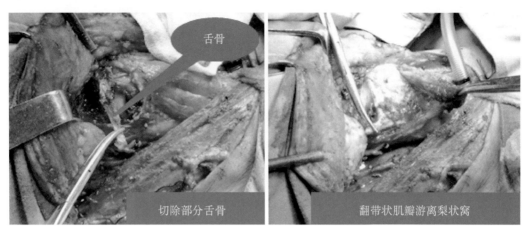

图 79 - 4　切除舌骨,游离右侧梨状窝

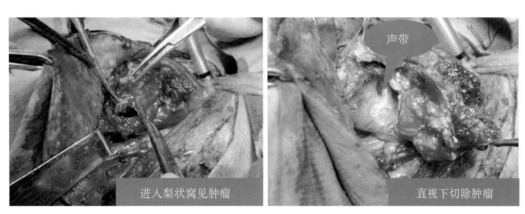

图 79 - 5　直视下切除肿瘤

（3）取患者桡侧前臂瓣:根据下咽缺损大小设计前臂皮瓣大小,并预留观察窗皮肤(见图 79 - 6)。

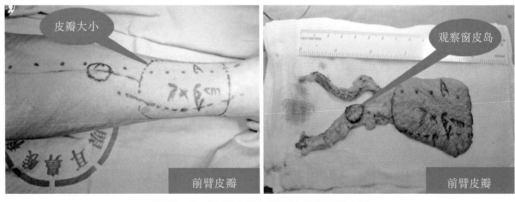

图 79 - 6　根据下咽缺损设计前臂桡侧皮瓣

（4）修复缺损重建喉咽结构:正确放置游离前臂皮瓣,完整修复缺损,吻合血管蒂(见图 79 - 7)。

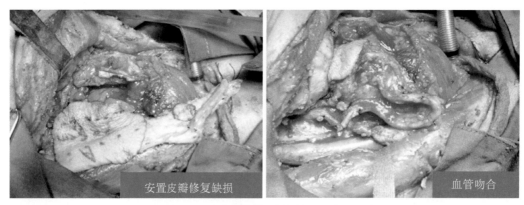

安置皮瓣修复缺损　　　血管吻合

图 79-7　吻合血管蒂,修复缺损重建喉咽腔

（5）关闭伤口,确保游离皮瓣存活:逐层关闭颈部各结构,通过皮肤观察窗了解血供情况,确保游离皮瓣存活（见图 79-8）。

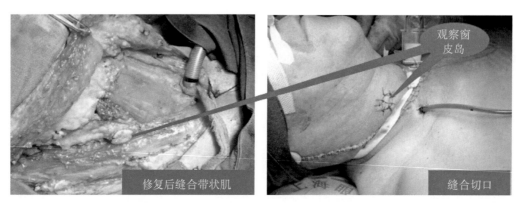

修复后缝合带状肌　　　观察窗皮岛　　　缝合切口

图 79-8　通过皮肤观察窗了解游离皮瓣血供情况

（6）术后放化疗:术后病理提示肿瘤切除充分,切缘未受累及,颈部存在转移淋巴结。根据治疗原则建议术后补充放疗。

五、要点和讨论

1. 下咽癌的分期标准

根据肿瘤的生长范围和扩散的程度,按国际抗癌协会（UICC）TNM 分类标准（2002）,下咽癌的 TNM 分类如表 79-1 所示。

表 79-1　下咽癌临床分期

0 期	$Tis\ N_0\ M_0$
Ⅰ 期	$T_1\ N_0\ M_0$
Ⅱ 期	$T_2\ N_0\ M_0$
Ⅲ 期	$T_3\ N_0\ M_0$,$T_1\ N_1\ M_0$,$T_2\ N_1\ M_0$,$T_3\ N_1\ M_0$
ⅣA 期	$T_{4a}\ N_0\ M_0$,$T_{4a}\ N_1\ M_0$,$T_1\ N_2\ M_0$,$T_2\ N_2\ M_0$,$T_3\ N_2\ M_0$,$T_{4a}\ N_2\ M_0$
ⅣB 期	T_{4b}任何 $N\ M_0$,任何 $T\ N_3\ M_0$
ⅣC 期	任何 T 任何 $N\ M_1$

（1）原发肿瘤（T）：

T_X 原发肿瘤无法评估；

T_0 无原发肿瘤证据；

Tis 原位癌；

T_1 肿瘤局限于下咽的一个解剖亚区并且最大径≤2 cm；

T_2 肿瘤侵犯超过下咽的一个解剖亚区或邻近解剖区，或最大径>2 cm，但≤4 cm，无半喉固定；

T_3 肿瘤最大径>4 cm 或半喉固定；

T_{4a} 肿瘤侵犯甲状/环状软骨、舌骨、甲状腺、食管或中央区软组织*；

T_{4b} 肿瘤侵犯椎前筋膜，包绕颈动脉或累及纵隔结构。

注：* 中央区软组织包括喉前带状肌和皮下脂肪。

（2）区域淋巴结（N）：

N_X 区域淋巴结无法评估；

N_0 无区域淋巴结转移；

N_1 同侧单个淋巴结转移，最大径≤3 cm；

N_2 同侧单个淋巴结转移，最大径>3 cm，但≤6 cm；或同侧多个淋巴结转移，最大径均≤6 cm；或双侧或对侧淋巴结转移，最大径均≤6 cm；

N_{2a} 同侧单个淋巴结转移，最大径>3 cm，但≤6 cm；

N_{2b} 同侧多个淋巴结转移，最大径均≤6 cm；

N_{2c} 双侧或对侧淋巴结转移，最大径均≤6 cm；

N_3 转移淋巴结最大径>6 cm。

（3）远处转移（M）：

M_X 远处转移无法评估；

M_0 无远处转移；

M_1 有远处转移。

2. 下咽癌的诊断依据

根据病史和临床表现，结合纤维喉镜、颈部增强 CT，活检病理情况可确诊。

（1）病史和临床表现：中老年男性患者，有反复咽喉部异物感、声音嘶哑和痰中带血丝表现。

（2）查体：喉镜示下咽区域（梨状窝区、咽后壁区、环后区）新生物。

（3）颈部增强 CT 示：下咽区域（梨状窝区、咽后壁区、环后区）强化软组织肿块，颈部可见肿大或液化淋巴结。

（4）病理检查：活检送检黏膜为鳞状细胞癌。

3. 下咽癌治疗措施

下咽癌的外科治疗首先是以彻底切除肿瘤为首要目标，不同手术入路和切除方法，均不能为了保留喉功能而以牺牲肿瘤的安全切缘为代价，否则就会本末倒置。下咽癌手术可大体分为保留和不保留喉功能的下咽癌切除术两类。由于下咽癌生长方式的独特性，目前国内外对于保留喉功能的适应证以及手术如何保留喉功能仍存在争议。

下咽癌肿瘤切除后的功能重建是下咽癌手术的一大难题，咽喉功能的重建首先需保证良好的吞咽功能，即重建的下咽腔足够宽敞，这样不会因食物堵塞于喉口而导致误吸。目前采用的修复方法主要有3 种：①以咽及喉的残存组织修复，如下咽残存黏膜直接关闭咽腔，喉气管瓣代下咽及颈段食道；②消化道段整复，如全胃上提、游离空肠移植、结肠上徙等；③皮瓣整复，如胸大肌肌皮瓣、游离前臂皮瓣和游离股前外侧皮瓣等。各种修复方法各有其适应证及优缺点。

六、思考题

1. 下咽癌诊断和治疗规范有哪些？
2. 对考虑下咽癌的患者术前需做哪些检查？
3. 通过本案例的分析你对下咽癌手术治疗有何认识？

七、推荐阅读文献

田勇泉. 耳鼻咽喉头颈外科学[M]. 8版. 北京：人民卫生出版社，2013. 149.

（陶 磊）

颈段食道癌

一、病历资料

1. 现病史

患者,男性,65 岁,因"咽部异物梗阻感半年,加重 3 个月"就诊。患者半年前出现咽喉部异物梗阻感,外院按慢性咽喉炎予中成药治疗,症状不能缓解,近 3 个月出现加重;偶伴有声音嘶哑,痰中见少量血丝,外院抗生素治疗后无效。来我院检查,纤维喉镜检查发现环后区水平咽后壁见新生物,累及食道入口,遂以"下咽颈段食道新生物"收治入院。拟行显微喉镜活检明确病理后,再行后续治疗。发病以来,患者饮食食量下降明显,睡眠、大小便基本正常,体重半年来减轻约 10 kg。

2. 既往史

既往无手术外伤史,无传染病和慢性疾病史,否认药物过敏史。喜烟嗜酒,抽烟 30 年,20 支/天;饮酒 30 年,半斤白酒/天。

3. 体格检查

T 36.5℃, P 84 次/min, R 23 次/min, BP 155 mmHg/85 mmHg。

神志清楚,对答切题,发音清晰。检查合作,自由体位。皮肤巩膜未见黄染。两肺呼吸音清,未闻及干湿啰音。HR 84 次/min,律齐,各瓣膜区未闻及杂音。腹部平软,未见皮肤瘀斑,未见肠型及蠕动波。肝脾肋下未触及,双下肢无水肿。间接喉镜未见喉咽部明显异常,双侧声带光滑,活动好,双侧梨状窝未见异常,下咽环后区、水平咽后壁黏膜疑似增厚。

4. 实验室及影像学检查

(1)纤维喉镜提示下咽环后区、水平咽后壁见新生物,累及食道(见图 80-1),双侧声带尚光,活动好,双侧梨状窝未见异常,余咽喉未见明显异常。

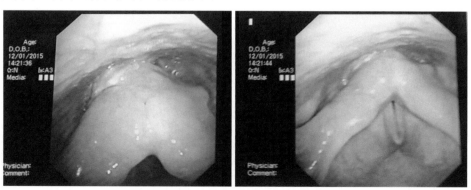

图 80-1　纤维喉镜示下咽环后区水平咽后壁见新生物,累及食道,双侧声带尚光,活动好,双侧
　　　　梨状窝未见异常,余食道各部未见异常

（2）颈部增强 MRI 提示颈段食道处强化软组织肿块，大小约 6.5 cm×3.0 cm，符合恶性肿瘤表现，双侧颈部淋巴结可见（见图 80‐2）。

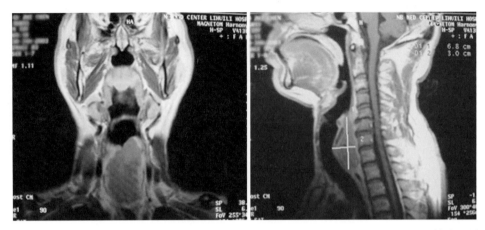

图 80‐2　颈部增强 MRI 提示颈段食道处强化软组织肿块，大小约 6.5 cm×3.0 cm，符合恶性肿瘤表现，双侧颈部淋巴结可见

（3）食道钡透示下咽环后食道入口处充盈缺损，提示占位伴黏膜破坏（见图 80‐3）。

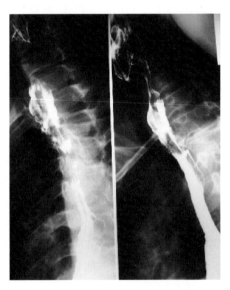

图 80‐3　食道钡透示下咽环后食道入口处充盈缺损，提示占位伴黏膜破坏

二、诊治经过

1. 初步诊断

因下咽环后区水平咽后壁见新生物，累及食道入口，恶性不能排除，初步诊断为下咽颈段食道新生物，恶性待排。

2. 诊治经过

患者半年前出现咽喉部异物梗阻感，外院按慢性咽喉炎中成药治疗，症状不能缓解，近 3 个月出现加重；偶伴有声音嘶哑，痰中见少量血丝，外院抗生素治疗后无效；来我院检查，发现下咽环后区水平咽后壁见新生物,累及食道,遂入院明确诊断和后续治疗。入院后完善术前检查并做好术前准备后,行全麻下显微喉镜手术,取下咽食道入口处新生物组织数块送病理检查。病理证实送检组织为鳞状细胞癌。

三、病例分析

1. 病史特点

(1) 中老年男性患者,有反复咽喉部异物梗阻感、声音嘶哑和痰中带血丝表现。

(2) 中成药物和抗生素药物治疗后未见症状好转。

(3) 病程≥6 个月。

(4) 查体和辅助检查:①间接喉镜检查喉咽部未见明显异常,双侧声带尚光,活动好,双侧梨状窝未见异常,下咽环后区咽后壁黏膜疑似增厚。②纤维喉镜提示下咽环后区水平咽后壁见新生物,累及食道,双侧梨状窝未见异常,余咽喉部位未见异常。

(5) 影像学检查:①颈部增强 MRI 提示颈段食道处强化软组织肿块,大小约 6.5 cm×3.0 cm,符合恶性肿瘤表现,双侧颈部淋巴结可见。②食道钡透示下咽环后食道入口处充盈缺损,提示占位伴黏膜破坏。

(6) 病理检查:送检组织为鳞状细胞癌。

2. 诊断与诊断依据

(1) 诊断:颈段食道癌,$T_3 N_2 M_0$,ⅢB 期。

(2) 诊断依据:①中老年男性患者,有反复咽喉部异物梗阻感、声音嘶哑和痰中带血丝表现。②纤维喉镜示下咽环后区水平咽后壁见新生物,累及食道(见图 80-1)。③颈部增强 MRI 提示颈段食道处强化软组织肿块,大小约 6.5 cm×3.0 cm,符合恶性肿瘤表现,双侧颈部淋巴结可见(图 80-2)。④食道钡透示下咽环后食道入口处充盈缺损,提示占位(图 80-3)。⑤病理检查:送检组织为鳞状细胞癌。

3. 鉴别诊断

(1) 下咽癌:下咽癌多发生于梨状窝、下咽后壁以及环后区,与颈段食道相毗邻,常常相互累及。因该区域组织结构均为鳞状上皮,且罹患肿瘤常均为鳞癌,临床常不易严格区分,可行纤维喉镜或食道镜检查判定肿瘤累及范围。当肿瘤侵及环状软骨后区域时,则很难区分是颈段食管癌还是下咽癌。

(2) 食道炎及食道上皮细胞重度增生:这类患者常有类似早期食道癌的症状,影像学检查常无异常发现,但可通过食道拉网细胞学检查,内镜染色及内镜超声检查进行鉴别,需定期复查。

(3) 食道功能(运动)失常:如食道痉挛,神经性吞咽困难、食道贲门失弛缓症等,患者常表现为吞咽困难,钡餐表现为食道体部无收缩和蠕动、食道黏膜光滑、贲门部呈"鸟嘴"样狭窄,其发作常为间歇性,病程较长,症状进展缓慢。

(4) 食道良性肿瘤:食道良性肿瘤以平滑肌瘤最常见,可发生食道的任何部位,多见于下段食道,中段次之,上段最少。由于它是黏膜外肿瘤,发展缓慢,病程较长,症状较轻,有时可无自觉症状。内镜检查可见食道腔内有隆起性肿物,表面黏膜有色泽改变,但黏膜光滑无糜烂和溃疡。另一个常见的良性肿瘤为食道息肉,多发于颈段食道、环咽肌附近。息肉起源于食道黏膜下层,向管腔内凸入性生长,常有一长短不一的蒂,偶见恶变,恶变时黏膜可见溃疡,有时需与腔内型食道癌相鉴别。其他食道良性肿瘤,通过食道镜检查和及组织病理学检查可确诊。

(5) 食道其他恶性肿瘤:如癌肉瘤、肉瘤(包括纤维肉瘤、横纹肌肉瘤、平滑肌肉瘤)、恶性淋巴瘤、恶性黑色素瘤、燕麦细胞癌等,其临床表现、影像学检查所见及内镜检查所见极似食道癌,最后诊断需组织病理学证实。

四、处理方案和基本依据

1. 治疗原则

手术结合放化疗的综合治疗是最佳选择。手术治疗的目的是尽可能彻底的切除肿瘤,解除梗阻和疼痛,提高生活质量。如病变侵及颈段食道全程,应施行全食道切除(该类情况常由胸外科收治)。如病变在颈段食道较局限,无下咽部受累,在胸骨柄上切除后尚有可供吻合的食道,则可只切除颈段食道。当颈段食道癌侵及下咽并向外侵犯时(累及气管、喉返神经、甲状腺、喉等),需行全喉、全下咽、全食道切除术,如有颈淋巴结转移,需同时行一侧或双侧颈部淋巴结清扫术(该类情况常首诊耳鼻喉科)。

2. 具体处理措施

(1) 颈部淋巴结清扫:根据淋巴结术前评估,行单侧(双侧)功能性(根治性)颈部淋巴结清扫。

(2) 切除肿瘤:切除受累下咽和喉体(见图80-4),见肿瘤累及食道入口。

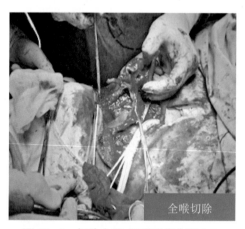

图80-4　切除全喉,显露受累食道入口

(3) 游离胃床和食道:腹腔进路,游离胃床以及胸段食道(见图80-5)。

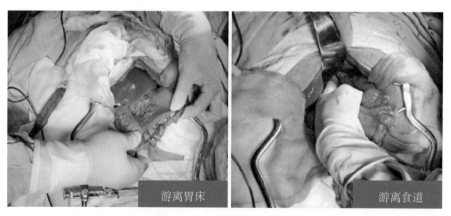

图80-5　游离胃床和食道

(4) 剥脱食道上提胃体:将食道从胸腔中完整剥脱,将塑形后的胃体经食道床隧道拉至颈部(见图80-6)。下咽肿瘤和剥脱食道标本(见图80-7)。

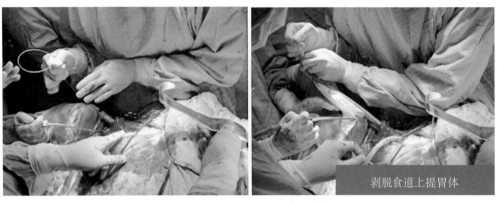

图80-6　剥脱食道上提胃体

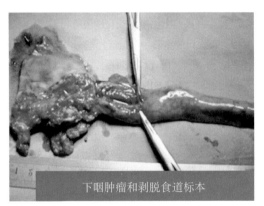

图80-7　下咽肿瘤和剥脱食道标本

（5）胃咽吻合：上提至颈部的胃体与颈部残余下咽行端端吻合，重建消化道结构（见图80-8）。

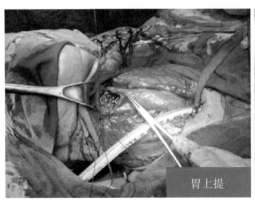
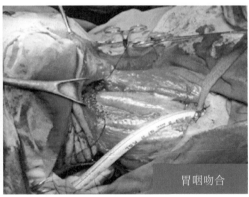

图80-8　胃咽吻合

（6）术后放化疗：术后病理提示肿瘤切除充分，切缘未受累及，颈部存在转移淋巴结。根据治疗原则建议术后补充放化疗。

五、要点和讨论

1. 颈段食道癌的诊断依据

根据病史和临床表现，结合纤维喉镜和/或胃镜、食道钡透、颈部增强CT和/或MRI，组织病理可确诊。

（1）病史和临床表现：中老年男性患者，有反复咽喉部异物梗阻感、声音嘶哑和痰中带血丝表现。

（2）查体：纤维喉镜示下咽食道入口处新生物。

（3）颈部增强 CT 和/或 MRI：下咽食道入口强化软组织肿块，颈部可见肿大或液化淋巴结。

（4）食道钡透：下咽环后食道入口处充盈缺损，提示占位。

（5）病理检查：送检组织为鳞状细胞癌。

2. **颈段食道癌治疗措施**

颈段食道癌预后差，临床常见有多灶性癌变和壁内跳跃性转移，并且由于缺乏浆膜层覆盖，肿瘤很快穿透黏膜壁侵入邻近组织。另外，颈段食道癌病灶隐蔽性强，患者就诊时多已属晚期，这也是其预后较差的原因之一。除有手术禁忌的少数患者外，在颈段食道癌治疗方式的选择上，以外科手术为主辅助放射治疗的综合治疗。综合治疗 3、5 年生存率分别为 48% 和 47%，优于单纯手术的 20% 和 18%，综合治疗效果明显优于单纯手术或单纯放疗，可以达到提高手术切除率、提高生存率的目的。此外，颈段食道癌是一个跨学科的肿瘤，手术涉及喉咽、食道和胃肠的切除与功能重建，范围广、难度大，需要耳鼻咽喉-头颈外科、胸外科以及放疗科等多学科共同协作诊治。

颈段食道癌手术的范围是全喉、全下咽、全食道切除，上切缘应距肿瘤 1 cm 以上。因此，完成该手术必须具备两个条件：一是病灶能彻底或基本切除；二是有良好的食道替代物。食道的替代物主要有胃（胃代食道）、结肠（结肠代食道）、空肠（空肠带蒂移植代食道术）和皮瓣（皮瓣食道成形）。胃代食道的应用最为广泛，优点在于：①手术简便；②胃血供良好，易成活；③转移范围大；④并发症少，吻合口瘘的发生率低；⑤术后功能恢复好；⑥无口腔异味。

是否能够保留喉功能，有学者认为，颈段食道癌因喉部常早期被肿瘤浸润，故主张即使喉外观正常亦应将其一并切除。另有学者认为，根据肿瘤侵犯范围，视病变情况作部分喉切除术，用颈部皮瓣或残存会厌等组织进行修复重建，保留部分或全部喉功能。

根据淋巴结术前评估，行单侧（双侧）功能性（根治性）颈部淋巴结清扫。颈段食道癌和下咽癌合并甲状腺转移的概率在 18.5% 左右，必要时行预防性同侧甲状腺切除。

六、思考题

1. 颈段食道癌诊断和手术治疗要点有哪些？
2. 对考虑颈段食道癌的患者，术前需做哪些检查明确诊断？
3. 通过本案例的分析你对颈段食道癌的手术治疗有何认识？

七、推荐阅读文献

1. 田勇泉. 耳鼻咽喉头颈外科学[M]. 8 版. 北京：人民卫生出版社，2013：247.

2. 刘吉福. 实用胸颈结合区外科学[M]. 北京：人民军医出版社，2008：141 - 171.

3. 屠规益. 喉癌下咽癌现代理论与临床[M]. 济南：山东科技出版社，2000：434 - 442.

4. James B. Snow Jr. P. Ashaley WackymBallenger. 耳鼻咽喉头颈外科学[M]. 17 版. 李大庆主译. 北京：人民卫生出版社，2012：1094 - 1102.

（陶　磊）

案例 81
咽旁间隙肿瘤

一、病历资料

1. 现病史

患者,女性,41岁,因"发现颈部肿块1年,打鼾2个月"就诊。患者1年前无明显诱因发现右颈部肿块,近2月出现打鼾,并逐步加重,无吞咽梗阻感,无明显耳痛、耳闷塞感,无声嘶,无味觉障碍,无口角歪斜、伸舌偏斜。到我院就诊,行CT扫描发现咽旁肿块,收入院行手术治疗。患者自发病以来,饮食、睡眠、大小便基本正常,体重无明显变化。

2. 既往史

既往无手术外伤史,无传染病和慢性疾病史,否认有药物过敏史。

3. 体格检查

T 36.7℃, P 72次/min, R 20次/min, BP 100 mmHg/65 mmHg。

神志清楚、对答切题、发音清晰,检查合作,自主体位。皮肤巩膜未见黄染。两肺呼吸音清,未闻及干湿啰音。HR 72次/min,律齐,各瓣膜区未闻及杂音。腹部平软,未见皮肤瘀斑,未见肠型及蠕动波。肝脾肋下未触及,双下肢无水肿。专科检查:右颈部略有隆起,右侧口咽,扁桃体内移,咽腔变窄,鼻咽右侧壁内移。双侧下鼻甲无肿大,双外耳道鼓膜正常,喉腔正常。

4. 实验室及影像学检查

CT、MRI示:右侧咽旁间隙扁椭圆形肿块,约3.5 cm×6 cm大小,内有分叶结节状及囊肿样变,伴有液平面,增强后显示有环形包膜,前表有结节样增生,颈动脉鞘向后外轻度移位,肿块推压咽侧壁及软腭,颅底鼻窦无异常(见图81-1)。

二、诊治经过

1. 初步诊断

咽旁间隙肿瘤,神经鞘膜瘤?

2. 诊治经过

患者1年前,无明显诱因发现右颈部肿块,未予在意,近一月来打鼾加重,去当地医院就诊,行CT、MRI检查后发现咽旁肿物,转来我院治疗。

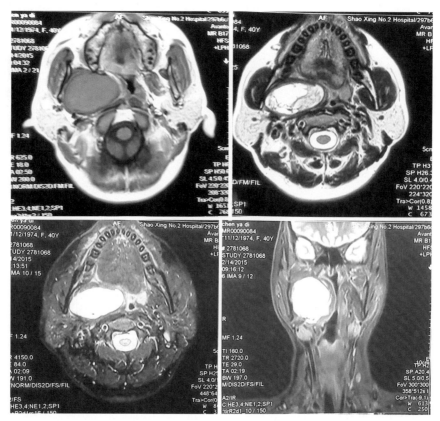

图 81-1　CT 及 MRI 示右咽旁肿物

三、病例分析

1. 病史特点

（1）中年女性，无明显不适。

（2）无意中发现有颈部肿块，无压痛，生长缓慢。

（3）发现肿物 1 年余。

（4）查体和辅助检查：右颈部略有隆起，右侧口咽，扁桃体内移，咽腔变窄，鼻咽右侧壁内移。

（5）影像学检查：CT、MRI 示，右侧咽旁间隙扁椭圆形肿块，约 3.5 cm×6 cm 大小，内有分叶结节状及囊肿样变，伴有液平面，增强后显示有环形包膜，前表有结节样增生，颈动脉鞘向后外轻度移位，肿块推压咽侧壁及软腭，颅底鼻窦无异常。

2. 诊断与诊断依据

（1）诊断：咽旁间隙肿瘤（神经鞘瘤？）

（2）诊断依据：

① 中年女性，无意中发现有颈部肿块，无压痛，生长缓慢，病程较长。

② 查体和辅助检查：右颈部略有隆起，右侧口咽，扁桃体内移，咽腔变窄，鼻咽右侧壁内移。

③ 影像学检查：CT、MRI 示，右侧咽旁间隙扁椭圆形肿块，约 3.5 cm×6 cm 大小，内有分叶结节状及囊肿样变，伴有液平面，增强后显示有环形包膜，前表有结节样增生，颈动脉鞘向后外轻度移位，肿块推压咽侧壁及软腭，颅底鼻窦无异常。

3. 鉴别诊断

（1）原发性咽旁间隙肿瘤：

按良恶性：

① 良性占位：混合瘤（异位唾液腺）、神经鞘瘤、血管瘤和间叶来源肿瘤。

② 恶性肿瘤：恶性混合瘤、黏液表皮样癌、腺泡细胞癌、腺样囊性癌、间叶肉瘤。

按组织来源：

① 异位唾液腺来源：肿瘤源于咽旁间隙中唾液腺组织残留。病理上良性为多形性腺瘤，恶性主要包括腺样囊性癌、腺泡细胞癌、黏液表皮样癌以及多形性腺瘤恶变。虽然总体上小唾液腺肿瘤恶性稍多于良性，然而位于咽旁间隙的小唾液腺肿瘤绝大多为良性多形性腺瘤。

② 其他组织来源：其他如神经鞘瘤、血管瘤、血管平滑肌脂肪瘤、间叶组织肉瘤等亦可见于咽旁间隙。血管瘤亦可发生于咽旁间隙，有沿间隙适形生长的特点，由于肿块质地较软，术中单靠触诊常难以发现肿瘤。CT 可表现为咽旁间隙内形态不规则或扁平的等密度肿块，MRI 表现为 T_1WI 等信号，T_2WI 高信号，增强后可有轻中度强化。

③ 血管平滑肌脂肪瘤：是一种少见的良性间叶肿瘤，主要见于肾脏，其次为肝脏。而发生于咽旁间隙的病例十分少见。

（2）咽旁其他间隙肿瘤：咽旁间隙周围与咽黏膜间隙、咀嚼肌间隙、腮腺深叶、颈动脉间隙、咽后间隙相邻。周围间隙起源的肿瘤均可累及或进入咽旁间隙，因此需与这些间隙来源的肿瘤作鉴别诊断。咽旁间隙脂肪及颈动脉鞘血管的移位方向、肿块的中心位置以及周围组织结构的形态改变是鉴别诊断的重要依据。

① 咽黏膜间隙来源的肿瘤：包括鼻咽癌、口咽癌、鼻咽和口咽淋巴瘤、血管瘤、小唾腺来源肿瘤等。由于病灶起源于鼻咽或口咽侧壁，因此咽旁病灶与鼻咽或口咽侧壁相连，影像学显示其间密度或信号无明显差别，亦无咽旁脂肪分隔，咽旁间隙脂肪向外推移或消失。临床检查还可以发现向鼻咽或口咽腔生长的病灶。鼻咽纤维血管瘤亦可累及咽旁间隙，其病灶有明显强化的特点且与鼻咽部病灶相连，鉴别诊断不难。

② 咀嚼肌间隙来源的占位：咀嚼肌间隙的占位常见的为感染和肉瘤。感染者，临床可有牙痛拔牙史或其他感染病史。影像学常表现为咀嚼肌间隙脂肪密度增高可伴有含气密度影，咬肌或翼肌肿胀，咽旁脂肪后移或消失，咀嚼肌间隙来源的肉瘤首先可累及咬肌或翼肌，临床上患者常首先出现面部麻木和张口困难等症状。咀嚼肌的累及咽旁间隙脂肪的向后推移变形有助于病变的定位诊断。

③ 腮腺深叶肿瘤：原发于咽旁间隙的肿瘤应注意和腮腺深叶来源的肿瘤鉴别，因为二者手术入路不同，前者常为经下颌骨或口咽入路，后者常采用经腮腺入路。如果腮腺深叶肿瘤咽旁间隙被误诊为咽旁间隙肿瘤而采用经下颌骨或口咽入路，则极易损伤面神经。来源于茎突下颌管外侧的腮腺深叶的肿瘤可以沿茎突下颌管向咽旁间隙扩张。由于受到茎突下颌管的限制，肿块可呈哑铃状或沙漏状。而起源与茎突下颌管内侧的腮腺深叶组织的肿瘤则呈类圆形，突入咽旁间隙，易与起源于咽旁间隙的肿瘤混淆。对于鉴别腮腺深叶与腮腺外肿瘤，肿块较小时主要看其与腮腺深叶有没有脂肪界限，如没有则提示为腮腺深叶来源，通常 MRI 要优于 CT。但对于直径大于 4 cm 的肿瘤，脂肪间隙常难以明确显示。区分是否腮腺来源很困难，有学者认为，二腹肌后腹的移位有助于鉴别腮腺间隙及咽旁间隙来源的肿瘤，二腹肌后腹深面为咽旁间隙，浅侧属腮腺间隙。二腹肌后腹内移表示肿瘤位于腮腺间隙，二腹肌后腹外推则提示肿瘤起源于咽旁间隙。

④ 颈动脉间隙来源肿瘤：最多见为神经鞘瘤和副神经节瘤（颈动脉体瘤、颈静脉球瘤和迷走神经体瘤）。神经鞘瘤多发生在交感神经或迷走神经，前者来源常致颈内外动脉和颈内静脉一起向外或前外移位，后者来源常致颈内动静脉分离。副神经节瘤在颈部主要有颈动脉体瘤、颈静脉球瘤以及迷走神经体瘤，均可累及咽旁间隙。颈动脉体瘤位于颈总动脉分叉处，其影像特征之一表现为颈内动脉和颈外动脉

的夹角被瘤体撑开、增大;颈静脉球瘤发生于颈静脉球体,常沿颈静脉孔生长,影像表现为颈静脉孔的扩大有骨质的破坏和吸收,其分布可沿迷走神经分支从颅底到乳突,可侵及中耳、颅底及外耳道,亦可累及到咽旁间隙;迷走神经体瘤发病率较颈动脉体瘤及颈静脉球瘤为低,其沿迷走神经任何部位均可发生,但以颅外颈静脉孔附近最为多见,常突向咽旁间隙。CT 图像上副神经节瘤多呈类圆形等密度或混合密度,增强后明显强化,与邻近强化后的血管密度一致为其特点,肿瘤较大伴有出血或坏死时强化可不均匀。MRI 图像上多呈类圆形,边界十分清楚,T_1WI 呈中等信号,T_2WI 呈稍高信号,特征性的表现为瘤体内可见多发的条形、迂曲的低信号血管流空影或血管断面征象即"椒盐征"。但肿瘤直径小于1.5 cm时,上述较为特征性的迂曲的血管流空影及椒盐征等多不明显。

⑤ 咽后间隙来源占位:最常见的为各种原因引起的咽后淋巴结肿大,其中鼻咽癌咽后淋巴结转移尤应引起重视。影像表现中要特别注意肿块的位置特征。病灶位于颈动脉间隙的内侧略偏前,颈动脉鞘血管向后外侧推移,咽旁间隙脂肪向前外推移或消失,病灶形态呈类圆形,CT 上可密度均匀或中央有低密度区,MRI 表现为 T_1WI 等低信号,T_2WI 略高信号或中央更高信号,增强后有实质强化或环形强化,有结外侵犯时,淋巴结边缘常模糊或不光整。鼻咽部常可发现原发病灶。应注意与交感神经来源的肿瘤鉴别。

⑥ 其他:其他如颅底骨或软组织来源的软骨肉瘤(可分为黏液软骨肉瘤、间充质软骨肉瘤和未分化软骨肉瘤)亦可累及咽旁间隙,其中黏液软骨肉瘤为好发于骨外软组织的少见肿瘤,镜下大量的黏液样物质和软骨样基质构成肿瘤背景。CT 表现为分叶状肿块,不均匀等低密度伴有钙化灶,MRI 表现为 T_1WI 等低信号,T_2WI 高信号。可有轻度强化。

四、处理方案和基本依据

1. 治疗原则

手术治疗,亦有学者建议考虑良性的肿瘤因为生长缓慢,予以密切随访,出现临床症状再行手术。

2. 具体处理措施

经颈部入路,手术切口位于舌骨平面,后部达下颌角下方,上拉颌下腺,切断二腹肌及下颌舌骨肌,茎突舌骨肌,暴露肿瘤下缘,分离至最内侧包膜,钝性分离,剥离出肿瘤,完整切除(见图81-2)。

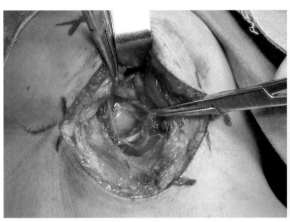
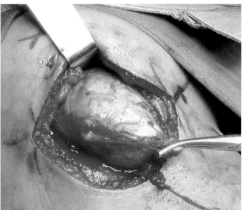

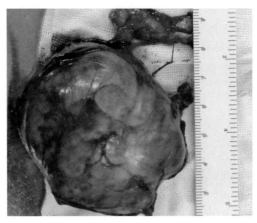

图 81‐2　肿瘤的剥离

五、要点和讨论

1. 咽旁间隙肿瘤的诊断依据

（1）病史和临床表现：PPS 肿瘤症状以无痛性口腔或颈部肿块、耳部症状及吞咽困难较为常见。由于 PPS 的后下方及内侧可扩张，PPS 肿瘤最常见的症状为无症状的口腔或颈部肿块，肿瘤直径大于 2 cm 时临床上可在下颌角后方触及，通常为查体时偶然发现。肿块位于鼻咽水平，可造成鼻咽侧壁肿胀，软腭移位，以及单侧咽鼓管受压产生耳闷塞感及听力下降。肿瘤位于口咽水平易引起同侧扁桃体移位。咽侧壁的肿胀还可引起吞咽困难及阻塞性睡眠性呼吸暂停。肿瘤增大可压迫Ⅸ‐Ⅻ脑神经而产生相应症状，如声嘶、发音困难、吞咽困难等，累及颈交感链可产生。

（2）查体：早期多无阳性体征。肿瘤较大时，查体可触及颈部包块，鼻咽，口咽侧壁隆起。偶有 Honer 综合征，声带麻痹，张口困难等体征。

（3）影像学检查：CT 扫描可清楚显示咽旁间隙软组织密度占位病变。CT 可以区分肿瘤位于茎突前或茎突后间隙。位于茎突前间隙的肿瘤将颈动脉向后推移，而茎突后间隙的肿瘤将颈动脉向前推移，并且可显示肿块与腮腺之间的脂肪组织间隔。MRI 检查能清楚显示肿瘤与周围软组织之间的关系，颅内侵犯情况以及与脑膜和脑组织的关系，并且能显示肿瘤与颈部大血管的关系。

2. 治疗措施

（1）手术方式：

① 经口入路：对于肿瘤直径小于 2.0 cm，距离口咽部较近，突出于口咽部者，采用经软腭切开入路，经口软腭切开，切除肿瘤。

② 经颈部入路：单纯颈侧进路。手术切口位于舌骨平面，后部可以向后上延伸达腮腺。可根据需要将作下颌角处下颌骨部分切除，或下颌骨升支乙状切迹纵行切开以扩大术野。该手术进路能直接暴露咽旁间隙，直接显露和控制颈部大血管及后组脑神经，适合较大咽旁肿瘤的切除。

③ 经腮腺、颈部入路：颈侧＋腮腺入路手术。手术主要步骤包括腮腺浅叶切除，解剖并保护面神经，将面神经及分支移位，暴露腮腺深叶，结扎颞浅动脉及颌内动脉，将下颌骨向前牵拉，或行下颌角处下颌骨切断，以达到扩大手术野的目的。

④ 下颌升支纵行裂开入路：该手术入路适用于接近颅底及直径大于 5 cm 的咽旁间隙肿瘤。颈部切口同颈侧入路，暴露下颌骨，切开骨膜，沿骨面分离附着于下颌骨升支的所有软组织，达下颌切迹，作下颌切迹到下颌角连线的下颌骨支裂开，以保护下牙槽神经。

⑤ 经颈部-下颌角部分切除入路:本组 4 例患者在颈部入路手术中,发现肿瘤较大,位置偏高,接近颅底,常规经颈部入路暴露不良,行下颌角骨质部分切除以增加显露范围。

⑥ 耳后颅颈联合入路:经颈静脉孔突入后颅窝的神经鞘瘤患者经该手术方式切除肿瘤。

(2) 辅助治疗:对于咽旁间隙的良性肿瘤,不需要行特殊的辅助治疗。对于恶性肿瘤,应根据病理学类型,给予术后放疗和(或)化疗。

六、思考题

1. 咽旁间隙肿瘤诊断和治疗规范是什么?

2. 咽旁间隙肿瘤需要哪些检查?

3. 通过本案例的分析你对咽旁间隙肿瘤手术入路有何认识?

七、推荐参考文献

1. Kuet ML, Kasbekar AV, Masterson L, Jani P. Management of tumors arising from the parapharyngeal space: A systematic review of 1,293 cases reported over 25 years [J]. Laryngoscope. 2015 Jun;125(6):1372 - 1381.

2. 屠规益. 现代头颈肿瘤外科学[M]. 北京:科学出版社,2004:456 - 464.

(程　磊)

案例 82

甲状腺肿块

一、病历资料

1. 现病史

患者，女性，28岁，因"发现颈部肿块1个月"就诊。患者1月前无意间发现颈前区一直径约3 cm的肿块，局部无疼痛。自行服用头孢克洛胶囊一周，肿块无明显缩小。患者偶感颈部酸胀不适，无心悸多汗、纳亢消瘦、烦躁易怒等不适症状。以前未有类似情况发生。故来专科医院就诊。发病以来，患者饮食、睡眠、大小便基本正常，体重无明显变化。

2. 既往史

既往无手术外伤史，无传染病和慢性疾病史。

3. 体格检查

T 36.7℃，P 75次/min，R 24次/min，BP 100 mmHg/65 mmHg。

神志清楚、对答切题、发音清晰，检查合作，自由体位。皮肤巩膜未见黄染。两肺呼吸音清，未闻及干湿啰音。HR 75次/min，律齐，各瓣膜区未闻及杂音。腹部平软，未见皮肤瘀斑，未见肠型及蠕动波。肝脾肋下未触及，双下肢无水肿。双侧外耳道通畅，鼓膜正常。双侧扁桃体Ⅰ度大，无充血。鼻咽部黏膜光滑，无明显充血。双侧下鼻甲无肿大，中鼻道内未见分泌物。颈前区左甲状腺可及一直径约3 cm肿块，质韧、光滑、界清、随吞咽上下活动，局部无触痛。甲状腺听诊未及明显血管音。颈部未触及明显肿大淋巴结。

4. 实验室及影像学检查

（1）血常规：WBC 6.5×10^9/L，N 60%，ESR 9 mm/h。

（2）甲状腺功能：FT3 4.3 pmol/L（正常值3.5～6.5 pmol/L），FT4 16.95 pmol/L（正常值11.5～22.7 pmol/L），TSH 3.61 mIU/L（正常值0.25～5 mIU/L），TG-Ab 8.35 IU/mL（正常值<13.6 IU/mL），TPO-Ab 5 IU/mL（正常值0～35 pmol/L），PCT 2.5 pg/ml（正常值0～5 pg/mL），PTH 41.6 pg/mL（正常值12～88 pg/mL）。

（3）颈部B超提示左叶甲状腺一直径约3 cm的混合性肿块，边缘见直径约2 mm强回声灶，边界清晰、边缘规则。甲状旁腺未见肿大。颈部未及肿大淋巴结。

（4）颈部CT提示：左叶甲状腺内单发肿块，边缘规则，内部密度不均，边缘有斑片状钙化灶，颈部未见明确肿大淋巴结。

（5）B超定位下细针穿刺提示：甲状腺腺瘤。

二、诊治经过

1. 初步诊断

甲状腺腺瘤。

2. 诊治经过

根据病史和临床表现,结合影像学检查、病理检查确诊。治疗为手术治疗。

三、病例分析

1. 病史特点

(1) 年轻女性,28 岁。

(2) 病史 1 个月。

(3) 颈前区无痛性肿块。

(4) 无心悸多汗、纳亢消瘦、烦躁易怒等不适症状。

(5) 抗感染治疗无效。

2. 诊断与诊断依据

(1) 诊断:甲状腺腺瘤。

(2) 诊断依据:①颈前区无痛性肿块,随吞咽活动。②无心悸多汗、纳亢消瘦、烦躁易怒等不适症状。③左叶甲状腺一直径约 3 cm 肿块,质韧、光滑、界清,随吞咽上下活动,局部无触痛。颈部未触及明显肿大淋巴结。④甲状腺功能正常。⑤颈部 B 超提示左叶甲状腺一直径约 3 cm 混合性肿块,边缘伴钙化。甲状旁腺未见肿大。颈部未及肿大淋巴结。⑥颈部 CT 提示左叶甲状腺内单发肿块,边缘规则,内部密度不均,边缘有斑片状钙化灶,颈部未见明确肿大淋巴结。⑦肿块细针穿刺提示甲状腺腺瘤。

3. 鉴别诊断

(1) 排除甲状腺炎、甲状腺高功能腺瘤、结节性甲状腺肿、甲状腺癌等甲状腺原发疾病。

① 亚急性甲状腺炎:有上呼吸道感染等病毒感染的诱因。颈前甲状腺区疼痛,转头及吞咽时加重,并可向耳部、下颌、枕部放射;可伴发热等全身症状。甲状腺肿大、质地硬伴结节,有触痛。ESR 升高,甲状腺功能有异常,病程不同时期可出现甲亢或甲减。甲状腺 B 超提示甲状腺内见片状低回声区。

② 慢性淋巴细胞性甲状腺炎:甲状腺弥漫性中度肿大,质地硬。甲状腺功能提示 TG - Ab、TPO - Ab 升高;疾病早期可有甲亢,最终可发展为甲减。甲状腺 B 超提示甲状腺弥漫性改变,伴多发低回声结节,可有囊性变、钙化灶。

③ 甲状腺高功能腺瘤:甲状腺可触及肿块。患者有心悸多汗、纳亢消瘦、烦躁易怒等不适症状。甲状腺功能提示甲亢。甲状腺 B 超提示甲状腺肿块血供丰富。甲状腺核素扫描结节处呈"热结节"。

④ 结节性甲状腺肿:甲状腺可触及多发肿块。甲状腺功能无明显异常。甲状腺 B 超提示甲状腺不规则增大伴多发结节,结节形态规则,可为混合性回声结节,可伴有弧线状、环状、斑块状粗钙化灶。

⑤ 甲状腺癌:甲状腺肿块生长较快,肿块多质地硬、活动度差、界限欠清。后期侵犯周围器官可有声嘶、吞咽困难、呼吸困难等症状。甲状腺功能多无明显异常。甲状腺 B 超提示甲状腺结节边界模糊、形态欠规则、有沙砾样钙化,结节纵横比≥1。颈部 CT 检查提示甲状腺结节呈低密度,边缘不规则,内有散在点状钙化,囊壁有明显强化的乳头状结节,可有颈部淋巴结转移。甲状腺结节细针穿刺可见甲状腺癌细胞。

根据患者病史、体征及客观检查的特点及术中冰冻切片可进一步鉴别。

(2) 与甲状腺区其他肿瘤的鉴别:根据述患者病史特点,进行分析提示甲状腺原发肿瘤的可能性最

大,但也应与以下几种甲状腺区疾病做鉴别:

① 甲状腺淋巴瘤:多见于老年女性。甲状腺肿瘤增大迅速,有声嘶、吞咽困难、呼吸困难、颈部压迫感等压迫症状。甲状腺功能正常。甲状腺 B 超提示甲状腺结节边缘不规则,呈椰菜样或海岸线样。甲状腺结节细针穿刺可见淋巴瘤细胞。

② 甲状腺转移性肿瘤:有乳腺癌、肺癌、皮肤癌、恶性黑色素瘤、肾透明细胞癌等肿瘤病史。甲状腺 B 超表现与甲状腺癌比较无明显特异性,瘤内钙化少见。甲状腺结节细针穿刺可见原发肿瘤细胞。

③ 甲状舌管囊肿:肿瘤多位于颈前区舌骨至甲状软骨间,发展缓慢,继发感染可迅速增大。肿瘤随吞咽活动,伸舌时囊肿上方可及条索状物。穿刺抽吸见黄色液体。颈部 B 超提示肿块为囊性,甲状腺位于原位。

根据病史、影像学检查、穿刺病理检查及相关辅助检查可以排除上述颈部疾病。

四、处理方案及基本依据

1. 治疗原则

手术治疗。

2. 具体处理措施

(1) 手术治疗:

① 手术方式:开放式手术或腔镜手术。

② 手术范围:左甲状腺次全切除术,术中肿瘤做冰冻切片,若病理诊断为恶性,则作左侧甲状腺、峡部全切加右侧甲状腺次全切除术,同时行左颈部择区性淋巴结清扫术。

(2) 麻醉方式:全身麻醉。

(3) 手术并发症:①出血。②感染。③喉返神经损伤致声嘶、呼吸困难。④喉上神经损伤致呛咳。⑤甲状腺全切致甲状旁腺功能减低,出现手足麻木及抽搐。⑥颈清扫术损伤副神经。

五、要点和讨论

1. 甲状腺腺瘤的诊断依据

根据病史和临床表现,结合影像学检查、病理检查确诊。

(1) 病史和临床表现:多见于女性。无明显诱因下发现肿块,无痛,生长缓慢。

(2) 查体:颈前区肿块,质地韧,表面光滑,随吞咽活动,无触痛。

(3) 影像学检查:B 超提示甲状腺一直径约 3 cm 混合性肿块,边缘见直径约 2 mm 强回声灶,边界清晰、边缘规则。甲状旁腺未见肿大。颈部未及肿大淋巴结。颈部 CT 检查提示左叶甲状腺内单发肿块,边缘规则,内部密度不均,边缘有斑片状钙化灶,颈部未见明确肿大淋巴结。

(4) 甲状腺肿瘤诊断的金标准是病理检查结果。

2. 治疗措施

手术治疗。

六、思考题

1. 甲状腺肿瘤诊断与治疗原则是什么?

2. 甲状腺肿瘤的手术如何避免并发症发生?

3. 甲状腺手术的方式有哪些？

七、推荐阅读文献

1. 陈孝平,汪建平.外科学[M].8版.北京:人民卫生出版社,2013:237-250.

2. 刘树伟,李瑞锡.局部解剖学[M].8版.北京:人民卫生出版社,2013:40-66.

3. 鲜军舫,王振常,等.头颈部影像诊断必读[M].北京:人民军医出版社,2007:292-373.

4. 白耀.甲状腺病学—基础与临床[M].北京:科学技术文献出版社,2004:1-672.

5. 腾卫平,刘永锋,高明,等.甲状腺结节和分化型甲状腺癌诊治指南《甲状腺结节和分化型甲状腺癌诊治指南》编写委员会,2012年,1-42.

（王家东）

一、病历资料

1. 现病史

患者,女性,33 岁,因"发现右腮腺肿块 3 年"入院。患者发病时曾在当地医院就诊,当时肿块直径约 1 cm 左右,无疼痛,曾在当地医院就诊,诊断为"淋巴结炎",予口服抗生素治疗,但肿块无明显缩小,反而逐渐增大。发病以来,患者饮食、睡眠好,大小便正常,体重无明显变化。

2. 既往史

既往无传染病,无其他系统性疾病史和手术外伤史。

3. 体格检查

T 37℃,P 78 次/min,R 20 次/min,BP 110 mmHg/75 mmHg。

神清,对答切题,自由体位,体检合作。皮肤无黄染,浅表淋巴结未及肿大。眼睑无水肿,瞳孔等大等圆。两肺呼吸音清,未闻干湿啰音。HR 78 次/min,律齐,各瓣区未闻及杂音。腹平软,肝脾肋下未及,未见肠型。直肠、肛门未检。四肢脊柱无畸形,活动好。生理反射存在,病理征未引出。

专科检查:双侧耳道净,鼓膜完整,标志清;双侧下甲稍肿大,中隔居中,鼻道净;双侧扁桃体Ⅰ度肿大,略充血,无分泌物,咽侧壁无隆起;鼻咽部光滑,对称;间喉下舌根淋巴滤泡样增生,会厌光滑,声带略肿,活动好,闭合全,梨状窝黏膜光滑,无积液。右腮腺区肿块,位于耳垂下,约 4 cm×3 cm,质中,结节状,界清,活动度欠佳,无压痛,无面瘫,咽侧壁无隆起。

4. 影像学检查

(1) B 超检查提示右侧腮腺内见 38 mm×30 mm 低回声区,形态规则,边界清,内部回声欠均匀,血流信号少许,双侧腮腺切面形态大小正常,表面光滑,包膜完整,内部回声细小均匀。

(2) MRI 检查:右侧腮腺区见结节状肿块影,大小约 3.7 cm×3.2 cm×2.4 cm,形态不规则,部分伸入下颌后凹,边界尚清,T_1WI 呈略低信号(见图 83-1),T_2WI 为高低混杂信号(见图 83-2)。

二、诊治经过

1. 初步诊断

右腮腺肿瘤,多形性腺瘤可能。

2. 诊治经过

患者 3 年前发现左腮腺区肿块,曾在当地按淋巴结炎予抗生素治疗,但肿块无明显缩小,反而呈进

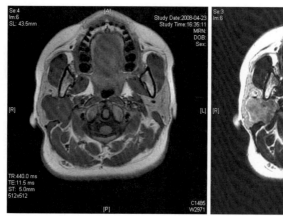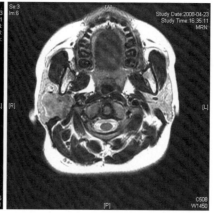

图 83-1　右腮腺肿瘤 MRI 表现, T_1 WI　　图 83-2　右腮腺肿瘤 MRI 表现, T_2 WI

行性增大。

三、病例分析

1. 病史特点

(1) 女性, 33 岁。

(2) 右腮腺区肿块 3 年, 无疼痛, 呈进行性增大。

(3) 查体: 右腮腺区肿块, 位于耳垂下, 约 4 cm×3 cm, 质中, 结节状, 界清, 活动度欠佳, 无压痛, 无面瘫, 咽侧壁无隆起。

(4) 影像学检查提示右腮腺内肿块, 结节状, 界清。

2. 诊断与诊断依据

(1) 诊断: 右腮腺多形性腺瘤。

(2) 诊断依据: ①右腮腺区肿块 3 年, 无疼痛, 呈进行性增大; ②体检: 右腮腺区肿块, 位于耳垂下, 约 4 cm×3 cm, 质中, 结节状, 界清, 活动, 无压痛, 无面瘫, 咽侧壁无隆起; ③影像学检查提示右腮腺内新生物, 结节状, 界清。

3. 鉴别诊断

(1) 腮腺区非腮腺外肿块: 腮腺外的肿块, 如皮肤和附件、浅表软组织的肿瘤或类肿瘤, 一般位置较为表浅, 常与皮肤粘连, B 超或其他影像学检查可提示肿块位于腺体包膜外。

(2) 其他腮腺良性肿瘤的区别: 腮腺的良性肿瘤有多种病理类型, 一般肿块多具有界清、活动、无压痛及面瘫的特点, 其中最常见的为多形性腺瘤和腺淋巴瘤, 前者具有表面结节状、质地中等、生长缓慢的特点, 后者质地较软、表面光滑且多位于腮腺下极, 典型的病例可根据以上特点在临床上进行鉴别。但是, 相当部分肿瘤临床表现不具有特异性, 临床上往往难以判断其组织学类型, 细针穿刺细胞学检查和术中冰冻切片可有帮助, 但确诊仍有待于术后病理。

(3) 淋巴结肿大: 腮腺腺体内可有淋巴结存在, 腮腺内的淋巴结肿大可表现为腮腺区的肿块, 需要进行鉴别。一般淋巴结炎表现为有炎症表现如红肿热痛, 查体可有触痛, 触诊淋巴多为扁平状, 部分淋巴结病变仍保存有淋巴结的结构, 可从 B 超检查加以区别, 但部分淋巴结肿大从病史、体检和影像学检查仍难以与腮腺区的肿瘤区别, 可作细针穿刺细胞学检查。此外, 部分面部、外耳道、中耳、鼻咽部的恶性肿瘤可转移至腮腺区的淋巴结, 因此, 对于腮腺肿块的病例, 还应仔细检查上述部位, 以排除淋巴结转移的可能。

（4）腮腺恶性肿瘤：典型的腮腺恶性肿瘤可表现生长较快，有疼痛和面瘫等表现，查体可发现肿块质地较硬，边界不清，有触痛，影像学检查也可表现为肿块界限不清，呈浸润性生长，少数可出现颈深上淋巴结肿大等表现，但部分腮腺低度恶性肿瘤生长缓慢，病程可达数年，病史和查体也没有恶性肿瘤特征性的表现，临床上不易与良性肿瘤鉴别，术前可作细针穿刺细胞学检查，术中可根据冰冻切片决定手术方案，确认仍需根据术后病理。

（5）腮腺的非肿瘤性疾病：常见的腮腺非肿瘤性疾病包括各型腮腺炎、腮腺良性肥大和淋巴上皮病，腮腺炎表现为腮腺的弥漫性肿胀，同时伴有红、肿、热、痛等炎症表现。腮腺良性肥大多表现为双侧腮腺的肥大，腺体内并无局限性的肿块。淋巴上皮病多为腮腺、泪腺和其他涎腺的肥大，临床上可伴有眼干、口干等表现，少数病例仅表现为腮腺区的局限性肿块，需手术切除后根据病理明确。

（6）腮腺深叶肿瘤与原发于咽旁间隙的神经鞘瘤：来源于腮腺深叶肿瘤，常突向同侧咽旁间隙生长，与原发于咽旁间隙的神经鞘瘤较难鉴别。可从影像学上特别是 MRI 检查上从咽旁脂肪间隙的位置、颈内动脉的移位和肿块位于茎突前后间隙等方面加以区别。

四、处理方案和基本依据

1. 治疗原则
手术治疗，保留面神经作全腮腺切除。

2. 具体手术方法
全麻下作右腮腺浅叶切除，手术分离面神经各分支，切断导管，切除浅叶腺体后见肿块位于面神经深面，保护面神经，完整切除肿块及深叶腺体（见图 83 - 3），术中冰冻切片提示："多形性腺瘤"。

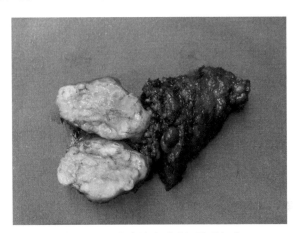

图 83 - 3　腮腺肿瘤手术切除后标本

五、要点和讨论

1. 腮腺肿瘤的诊断依据
根据患者的临床表现，结合影像学检查结果，必要时作细针穿刺细胞学检查而诊断。

（1）临床表现：腮腺区进行性增大的肿块，良性肿瘤多无疼痛和面瘫。

（2）查体：腮腺区的肿块，良性肿瘤多为质地软或中等，界限清，恶性肿瘤多为质地中等或硬，界限不清，可伴有周围性面瘫。

（3）影像学检查示腮腺内肿块，B 超为首选的影像学检查，如临床上考虑肿瘤有恶性可能、腮腺深叶肿瘤或复发病例,应作 MRI 或 CT 检查。

2. 治疗

如无手术禁忌,手术治疗是腮腺肿瘤的主要方法,手术方法可根据肿块的大小、部位和性质,一般而言,对于腮腺浅叶的良性肿瘤,腮腺浅叶切除为标准术式,如肿块位于下极的腺淋巴瘤或直径小于 1.5 cm 的其他良性肿瘤可作腮腺部分切除。对于腮腺深叶的良性肿瘤则应作全腮腺切除。腮腺恶性肿瘤的治疗以手术为主,手术过程中应遵循肿瘤外科的基本原则,尽量在正常组织内完整切除肿瘤,防止肿瘤破裂而造成种植性复发,对肿块与面神经粘连或已出现面神经功能障碍者,必要时应牺牲面神经。对于范围广泛、恶性程度高、易发生血行性转移的涎腺恶性肿瘤,尚需采用综合治疗,以提高肿瘤的控制率。

六、思考题

1. 腮腺肿瘤常用的影像学检查方法,临床上应如何选择?
2. 腮腺肿瘤常见的病理类型及其特点是什么?
3. 腮腺肿瘤常见手术方法和适应证有哪些?

七、推荐阅读文献

1. 中华口腔医学会口腔颌面外科专业委员会涎腺疾病学组,中国抗癌协会头颈肿瘤外科专业委员会涎腺肿瘤协作组:涎腺肿瘤的诊断和治疗指南[J]. 中华口腔医学杂志. 2010,45:131 - 4.
2. Shah J. Head and Neck Surgery and Oncology [M]. Mosby 4 ed,2012:526 - 569.

(严文洪)

案例 84

颌下腺良性肿瘤

一、病历资料

1. 现病史

患者,男性,58岁,因"发现颌下肿块2年"就诊。患者两年前因为牙疼后,触及双侧颌下多发肿痛淋巴结。在口腔科按照牙周炎给予抗感染治疗,一周后牙疼症状消失,双侧颌下肿大淋巴结消失,但是左侧颌下触及一直径1 cm肿块一直存在,未进一步处理。近两年来,该肿块渐渐增大如鸽蛋,在家人督促后才到专科医院就诊。发病以来,肿块无疼痛,偶尔感觉左颌下区有酸胀感;饮食、睡眠、大小便基本正常,体重无明显变化。

2. 既往史

既往无手术外伤史,无传染病和慢性疾病史,否认有药物过敏史。

3. 体格检查

T 36.7℃,P 80次/min,R 22次/min,BP 130 mmHg/80 mmHg。

神志清楚、对答切题、发音清晰,检查合作,自由体位。皮肤巩膜未见黄染。两肺呼吸音清。HR 80次/min,律齐,各瓣膜区未闻及杂音。腹部平软,未见皮肤瘀斑,未见肠型及蠕动波。肝脾肋下未触及,双下肢无水肿。双侧外耳道通畅,鼓膜正常。双侧扁桃体Ⅰ度大,无充血。鼻咽部黏膜充血,少量淋巴滤泡增生。双侧下鼻甲无肿大,中鼻道内少量黏性分泌物。左侧颌下区触及直径3 cm大小肿块,质地中等,表面欠光滑,活动度欠佳,无明显压痛,无搏动性。

4. 实验室及影像学检查

(1)血常规:WBC $4.6×10^9/L$,N 60%。

(2)B超示:左侧下颌下腺内肿块,大小3 cm×2 cm,包膜完整。

(3)电子鼻咽喉镜:鼻咽部黏膜充血,少量淋巴滤泡增生。舌根少量淋巴滤泡增生。会厌正常。声门正常。

(4)CT检查示:左侧颌下腺内部均匀高密度软组织肿物,包膜完整;鼻咽未见明显异常;未见颈部淋巴结肿大。

(5)穿刺病理检查:左下颌下腺多形性腺瘤。

二、诊治经过

1. 初步诊断

排除颌下腺淋巴结肿大疾病,初步诊断为颌下腺多形性腺瘤。

2. 诊治经过

患者两年前因牙痛在外院抗感染治疗,一周后牙疼症状消失,双侧颌下肿大淋巴结消失,但是左侧颌下触及一直径 1 cm 肿块一直存在,未进一步处理。近两年来该肿块渐渐增大如鸽蛋,在家人督促后才到专科医院就诊。

三、病例分析

1. 病史特点

(1) 中年患者,发病前有牙周炎、颌下区淋巴结炎史。

(2) 牙周炎和颌下淋巴结炎症控制后局部肿块未消退反而增大。

(3) 病程 2 年。

(4) 查体和辅助检查:左侧颌下区触及无痛性肿块,大小 3 cm,质地中等,表面欠光滑,活动度欠佳,无搏动性。B 超示左侧下颌下腺内肿块,CT 检查示左侧颌下腺内部均匀高密度软组织肿物,包膜完整。穿刺病理检查示左下颌下腺多形性腺瘤。

2. 诊断与诊断依据

(1) 诊断:左颌下腺多形性腺瘤。

(2) 诊断依据:①颌下区无痛性肿块 2 年;②左颌下区扪及表面光滑肿块;③B 超示左侧下颌下腺内肿块;④CT 检查示左侧颌下腺内部均匀高密度软组织肿物。⑤穿刺病理检查示左下颌下腺多形性腺瘤。

3. 鉴别诊断

(1) 急性下颌下腺炎症:①单侧下颌下腺区肿痛;肿块质地软,皮温可升高,触痛明显;②可伴有发热症状;③血常规 WBC 升高,中性粒细胞升高;④抗生素治疗后,下颌下腺区红肿热痛可控制;⑤B 超提示下颌下腺弥漫性肿大,局部淋巴结肿大。

(2) 慢性下颌下腺炎症:①单侧下颌下腺肿大;慢性炎症导致腺体纤维化,故质地偏硬,触痛不明显。②不伴有发热等全身症状。③血常规 WBC 可无异常。④仔细询问病史常有进食时单侧下颌下腺肿大、疼痛或曾排出过涎石。⑤B 超提示下颌下腺弥漫性肿大,无明显边界,可见局部钙化灶。

(3) 颌下区淋巴结炎症:①可由牙周黏膜、舌、口咽部炎症引起。②双侧颌下区、颏下区多发肿块,光滑,触诊常有酸痛感,活动度好。③抗生素治疗可控制。④B 超提示颌下区、颏下区多发淋巴结肿大。

(4) 非特异性炎症(例如:淋巴结结核等):①淋巴结结核多缺乏特异性症状;②肿块多接近下颌骨下缘,可有消长史;③细胞学检查可有助于诊断。

根据患者病史、体征及客观检查的特点可排除炎症性疾病。

(5) 其他颈部肿块:根据上述患者病史特点,进行分析提示下颌下腺良性肿瘤可能性最大,但也应与以下几种颈部肿块作鉴别:

① 下颌下腺癌:肿块生长快、质地硬、活动度差;可侵犯神经引起相应症状,例如:患侧舌神经受累可出现舌痛或舌麻木感;舌下神经受累可出现舌瘫痪;面神经下颌缘支受累可出现口角歪斜。周围淋巴结常受侵犯。

② 颈动脉体瘤:典型位置位于颈动脉三角,但也有发于下颌下腺后下部;触诊可及搏动感,听诊有血管杂音;血管造影、B 超、CT 检查有助于区别;肿块穿刺是绝对禁忌!

③ 鼻咽癌转移灶:肿块生长快,无痛,质地偏硬,活动度差,多位于耳后和下颌骨角区的后、下方(Ⅱ、Ⅴ区);有回吸涕血、头痛、耳闭塞感等症状;鼻内窥镜检查、CT 以及 MRI 可资鉴别。肿块穿刺病理检查可有助诊断。

④ 神经鞘膜瘤:常在下颌角和胸锁乳突肌间、下颌下腺后方出现肿块;无搏动性,多位于颈外动脉

深面,沿动脉走行生长;影像学检查可以鉴别。

⑤ 鳃裂囊肿:肿块质地柔软,似有波动感;如伴感染可有疼痛和消长史;B 超或 CT 可见囊性肿块,包膜完整;穿刺可抽出黄色液体。

根据病史、影像学检查、穿刺病理检查及相关辅助检查可以排除上述颈部疾病。

(6) 涎石症:病史反映出颌下肿块反复肿大情况,并常与进食有关,尤其在进食酸食等刺激性食物后,该肿块可以明显肿大,经治疗或休息一段时间后该肿块可以有所消退。B 超或其他影像学检查可以显示涎石表现,扪诊颌下腺导管径路可能触及结石。

四、处理方案和基本依据

1. 手术治疗

下颌下腺多形性腺瘤的最佳治疗方法为下颌下腺及肿块切除。下颌下腺恶性肿瘤的根治原则为下颌下区局部大块切除。除下颌下腺外,还包括二腹肌肉前、后腹及口底肌,术中配合冰冻切片检查确定安全切缘,并切除受浸润神经。如影像学提示骨质破坏,应切除下颌骨。如下颌下腺周淋巴结受侵犯应行淋巴结清扫术。

2. 下颌下腺切除术适应证

(1) 下颌下腺良、恶性肿瘤。

(2) 下颌下腺导管后端接近腺体或腺体内结石。

(3) 下颌下腺囊肿。

(4) 慢性纤维化下颌下腺。

3. 下颌下腺切除术禁忌证

下颌下腺急性炎症期。

4. 麻醉方法

全身麻醉或局部浸润麻醉。

5. 手术方法

(1) 体位:仰头偏健侧。

(2) 切口:下颌下缘下方 1.5~2 cm,平行于下颌下缘作 6~8 cm 切口,逐层切开皮肤、皮下组织及颈阔肌。

(3) 结扎面动脉及面前静脉。

(4) 钝、锐相结合逐步游离腺体。

(5) 切断下颌下腺导管,摘除腺体。

(6) 冲洗创面,放置引流条或负压引流球。

(7) 逐层缝合,加压包扎消除空腔。

6. 手术中注意事项

仔细处理面动脉起始部及其越过下颌骨下缘部以及面前静脉,术中注意保护面神经下颌缘支、舌神经及舌下神经。

7. 术后处理

(1) 术后 24~48 h 拔除引流条。1~2 天换药一次,5~7 天拆线。

(2) 术后患侧下唇力减弱,咧嘴动作时患侧口角抬高现象,一般由手术牵拉造成,2~3 周恢复,无需特殊处理。超过 3 月以上无恢复,提示面神经下颌缘支损伤。

(3) 患侧舌麻木,短期内自愈,如 3 月以上不愈则提示舌神经损伤。

（4）使用维生素 B_1、B_{12} 和理疗可有助于神经功能恢复。

8.　并发症

（1）术中、术后出血。

（2）伤口感染。

（3）口角歪斜（面神经下颌缘支损伤）。

（4）舌体麻木（舌神经损伤）。

五、要点和讨论

1.　下颌下腺肿瘤的诊断依据

根据病史和临床表现，结合 B 超检查；必要时做颈部 CT 扫描，或者做穿刺病理检查确诊。

（1）病史和临床表现：多见于 18～60 岁人群。无明显诱因下发现肿块，病史较长，肿块无痛，生长缓慢。

（2）查体：单侧下颌下区肿块，质地中等，表面欠光滑，活动度欠佳，无触痛。

（3）影像学检查：B 超提示下颌下腺肿块，包膜完整。CT 提示下颌下腺区高密度、均匀或不均匀软组织影。

（4）下颌下腺肿块诊断的金标准是病理检查结果。

2.　治疗措施

手术治疗：下颌下腺多形性腺瘤的最佳治疗方法为下颌下腺及肿块切除。下颌下腺恶性肿瘤的根治原则为下颌下区局部大块切除。除下颌下腺外，还包括二腹肌肉前、后腹及口底肌，术中配合冰冻切片检查确定安全切缘，并切除受浸润神经。如影像学提示骨质破坏，应切除下颌骨。如下颌下腺周淋巴结受侵犯应行淋巴结清扫术。

六、思考题

1. 下颌下腺良性肿瘤诊断，手术适应证和禁忌证？
2. 下颌下腺肿瘤手术需注意保护哪些血管和神经？
3. 需与哪些颈部肿块鉴别？

七、推荐阅读文献

1. Rodriguez CP，Parvathaneni U，Méndez E，Martins RG. Salivarv Gland Malignancies［J］. Hematol Oncol Clin North Am. 2015;29(6):1145－57.

2. Lee YY，Wong KT，King AD，Ahuja AT. Imaging of salivary gland tumours［J］. Eur J Radiol. 2008;66(3):419－36.

3. Salama AR，Ord RA. Clinical implications of the neck in salivary gland disease［J］. Oral Maxillofac Surg Clin North Am. 2008;20(3):445－58.

4. Beahm DD，Peleaz L，Nuss DW，et al. Surgical approaches to the submandibular gland：a review of literature［J］. Int J Surg. 2009;7(6):503－9.

5. Carter JM，Lipin R，Chastant R，Friedlander P，et al. Submandibularswelling［J］. JAMA Otolaryngol Head Neck Surg. 2013,139(8):853－4.

（王家东）

颈部包块

一、病历资料

1. 现病史

患者,女性,48岁,因"发现颈部包块2月余"入院。患者2月前无意中发现颈前部包块,约蚕豆大小,无疼痛。近2周来肿块逐渐增大,稍感胀痛。当地医院行颈部B超检查考虑颈部囊肿。患者为求明确诊断而到专科医院进一步就诊。以前未有类似情况发生。发病以来,患者饮食、睡眠、大小便基本正常,体重无明显变化。

2. 既往史

既往无手术外伤史,无传染病和慢性疾病史,否认有药物过敏史。

3. 体格检查

T 36.5℃, P 78次/min, R 20次/min, BP 110 mmHg/70 mmHg。神志清楚、对答切题、发音清晰,检查合作,自由体位。皮肤巩膜未见黄染。两肺呼吸音清,未闻及干湿啰音。HR 78次/min,律齐,各瓣膜区未闻及杂音。腹部平软,未见皮肤瘀斑,未见肠型及蠕动波。肝脾肋下未触及,双下肢无水肿。双侧外耳道通畅,双耳鼓膜形态好。双侧下鼻甲无肿大,中、下鼻道清洁。鼻咽部黏膜光滑对称,双侧扁桃体Ⅰ度肿大,口咽部及扁桃体无红肿,会厌无红肿,双侧声带光滑活动好。颈前正中舌骨与甲状软骨之间圆形包块,直径约2 cm,质地中等,随吞咽上下活动。

4. 实验室及影像学检查

(1) 颈部B超检查:甲状软骨上方囊性包块,1.8 cm×2 cm大小,考虑甲状舌管囊肿。

(2) 颈部CT检查:颈前皮下甲状舌管囊肿可能大,双侧扁桃体轻度肿大,舌根部淋巴组织增生,右侧甲状腺腺叶小结节。如图85-1所示。

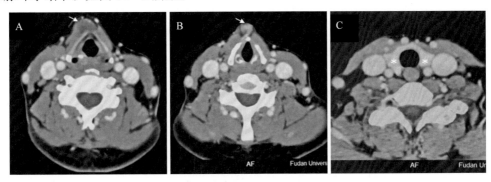

图85-1　(A)甲状软骨前上方及甲状舌骨舌膜水平囊性包块(箭头所示),约2 cm×2.5 cm×2 cm大小;(B)下方有条索状结构(箭头所示)与甲状腺相连;(C)甲状腺叶形态如常(星号所示),右侧腺叶内小结节,直径约0.5 cm

（3）甲状腺功能检查：无异常。

二、诊治经过

1. 初步诊断

甲状舌管囊肿。

2. 诊治经过

患者 2 月前无意中发现颈部包块，无疼痛，无吞咽痛。外院颈部 B 超提示颈部囊肿。未行特殊治疗。患者为求进一步诊治而就诊。

三、病例分析

1. 病史特点

（1）中年患者，无意中发现颈部包块。

（2）局部无疼痛，无吞咽痛。

（3）病程 2 个月，2 周来觉颈部包块有增大。

（4）体格检查与实验室检查：①鼻咽部黏膜光滑对称，扁桃体Ⅰ度肿大，无渗出，会厌无红肿，双侧声带光滑活动好。②颈前正中舌骨与甲状软骨之间圆形包块，直径约 2 cm，质地中等，随吞咽上下活动。③甲状腺功能：无异常。

（5）影像学检查：①颈部 B 超：甲状软骨上方囊性包块，1.8 cm×2 cm 大小，考虑甲状舌管囊肿。②颈部 CT 检查：颈前皮下甲状舌管囊肿可能大，双侧扁桃体轻度肿大，舌根部淋巴组织增生，右侧甲状腺腺叶小结节。

2. 诊断与诊断依据

（1）诊断：甲状舌管囊肿。

（2）诊断依据：①中年女性，无意中发现颈部包块 2 个月。局部无疼痛，无吞咽痛。2 周来觉颈部包块有增大。②颈前正中舌骨与甲状软骨之间圆形包块，直径约 2 cm，质地中等，随吞咽上下活动。③甲状腺功能：无异常。④颈部 B 超：甲状软骨上方囊性包块，1.8 cm×2 cm 大小，考虑甲状舌管囊肿。⑤颈部 CT 检查：颈前皮下甲状舌管囊肿可能大，双侧扁桃体轻度肿大，舌根部淋巴组织增生，右侧甲状腺腺叶小结节。

3. 鉴别诊断

（1）异位甲状腺：①多位于舌根部，少数位于喉前正中者易误诊为甲状舌管囊肿。②采用放射性核素[131]I 检查或超声检查可有助鉴别肿块是否为甲状腺组织。③若需手术，术前应特别注意颈部甲状腺位置上有无甲状腺存在。

（2）颏下淋巴结炎：①常伴有牙齿、下唇或颏部等处的感染源。②急性者局部有红、肿、热、痛等，伴发热和局部压痛；慢性者常因急性炎症治疗不彻底，原发灶未解除或机体抵抗力差演变而来，压痛不明显。③肿块往往质地较硬，不随吞咽上下运动。

（3）皮样囊肿：①常见于 20 岁左右的青年人，为先天性囊肿。②多位于颏下三角区，有时可穿过下颌舌骨肌在舌下区出现肿块，并将舌抬起后推。③囊肿与皮肤粘连，触诊质地柔软、表面光滑、似面团样感，不随吞咽上下运动。④穿刺可抽出皮脂样物质及大量表皮样细胞。

四、处理方案和基本依据

1. 治疗原则

（1）手术切除：彻底手术切除是目前为止唯一而有效的治疗方法。因此，一经确诊即应作此考虑。

（2）手术时机选择：要根据患者身体条件、局部情况、医院技术水平和设备条件，决定手术时机。一般说，患者年龄不宜过小。若局部有急性感染，或身体过于衰弱，或有重笃的全身疾病，应从缓手术。

（3）术中注意要点：将舌骨中央部分及瘘管周围的部分正常组织与瘘管及囊肿一并切除，是避免病变复发的关键。术中将染料注入囊肿或瘘管，便于跟踪分离病变组织。

2. 具体处理措施

（1）术前评估。B超检查：舌骨水平囊肿样包块，1.8 cm×2 cm大小，甲状腺形态正常。颈部增强CT：甲状软骨前上舌甲膜水平囊肿样包块，边界清楚。甲状腺形态如常。甲状腺功能检查：无异常。

（2）手术治疗：全麻下手术。步骤：横过囊肿中部作一与舌骨平行的横切口，颈阔肌下分离，向上下牵开。自颈白线纵行切开，将带状肌向两侧牵拉，显露囊肿。将囊肿与周围组织分离，将囊肿下方条索状结构与甲状腺切断、结扎。显露舌骨体，将舌骨体中部与舌骨上下肌群分离，将囊肿连同舌骨体中部及其下穿过的瘘管一并切除（见图85-2）。

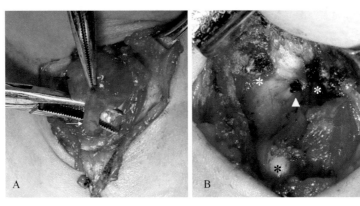

图 85-2　(A)分离囊肿(黑箭头)及其下方与甲状腺相连的条索状结构(白箭头)。(B)囊肿连同舌骨体中部及其下穿过的瘘管一并切除，白色 * 为舌骨断端，黑色 * 为甲状软骨上缘，白色三角为被结扎的囊肿在舌骨深面的盲端

（3）注意要点：①手术时切口分层缝合，尽量不遗留无效腔，创腔较大时建议放置负压引流。负压引流量低于 10 ml/24 h 可考虑拔除。②手术耗时短、术腔不深、缝合仔细、负压引流确切的不考虑使用抗生素。③皮内缝合、拔除引流管观察 1 天无异常者可出院。

五、要点和讨论

1. 颈部包块的诊断依据

根据病史和临床表现，结合内镜检查，B超、颈部 CT/MRI 等影像学检查，细针穿刺等检查可确诊。

（1）炎症性包块：

① 颈部淋巴结炎：常伴有牙齿、下唇或颏部、扁桃体或咽部等感染源。急性者局部有红、肿、热、痛等，伴发热和局部压痛；慢性者常因急性炎症治疗不彻底，原发灶未解除或机体抵抗力差演变而来，压痛不明显。

② 颈淋巴结结核：常为原发性或继发于肺、腹腔等处结核病灶。可出现乏力、低热、盗汗、食欲减

退、消瘦等中毒症状。多位于颌下及胸锁乳突肌前、后缘或深部。一侧或双侧、浅层或深层多个淋巴结肿大。初期肿大淋巴结分离、可移动、无疼痛；继之肿大淋巴结粘连呈串珠状，常有轻压痛；晚期肿大淋巴结可与周围结缔组织粘连、活动度差，亦可形成寒性脓肿，破溃形成溃疡或瘘管。

③ 艾滋病性颈淋巴结肿大：由人类免疫缺陷病毒（HIV）侵犯颈淋巴结所致。常有发热、消瘦、乏力、白细胞减少等症状。常伴有腹股沟等其他部位淋巴结肿大。

（2）新生物包块：

① 甲状腺囊性肿瘤：a.甲状腺峡部腺瘤囊性变者一定位于甲状腺处；b.吞咽时活动度比甲状舌管囊肿大。

② 恶性肿瘤转移性包块：a.大多来自头颈部原发性肿瘤（约占 80％）。鼻咽癌颈淋巴结转移多位于Ⅱ区；喉癌、下咽癌颈淋巴结转移多位于Ⅱ区、Ⅲ区；b.胸、腹等处肿瘤颈淋巴结转移多位于锁骨上窝；c.肿瘤转移性包块多质地较硬，可有融合、固定。

（3）其他先天性包块：

① 甲状舌管囊肿：为颈部最常见的先天性包块。舌骨以下及甲状软骨之上，随伸舌及吞咽运动。囊肿直径为 1～3 cm，光滑、圆形而有波动感。本例即为此症。

② 鳃裂瘘囊肿：第二鳃裂囊肿多见。囊肿多位于胸锁乳突肌前缘中 1/3 处。常与瘘管同时并存，外瘘口多位于胸锁乳突肌前缘下 1/3 处，瘘管经颈阔肌和颈深筋膜浅层之下沿颈动脉鞘上行，穿越颈内、外动脉分叉，到达腭扁桃体下窝的内瘘口。

③ 颈部囊状水瘤：来源于淋巴组织的先天性病变。90％发生于 2 岁以前。颈后三角区出现无痛性肿块，呈分叶状，触之为囊性感，透光试验阳性，穿刺抽出黄色透明不易凝固的液体，含胆固醇结晶，B 超有助于诊断。

④ 前述的异位甲状腺、皮样囊肿等。

2. 治疗措施

鉴于篇幅原因，仅介绍甲状舌管囊肿的治疗。

不满意的美容外观、反复感染、恶变可能（有文献报道发生恶变的概率为 1％～2％）以及少见的间断的上气道阻塞是手术切除甲状舌管囊肿和瘘管的手术适应证。

由于切除后的高复发率，所以 Sistrunk 方法被推荐用于预防复发。这包括一个越过囊肿的横切口或者越过瘘外口的梭形切口。应切除包括囊肿、瘘管和舌骨体（约 15 mm）及延伸到舌盲孔的纤维条索在内的异常组织。

六、思考题

1. 甲状舌管囊肿通常与哪些疾病相鉴别？
2. 手术甲状舌管囊肿的注意要点有哪些？
3. 通过本案例的分析你对颈部包块的诊断流程有何认识？

七、推荐阅读文献

1. 田勇泉.耳鼻咽喉头颈外科学[M].8 版.北京：人民卫生出版社，2013：409-411.

2. Bowe SN, Wakely PE Jr, Ozer E. Head and neck solitary fibrous tumors: diagnostic and therapeutic challenges [J]. Laryngoscope. 2012 Aug;122(8):1748-55.

3. Pasha R. Neck masses. Otolaryngology Head & Neck Surgery Clinical Reference Guide 2001 [M]. Chapter 4 General Otolaryngology. P191-198.

（何培杰）

常用医学缩略语

一、临床常用缩略语

T	体温	Sig	乙状结肠镜检查术
P	脉搏	CG	膀胱造影
HR	心率	CAG	心血管造影,脑血管造影
R	呼吸	IVC	下腔静脉
BP	血压	RP	逆行肾盂造影
BBT	基础体温	RUG	逆行尿路造影
Wt	体重	UG	尿路造影
Ht	身长,身高	PTC	经皮肝穿刺胆管造影
AC	腹围	GA	胃液分析
CVP	中心静脉压	LNP	淋巴结穿刺
VE	阴道内诊	LP	肝穿刺,腰穿刺
ECG	心电图	Ca	癌
EEG	脑电图	LMP	末次月经
EGG	胃电图	PMB	绝经后出血
EMG	肌电图	PPH	产后出血
LS	腹腔镜手术	HSG	子宫输卵管造影术
MRI	磁共振成像	CS	剖宫产术
UCG	超声心动图	AID	异质(人工)授精
UT	超声检测	AIH	配偶间的人工授精
SEG	脑声波图	EPS	前列腺按摩液
BC	血液培养	DC	更换敷料
Bx	活组织检查	ROS	拆线
Cys	膀胱镜检查	KUB	尿路平片
ESO	食管镜检查	BB	乳房活检

二、实验室检查常用缩略语(1)

	WBC	白细胞计数				APTT	部分活化凝血活酶时间		
	RBC	红细胞计数				CRT	血块收缩时间		
	Hb	血红蛋白浓度				TT	凝血酶时间		
	HCT	红细胞比容				3P 试验	血浆鱼精蛋白副凝固试验		
	MCV	红细胞平均体积				ELT	优球蛋白溶解时间		
自动血液分析仪检测项目	MCHC	红细胞平均血红蛋白浓度				FDP	纤维蛋白(原)降解产物		
	MCH	红细胞平均血红蛋白量				HbEP	血红蛋白电泳		
	RDW	红细胞分布宽度				ROFT	红细胞渗透脆性试验		
	PLT	血小板计数				pH	酸碱度		
	MPV	血小板平均体积				SG	比重		
	LY	淋巴细胞百分率				PRO	蛋白质		
	MO	单核细胞百分率				GLU	葡萄糖		
	N	中性粒细胞百分率				KET	酮体		
	LY#	淋巴细胞绝对值			尿液分析仪检查项目	UBG	尿胆原		
	MO#	单核细胞绝对值				BIL	胆红素		
	N#	中性粒细胞绝对值				NIT	亚硝酸盐		
DC	白细胞分类计数	GR	粒细胞	N	中性粒细胞	WBC	白细胞		
				E	嗜酸性粒细胞	RBC/BLD	红细胞/隐血		
				B	嗜碱性粒细胞	Vc, VitC	维生素 C		
		LY	淋巴细胞			GC	颗粒管型		
		MO	单核细胞			HC	透明管型		
Rt	常规检查	B	血			WC	蜡状管型		
		U	尿			PC	脓细胞管型		
		S	粪			UAMY	尿淀粉酶		
	EOS	嗜酸性粒细胞直接计数			尿沉渣显微镜检查	EPG	粪便虫卵计数		
	Ret	网织红细胞计数				OBT	粪便隐血试验		
	ESR	红细胞沉降率				OCT	催产素激惹试验		
	MP	疟原虫				LFT	肝功能检查		
	Mf	微丝蚴				TB	总胆红素		
	LEC	红斑狼疮细胞				DB	结合胆红素,直接胆红素		
	BG	血型				IB	未结合胆红素,间接胆红素		
	BT	出血时间							
	CT	凝血时间				TBA	总胆汁酸		
	PT	凝血酶原时间				II	黄疸指数		
	PTR	凝血酶原时间比值				CCFT	脑磷脂胆固醇絮状试验		

三、实验室检查常用缩略语(2)

RFT	肾功能试验	β-LP	β-脂蛋白
BUN	尿素氮	ALT	丙氨酸氨基转移酶
SCr	血肌酐	AST	天门冬氨酸氨基转移酶
BUA	血尿酸	γ-GT	γ-谷氨酰转肽酶
Ccr	内生肌酐清除率	ALP/AKP	碱性磷酸酶
UCL	尿素清除率	ACP	酸性磷酸酶
NPN	非蛋白氮	ChE	胆碱酯酶
PFT	肺功能试验	LDH	乳酸脱氢酶
TP	总蛋白	AMY, AMS	淀粉酶
ALB	白蛋白	LPS	脂肪酶,脂多糖
GLB	球蛋白	LZM	溶菌酶
A/G	白蛋白球蛋白比值	CK	肌酸激酶
Fib	纤维蛋白原	RF	类风湿因子
SPE	血清蛋白电泳	ANA	抗核抗体
HbAlc	糖化血红蛋白	ASO	抗链球菌溶血素"O"
FBG	空腹血糖	C_3	血清补体 C_3
OGTT	口服葡萄糖耐量试验	C_4	血清补体 C_4
BS	血糖	RPR	梅毒螺旋体筛查试验
HL	乳酸	TPPA	梅毒螺旋体确证试验
PA	丙酮酸	WT	华氏反应
KB	酮体	KT	康氏反应
β-HB	β-羟丁酸	NG	淋球菌
TL	总脂	CT	沙眼衣原体
TC	总胆固醇	CP	肺炎衣原体
TG	甘油三酯	UU	解脲脲原体
FFA	游离脂肪酸	HPV	人乳头状瘤病毒
FC	游离胆固醇	HSV	单纯疱疹病毒
PL, PHL	磷脂	MPn	肺炎支原体
HDL-C	高密度脂蛋白胆固醇	TP	梅毒螺旋体
LDL-C	低密度脂蛋白胆固醇	HIV	人类免疫缺陷病毒
LPE	脂蛋白电泳		

四、实验室检查常用缩略语(3)

Hp	幽门螺杆菌	CEA	癌胚抗原
AFP	甲胎蛋白	PSA	前列腺特异抗原

（续表）

TGF	肿瘤生长因子	HLA	组织相容性抗原
PRL	催乳素	CO_2CP	二氧化碳结合力
LH	促黄体生成素	$PaCO_2$	二氧化碳分压
FSH	促卵泡激素	TCO_2	二氧化碳总量
TSTO, T	睾酮	SB	标准碳酸氢盐
E_2	雌二醇	AB	实际碳酸氢盐
PRGE, P	孕酮	BB	缓冲碱
HPL	胎盘泌乳素	BE	碱剩余
TT_4	总甲状腺素	PaO_2	氧分压
PTH	甲状旁腺激素	SaO_2	氧饱和度
ALD	醛固酮	AG	阴离子间隙
RI	胰岛素	BM - DC	骨髓细胞分类
Apo	载脂蛋白	CSF	脑脊液
EPO	促红细胞生成素	Ig(A, G, M, D, E)	免疫球蛋白
GH	生长激素	PA	前白蛋白

五、处方常用缩略语

ac	饭前	qn	每晚一次
am	上午	qod	隔日一次
aj	空腹时	sos	需要时（限用一次）
bid	1 天二次	st	立即
cm	明晨	tid	1 天三次
dol urg	剧痛时	prn	必要时（可多次）
hn	今晚	pc	饭后
hs	临睡前	aa	各
int. cib	饭间	ad us ext	外用
qm	每晨一次	ad us int	内服
q10 min	每 10 分钟一次	co	复方的
pm	下午	dil	稀释的
qd	每天一次	dos	剂量
qh	每小时一次	D. S.	给予,标记
q4h	每 4 小时一次	g	克
q6h	每 6 小时一次	ivgtt	静脉滴注
q8h	每 8 小时一次	id	皮内注射
q12h	每 12 小时一次	ih	皮下注射

六、部分常用药品名缩写

青霉素	PEN	头孢曲松	CRO，CTR
氨苄青霉素	AMP	头孢他啶	CAZ
阿莫西林	AMO，AMX，AML	头孢哌酮	CFP，CPZ
甲氧西林（新青Ⅰ）	MET	头孢甲肟	CMX
苯唑西林（新青Ⅱ）	OXA	头孢匹胺	CPM
羧苄西林	CAR	头孢克肟	CFM
替卡西林	TIC	头孢泊肟	CPD
哌拉西林	PIP	第四代头孢菌素：	
阿帕西林	APA	头孢匹罗	CPO
阿洛西林	AZL	头孢吡肟	FEP
美洛西林	MEZ	其　他：	
美西林	MEC	头孢西丁	FOX
第一代头孢菌素：		头孢美唑	CMZ
头孢噻吩（先锋Ⅰ）	CEP	头孢替坦	CTT
头孢噻啶（先锋Ⅱ）	CER	头孢拉宗	CE
头孢来星（先锋Ⅲ）	CEG	拉氧头孢	MOX
头孢氨苄（先锋Ⅳ）	CEX	舒巴坦	SUL
头孢唑啉（先锋Ⅴ）	CFZ	克拉维酸	CLAV
头孢拉定（先锋Ⅵ）	RAD	氨曲南	ATM
头孢乙腈（先锋Ⅶ）	CEC，CAC	亚胺培南	IMI，IMP
头孢匹林（先锋Ⅷ）	HAP，CP	他唑巴坦	TAZ
头孢硫脒（先锋18）	CSU		
头孢羟氨苄	CFR，FAD	链霉素	STR
头孢沙定	CXD	卡那霉素	KAN
头孢曲秦	CFT	阿米卡星	AMK
第二代头孢菌素：		庆大霉素	GEN
头孢呋辛	CFX，CXM	妥布霉素	TOB
头孢呋辛酯	CXO	奈替米星	NET
头孢孟多	CFM，FAM	西索米星	SIS
头孢磺啶	CFS	地贝卡星	DBK
头孢替安	CTM	异帕米星	ISP，ISE
头孢克洛	CEC	新霉素	NEO
第三代头孢菌素：		大观霉素	SPE，STP
头孢噻肟	CTX	红霉素	ERY
头孢唑肟	CZX	螺旋霉素	SPI，SPM

（续表）

罗红霉素	ROX	四环素	TET，TCY
阿奇霉素	AZI，AZM	多西环素（强力霉素）	DOX
交沙霉素	JOS	米诺环素（美满霉素）	MIN，MNO
氯霉素	CMP	环丙沙星	CIP，COFX，CPLX
林可霉素	LIN	培氟沙星	PEF，PEFX
克林霉素	CLI	依诺沙星	ENO，ENX，ENOX
甲硝唑	MNZ	芦氟沙星	RUFX
替硝唑	TNZ	氨氟沙星	AMFX
利福平	RFP	妥苏沙星	TFLX
甲哌利福素	RFP	加替沙星	GTFX
利福定	RFD	洛美沙星	LOM，LFLX
异烟肼	INH	新三代喹诺酮类抗菌药：	
乙胺丁醇	EMB	氟罗沙星	FLE
吡嗪酰胺	PZA	左氧氟沙星	LEV，LVX，LVFX
磷霉素	FOS	司帕沙星	SPX，SPFX
褐霉素	FD	司巴沙星	SPA
对氨基水杨酸	PAS	短效磺胺药：	
杆菌肽	BAC	磺胺二甲嘧啶	SMZ
万古霉素	VAN	磺胺异噁唑	SIZ
壁霉素	TEC	磺胺二甲异噁啶	SIMZ
原始霉素	PTN	中效磺胺药：	
曲古霉素	TSA	磺胺嘧啶	SD，SDI
丰加霉素	TMC	磺胺甲噁唑	SMZ
卷须霉素	CPM	磺胺苯唑	SPP
粘杆菌素	COM	长效磺胺药：	
争光霉素	BLM	磺胺邻二甲氧嘧啶	SDM
第一代喹诺酮类抗菌药：		磺胺对甲氧嘧啶	SMD
萘啶酸	NAL	磺胺间甲氧嘧啶	SMM
恶喹酸	OXO	磺胺甲氧嗪	SMP，SMPZ
西诺沙星	CIN	磺胺二甲氧嗪	SDM
第二代喹诺酮类抗菌药：		甲氧苄胺嘧啶	TMP
吡哌酸	PPA		
第三代喹诺酮类抗菌药：		两性霉素 B	AMB
诺氟沙星	NOR，NFLX	制霉菌素	NYS
氧氟沙星	OFL，OFX，OFLX	咪康唑	MIC

（续表）

益康唑	ECO	利巴韦林	RBV
酮康唑	KET	干扰素	IFN
氟康唑	FCZ，FLU	胸腺肽	XXT
伊曲康唑	ICZ，ITC	肌酐	HXR
阿昔洛韦	ACV	γ-氨酪酸(γ-氨基丁酸)	GABA
更昔洛韦	GCV	乙烯雌酚	DES
泛昔洛韦	FCV	6-氨基己酸	EACA
伐昔洛韦	VCV	破伤风抗毒素	TAT